H. MARCH · Fehlerquellen medizinischer Begutachtung

Fälle und Probleme

Fehlerquellen medizinischer Begutachtung

Fälle und Probleme

Herausgegeben von

Dr. H. March

ehem. Chefarzt der Neurologischen Abteilung
des Auguste-Viktoria-Krankenhauses, Berlin

Walter de Gruyter & Co.

vormals G. J. Göschen'sche Verlagshandlung · J. Guttentag, Verlagsbuchhandlung
Georg Reimer · Karl J. Trübner · Veit & Comp.

Berlin 1969

Satz und Druck: Franz Spiller, Berlin 36 — Einband: U. Hanisch, Berlin 37

Nicht allein hinreichendes Wissen, sondern darüber hinaus erst echt mitmenschliche Zuwendung macht den Arzt fähig, ein Leiden richtig zu erfassen.

H. MARCH

Mitarbeiter

Dipl. Psych. Dr. G. Dahl, Berlin

Prof. Dr. L. Delius, Oeynhausen

Dr. G. R. Heyer †, Nußdorf

Prof. Dr. A. Jores, Hamburg

Prof. Dr. E. F. Muller, New York

Prof. Dr. E. G. Schenck, Aachen

Prof. Dr. U. Venzlaff, Göttingen

Inhaltsübersicht

IV. Der Stellenwert psychischer Faktoren

Beispiele:

V. Problematische Haltungsstile psychiatrischer Gutachter

Beispiele:

Zur Einführung

Unser immer breiter ausgebautes Versicherungs-, Versorgungs- und Entschädigungswesen bringt es mit sich, daß eine ständig wachsende Zahl von Ärzten vor die Aufgabe gestellt wird, in Form von Gutachten über die verschiedensten Krankheitsbilder, ihre kausale Bedingtheit und ihre etwaige leistungsmindernde Bedeutung für die Existenz des einzelnen Menschen Urteile zu fällen. Damit kommt streng genommen jedes medizinische Gutachten einer Art Schicksalsspruch über den jeweils Betroffenen gleich. Gerade unter diesem Gesichtspunkt erhält das Wort von Breitner ein besonderes Gewicht: „*Kaum ein anderer Beruf ist so sehr mit den Folgen eines Entschlusses belastet als der des Arztes.*" Dennoch gibt es bis zum heutigen Tag an den deutschen Universitäten keine Pflichtvorlesungen und Seminare über „praktische Gutachtenkunde" mit ihrer hochgradig komplexen Problematik.

Trotz dieser zur Zeit noch bestehenden groben Ausbildungslücke wird gegenwärtig weithin schon bei einem jungen klinischen Assistenten stillschweigend die Fähigkeit vorausgesetzt, daß er zu den in vielen medizinischen Gutachten enthaltenen, zum Teil äußerst schwierigen differentialdiagnostischen Erwägungen mitunter prominenter Spezialärzte als Vorgutachter und zu bisweilen recht diffizilen Fragen nach etwaigen ursächlichen Zusammenhängen letztlich entscheidende Stellung nehmen könne[1]). Dem durch vielfache Verpflichtungen beanspruchten Chef wird in der Regel dieses Assistenten-Gutachten nach einem kurzen Vortrag des Sachverhaltes lediglich zur Gegenzeichnung vorgelegt.

Angesichts dieser Tatsache wird mir bei der Lektüre zahlreicher Stellenangebote in den medizinischen Zeitschriften mit dem Zusatz: „Nebeneinnahmen durch Gutachten" immer ein wenig beklommen zumute, als handele es sich hier um einen relativ bequem zu erarbeitenden zusätzlichen Nebenverdienst, zu dem das von der Universität mitgebrachte Wissen vollkommen ausreiche. Doch gehören, dies sollte im Grunde eine Selbstverständlichkeit sein, als *Grundvoraussetzungen auf Seiten des ärztlichen Gutachters* neben umfangreichen, an langjährigen Krankheitsbildern der alltäg-

[1]) Zu der gleichen Feststellung kommt Natho, wenn er schreibt: „Es wird an sich von jedem Arzt mit Approbation erwartet, daß er ein Gutachten abgeben kann."

lichen Praxis gewonnenen Erfahrungen, neben einer möglichst weitgespannten souveränen Kenntnis der verschiedenen einschlägigen wissenschaftlichen Lehrmeinungen über die Vielzahl der in dem betreffenden Gutachtenfall zu berücksichtigenden ätiologischen, pathogenetischen und soziologischen Probleme, *vor allem eine besondere menschliche Reife.* Welch jüngerer Arzt dürfte es wagen, sich schon von vornherein auch nur eine diese Qualitäten zuzusprechen?

Eigentlich sollte auch jeder Mediziner im Verlauf seines Studiums gründlichst und gezielt über die Rolle seiner subjektiven Bestimmtheit (MARCH) beim Zustandekommen seiner alltäglichen Diagnosen unterrichtet werden. In besonderem Maße benötigt der Gutachter etwas von einem Wissen darum. Entspringen doch auch seine gutachtlichen Entscheidungen weitgehender, als er dies ahnt oder für wahr halten will, eigenen subjektiven Kenntnis- oder Erkenntnisgrenzen, sachlichen oder persönlichen Befangenheiten oder Voreingenommenheiten.

Die folgenden Worte SÖREN KIERKEGAARDS — wenn auch einem völlig anderen Sinnzusammenhang entnommen — könnten uns zu diesem Sachverhalt Letztes sagen: *„Was man sieht beruht darauf, wie man es sieht.* Denn alles Betrachten ist nicht nur ein Empfangen, ein Entdecken, sondern zugleich ein Hervorbringen. Und so weit es dieses ist, wird es ja entscheidend, wie der Betrachtende selbst beschaffen ist. Wenn einer dieses sieht, ein anderer ein anderes im selben, so entdeckt der eine, was der andere deckt (nicht wahrnimmt)[2]). Insoweit der Gegenstand der Betrachtung der äußeren (materiell, physikalisch, chemisch oder experimentell zu erfassenden) Welt angehört, ist es wohl gleichgültig, wie beschaffen der Betrachtende ist oder besser, ist die Art seines tiefsten Wesens für die Betrachtung etwas Unbeträchtliches. Je mehr dagegen der Gegenstand der Betrachtung der Welt des Geistes angehört (von der ja auch der Mensch in seiner Ganzheit als leibseelisch-geistiges Wesen ein Teil ist), um so wichtiger ist es, wie der Betrachter in seinem Inneren beschaffen ist. Denn alles Geistige (und damit auch alle leib-seelischen Lebensabläufe in einem menschlichen Gegenüber) eignet man sich nur durch Freiheit zu. Was man sich aber durch Freiheit zueignet, das wird auch hervorgebracht. *Der Unterschied (zwischen den Schlußfolgerungen und Erkenntnissen verschiedener Betrachter im Bereich leib-seelischen Geschehens) liegt also nicht im Äußeren, sondern im Inneren des Betreffenden ... Hier entscheidet letztlich das Innere, was ein Mensch deckt oder was er entdeckt.*" Und wie vielfältige Fakten auf dem beruflichen Werdegang eines Arztes sind nicht dazu angetan, dieses „innere" Auge zu trüben?

---

[2]) Meine eigenen Worte sind im folgenden durchgehend in ( ) gesetzt.

Wie leicht verführen zum Beispiel die zu immer größerer Differenziertheit entwickelten diagnostischen Untersuchungsmethoden und -apparaturen der Laboratorien den Arzt schon frühzeitig zu einer Überbewertung isolierter, wenn auch als solche durchaus „objektiver“ Befunde (etwa eines EKG- oder Luftencephalogramm-Befundes, einer röntgenologisch festgestellten Veränderung der Wirbelsäule, eines Testverfahrens und dergleichen mehr), denen dann ein ungemäßer Stellenwert beigemessen wird, während sie in Wahrheit im Gesamt des Krankheitsbildes nur eine beiläufige Bedeutung besitzen. Eine in ähnlichem Sinne wesentlich organologische Ausgerichtetheit läßt dann auch den Gutachter häufig das Gewicht seelisch-dynamischer Faktoren in einem Krankheitsgeschehen übersehen, obwohl deren Mitwirkung mitunter für die generelle Beurteilung des betreffenden Kranken entscheidend wäre.

Wie leicht führt sodann ein enges Spezialistentum oder ein starres Festhalten an einer im Augenblick gerade „herrschenden wissenschaftlichen Lehrmeinung“ zu einer diagnostischen Blickeinengung. Dabei sollte man eigentlich stets daran denken, daß *„die Schulmedizin keineswegs sicherstehende Kenntnisse vermittelt, also Kenntnisse, die unabänderlich sind und auf die man als Arzt bauen kann. Ihre Unzuverlässigkeit steht außer Frage. Sie beruht auf der Unzuverlässigkeit naturwissenschaftlicher Erkenntnisse überhaupt“* (KNEUCKER). So betrachtet, kann man nur sagen: „Die medizinische Wissenschaft ist ihrem Wesen nach überhaupt noch keine Wissenschaft von der zwingenden, schlechthin gültigen Evidenz der Mathematik“ (BUDDENSIEG). Denn wie bei jeder lebendigen Wissenschaft sind auch die medizinischen Forschungsergebnisse ständigen Wandlungen unterworfen. Von dieser Tatsache ausgehend, sollte sich zum mindesten der medizinische Gutachter seiner Verantwortung bewußt sein, die insbesondere *er* auch dem Leidenden gegenüber hat, daß er nicht mehr meint, er könne sich unter Berufung auf irgendeine der gerade herrschenden Lehren eine ganz persönliche Auseinandersetzung mit der in jedem Gutachtenfall aufgeworfenen, jeweils völlig neuen Problemstellung ersparen. *Niemals dürfen jedenfalls herrschende Lehrmeinungen und noch weniger Statistiken, deren Problematik in ihren Ergebnissen allgemein bekannt ist, zur Grundlage von richterlichen Entscheidungen über entschädigungspflichtige Gesundheitsstörungen gemacht werden.* Denn hier wie da ist die Mehrheit nicht immer ein Kriterium für die Wahrheit.

Einer ähnlichen Gefahr wie die oben von mir gekennzeichneten Spezialisten sind viele angestellte oder beamtete Ärzte eines Gerichtes, einer Versicherungsanstalt, eines Gesundheits-, Versorgungs- oder Entschädigungsamtes ausgesetzt, indem diese im Dienste ihrer Institutionen und hier spezifisch interessierender besonderer Fragestellungen häufig nicht mehr ganz frei in ihrer Urteilsfindung sind (oder sein können?). Müssen sie doch vielfach ihre gutachtlichen Entscheidungen etwa einem juristischen Begriffssystem anpassen, in ihnen längst überholte „Richtlinien" oder sonstige mehr ökonomisch-fiskalische Gesichtspunkte oder Direktiven befolgen. Eine derartige berufliche Paragraphen-Bindung pflegt ebenfalls fast zwangsläufig die Einstellung des Gutachters dem Leidenden gegenüber und somit sein Urteil zu verformen.

Der vorwiegend bei diesen Gutachterkategorien anzutreffende Haltungsstil mag vielleicht dadurch noch näher gekennzeichnet sein, daß aus ihren Reihen heraus immer wieder die Überzeugung vertreten wird, es gäbe im Gegensatz zur ärztlichen eine „spezielle Diagnostik des Gutachters" (Krämer, Schellworth, Deglmann u. a.). Man lese hierzu die folgende mir zugedachte Belehrung eines gerichtlich bestallten Gutachters in einer Stellungnahme zu einem von mir erstatteten Gutachten über einen verfolgungsbedingten leib-seelischen Gesundheitsschaden:

„Aufgabe des neurologisch-psychiatrischen Sachverständigen ist es, aus dem Inbegriff des erhobenen psychischen und körperlichen Befundes sowie der anamnestischen Daten nach den Regeln der klinischen Neurologie und Psychiatrie zu einer Diagnose zu gelangen. Die Kunst der Anamneseerhebung ist darin zu erblicken, eine unvoreingenommene und dennoch gezielte, insbesondere differentialdiagnostischen Gesichtspunkten und sämtlichen für die ärztliche Urteilsfindung wesentlichen Angaben Rechnung tragende Vorgeschichte zu erheben. Die Unvoreingenommenheit basiert auf umfassenden medizinischen, insbesondere neurologisch-psychiatrischen Kenntnissen, auf Kenntnissen der Situation des zu begutachtenden, auf Verständnis für das Schicksal und die Persönlichkeit des Betreffenden und auf Kenntnis der rechtlichen Begriffe und Grundsätze. Der Respekt vor dem Schicksal des zu Begutachtenden darf den Sachverständigen weder in der Diagnose, noch in der Höhe der MdE beeinflussen. Seine Aufgabe ist es nicht, Anwalt des Betreffenden, sondern Sachverständiger zu sein, indem er dem Gericht die ihm fehlende Sachkenntnis vermittelt."

Für unsere alltäglichen Unfall- oder Invaliditäts-Gutachten mag eine derartige „sachliche" Haltung wohl die richtige sein. Sofern es sich jedoch um eine gerechte Beurteilung von versorgungs- oder entschädigungspflichtigen Leiden handelt, läßt sich in einer großen Anzahl von Fällen „das Schicksal" des Betroffenen nicht so ohne weiteres mit „einem Respekt" vor ihm und einem Ausdruck verständnisvollen Mitleids abtun oder ausklammern, spielt doch gerade hier das gesamte einmalige Schicksal eine bisweilen entscheidende pathogenetische Begleitrolle. Damit gewinnt aber insbesondere in vielen Versorgungs-, Entschädigungs-, gelegentlich möglicherweise auch forensischen Gutachten der Schicksalsweg eines Menschen fast eine zentralere Bedeutung als die letztlich daraus resultierende Diagnose. Ein „Sachverständiger", der in derartigen Fällen meint, er habe mit einer verständnis- und respektvollen Verbeugung vor dem Schicksal eines zu Begutachtenden seinem Gutachtenauftrag in diesem Punkte Genüge getan, vermittelt dem Gericht schlechthin lückenhafte Sachkenntnisse. Er ist ja hier auch gar nicht primär nach der „Diagnose“ eines Leidens und der dadurch bedingten MdE gefragt, sondern darüber hinaus entscheidend nach seiner — nun recht verstandenen — Schicksalverflochtenheit. Im übrigen ist nicht jeder gerichtlich bestallte Sachverständige, wie zahlreiche Beispiele beweisen, einfach ex officio auch wirklich sachverständig, so daß sich bisweilen ein Gegengutachter hin und wieder durchaus in die Lage versetzt sieht, auch als sachverständiger Anwalt eines zu Begutachtenden zu sprechen.

Möglicherweise spielt bei der obigen Gutachter-These die Angst vor der eigenen Subjektivität eine entscheidende Rolle, der man nun durch die Forderung einer strengen „Objektivität“ meint entrinnen zu können. Eine solche wird jedoch wiederum dem Leben nicht gerecht (Siehe hierzu SUCHENWIRTH „Objektive Krankheitsbetrachtung und ihre Grenzen“.) Denn *auch der ängstlich krampfhaft um ein möglichst objektives Urteil bemühte Gutachter bleibt* — vielleicht gerade in diesem Bemühen — *subjektiv bestimmt in dem, was er „deckt oder was er entdeckt“* (KIERKEGAARD), *ein Mensch* unter dem Einfluß von überkommenen Denkschablonen, von persönlichen Voreingenommenheiten, von Sympathien oder Antipathien. Aber schon die Abblendung dieser Realität macht ihn zum Erfassen größerer lebensgesetzlicher Zusammenhänge unfrei. Daraus resultiert auch die Erfahrung, daß vielfach „Übereinstimmung der beteiligten Menschen über das, was objektiv ist, nicht zu erlangen ist“ (V. v. WEIZSÄCKER), es sei denn, es handele sich um grob organische Befunde, etwa um einen Knochenbruch oder ähnliches. *Vor allem aber „entwertet das Ideal der sogenannten ‚wertfreien (und in diesem Sinne objektiven) Wissenschaft‘ (der Ausdruck stammt von Max Weber), auf den Menschen angewendet, automatisch den Menschen“ V. v. Weizsäcker). Doch allein „jene klinische Wissenschaft ist authentisch, die es bewirkt, daß ein Mensch einem anderen Menschen gegenübersteht“ (Jimenez Diaz).*

In diesem Zusammenhang sei noch auf folgende Tatsache hingewiesen: Von psychoanalytischer Seite hat man sich in den letzten Jahren darum bemüht, die gutachterlichen Fehlhaltungen, die gerade bei der Beurteilung seelischer Gesundheitsschäden rassisch-politisch Verfolgter immer wieder beobachtet werden, tiefenpsychologisch zu erklären. Dabei vertraten manche Forscher die Überzeugung, es seien hierfür in erster Linie unbewußte Schuldgefühle des jeweiligen Gutachters verantwortlich zu machen.. K. R. EISSLER, einer der zur Zeit führendsten Psychoanalytiker, vermutet, daß es sich bei diesen inhumanen Verhaltensweisen der Gutachter um eine „Regression zur heidnischen Verachtung der körperlich Leidenden“ handele. Ein anderer ebenfalls namhafter Analytiker W. E. NIEDERLAND, der sich in gleichem

Sinne immer wieder die Frage vorgelegt hat, wie denn die starke Feindseligkeit mancher in der Wiedergutmachungspraxis tätiger Gutachter psychologisch zu erklären sei, zitiert zum Verständnis des genannten Phänomens die folgende kleine Geschichte, die in Verona, der Exilstadt DANTES, umginge: „Wenn die Veroneser DANTE auf der Straße sahen, so pflegten sie erschauernd einander zu sagen, ‚eccovi l'uomo ch'è stato all' Inferno' — das ist der Mensch, der in der Hölle war. Und ängstlich drückten sich Männer, Frauen und Kinder zur Seite und wandten sich von dem hageren gezeichneten Manne ab, der einsam und in einen zusammengerafften Mantel gehüllt an ihnen vorüberschritt. — Keiner von den überlebenden Opfern der Verfolgung ist ein DANTE. Aber die meisten von ihnen ‚sono stati all' Inferno. Es ist wohl aus diesem Grunde, daß sich so viele von ihnen wegwenden, darunter jene sogenannten Sachverständigen, die durch die Verneinung ihrer als nicht verfolgungsbedingt erklärten Leidenszustände auch das Dasein der Opfer all' Inferno verleugnen zu müssen glauben, also damit letztlich das grausige Geschehen selbst als ungeschehen erklären wollen." Ich möchte meinerseits zu diesem Problem meinen, daß viel häufiger eigene verdrängte oral-begehrliche Strebungen den betreffenden Gutachter dazu verführen, diese durch Projektion in demselben Ausmaß wie bei sich selber auch in dem Leidenden vorauszusetzen, um dann letztlich die eigene diesbezügliche Versuchlichkeit durch die strikte Ablehnung von noch so berechtigten Entschädigungsansprüchen des anderen abzuwehren.

Aus ähnlichen unbewußten Abwehrmechanismen kommen wohl zweifellos auch manche, anders schwer verständliche, forensisch-psychiatrische Gutachten zustande. Hier bestimmen dann etwa latent gebliebene, weil von von dem eigenen Über-Ich verurteilte kriminelle Triebregungen beziehungsweise -impulse unbewußt die Richtung und den dazu vielfach noch ausgesprochen moralisch getönten Tenor mancher gerichtsärztlichen gutachtlichen „Feststellungen" (P. REIWALD).

Wie leicht läßt uns schließlich Autoritätsdünkel — auch ein Assistent kann schon dank seines weißen Arztkittels ein solches Gehabe zur Schau tragen — dem Gegenüber gar nicht erst nahekommen, um es zu „entdecken". Bewirkt doch jeder Dünkel, mag er wodurch auch immer bedingt sein, eine Unfähigkeit zum Verstehen mitmenschlichen Leides und damit aufs engste verbunden eine Einengung des diagnostischen Horizontes. VIKTOR v. WEIZSÄCKER sagt hierzu sehr schön, *„Wahrheitsfindung ist nur möglich auf dem Wege der Begegnung, Berührung, Verbindung, also durch das, was für die Philosophie* KARL JASPERS *die ‚Kommunikation' nennt."*

So viel zu dem Thema Trübungsmomente des „inneren Auges" des Gutachters und deren negativen Auswirkungen auf seine Diagnostik und seine

Urteile. Es ließen sich sicherlich noch andere ausfindig machen. Wie wichtig wäre es, daß ein jeder Arzt ein wenig mehr darüber erführe. Denn nur insoweit wir als Ärzte lebendig von den oben angedeuteten mannigfachen Abirrungsmöglichkeiten in uns wissen, werden wir einigermaßen davor bewahrt bleiben, gänzlich der einen oder anderen Skotomisierung zu erliegen. Eine vollkommene Freiheit von einer solchen wird allerdings wohl von keinem Menschen erreichbar sein.

Betrachten wir noch ein anderes Kapitel: *Wo lernt der angehende Arzt hinreichend etwas über die Anamnesen-Erhebung?* Ihre Bedeutung für die Diagnose ist unbestritten. Doch lese man hierüber noch weiteres bei SCHENCK in seiner beachtenswerten Arbeit über „Kunstfehler und mangelndes Verständnis bei der Aufnahme der Anamnese", wenn er da schreibt: „Die Einführungen oder Lehrbücher der Inneren Medizin, ich denke hier nur an: v. BERGMANN, BRUGSCH, DENIG, v. DOMARUS, HEILMEYER, KREHL-MEHRING, WOLF bringen zu dem Thema ‚Anamnese' nichts oder nur allgemeine kurze Bemerkungen. Daß das „Handbuch für Innere Medizin" über Anamnese nichts enthält, mag an seinem speziellen Charakter liegen." Genauso wie die Fähigkeit zur Erstattung eines Gutachtens wird jedenfalls auch die Technik der Anamnesen-Erhebung „im allgemeinen als bekannt vorausgesetzt, oder es wird unterstellt, daß der zum Arzt Berufene sie aus Instinkt besitzt. Doch will gerade der Umgang mit Menschen gelernt sein. Und *nicht jeder ärztlich Wirkende ist ein berufener Arzt*". Kurz und gut: „Die allgemein geltende Annahme, jeder Arzt könne eine Vorgeschichte richtig erheben und die vorgebrachten Aussagen auf jeden Fall auch richtig würdigen, ist unrichtig." Dementsprechend erlebt man auch immer wieder, wenn man viel mit Gutachten zu tun hat, daß — „abgesehen von mangelnder Sorgfalt oder auch von Voreingenommenheit — unzureichende Vorstellungen, von dem, was ein Mensch erleben (oder erleiden) kann, manch begutachtende Ärzte einem Kranken gegenüber gleichsam ‚seelenblind' bleiben lassen. Sie ordnen deren Schicksal nach den üblichen allgemeinen Erlebniskategorien und übersehen das unter Umständen Ungewöhnliche und in jedem Fall Einmalige. *Falsch-, Fehl- oder unzulängliche Anamnesen können aber ein Leben und Schicksal eines Menschen entscheidend verändern.* Genauso wie unbeachtet gebliebene Tatbestände, nicht gewürdigte Ereignisse sich therapeutisch in fehlerhaften chirurgischen Eingriffen oder in den Folgen fälschlich verabreichter Medikamente auswirken können, vermögen auf der gleichen lückenhaften Grundlage beruhende Beurteilungsirrtümer die Versorgung eines Geschädigten zu unterbinden und ihn dadurch sekundär gesundheitlich zu beeinträchtigen."

Hier wie da stehen wir vor sehr realen Sachverhalten, aus denen immer wieder äußerst gewichtige Schäden unseres gesamten Gutachterwesens entspringen. Aus ihnen resultieren zum größten Teil auch die jedem unbefangenen Außenstehenden immer wieder befremdenden, bisweilen sich konträr widersprechenden Beurteilungen ein- und desselben Krankheitsfalles durch die verschiedenen Gutachterpersönlichkeiten. „Unterschiedliche Begutachtungen und Stellungnahmen durch verschiedene Sachverständige sind natürlich eher die Regel als die Ausnahme und bekunden in legitimer Weise die Verschiedenheit der Auffassungen im Hinblick auf gegebene oder fragliche Krankheitszustände. Es rechtfertigt jedoch angesichts des Ernstes der menschlichen und rechtlichen Verhältnisse nicht, daß man bei einer der Wahrheitsfindung dienenden Tätigkeit — wie es die Gutachtertätigkeit ist — gerichtsdokumentarischen Stellungnahmen begegnet, die jeder elementaren Logik und Objektivität entbehren" (NIEDERLAND). Abgesehen von dem dadurch zentral betroffenen Leidtragenden, dem einzelnen Patienten, der hierdurch — nicht immer ganz unberechtigt — häufig jahrelang um eine gerechte Berentung kämpfen muß und mitunter aus diesem seinen Rentenkampf noch mancherlei zusätzliche iatrogene oder advokatogene Gesundheitsschäden davonträgt, erwachsen daraus für die jeweiligen staatlichen, öffentlich-rechtlichen oder privaten Instanzen nicht gerade selten beachtliche, im einzelnen bis in die Tausende gehende Unkosten.

Lehrbücher über Begutachtung oder Beispielsammlungen über umschriebene Gutachtenfragen gibt es zwar schon eine ganze Anzahl. Doch wurden in ihnen meiner Kenntnis nach bisher noch niemals die von mir oben kurz beleuchteten Störungsfaktoren in ihrem entscheidenden Gewicht im einzelnen zur Diskussion gestellt. Diese sind auch nur äußerst begrenzt „streng wissenschaftlich" zu beweisen. Sie lassen sich aber meines Erachtens zum Teil anhand von in ihrer ganzen Breite lebendig geschilderten Prozeßverläufen demonstrieren, die den Leser unmittelbar an dem Hin und Her des Meinungsstreites aufgrund der mannigfachen persönlichen Grundmotive gutachterlichen Argumentierens teilnehmen lassen. Denn nur auf diese Weise kann er in die Vielschichtigkeit ärztlicher Gutachten Einblick gewinnen und zu selbständiger Urteilsbildung und Schlußfolgerung angeleitet werden, die letzten Endes jedes Gutachten fordert.

Diesem Anliegen soll das vorliegende Buch dienen, indem die in ihm vereinten Beiträge und Gutachten einmal an Beispielen aus dem Leben die Problematik der „Objektivität und Subjektivität" des einzelnen Gutachters und deren zentrale Bedeutung bei der Entstehung eines ärztlichen Urteils beleuchten soll. Wenn zu diesem Zweck in größerem Umfang Gutachten über Gesundheitsschäden von Heimkehrern aus Kriegsgefangenschaft und ehemaligen rassisch-politisch Verfolgten beziehungsweise KZ-Häftlingen herangezogen wurden, so deswegen, weil in ihnen am eindrucksvollsten die fachlichen Blickeinengungen und affektiv bedingten Fehlhaltungen im Gutachterwesen in Erscheinung treten. Diese gehören nicht etwa einer vergangenen Zeit an, sondern lassen sich bis in die Gegenwart hinein verfolgen. Im übrigen sind sie auch gar nicht so selten in der Begutachtung von Unfallschäden und — wie schon erwähnt — in der gerichtspsychiatrischen Praxis aufzuweisen, wie dies ebenfalls aus den von mir eingefügten diesbezüglichen Beispielen ersichtlich ist. Auch bei ihnen handelt es sich nicht um Einzelfälle. Nur würde ihre gesamte Veröffentlichung den Rahmen der mir mit der vorliegenden Sammlung gesetzten Grenzen sprengen.

Und letztlich geht es in ihr um den heute viel gehörten Alarmruf, hier speziell an den Arzt gerichtet: „Rettet, beziehungsweise bewahrt eure Humanitas" auch als wissenschaftlich fundierte Mediziner! Seht und berücksichtigt auch den von den Härten des Daseins getroffenen Mitmenschen, der euch gegenübersteht, in seinem einmaligen Schicksal und in seiner lebendigen leibseelischen Totalität! Denn von dem einen wie von dem anderen wird eine jede gutachtliche Schlußfolgerung (das heißt auch jede Diagnose) mit allen ihren positiven oder negativen Folgerungen für den Einzelnen ebenso wie für die Gemeinschaft maßgeblich beeinflußt. Damit handelt das ganze Buch in erster Linie, nur beispielhaft kreisend um die verschiedensten Gutachterpersönlichkeiten, im Grunde und generell von der ärztlichen Verantwortung.

Unter dem einen oder anderen Gesichtspunkt könnte das Buch auch als „Handreichung" eine diesbezügliche Lücke im Ausbildungsgang des Medizinstudenten schließen.

Endlich wendet es sich auch an Juristen (Rechtsanwälte, Richter usw.), die sich ebenfalls im Rahmen ihres Berufes immer wieder Fragen nach der Gesundheit oder Krankheit eines Menschen zu einer Rechtsfindung gegenübergestellt sehen. Lehrt doch die Praxis, „daß *in manchem Rechtsverfahren im allgemeinen der Autorität einer medizinischen Sachverständigen-Aussage Raum gegeben wird, auch dann, wenn die juristische Erfahrung Anlaß bieten würde, anders zu entscheiden.*" Und „hätte sich hier der Jurist seiner laienmäßigen Erfahrung überlassen, so hätte er wahrscheinlich in zahlreichen Fällen den Zusammenhang treffender beurteilt, als es ihm nun auf der Basis der medizinischen Sachverständigen-Aussage möglich war" (W. JACOB). Dementsprechend sollte das Studium der nachfolgenden Beiträge diesem oder jenem Juristen Mut machen, in manchen Fällen mehr „der eigenen Überzeugung", unabhängig von der Stellungnahme des ärztlichen Sachverständigen, zu folgen, wie dies vom Gesetz ja auch von ihm gefordert wird.

Abschließend möchte ich noch den Herren Diplom-Psychologe Dr. DAHL, Professor DELIUS, Dr. HEYER, Professor JORES, Professor MULLER, Professor

Schenck und Professor Venzlaff an dieser Stelle meinen aufrichtigen Dank dafür aussprechen, daß sie mir mit ihren kasuistischen Beiträgen dazu verholfen haben, das Anliegen dieses Buches in seinem ganzen Ernst zu bestätigen und zu untermauern.

Nicht zuletzt gebührt auch dem Verlag Dank für alle mir gewährte Hilfe.

Berlin-Grunewald
Frühjahr 1968

Dr. H. March
als Herausgeber

PS. Mit gütiger Erlaubnis der Verfasser wurden die nachfolgenden Beiträge zum Teil stilistisch ein wenig überarbeitet, da sie insgesamt nicht für den Druck bestimmt waren.

Da es im übrigen in unserer Gutachtensammlung einzig und allein um Grundsatzfragen ärztlicher Haltungsstile und nicht um Polemik gegen irgendwelche Persönlichkeiten geht, wurden Namen, um etwaige Fehlkombinationen zu verhindern, in jedem Gutachten durchgehend mit Buchstaben in der Reihenfolge des Alphabetes gekennzeichnet.

Schließlich wurden aus rein didaktischen Gründen die in vielen Gutachten immer wiederkehrenden routinemäßig und stereotyp (das heißt gedankenlos) in der Regel zur Ablehnungsbegründung gebrauchten Schlagworte und Formulierungen, ebenso uns beachtenswert erscheinende Sachverhalte durch *Kursiv*schrift hervorgehoben.

I.

Die Vernachlässigung der Anamnese

Das Ergebnis mancher Gutachten wird dadurch fragwürdig, daß sie entweder auf einer unzureichenden Anamnese, einer mangelhaften Kenntnis realer Lebens-Konstellationen oder auf dem Fehlen eines ernsthaften Bemühens auf Seiten des Gutachters um ein lebendig-persönliches Nachvollziehen der stets einmaligen und mitunter ungewöhnlichen Widerfahrnisse seines Gegenübers beruhen.

H. March

1. Dystrophie, Cholangitis, Endocarditis, vorzeitiger Tod nach Kriegsgefangenschaft

Von E. G. SCHENCK

WILHELM A., geb. 1887, gest. 1948

Vorgeschichte

Vor dem Wehrdienst 1937 Autounfall mit Gehirnerschütterung und Nasenverletzung, derentwegen eine Nasenplastik vorgenommen wurde; sonst keine Angaben über andere Krankheiten.

A. wurde zu Kriegsbeginn 1939 eingezogen, nahm am Feldzug in Griechenland und ab Juni 1941 bei einer Nachrichtenabteilung am Rußlandfeldzug teil, zuletzt als Major. Von Verwundungen ist nichts bekannt.

Im November 1944 Erkrankung an doppelseitiger Lungen- und Rippenfellentzündung, offenbar mit hohem Fieber und bedrohlichem Zustand. Infolge Überfüllung der Lazarette lag A. seinerzeit in Tapiau in seiner Wohnung. Nach Entfieberung stellten sich Herzbeschwerden ein. Am 15. I. 1945 schreibt er, daß noch ein kleiner Lungenbefund vorhanden sei, daß er mit Digitalis behandelt werde und einen niedrigen Blutdruck habe. Er solle als nicht mehr frontdienstfähig in die Heimat-Garnison versetzt werden. Jedoch kam es nicht mehr dazu, da die Stadt von den Russen eingeschlossen wurde. Ende Januar 1945 wurde die Stadt geräumt, die gesamte Besatzung, darunter auch A., geriet einige Tage später in sowjetische Gefangenschaft.

Über die Erlebnisse resp. Krankheiten des A. während seiner Gefangenschaft liegen detaillierte Schilderungen von drei Mitgefangenen vor, denen Glaubwürdigkeit zuzusprechen ist, weil sie von intelligenten Menschen stammen, deren Angaben im wesentlichen übereinstimmen und deren Richtigkeit anhand der vom D.R.K. herausgegebenen Berichte: „Zur Geschichte der deutschen Kriegsgefangenen im Osten" Bd. 2. weitgehend nachgeprüft werden kann[1]).

---

[1]) Die Berichte enthalten detallierte Angaben über die langen Märsche der im Raume Polen-Ostdeutschland gefangengenommenen Soldaten in die Sammellager des Raumes Wilna-Kaunas, bei denen es zu schweren Erfrierungsschäden und Menschenverlusten kam. Eine Fleckfieberepidemie im Lager 296 in Kaunas

Aus den Zeugenaussagen ergibt sich, daß A. als Rekonvaleszent im Februar/März 1945 einen Fußmarsch nach Wilna mitmachte. Er kam auf diesem noch stärker herunter, hatte ruhrartige Durchfälle und mußte zeitweise von anderen Gefangenen mitgeschleppt werden.

Nach einer Typhusschutzimpfung hatte er im Sommer 1945 offenbar einen Abszess an der rechten Brustseite. Im Lager Kaunas, in das A. später verlegt wurde, erkrankte er an Fleckfieber. Weiterhin wurde er offenbar zunehmend dystrophisch, bekam Oedeme an Gesicht, Bauch und Beinen. Etwa gleichzeitig stellte sich bei ihm eine „Phlegmone", d. h. eine Unterhautinfektion ein, welche bei Dystrophikern häufig war.

Über seinen schlechten Zustand in Kowno berichtet einer der Zeugen, welchem besonders der hochgradige körperliche und geistige Verfall des A. auffiel, von dem er sich nicht mehr erholen konnte und nach dem er (wie so überaus zahlreiche, gerade ältere Gefangene, Sch.) rapide alterte. Im Frühsommer 1946 kam A. — ebenfalls nach Aussage des genannten Zeugen — in eines der sogenannten „Invalidenlager" nach Heydekrug, in welchem die Gefangenen wieder aufgefüttert werden sollten. Es wurde bei ihm eine „Angina pectoris" festgestellt. Dem Zeugen ist dieser Umstand dadurch besonders in der Erinnerung haften geblieben, weil seinerzeit die Mitgefangenen zunächst annahmen, es handele sich bei A. lediglich um eine Halskrankheit, die für einen Rücktransport in die Heimat nicht ausreichte. Jedenfalls möchte ich dieser Zeugenaussage immerhin dahingehend eine gewisse Beweiskraft für die Annahme zumessen, daß bei A. schon damals eine Herzkrankheit vorgelegen hat.

Weiterhin finden sich in den Akten zwei fast unleserliche Zettel, die A. in der Gefangenschaft auf schlechtem Papier schrieb. Sie enthalten in russischer Schrift seinen Namen, seinen Vornamen und seine Heimatadresse, ferner, wie damals üblich, Anschriften von Angehörigen, Büchertitel, Eßrezepte. Auf einem dieser Zettel sind darüberhinaus namentlich die verschiedenen Gefangenenlager aufgezeichnet, in denen A. weilte, ebenso die Diagnosen, die in dieser Zeit bei ihm gestellt wurden: „Myodegeneratio cordis", „Angina pectoris", „Myocarditis", „Dystrophie III", „Arteriosklerose". Schließlich findet man hier auch die Medikamente, die A. seiner Zeit erhielt: Adonis vernalis, Ephetonin, Digitalis, Campher, Coffein, Strophanthin, Cardiazol, Coramin, Strychnin, Sympatol, Lobelin. Ein Elektrocardiogramm wird erwähnt und am 23. VI. 1946: „Blutübertragung (100 g)".

---

forderte mindestens 400 Todesopfer. Daß bei Schutzimpfungen im Jahre 1945/1946 bösartige Abszesse und in deren Folge Todesfälle vorkamen, ist dem Gutachter aus eigenen Beobachtungen in Frankfurt/Oder und Moskau bekannt (SCH.).

A. wurde dann, obgleich er Major war, schon im August 1946 aus der Gefangenschaft entlassen. Der Gewichtsverlust, den er während dieser Zeit erfuhr, soll 52 kg betragen haben (von 104 auf 52 kg). (Nach vorliegenden Bildern muß A. schon in den Jahren 1939/1944 erheblich an Gewicht verloren haben.)

Aus dem Zeitraum nach seiner Entlassung in die Heimat bis zum März 1947 fehlen leider Angaben über etwaige Krankheiten.

Eine Schilderung über die Zwischenzeit gibt die Ehefrau des A. in einem an mich gerichteten Schreiben vom 1. VI. 1961. Diesem entnehme ich folgenden Passus:

„... Im Herbst 1946 kehrte mein Mann seelisch und körperlich vollkommen gebrochen mit Dystrophie III aus der Kriegsgefangenschaft zurück. Sein Gewicht betrug nach der Rückkehr 103 Pfund gegenüber seinem Vorkriegsgewicht von 196 Pfund. (Bei seinem Tode hatte er mit 72 kg immer noch nicht sein Normalgewicht zurückgewonnen.) Er war fast immer pflegebedürftig. Schwächezustände, Müdigkeit, Herzanfälle und Gallenkoliken wechselten." (Erste Anzeichen in Richtung eines Gallenleidens machten sich schon „wenige Wochen nach der Rückkehr des A. aus der Gefangenschaft in Gestalt von starken Schmerzen im rechten Oberbauch" bemerkbar, „die sich dann seit 1946 vier- bis sechsmal wiederholten und allmählich steigerten".) „Seine Füße waren meistens geschwollen und hatten um die Gelenke herum rote Flecken. Wenn er nur die etwa 12 Stufen zur Wohnung hinaufsteigen sollte, sagte er, er sei zu schwach dazu. Es stellten sich Atemnot und Lufthunger ein, und er mußte öfter stehen bleiben. Nach kleinsten körperlichen Belastungen kam es zu Herzbeschwerden, die immer bedrohlicheren Charakter annahmen, wobei das Herz so heftig gegen die Brustwand stieß, daß sich das aufliegende Hemd im Takt des Herzschlages auf und ab bewegte und die Halsschlagadern stark pulsierten. Gleichzeitig brach ihm der Schweiß aus, so daß ihm das Wasser am Kopf herunter lief. Nach einem solchen Anfall fiel mein Mann immer in einen stundenlangen tiefen Schlaf, als sei er ohne Bewußtsein. Sein Gesicht verfiel dabei, die Nase trat weiß, lang und spitz hervor, lange tiefe Falten waren um den Mund zu sehen. Oft war er morgens so schwach, daß er nicht aufstehen konnte. Nach kurzen Spaziergängen mußte er sich gleich wieder ins Bett legen. Zu den Herzanfällen kamen Gallenkoliken hinzu, derentwegen er in unserem Kreiskrankenhaus stationär behandelt werden mußte. Prof. A. stellte hier ein Gallensteinleiden fest, lehnte jedoch eine Operation ab, da das Herz meines Mannes zu sehr geschädigt sei. Er sagte zu ihm: „Zu 99 Prozent überleben Sie die Operation nicht." Im Mai 1948 bekam mein Mann eine Lungenentzündung, dazu erneut eine Gallenkolik. Wieder wurde er in das Krankenhaus überwiesen. Am 30. Juli wurde er entlassen, aber sein Herzmuskelschaden, Schwächeanfälle und Gallenkoliken blieben. Am 25. August mußte er abermals wegen einer Gallenkolik in das obige Krankenhaus überwiesen werden, wo er am 26. August um 5 Uhr morgens — nach Ausspruch der Ärzte „überraschend" — verstarb."

Diese Angaben der Frau A. gewinnen dadurch noch an Gewicht, daß A. selbst unmittelbar vor seinem Tode dem Chirurgen des Krankenhauses gegenüber (lt. Krankenblatt) berichtete: „1944 sei bei ihm eine Myodegeneratio festgestellt worden. Seit dieser Zeit Herzanfälle; Patient beschreibt typische, in Ruhe auftretende Angina-pectoris-Anfälle: im Stuhl oder Bett plötzlich Ziehen in der Nackenmuskulatur, das über Schulter- und Brustmuskulatur in den linken Arm ausstrahlt. Dabei starkes Herzklopfen und ein vernichtendes Gefühl. Dauer: wenige Minuten. Hernach erhebliche Müdigkeit und Abgeschlagenheit."

Weiterhin stand A. von März bis Juli 1947 laufend wegen Kreislaufstörungen in ärztlicher Behandlung. Der damals A. behandelnde Facharzt gibt später anhand seiner Unterlagen als Diagnose, die er seinerzeit bei A. gestellt hatte, an: „Überalterung, Hypertension, Sklerose der Aorta, Blutdruck 165/80, stenocardische Beschwerden, die anamnestisch schon in der Gefangenschaft bestanden haben sollen. Therapie: Nitropräparate, abends Luminal."

Seit Dezember 1947 zunehmende Gelbsucht. Am 22. I. 1948 Aufnahme in das bereits wiederholt erwähnte Kreiskrankenhaus: Bei 180 cm Größe Gewicht etwa 70 kg. Gallenblasenfüllung ergab negatives Cholecystogramm. Elektrocardiographisch kein Hinweis auf einen Herzmuskelschaden oder Rest durchgemachter Infarkte. — Diagnose: Transitorischer Verschlußikterus bei schon lange bestehender Cholelithiasis. Keine Angaben über Temperaturen. Die Blutkörperchensenkung wird als „mäßig beschleunigt" bezeichnet.

Leider konnte mir die Krankengeschichte aus technischen Gründen nicht zur Verfügung gestellt werden. Doch hat sich A. auch diesmal einige Befunde aufnotiert, die glaubwürdig sind, weil er u. a. schreibt „kein Myocardschaden". Aus anderen Aufzeichnungen des A. aus dieser Krankenhauszeit läßt sich sodann entnehmen, daß die Blutsenkung bei ihm am 23. I.: 93/108, am 20. II.: 17/42, am 27. II.: 25/50 und am 9. III. 1948: 7/20 betrug. Die Senkung war also anfänglich sehr stark beschleunigt, was auf einen entzündlichen Begleitprozeß hinweist, während die „mäßige Beschleunigung" offenbar nur für die letzte Zeit galt. — Blutdruck am 23. I. 1948: 140/105, am 26. II.: 125/80, am 24. III.: 90/60. — Die Frage einer Operation wird nicht erörtert.

Bald nach der ersten Entlassung aus dem Krankenhaus erneut Auftreten von Gallenkoliken, dazu Schmerzen in der linken Brustseite. Jetzt hatte A. Fieber. Daher sechs Wochen später erneute Aufnahme zur stationären Behandlung. Diagnose diesmal: Unterlappenpneumonie links, Cholecystopathie. Zwei von mir über diese Krankheitsperiode beigezogene Befundberichte stimmen insofern nicht überein, als der erste röntgenologisch eine linke Unterlappenpneumonie angibt, der zweite aussagt, daß umschriebene Abschattungen nicht zu erkennen gewesen wären. Auch hier Blutsenkung anfänglich sehr beschleunigt (am 26. V. 1948: 78/106 nach

Niederschrift von A.), dann mit Besserung abnehmend (am 11. VI.: 55/90, am 28. VI.: 17/36, Blutdruck 105/70). Auch jetzt keine Erörterung der Operationsfrage, was eigentlich wundernimmt.

Sieben Wochen später wird A. zum drittenmal, diesmal mit Gelbsucht, auf die Chirurgische Abteilung des Krankenhauses aufgenommen. Laut beigezogenem Krankenblatt: sehr schlechter Allgemeinzustand. — Temperatur zwischen 38 und 39°.

Diagnose: Aufsteigende Entzündungen im Bereich der Gallenwege oder septischer Zustand. Ohne daß ein Eingriff vorgenommen worden wäre, kam A. unter den Erscheinungen eines Herz- und Kreislaufversagens einen Tag nach seiner Einweisung am 26. VIII. 1948 — trotz Einsatzes entsprechender Therapie — ad exitum. (Die Diagnose: „Schwere Cholangitis mit aufsteigender Infektion" ist bereits in den Akten angeführt, dabei jedoch nicht im besonderen das Kreislaufversagen vermerkt.)

Das Ergebnis der pathologisch-anatomischen Untersuchung lautete: „Gallensteinleiden, chronische Cholecystitis mit Narbenbildung der Schleimhaut sowie Narbenbildung auch im Bereich des hochgradig ausgeweiteten Ductus choledochus. Fast völliger Steinverschluß in der Papilla Vateri. Aufsteigende Cholangitis und zum Teil abscedierende Cholangiolitis. — Ikterus der Leber und umschrieben eitrige Entzündung. Ikterus der Haut. — Rezidivierende verrucöse Endocarditis der Mitralis und der Aortenklappen. Sehr erhebliche Dilatation des Herzens. Pankreasfettgewebsnekrosen mit Abszeßbildung. Sklerose der Arteria lienalis. — Vernarbende Tonsillitis. Struma nodosa." — Auf dem Leichenschauschein wird als Grundleiden vermerkt: „Gallensteinleiden", als Begleitkrankheit: „Herzklappenentzündung" und als Todesursache: „Leberwegeentzündung".

Verlauf des Entschädigungsverfahrens

Von A. selbst wurde kein Antrag auf Versehrten-Rente gestellt.

Antrag auf Gewährung der Witwenrente durch Frau A. am 19. IX. 1952.

Seitens des zuständigen Versorgungsamtes wurde der Leiter des Pathologischen Institutes des Kreiskrankenhauses, welcher die Obduktion des A. vorgenommen hatte, zu einer *Stellungnahme* aufgefordert, die er *ohne Kenntnis der Akten* am 2. XII. 1954, ausdrücklich als „vorläufig" bezeichnet, abgab. Als primäre Ursache für den Eintritt des Todes sei das erwiesene Gallenleiden anzusehen. Durch einen eingeklemmten Stein sei es zu einem fast völligen Stop des Gallenabflusses in den Darm, außerdem zu einer chronischen Entzündung der Gallenblase gekommen. Als Folge der Entzündungsprozesse im Gallenblasen-Leberbereich habe sich eine frische, rezidivierende Herzklappenentzündung der drei- und zweizipfligen Klappe eingestellt. Dieser Befund mache die toxische Herzmuskelschädigung verständlich. — Kriegsdienst und Gefangenschaft könnten auslösende Ursachen eines Gallenleidens nie sein. *Der Tod sei auch erst zwei Jahre nach der Entlassung aus der Kriegsgefangenschaft eingetreten.* Deshalb sei ein Zusammenhang abzulehnen.

Auch nachdem er die bisherigen Akten vorgelegt bekommen hatte, hielt der Gutachter diese Schlußfolgerung aufrecht. Es bestünden ja keine Hinweise auf ein Gallenblasenleiden des A. während seines Kriegsdienstes und seiner Gefangenschaft.

Das Versorgungsamt trat dieser Auffassung bei, nachdem es zusätzlich noch die Frage diskutiert hatte, ob etwa eine Ruhr oder eine sonstige infektiöse Darmerkrankung ursächlich von Bedeutung gewesen sein könne. Diese Fragen wurden besonders deshalb verneint, weil die *Koliken ja erst einige Wochen nach der Entlassung aus der Gefangenschaft* aufgetreten seien.

Entsprechend erging der Bescheid.

Hiergegen erhob Frau A. am 14. II. 1955 Widerspruch, indem sie darauf hinwies, daß sie selbst bisher noch nie zur Darstellung der Zusammenhänge aufgefordert worden sei, die zum Tode ihres Mannes geführt hätten. Sie gab nun ihrerseits eine Schilderung des Krankheitsverlaufes ihres Mannes (siehe umstehend).

Dieser Widerspruch wurde vom Versorgungsamt zurückgewiesen: für die behauptete ältere Herzerkrankung fehlten Unterlagen, und die frische Herzklappenentzündung sei, wie festgestellt, Folge des Gallenleidens, das ja nicht im Zusammenhang mit dem Wehrdienst stehe.

Das Landesversorgungsamt schloß sich dieser Begründung an.

Nun erhob Frau A. Klage vor dem Sozialgericht. In der Klagebegründung weist sie zunächst einmal unter Vorlage von Briefen ihres Mannes die vom Versorgungsamt geäußerten Zweifel an ihrer und ihres Mannes Glaubwürdigkeit zurück. Im Jahre 1945 hätte sich ihr Mann überhaupt noch nicht über die Bedeutung seiner Angaben für ein eventuell späteres Rentenverfahren klar sein können. Daher könne es sich bei ihnen auch nicht um Zweckangaben gehandelt haben. Ferner vertrat Frau A. die Auffassung, daß es sich bei der Herzklappenentzündung ihres Mannes nicht um ein frisches, sondern um ein altes Leiden gehandelt habe und daß die Gefangenschaftszeit wohl kaum geeignet gewesen sei, ein bestehendes Herzleiden zu bessern. Gerade wegen dieses Herzleidens hätte ihr Mann auch nicht operiert werden können und sei deshalb um ein Jahr früher gestorben.

In einer ausführlichen Stellungnahme des ärztlichen Dienstes des zuständigen Versorgungsamtes wurde jedoch auch diese Ansicht zurückgewiesen.

Bei A. hätte zwar ein Coronarleiden vorgelegen, doch brauche dies nicht Schädigungsfolge gewesen zu sein. Von Seiten des Herzens hätte nicht der geringste Grund bestanden, daß A. nicht operiert wurde. Somit bestünde auch kein Zusammenhang zwischen dem Herzleiden des A. und seinem Tod. Abgesehen davon wird auf verschiedene nicht geklärte Punkte in der Schilderung der Krankengeschichte hingewiesen. (Diese konnten leider auch nicht von mir restlos beseitigt werden, da die entsprechenden Krankengeschichten nicht beizubringen waren. Sch.)

In der nachfolgenden mündlichen Verhandlung vor dem Sozialgericht brachte der vom Gericht bestallte ärztliche Sachverständige noch vor, daß ein chirurgischer Eingriff bei A. anläßlich seines ersten Krankenhausaufenthaltes gar nicht ventiliert worden sei (ich erwähnte dies bereits weiter oben, Sch.), bei dem zweiten habe die Lungenentzündung im Vordergrund gestanden und beim dritten sei es für eine Operation zu spät gewesen. Im übrigen schloß er sich der Ansicht des Pathologen des Kreiskrankenhauses an. Danach könne auch er dem Gericht keine Änderung des Bescheides vorschlagen. Ergänzend bemerkte er in der Verhandlung noch, *die Mehrzahl der Wissenschaftler lehnten auch einen ursächlichen Zusammenhang zwischen Arteriosklerose und Wehrdienst ab.*

Das Gericht beschloß daraufhin, ein Gutachten einer Universitätsklinik einzuholen. Dieses wurde am 24. XI. 1958 erstellt. Auch hierin wurde der Ansicht der Vorgutachter zugestimmt, daß als primäres Leiden die Cholelithiasis angesehen werden müsse, die im allgemeinen mit äußeren Schädlichkeiten nicht in Zusammenhang gebracht werden könne. Jedoch könne man annehmen, daß die Widerstandskraft des bereits älteren Mannes durch die vielfachen Gefangenschaftsschädigungen so erheblich geschwächt gewesen sei, daß der ungewöhnlich schwere und komplikationsreiche Verlauf seiner späteren Erkrankung als Folge einer allgemeinen Resistenzminderung anzusehen sei, ein Umstand, der dann den Eintritt des Todes um mindestens ein Jahr beschleunigt habe.

Hiergegen wandte nun der ärztliche Dienst des Versorgungsamtes wieder ein: Die Dystrophie und die durch sie eventuell bedingte Resistenzminderung wäre zur Zeit des Todes wohl schon abgeklungen gewesen, da sich ja bei der Obduktion an Herz und Leber keine einschlägigen Befunde mehr ergeben hätten. Auch hätten die Komplikationen bei Vorliegen einer schweren Dystrophie unmittelbar nach der Entlassung aus der Gefangenschaft besonders ernst in Erscheinung getreten sein müssen, nicht aber erst später. Daher könne der von der Universitätsklinik vertretenen Ansicht versorgungsärztlich auch nicht gefolgt werden.

Damit kam das Sozialgericht zu dem Urteil: „Abweisung der Klage.“ Es schloß sich der Anschauung des gerichtlichen Sachverständigen an, die *Skle-*

rose der Herzkranzgefäße sei *in der Regel ein schicksalbedingtes, sich mit fortschreitendem Alter verstärkt ausprägendes Leiden.* Die Lungen- und Rippenfellentzündung des A. im Jahre 1944 könne nicht als ursächlicher Faktor für die Entwicklung der Coronarsklerose bezeichnet werden. Auch das Gallensteinleiden des A. stehe nicht mit dem Wehrdienst im Zusammenhang. Als alleinige Ursache des Todes müsse die eitrige abscedierende Gallenwegsentzündung im Gefolge des Gallensteinleidens bezeichnet werden. Dies hätte aber auch bei intaktem Herzen und Kreislauf letzten Endes zum Tode geführt. Somit könne nicht gesagt werden, daß der Tod des A. durch Belastung der Gefangenschaft um mindestens ein Jahr beschleunigt worden sei.

Auch gegen dieses Urteil legte Frau A. Berufung ein und begründete diese einmal mit juristischen Erwägungen, zu denen ich nicht Stellung nehme, zum anderen nunmehr mit dem Vorbringen: Infolge des höheren Alters ihres Mannes seien die Dystrophiefolgen mit Wahrscheinlichkeit beim Eintritt des Todes ihres Mannes noch nicht überwunden gewesen. Und sie beantragte, nach § 109 mich gutachtlich zu hören.

Meine Beurteilung und Stellungnahme zu den Vorgutachten:

„Ich bin der Überzeugung, daß die Gefangenschaftsschädigung bei A. wesentlich schwerer war, als bisher angenommen wurde. Schon als er in Gefangenschaft geriet, war er noch Rekonvaleszent nach einer Lungen- und Rippenfellentzündung. Durch die Anfangsmärsche im Winter bei unzureichender Verpflegung, Unterkühlung, Überanstrengung und Durchfällen (vielleicht Ruhr) wurde er dann zusätzlich maximal geschwächt und hielt die Märsche nur durch, weil seine Kameraden ihn mitschleppten. (Nach vorliegenden Berichten sind 10 % der in dem gleichen Raum wie A. Gefangengenommenen auf diesen Märschen umgekommen.)

In der Folgezeit hatte A. einen schweren Abzeß in der rechten Brustseite nach Schutzimpfung und im Frühjahr 1946 ‚Fleckfieber'. Danach muß er auf seine Mitgefangenen geistig und körperlich sehr gealtert gewirkt haben. Im Sommer des gleichen Jahres Phlegmone (Sitz nicht angegeben). Wie alle Kriegsgefangenen war A. in dieser Zeit, vollends nach Überstehen des Fleckfiebers, offenbar in besonders hohem Maße dystrophisch, indem er bald hochgradige Oedeme aufwies. Der Gewichtsverlust muß stark gewesen sein. Nach Photographien zu schließen, hatte er schon 1944 erheblich abgenommen. Mit etwa 52 kg kehrte er 1946 aus der Gefangenschaft zurück. Wenn er mit einem Friedensgewicht von 100 kg bei einer Größe von 180 cm auch sicherlich übergewichtig war, so hat er bei seiner Heimkehr ein Gewicht gehabt, das immer noch etwa 30 kg unter seinem Sollgewicht gelegen hat. Mithin hatte er — ohne Berücksichtigung etwaiger Oedeme — etwa 35 % seines Sollgewichts verloren.

Schon in der Gefangenschaft galt er als ‚herzkrank'. Die Unterlagen bestätigen dies. Und die Tatsache, daß er, obgleich Major, schon im August 1946 aus der Gefangenschaft entlassen wurde, beweist eindeutig, daß er auch vom sowjetischen Sanitätsdienst als schwerstkrank angesehen wurde. Die Art seiner damaligen Herzkrankheit kann heute nicht mehr eindeutig geklärt werden. Nach den Leidensbezeichnungen, die A. aufgezeichnet hat, bestanden sicher stenocardische Beschwerden. Aber auch sonst war die Leistungsfähigkeit des Herzens gemindert (Diagnose: Myocarditis, Myodegeneratio cordis), dafür sprechen auch die von ihm benannten Medikamente. Dabei hat man zu denken

a) an eine Fleckfieber-Myoendocarditis,

b) an einen durch die Dystrophie und die Eiterungen beschädigten Herzmuskel,

c) an eine Endocarditis, welche bei Kriegsgefangenen auffallend häufig vorkam.

Jedenfalls war A. bei seiner Heimkehr sicher ein schwerkranker Mann.

Der Gutachter der Universitätsklinik nahm an, daß A. bei Eintritt seines Todes die Folgen der Dystrophie noch nicht überwunden hatte und daß er daher infolge einer dystrophiebedingten Abwehrschwäche seiner Krankheit um ein Jahr früher zum Opfer gefallen sei, als es sonst der Fall gewesen wäre.

Diese Annahme lehnt der ärztliche Dienst des Versorgungsamtes mit der Begründung ab, daß das Obduktionsergebnis keinen Anhalt für eine noch bestehende Dystrophie ergeben hätte. Zum anderen hätte A., wenn die Annahme der Universitätsklinik richtig gewesen wäre, der Gallensteinkrankheit schon früher zum Opfer fallen müssen.

Nun ist jedoch im Falle A. Verschiedenes nicht genügend beachtet worden: In allen über A. angefertigten Krankengeschichten steht, daß er sich in mäßigem bis reduziertem Allgemeinzustand befunden hat. Sein Gewicht lag im Januar/Februar 1948 bei 70 kg. Er war also immer noch untergewichtig. Die Gutachten in dem Versorgungsrentenverfahren wurden jedoch erst nach 1958 angefertigt. Sie berücksichtigen nicht, daß die Krankheit des A. bereits vor der Währungsreform (1948) ablief, und daß in Deutschland um diese Zeit noch allgemein Nahrungsmittelnot bestand und eigentlich das ganze Volk unterernährt war. Wenn man davon spricht, daß ein *Dystrophiezustand im allgemeinen zwei Jahre nach der Heimkehr als überstanden anzusehen ist, so ist das nur unter der Voraussetzung richtig, daß der*

Gefangene vom Zeitpunkt seiner Heimkehr an vollwertig ernährt wurde. Im Falle des A. trifft dies aber nicht zu. Deshalb ist auch die These, er habe zur Zeit seines Todes (August 1948) seine Dystrophie bereits überstanden gehabt, direkt falsch. (Man sehe im übrigen hierzu seine Photographien.)

Hinzu kommt sein Alter (im Todesjahr 60 Jahre). Der Gutachter der Universitätsklinik wies mit vollem Recht darauf hin, daß Heilungsprozesse bei älteren Menschen erheblich längere Zeiträume benötigten. Die Rekonvaleszenz nach einer Lungenentzündung dauert bei einem 60jährigen nach BÜRGER doppelt so lange wie bei einem 30jährigen. (Dies gilt übrigens nach unseren Erfahrungen auch für Dystrophiker. Schon in der Gefangenschaft war die Sterblichkeit älterer Männer ganz wesentlich höher als die der jüngeren.)

Zu der Ansicht des versorgungsärztlichen Dienstes, bei der Obduktion des A. seien weder an der Leber noch am Herzen Befunde erhoben worden, die für eine Dystrophie charakteristisch wären, ist zu sagen: Diese Organe wurden gar nicht auf etwaige Dystrophieschäden hin untersucht, da ja der Obduzent, wie aus seiner ‚vorläufigen Stellungnahme' hervorgeht, gar nicht über die gesamte Vorgeschichte des A. unterrichtet war. So fehlen zum Beispiel spezielle Befunde über etwaige histologische Veränderungen an den Herzklappen, der Herzmuskulatur oder der Darmschleimhaut. Zudem war das ganze Bild durch den schweren septischen Prozeß so verändert, daß es noch einer sehr eingehenden Durchmusterung bedurft hätte, *um hier zu einem wirklich exakten Urteil zu kommen.* — Mithin *ist die lediglich aus dem Obduktionsbefund abgeleitete Schlußfolgerung des versorgungsärztlichen Dienstes inkorrekt.*

Nimmt man demgegenüber jedoch mit besserem Recht an, daß tatsächlich die Dystrophie des A. im Jahre 1948 noch nicht restlos ausgeglichen war, so darf man auch annehmen, daß er sich zur Zeit seines Todes noch in einem resistenzgeschwächten Zustand befand.

Die umfangreiche einschlägige Literatur (UEHLINGER und Mitarbeiter, SCHENCK und Mitarbeiter) lehrt, daß die Antikörperbildung durch die Eiweißstoffwechselstörung stark in Mitleidenschaft gezogen wird und daß es auch zum Verlust einer erworbenen Immunität kommen kann. Speziell die Leber ist das Bildungsorgan für die Abwehrstoffe. Sie erleidet bei der Dystrophie eine beträchtliche Gewichtsabnahme. Die Gallebildung ist im Zustand der Dystrophie pathologisch verändert. Zur kritischen Situation kommt es vielfach erst dann, wenn es wieder zum Gewebsaufbau kommt. Denn dieser ist mit erheblichen funktionellen Umstellungen verbunden.

Zu den Krankheiten des A. ist im einzelnen zu sagen:

1. Gallenleiden

Der Pathologe des Kreiskrankenhauses vertrat aufgrund seiner Untersuchungsergebnisse die Ansicht, das Gallensteinleiden und die Gallenwegsentzündung des A. seien die Grundleiden (so kommt es in der pathologisch-anatomischen Diagnose zum Ausdruck). Er formulierte diese Auffassung in seinem Gutachten nur so, daß er sagt, die Gallensteine seien primär, die Gallenwegsentzündung sekundär als Folge von ihnen entstanden.

Dieser Vorstellung folgten im Grunde alle späteren Gutachter. Lediglich der Sachverständige des Gerichts kommt zu der Auffassung, im Grunde sei die Gallengangsentzündung die letzte Todesursache gewesen. Und von der weiteren Vorstellung ausgehend, *zur Gallensteinbildung läge eine Disposition vor,* äußere Einflüsse trügen demgegenüber nur wenig zu ihrer Entstehung bei, kam er dann zur Ablehnung eines ursächlichen Zusammenhanges.

Nun ist es sicherlich richtig, daß die sogenannte ‚Disposition' eine Rolle spielt. Nicht richtig ist aber, daß äußere Einwirkungen ohne Einfluß auf etwaige Gallensteinbildung seien (siehe z. B. KALK, der die Rolle der Gallenblasenentzündung bei der Entstehung von Gallensteinen sehr hoch einschätzt). Es ist ja auch fast ein ärztliches Schlagwort, daß nur 10 % aller Gallensteinträger gallensteinkrank würden. Dazu kommt es vornehmlich nur dann, wenn sekundäre Störungen oder Infektionen hinzutreten.

Richtig ist auch, daß Gallensteine bei Dystrophikern ausgesprochen selten beobachtet wurden, daß also im allgemeinen eine Dystrophie eine Gallensteinbildung nicht begünstigt (siehe RÜD, DRIVER, SCHENCK, v. NATHUSIUS). Ja, man hat sogar den Eindruck, daß Gallensteine unter einer Dystrophie teilweise zur Auflösung kommen.

Nun spielen aber die Gallensteine im Krankheitsbild des A. gar nicht die ursächliche Rolle, die der besagte Pathologe ihnen zuschreibt. Die wesentlichste Rolle spielte bei ihm vielmehr die Gallenwegsentzündung, die Cholangitis, wenn dies auch fast bis zum Tode des A. übersehen wurde. Die Gallensteine selbst haben demgegenüber lediglich die Rolle eines Begleitleidens gespielt.

Nach OETZMANN hatten in den Jahren 1946/49 1,1 % der von ihm behandelten Heimkehrer eine Cholangitis. Die Gallenwegsentzündung war also eine recht häufige Krankheit (ebenso häufig etwa wie die ansteckende Gelbsucht). Ihre große Häufigkeit führte man einerseits auf vom Darm aufsteigende Infektionen der Gallenwege zurück, andererseits auf Absiedelungen aus dem Blut bei septischen und eitrigen Prozessen. Diese wurden übrigens auch für die Häufigkeit der Herzklappenentzündung bei Dystrophikern verantwortlich gemacht.

Von diesem Gesichtspunkt aus erscheint mir nun bedeutungsvoll, daß auch A. sowohl Darmerkrankungen als auch mehrere schwere septische Prozesse und Eiterungen durchgemacht hat. Von daher liegt wohl auch begründet die Annahme nahe, daß solche Prozesse bei A. bereits während seiner Gefangenschaft zu Absiedlungen führten. Ich schließe das u. a. daraus, daß die frischen Herzklappenprozesse auf ‚bereits veränderten Herzklappen' entstanden waren (siehe Obduktionsprotokoll). Auch die narbige Stenose der Einmündung der Gallenwege in den Darm muß wesentlich früher entstanden sein als erst im letzten halben Jahr vor dem Tode des A. Dementsprechend ist vermutlich auch die Gallenblasenentzündung des A. älterer Natur (siehe Abschrift des Obduktionsprotokolls). Er hatte ja schon unmittelbar nach seiner Heimkehr die ersten Erscheinungen von Gallenfunktionsstörungen (siehe den Bericht seiner Frau).

Es ist bedauerlich, daß weder während des stationären Aufenthaltes des A. noch bei der Obduktion eine bakterielle Untersuchung der Galle vorgenommen wurde. Dadurch hätte die Diagnose sicherlich geklärt werden können. So kann man nur aufgrund des ganzen Krankheitsverlaufes, wenn man ihn kritisch betrachtet, den Schluß ziehen, daß sich sehr wahrscheinlich bei A. bereits während seiner Gefangenschaft infolge einer Infektion zunächst die Gallenwegs- und Gallenblasenentzündung entwickelte, während die Gallensteine erst sekundär, vielleicht als Folge derselben auftraten und durch Einklemmungen die wiederholten akuten Zustände verursachten.

2. *Die Herzkrankheit*

Wir finden mindestens seit Anfang 1945 bis unmittelbar vor dem Tode des A. im August 1948 immer wieder Beschreibungen seiner Herzsensationen, die stets an eine Angina pectoris denken ließen. Diese Diagnose wurde auch verschiedentlich gestellt und eine entsprechende Therapie eingeleitet. Die objektiven klinischen Untersuchungen (EKG, Röntgen) im letzten halben Jahr gaben zwar keinen Hinweis auf das Bestehen einer Coronarerkrankung, jedoch konnte man die Möglichkeit einer solchen auch nicht ablehnen. Die Beschreibung der Herzanfälle, die Frau A. gibt, lassen auch an plötzlich auftretende Herzrhythmusstörungen denken.

Nicht ganz einheitlich ist die Beurteilung der Herzleistungsfähigkeit des A. Während der Gefangenschaft muß sie sehr schlecht gewesen sein, ebenso nach seiner Heimkehr, wie man den Angaben seines Hausarztes und seiner Ehefrau entnehmen kann. Das Kreiskrankenhaus äußerst sich mit keinem Wort zu dieser Frage. Der angeblichen Bemerkung des dortigen Chirurgen, A. sei wegen seines Herzens nicht operationsfähig gewesen, kann wegen

Fehlens des entsprechenden Krankenblattes keine objektive Bedeutung beigemessen werden. Wichtig erscheint aber doch, daß A. nach längerem Krankenhausaufenthalt deutlich hypoton wurde und daß Regulationsstörungen bestanden. In Ruhe war das Herz offenbar ausreichend funktionsfähig, während bei geringer Belastung Erscheinungen einer Durchblutungsstörung (und vielleicht auch Rhythmusstörung) bemerkt wurden. Der Tod trat letztlich infolge Kreislaufversagens ein. Die Obduktion ergab am Herzen eine ältere Endocarditis mit frischem Rezidiv, geringe Sklerose der Herzkranzschlagadern, Ausweitung der Herzhöhlen, keine besonders starke Aortensklerose. Eine mikroskopische Untersuchung des Herzmuskels (wichtig wegen der Möglichkeit einer Fleckfiebermyocarditis) wird vermißt.

Gleichwohl kann man sagen, daß eine Herzkrankheit vorlag, wobei ich mindestens die älteren endocarditischen Prozesse als gefangenschaftsbedingt ansehen würde.

3. *Todesursache*

Zu schweren akuten Zuständen der Cholangitis kam es erst ab Januar 1948 infolge wiederholter Einklemmung von Gallensteinen. Die Cholangitis hat wahrscheinlich, wie das die Regel ist, schon beträchtlich länger bestanden und kann, wie oben nachgewiesen, ebenfalls mit Wahrscheinlichkeit auf die Gefangenschaftseinflüsse zurückgeführt werden. Daß die akute Verschlechterung erst relativ spät eintrat, ist damit zu erklären, daß es bei der langsamen Restitution der Dystrophiker erfahrungsgemäß (siehe z. B. DIETZE, KALK) zu Bewegungs- und Entleerungsstörungen (Dyskinesien) der Gallenwege kommt. Eine dann auftretende Gallenstauung kann den schwelenden Prozeß aktivieren und einen schnelleren Verlauf bringen.

Leider wurde die Diagnose ‚Cholangitis' erst am letzten Lebenstage des A. gestellt und die Erscheinungen, die für eine tiefe Gallenwegsentzündung sprachen (hohe Blutsenkung, Fieber), zuvor in der Klinik nicht genügend gewürdigt. Sonst wäre vermutlich schon damals eine aktivere Therapie eingeleitet worden, und es wäre nicht lediglich die Diagnose ‚Cholelithiasis und Cholecystopathie' gestellt worden. Auch bei der Pneumonie kann man durchaus daran denken, daß es sich um einen septischen Durchwanderungsprozeß gehandelt hat.

Als A. das drittemal wegen eines Gallenanfalls zur stationären Aufnahme kam, war es für einen chirurgischen Eingriff zu spät. Er befand sich jetzt in einem bakteriämischen, hochtoxischen Zustand, der in geringerem Maße schon früher bestanden hatte, und starb an Herz- und Kreislaufschaden. Wenige Wochen vor dem Tode muß es wohl zu einem Neuaufflackern der schon früher (in der Gefangenschaft) entstandenen Endocarditis gekommen sein.

Zusammenfassung

1. Der dystrophische Zustand des A. war noch nicht ausgeglichen.

2. Entgegen den Herren Vorgutachtern wird die Auffassung vertreten, daß die Gallensteine lediglich Begleitkrankheit einer Cholangitis waren. Diese Cholangitis wird ebenso wie die ‚alte' Endocarditis auf die Gefangenschaftseinwirkungen zurückgeführt.

3. *Eine eindeutige Aussage über die Art der Herzkrankheit kann nicht mehr gemacht werden, besonders deshalb nicht, weil wichtige Untersuchungen nicht durchgeführt wurden.* Eine hochgradige Arteriosklerose bestand nicht. Dies schließt jedoch nicht die Möglichkeit einer Durchblutungsnot des Herzens aus. Ob etwa eine Fleckfiebermyocarditis vorlag, kann infolge Fehlens histologischer Untersuchung nicht gesagt werden.

   Eines steht jedoch mit Bestimmtheit fest: daß eine bereits ältere Endocarditis vor dem Tode rezidivierte und überaus wahrscheinlich entsprechende krankhafte Erscheinungen machte.

4. Desgleichen ist es wahrscheinlich, daß es im Zuge der allmählichen Restitution nach der Dystrophie zu Störungen der Gallenentleerung usw. kam, welche zu einer Verschlechterung der zuvor nur schwelenden Cholangitis führte.

5. Außerdem wird man eine Veränderung der Resistenzlage annehmen müssen.

Ich sollte zu folgenden Fragen Stellung nehmen:

1. Ist der Tod des Herrn A. mit Wahrscheinlichkeit ursächlich auf Einwirkungen des Wehrdienstes, insbesondere der russischen Kriegsgefangenschaft zurückzuführen?

2. Ist seine Widerstandskraft mit Wahrscheinlichkeit durch Einflüsse des Wehrdienstes oder der Kriegsgefangenschaft so stark gemindert gewesen, daß sein Tod um ein Jahr früher eingetreten ist, als dies unter normalen Umständen der Fall gewesen wäre?

Ich beantworte die beiden mir gestellten Fragen mit: Ja."

Zu diesem meinem Gutachten nahm die **versorgungsärztliche Dienststelle**, vertreten durch Herrn Dr. B., wie folgt Stellung: *Man könnte meinem Gutachten durchaus folgen, wenn die von mir darin vertretenen Ansichten aktenmäßig hinreichend belegt wären. Dies sei jedoch nicht der Fall.* Daher müsse man dem Gutachten und seinen Schlußfolgerungen widersprechen.

Weiter heißt es dann wörtlich:

„Die Anerkennung eines Zusammenhanges zwischen Tod und Schädigungsfolgen hat nach dem BVG zur Voraussetzung, daß ein solcher einwandfrei gesichert ist. Aufgrund allgemeiner Erfahrungen und der Aktenunterlagen kann aber im Falle A. nur als gesichert gelten, daß dieser in der Gefangenschaft schwere Schäden erlitten hat (Dystrophie, Fleckfieber, Eiterungen). *Demgegenüber ist nicht gesichert, welche Folgen diese Schäden tatsächlich bei ihm weiterhin hinterlassen haben."*

So sei „z. B. völlig ungeklärt, ob bei A. nach seiner Rückkehr aus der Gefangenschaft noch längere Zeit eine allgemeine dystrophiebedingte Resistenzminderung bestanden hat und ob dann diese Resistenzminderung den Verlauf des Leidens, das schließlich zu seinem Tode führte, wesentlich beeinflußt hat. Derartige Dinge kann man vielleicht vermuten, aber nicht mit Wahrscheinlichkeit, geschweige denn mit Sicherheit begründen. Denn *das Vorliegen einer ‚Resistenzminderung' läßt sich im allgemeinen nicht objektivieren;* dazu fehlen uns heute noch diagnostische Möglichkeiten und verbindliche Maßstäbe. Und lediglich ein etwas reduziertes Körpergewicht genügt nicht, um daraus eine tiefgreifende Resistenzminderung abzuleiten".

Gesichert sei „sodann zwar, daß bei A. ein Gallensteinleiden und eine rezidivierende Entzündung der Gallenwege bestanden hat. Doch wissen wir hierüber wieder nicht mit Bestimmtheit, ob die Gallensteine sekundär auf dem Boden einer Cholangitis entstanden sind oder aber, ob primär Gallensteine vorlagen, die dann sekundär zu einer rezidivierenden Entzündung der Gallenblase Anlaß gaben".

„Bei der Häufigkeit der oft lange Zeit stummen Gallensteine bei Frauen und Männern" läge „es nahe, in Übereinstimmung mit KALK, auch das bei A. vorliegende *Gallensteinleiden* als die primäre und *anlage- bzw. erbbedingte Erkrankung* anzusehen, zumal aus seiner Gefangenschaftsanamnese nicht hervorgeht, daß er dort eine entzündliche und infektiöse Darmerkrankung durchgemacht hätte, die als Ursache einer aufsteigenden Gallenblasen- bzw. Gallengangsentzündung und damit der Gallensteinbildung angesehen werden könnte. Wenn man nämlich annehmen wolle, daß die Gallensteine auf entzündlicher Basis entstanden seien, müßten erfahrungsgemäß derartige Störungen den ersten Gallenblasenkoliken vorausgegangen sein.

Damit *kann also die von Herrn Prof.* SCHENCK *in dieser Hinsicht vertretene Auffassung lediglich als Vermutung bezeichnet werden,* die nicht dazu geeignet ist, weil nicht begründet, die bisherige Schlußfolgerung des versorgungsärztlichen Dienstes zu widerlegen. Nach der gegebenen Aktenlage ist die letztere vielmehr die wahrscheinlichere.

Ähnlich verhält es sich mit der Beurteilung der Herzerkrankung des A. Die bei der Obduktion nachgewiesenen Befunde am Herzen lassen sich zeitlich nur z. T. einordnen. Kein Zweifel dürfte darüber bestehen, daß die frischen endocarditischen Veränderungen an den Herzklappen mit der zum Tode führenden Cholangitis im Zusammenhang stehen. Wann jedoch die älteren endocarditischen Veränderungen entstanden sind, läßt sich nicht mehr klären, da die Anamnese in dieser Hinsicht, d. h. bezüglich einer Endocarditis, leer ist. Die 1944 aufgetretenen Herzsensationen kann man nach der Beschwerdeschilderung als Angina-pectoris-Beschwerden und damit als Folge coronarer Durchblutungsstörungen auffassen.

Zusammenfassend ergibt sich also, daß dem Gutachten des Herrn Prof. SCHENCK nicht gefolgt werden kann. Demgegenüber muß die bisher vom Versorgungsamt vertretene Auffassung über die Zusammenhänge zwischen Tod und Schädigungsfolgen im Falle des A. aufrechterhalten werden".

Nunmehr ersuchte mich das Landessozialgericht, mich zu den obigen Ausführungen des Versorgungsamtes (Dr. B.) zu äußern.

Meine Entgegnung hatte folgenden Wortlaut:

„Dr. B. zitiert in seiner Entgegnung nur die kurze Zusammenfassung meines ausführlichen Gutachtens (24 Seiten!) und bemüht sich dann, dasselbe auf 2 Seiten zu widerlegen. Bei dieser Art des Vorgehens müssen natürlich wesentliche, bis dahin unbekannte, *weil erst nachträglich von mir beigebrachte Sachverhalte und von mir dargelegte neue Gesichtspunkte unberücksichtigt bleiben.*

Es zeigt sich, daß der versorgungsärztliche Dienst seit 1952 starr und unerschütterlich auf dem damals eingenommenen ablehnenden Standpunkt beharrt. Keine der zahlreichen inzwischen von mir herangezogenen beweiskräftigen Unterlagen werden als nur einer Erwägung wert anerkannt. Dabei hat der versorgungsärztliche Dienst von sich aus praktisch nicht das geringste zu einer weiteren objektiven und umfassenderen Klärung des vorliegenden Streitfalles beigetragen. *Von einem solchen ‚Njet-Standpunkt' aus kann aber keine ernsthafte wissenschaftliche Auseinandersetzung geführt werden.*

Dies trifft auch für die neuerlichen Ausführungen des Herrn Dr. B. zu. Er demonstriert mit ihnen eindeutig, daß *die Beurteilung einer Auffassung, die von der seinen abweicht, nach welchem § des BVG diese auch immer vertreten sein mag, einfach nicht richtig sein kann, weil ja bereits 1952 für das Versorgungsamt feststand, daß im Falle der Herrn A. ein Zusammenhang zwischen Wehrdienst bzw. Kriegsgefangenschaft und Tod nicht bestehen könne.*

Ich diskutiere die Ausführungen des Herrn Dr. B. nunmehr im einzelnen:

Zur Frage: gesicherte Schädigung und Schädigungsfolgen:

Diesen Gedankengängen vermag ich nicht ganz zu folgen. Die Schädigung durch ‚Wehrdienst und Kriegsgefangenschaft' ist bei Herrn A. m. E.

völlig zweifelsfrei gesichert. Als gesicherte Schädigungsfolgen erkennt aber Herr Dr. B. lediglich an: Dystrophie, Fleckfieber, Eiterungen. Letztere beiden erst, nachdem ich eine genau analysierte anamnestische Darstellung gegeben hatte.

Warum *Ruhr und ruhrähnliche Durchfälle,* die durch eidesstattliche Zeugenaussagen auch von anderer Seite (und nicht lediglich durch Aussage des Betroffenen) belegt wurden, von Dr. B. aber nicht als gesichert anerkannt werden, ist mir unerfindlich. Denn in Tausenden von Fällen ehemaliger Kriegsgefangener werden Angaben dieser Art als ausreichend erachtet, weil sie in voller Übereinstimmung mit den ärztlichen Erfahrungen über die massenhafte Verbreitung von Ruhr in den ersten Jahren der östlichen Kriegsgefangenschaft stehen.

Das gleiche gilt für die *Herzschädigung* des A. Er selbst hat niemals einen Antrag auf Entschädigung gestellt. Man kann daher nicht annehmen, daß er sich die betreffenden Aufzeichnungen bereits zu dem Zwecke gemacht hatte, um dadurch Unterlagen für einen späteren Rentenantrag in Händen zu haben. Eine solche Vorstellung ist geradezu absurd, wenn man weiß, daß ein Teil dieser Aufzeichnungen noch aus der Zeit der Gefangenschaft stammt. Schon unter diesem Gesichtspunkt sollte man auch die Tatsache als wirklich gesichert betrachten, daß A. bereits während seines Wehrdienstes und weiter in der Zeit seiner Gefangenschaft ein schwer geschädigtes Herz hatte. Will man gegen diese Annahme einwenden, daß Gleichzeitigkeit des Auftretens noch keineswegs Ursächlichkeit beinhaltet, so wäre immer noch die andere Schlußfolgerung zu ziehen, daß ein bestehendes Herzleiden des A. durch die schweren und z. T. herzspezifisch schädigenden Erkrankungen richtunggebend verschlimmert wurde.

Sollte jemand etwa aus meiner Äußerung, daß sich eine eindeutige Aussage über die Art der bei A. vorliegenden Herzkrankheit nicht machen ließe, schließen wollen, ich hielte eine Herzkrankheit überhaupt für zweifelhaft, so befindet sich derselbe in einem Irrtum. Ich habe mit dieser Formulierung lediglich zum Ausdruck gebracht, daß bei der Vielzahl der auf Herrn A. einwirkenden Kriegs- und Gefangenschaftsnoxen und wegen des Fehlens verschiedener präziserer Untersuchungsergebnisse, nicht mit Sicherheit angegeben werden könne, welche von diesen Einzelschädigungen nun als Hauptschädigung anzusehen sei.

Weiter ist absolut sicher, daß die frischen endocarditischen Auflagerungen, die man bei A. fand, Rezidive einer älteren Herzklappenentzündung waren. Bei ihnen handelt es sich jedoch fraglos um finale Veränderungen, die für die Beurteilung des Herzschadens von geringem Belang sind. Zu der ‚älteren Endocarditis', der das Hauptgewicht beigemessen werden muß, aber ist zu sagen: Endocarditische Prozesse waren bei Heimkehrern in größerer Häufigkeit nachweisbar als bei der sonstigen Bevölkerung. Darüber liegt eine umfangreiche Literatur vor (siehe SCHENCK).

Gerade diese Nachkriegsendocarditis war gekennzeichnet durch Symptomarmut und schleichenden Verlauf. Die von Herrn Dr. B. betonte *‚Leere der Anamnese' spricht also durchaus nicht dagegen, daß bei A. eine derartige Krankheit vorlag.* Durch eine solche ließen sich auch die so unterschiedlichen Herzdiagnosen, die man bei A. stellte, ‚Myocarditis', ‚Myodegeneratio cordis', ‚Angina pectoris' erklären, besonders da autoptisch an den Herzkranzgefäßen nur geringgradige Veränderungen gefunden wurden. Das besagt natürlich letztlich nichts darüber, daß nicht auch eine Herzmuskelschädigung vorgelegen haben könnte.

Zur Frage Resistenz und Resistenzminderung:

Herr Dr. B. trägt hierzu vor, meine Behauptung, daß bei dem bei seiner Heimkehr noch dystrophischen A. eine allgemeine Resistenzminderung, d. h. eine Abwehrschwäche, bestanden hätte, sei unklar und deswegen anfechtbar. Nun kann man nicht verlangen, daß sich ein Gutachter in seinem Gutachten über jede darin auftauchende Einzelfrage lehrbuchmäßig verbreitet. Doch zitierte ich in meinem Gutachten bereits einige Bücher, die meinen Erörterungen von mir zugrunde gelegt wurden, erweitere aber meine diesbezüglichen Angaben gerne noch durch den Hinweis auf die großen Zusammenfassungen von GRAFE, GLATZEL, BANSI, BÜRGER, BERNING, SCHITTENHELM und auf die ‚Verhandlungen des Sachverständigenrates für Fragen der Kriegsopferversorgung' im Bundesministerium für Arbeit. Dazu wären noch zahlreiche weitere in der Literatur verstreute Arbeiten, vornehmlich aus den Jahren 1946/55, zu nennen. Sie alle beinhalten nur dasselbe, was ich schon sagte, daß nämlich bei Menschen im Zustande des Eiweißmangels die Resistenz erheblich herabgemindert ist.

Im übrigen lag bei A. bei seiner Rückkehr aus der Gefangenschaft keineswegs, wie Herr Dr. B. dies glauben machen will, nur ein ‚etwas reduziertes Körpergewicht' vor, sondern noch ein erheblicher Unterernährungszustand nach $1^1/_2$jähriger hochgradiger Dystrophie, zu der noch schwere Sekundärerscheinungen und Infektionskrankheiten gekommen waren. Auch in den nachträglich beigebrachten eidesstattlichen Erklärungen wird dies übereinstimmend und unmißverständlich bestätigt.

Abgesehen davon würde man sich über die heute gültige medizinische Lehrmeinung sowie über das Ergebnis zahlloser Beobachtungen in aller Welt hinwegsetzen, wollte man der Meinung des Herrn Dr. B. folgen. Resistenzminderung und hochgradige Reaktionslabilität in der Restitutionsphase einer schweren Dystrophie, begleitet von einer ausgesprochenen Dysregulation sind nun einmal heute unbestreitbare Fakten. Schließlich: was bei der Resistenzbeurteilung der Tuberkulose recht ist, sollte auch dem Resistenzgeschehen gegenüber anderen Infektions- und Eitererregern billig sein.

Zur Frage Gallensteinleiden und rezidivierende Gallenwegsentzündung:

Auch hierzu verweise ich auf die ausführlichen Erörterungen dieses Themas in meinem Gutachten. Durch die kurzen Bemerkungen des Herrn Dr. B. können dieselben wohl kaum entkräftet werden. Eitrige Gallenwegsentzündungen in dem Ausmaß, wie sie bei Hern A. vorlagen — sie führten bei ihm zum Tode —, sind in normalen Zeiten und insbesondere bei Männern äußerst selten. Sie können entstehen:

a) weil ein bestehender Gallenstein, meist infolge einer Einklemmung, sekundär zu einer Gallenwegsentzündung führt. (Diese Auffassung vertreten das Versorgungsamt und auch jetzt wieder Herr Dr. B.);

b) weil bei einem bestehenden Gallenstein in einem resistenzgeminderten Organismus infolge äußerer Umstände und Einwirkungen (Darmerkrankung, eitrige Infektionen, krankhafte bakterielle Besiedlung der oberen Darmabschnitte als Folge dystrophiebedingter Sub- bzw. Anazidität und Fermentschwäche) sekundär eine Gallenwegsentzündung entsteht;

c) weil primär aus den unter b) bezeichneten Gründen eine Gallenwegsentzündung entsteht, in deren Folge sich Gallensteine bilden.

Ich halte die Möglichkeiten b) und c) bei A. für die wahrscheinlichsten, weil der Fall a) zum ersten bei höchstens 10 % der Gallensteinträger und dann unter normalen Verhältnissen eintritt, zum zweiten, weil Gallenwegsentzündungen bei Heimkehrern nach Oetzmann außergewöhnlich häufig zu finden sind, zum dritten, weil bei Dystrophikern mit schweren Begleiterscheinungen die Absiedlungsmöglichkeiten für Keime in die Gallenwege und deren fast ungehemmte Ausschwemmung in die Blutbahn erleichtert wird, und schließlich zum vierten, weil im Zustand der Dystrophie Gallensteinkoliken mit Gallenstauung sehr selten sind.

Nach allem komme ich zu dem Ergebnis, daß die Argumente des Herrn Dr. B. nicht imstande sind, die von mir in meinem früheren Gutachten gezogenen Schlußfolgerungen umzustoßen. Vielmehr bin ich von ihrer Richtigkeit nach Durchdenken seiner Ausführungen noch stärker überzeugt als zuvor."

Das Gericht entschied in dem von mir geforderten Sinne.

2. Chronische Nephritis und vorzeitiger Tod nach Internierung

Von E. G. Schenck

Walter B., geboren 1904, gestorben 1954

Unterlagen zur Krankengeschichte

Die **Vorgeschichte** des B. wurde zwar in den Gutachten der Professoren Dr. A. und B. wiederholt dargestellt, wie uns jedoch scheint, *nicht in ausreichendem Maße.* So wurden in ihnen z. B. *die einzelnen tatsächlichen Gesundheitsschäden, die B. während seiner Internierungszeit erlitt, nur sehr summarisch behandelt.* Dazu waren die diesbezüglichen Angaben der Witwe des B. nicht sehr ergiebig. Vor allem aber wurden die *Zeugnisse der Ärzte,* die B. seinerzeit behandelten, *entweder gar nicht berücksichtigt oder kurzerhand als „Gefälligkeitsatteste" abgewertet,* obgleich die betreffenden Ärzte in Jugoslawien leben und mit Frau B. schon seit langem nicht mehr die geringste Verbindung haben.

Aus diesem Grunde beginne ich mit der Darlegung der Situation der Volksdeutschen in Jugoslawien nach der Kapitulation, da ich die Kenntnis derselben zum wirklichen Verständnis des gesamten Fragenkomplexes für erforderlich halte. Bei Abfassung meines Gutachtens lag mir hierüber zunächst nur eine kurze Zusammenfassung des Berichtes eines Dr. med. K. F. aus dem Bezirk Groß-Kikinda im Banat vor, in welchem ausführlich die Verhältnisse im Internierungslager Rudolfsgnad, in dem sich B. zuletzt befand, vom Oktober 1945 bis zur Auflösung im März 1948 geschildert werden. Ich gebe auszugsweise die wichtigsten Abschnitte dieses Berichtes wieder:

In dem besagten Lager waren die Internierten in den Häusern des Ortes untergebracht. Sie mußten auf Stroh liegen. Häufig hatten sie nichts, um sich zuzudecken, dabei war keine Heizung vorhanden. Anfänglich war die Verpflegung sehr schlecht und Waschgelegenheiten gab es nur in sehr geringem Umfang. Anfang Januar 1946 traten vereinzelte Fleckfieberfälle auf. Die höchste Zahl der Sterbefälle war im Februar 1946 zu verzeichnen. Danach liefen sehr langsam verschiedene Verbesserungsmaßnahmen an. Es erfolgte eine Reorganisation der ärztlichen Versorgung. Die etwa 20 Ärzte des Lagers bildeten eine Gesundheitsorganisation aus etwa 300 Lagerinsassen. Ab April 1946 konnten Pakete ins Lager geschickt werden, die aus Amerika, aber auch von Bekannten aus dem Inland kamen. Ebenso wurde die Lebensmittelzuteilung von diesem Zeitpunkt an regelmäßiger. Durch all diese Umstände ließ sich die weitere Ausbreitung des Fleckfiebers mit Erfolg verhindern.

Im Gefolge des Fleckfiebers und als Auswirkungen der mangelhaften Ernährung wurden in erster Linie folgende Krankheiten beobachtet:

In den Jahren	1946	1947	1948
Herzmuskeldegeneration und Ödeme	753	252	139
Durchfallkrankheiten	448	150	29
Avitaminose	76	158	32
Krätze	2 165	560	19

Und als Folge der unhygienischen Verhältnisse gab es Fälle von Hautkrankheiten (Bartflechte), Hauteiterungen, Augenerkrankungen usw. Im Sommer 1946 wurden laufend Untersuchungen wegen der gehäuften Durchfälle durchgeführt, es konnte aber weder Bauch- noch Paratyphus festgestellt werden, so daß diese Erscheinungen auf eine schlechte Ernährungsart zurückgeführt werden mußten.

Um einem Umsichgreifen von weiteren Infektionskrankheiten vorzubeugen, wurden die davon Befallenen, soweit sie erfaßt werden konnten, und wo es notwendig erschien, in einem gesonderten Spital isoliert und behandelt. Die Fleckfieberkranken (524) waren zur Zeit der Epidemie in der Schule des Ortes konzentriert worden. Von ihnen verstarben 55 Personen. An den Folgen von Bauchtyphus, meistens Rekonvaleszenten aus den Heimatdorflagern, verstarben 2 Personen. Dysenteriefälle sind 2 verzeichnet, darunter 1 Sterbefall, an sonstigen

Infektionskrankheiten	erkrankten	starben
Scharlach	48	5
Hirnhautentzündung	6	1
Rotlauf	36	2
Starrkrampf	1	—
Diphtherie	166	26
Spinale Kinderlähmung	6	—
Mumps	237	3
Masern	110	23
Keuchhusten	14	—
Malaria	4 213	—

Die meisten Todesopfer waren jedoch durch die Ernährungsstörungen und durch Folgen des Fleckfiebers (Herzmuskel-Degeneration, Ödeme, Durchfall) bedingt.

	ab 21. Februar 1946	1947	bis März 1948
an Ödemen	511	401	129
an Durchfall	1 860	415	65
an Skorbut	57	10	—
an Fleckfieber	49	—	—
Personen	2 477	826	194

Weitere verstarben im Verlauf einer Grippeepidemie zu Anfang.

B. befand sich anfangs in den Lagern für Volksdeutsche in Hodschag. (Die Angaben seiner Witwe über all diese Dinge sind zeitlich und örtlich ziemlich unklar. Leider wurde sie auch in der Folgezeit nicht noch einmal und systematisch über alles ausgefragt, was sicherlich dem Verständnis der schwierigen Internierungsverhältnisse und damit der Klärung der gesamten Krankheitsgeschichte des B. dienlich gewesen wäre). Nach allem, was wir wissen, waren jedenfalls die volksdeutschen Bauern in den Häusern eines Dorfes schlecht untergebracht und wurden von dort aus, soweit sie arbeitsfähig waren, von Serben zur Zwangsarbeit abgeholt — „gekauft". Dem Bericht der Frau B. können wir entnehmen, daß auch ihr Mann vom Internierungslager Hodschag aus schwere Arbeit in einer Mühle zu leisten hatte.

Im Winter 1945/46 floh er dann zu seiner Frau, die noch in ihrem Heimatdorf arbeitete, wurde mit dieser zusammen ergriffen und auf einem längeren Marsch bei Kälte, unter Mißhandlung und Beraubung in das Lager Gakovo gebracht. Nach dem Bericht der Frau B. befand sich ihr Mann schon im letzten Jahr der Internierung psychisch in einem stark veränderten Zustand, zeitweise soll er direkt stuporös gewesen sein. Aus irgendwelchen, der Witwe nicht bekannten Gründen wurde er zwischendurch aus dem Lager Gakovo zur Vornahme einer Operation in ein Krankenhaus geschickt. Von hier kehrte er in einem psychisch noch stärker alterierten Allgemeinzustand in das Lager zurück. (Vielleicht war er als Fleckfieberkranker im Lazarett und nicht zur Operation.) Spätestens ab 1947 finden wir B. im Lager Rudolfsgnad. Von hier wurde er am 1. IV. 1948 entlassen.

Aus dem eingangs von mir wiedergegebenen Bericht geht eindeutig hervor, daß in diesem Lager eine sehr große Anzahl von Volksdeutschen an Hungerkrankheiten und verschiedenen Seuchen umgekommen ist. Dazu ist zu bemerken, daß in der entsprechenden Aufstellung, wie ersichtlich, lediglich die in die Lazarette aufgenommenen Kranken erfaßt sind. Es handelt sich hier also um Mindestzahlen. Andere Berichte besagen ähnliches. Nur am Rande sei in diesem Zusammenhang vermerkt, daß von den in Kriegsgefangenschaft geratenen deutschen Soldaten (170 000 bis 180 000) etwa 100 000, davon 35 000 bis 40 000 allein in Serbien, starben.

Neben den schweren Infektionskrankheiten, Seuchen, Lungenentzündungen und Dystrophie, wird in allen Berichten aus den Lagern in Jugoslawien (u. a. von Dr. ALBERT) immer wieder das häufige Auftreten von Nierenentzündungen bzw. Feldnephritis erwähnt, und daß diese z. T. in einen chronischen Zustand und in eine Nephrosklerose übergingen. Die Nephritis wurde von den jugoslawischen Ärzten geradezu als „deutsche Krankheit" bezeichnet, und es wurde Wert darauf gelegt, nephritische von dystrophischen Ödemen zu unterscheiden.

Nach den Angaben der Frau B. vor dem Sozialgericht konnte sie mit ihrem Mann nach seiner Entlassung aus Rudolfsgnad nicht auf seinen inzwischen wohl enteigneten Hof zurückkehren, vielmehr wurde er auf drei Jahre zwangsverpflichtet. Zunächst hatte er ein Jahr lang — unterstützt von seiner Frau — leichte Arbeit zu verrichten, der er noch gewachsen war. Dann wurde er einer anderen Arbeitsstelle zugeteilt. Dort war er zu keiner Arbeit mehr fähig. Nach fünf Monaten erlitt er verschiedene Schlaganfälle. Wieder kam er in ein Krankenhaus und nochmals etwa 1952.

Angeblich wurden diesmal bei B. ein Nierenleiden, eine schon chronische Aderverkalkung im „kleinen Hirn" und Herzbeschwerden festgestellt. Man fand einen hohen Blutdruck, offenbar mit starken Schwankungen. Nach drei Monaten wurde er als unheilbar nach Hause entlassen. Seitdem war B. ständig bettlägerig, psychisch hochgradig gestört, oft unruhig und desorientiert. Er verfiel geistig immer mehr, hatte ein „hochrotes Gesicht", glänzende Augen und bedurfte ständiger Pflege, die seiner Frau und zeitweise deren Mutter zufiel. Ärztliche Behandlung scheint B. nicht mehr gehabt zu haben. Am 8. II. 1954 erlitt er einen erneuten Schlaganfall mit rechtsseitiger Lähmung, dem er am 10. II. 1954 erlag.

Soviel aus dem Bericht der Frau B., der *von verschiedenen Gutachtern als nicht glaubwürdig bzw. zweckbestimmt angesehen* wird. Es ist schon richtig, daß dieser Bericht, was die zeitlichen und örtlichen Daten anbelangt, voller Unklarheiten steckt. Aber das ist unseres Erachtens eine Folge davon, daß Frau B. sich schriftlich nicht auszudrücken vermag und zudem der deutschen Sprache nur unvollkommen mächtig ist. Von einer einfachen Bauersfrau kann man anderes wohl auch kaum verlangen. Der Bericht der Frau B. steht aber nicht im Widerspruch zu den verschiedenen Zeugnissen der Ärzte und zu den einleitend von mir mitgeteilten Auszügen aus der „Dokumentation".

Ärztlicherseits liegen von jugoslawischen Ärzten sieben Krankheitsberichte bzw. Bescheinigungen und ein Krankenblatt in zweifacher Übersetzung vor. Aus fünf Erklärungen eines Herrn Dr. C., abgegeben in den Jahren 1955 bis 1961, geht eindeutig hervor, daß B. vor der Internierung vollkommen gesund und arbeitsfähig war. Vor dem Bezirksgericht Sombar bezeugte der gleiche Arzt dasselbe. Dem entspricht auch die Aussage einer Zeugin und die oben bereits angeführte Angabe der Frau B., daß ihr Mann noch in den ersten Jahren seiner Internierung in einer Mühle Schwerstarbeit zu leisten hatte.

Demgegenüber wird in dem Urteil des Sozialgerichts die Ansicht vertreten, daß B. tatsächlich schon vor der Internierung nicht mehr ganz gesund gewesen wäre. Dies könne man schon daraus schließen, daß er während des ganzen Krieges nicht zum Wehrdienst eingezogen war. (Diese Schlußfolgerung geht von der Annahme aus, daß in Kroatien die allgemeine Wehrpflicht für Volksdeutsche bestanden habe. Eine solche Annahme ist jedoch irrig. Die Gebiete mit Volksdeutschen waren der Waffen-SS als Rekrutierungsgebiet auf freiwilliger Basis vorbehalten; es wurde aber nur ein Teil der wehrfähigen Bevölkerung erfaßt.)

Aus der Aussage des Dr. C. vor dem Bezirksgericht Sombar, die sachlich mit seinen zuvor schriftlich gegebenen Erklärungen übereinstimmt, ist sodann ebenfalls unmißverständlich zu entnehmen, daß B. während seiner Internierung eine Reihe von schweren Krankheiten durchmachte (Grippe, Dysenterie, vor allen Dingen Flecktyphus). Er bescheinigt „unregelmäßige Ernährung". Und vor einer kommunistischen Behörde bezeugt er für eine bundesdeutsche Dienststelle, es sei ohne weiteres anzunehmen, daß die Erkrankungen des B. auf seinen Aufenthalt im Lager zurückgingen. (Die schlechten Zustände in den Lagern müssen also in der breiten Öffentlichkeit Jugoslawiens so bekannt gewesen sein, daß es keinen Zweck hatte, sie zu verheimlichen.)

Weiter sagte Dr. C., der B. schon aus der Zeit vor seiner Internierung kannte und ihn dann später wieder untersuchte, vor Gericht aus, daß sich B. nach seiner Entlassung aus dem Lager Rudolfsgnad „in einem sehr herabgekommenen Zustand" befand, „nicht mehr wiederzuerkennen, vollkommen gebrochen und krank". Bei einer persönlichen Untersuchung hätte er zu diesem Zeitpunkt bei B. eine schwere Arteriosklerose, einen fixierten Hochdruck, eine Nephrosklerose und eine Urämie festgestellt und ihn prognostisch als hoffnungslos schwerkrank („sine spe") beurteilt.

Es ist eine durch nichts gerechtfertigte und mir völlig unverständliche Unterstellung, wenn man alle die bisher von mir zitierten, freilich in fremder Sprache abgefaßten und nicht immer richtig übersetzten Bescheinigungen dieses Arztes als „Gefälligkeitsatteste" abtut und sie als unbeachtlich ansieht. Andererseits aber baut man ein höchst anfechtbares diagnostisches Gebäude anhand der in der Krankheitsbeschreibung der Frau B. enthaltenen Äußerung auf, B. habe zuletzt ein „hochrotes Gesicht" gehabt, obwohl man sonst Frau B. für unglaubwürdig hält. Angesichts solcher Feststellungen kann man nur sagen, daß der Fall B. bisher nicht mit der Sorgfalt und Unparteilichkeit behandelt wurde, zu der ein Gutachter verpflichtet sein sollte.

Herr Prof. B. hält die Aussagen des Dr. C. vor dem Bezirksgericht deshalb für *unbeachtlich, weil derselbe seine Angaben über die Internierungskrankheiten des B. auf die Auskünfte gegründet hätte, die er von den Familienangehörigen desselben erhalten hätte.* Tatsächlich aber befand sich B. damals bereits in einer so schlechten Verfassung, daß man sich nicht mehr mit ihm persönlich unterhalten konnte. Darum fragte Dr. C. eben — was blieb ihm anders übrig — die begleitenden Familienangehörigen aus und erfuhr von diesen noch zu Lebzeiten des Kranken die vor Gericht wiedergegebenen Daten.

Damals spielte aber bei Frau B. die Frage einer Rentenversorgung durch die deutsche Bundesrepublik sicher noch keine Rolle. Sie lebte ja noch in Jugoslawien. Dessen ungeachtet versucht jedoch Prof. B., seine Behauptung, Frau B. sei unglaubwürdig, mit dem Argument zu stützen, daß sie später bei ihrem Versorgungsantrag ihre früheren Angaben nicht wiederholte. Dem aber läßt sich entgegenhalten, daß ja gerade letzteres in ihrem Versorgungsinteresse gelegen hätte. Wenn sie also auf die Krankheiten ihres Mannes während seiner Gefangenschaft in ihrem Versorgungsantrag nicht mehr zu sprechen kam, so beweist dies lediglich ihre Unbeholfenheit und ihr Vertrauen in die Bundesrepublik, der sie die Klärung des Sachverhalts überließ. Hätte man sie — worauf ich bereits hinwies — nur einmal persönlich vernommen, dann wären vermutlich auch die „Widersprüche" in ihren verschiedenen Aussagen aufgeklärt worden. Jedenfalls kann ich die von Herrn Prof. B. auch gegen die Glaubwürdigkeit der Frau B. angeführten Einwände nicht für stichhaltig erachten.

Dem gerichtlichen Protokoll über die Vernehmung eines Herrn Dr. D. ist hinsichtlich der Vorgeschichte über Herrn B. wiederum zu entnehmen, daß dieser im Lager offenbar eine Fleckfieber-Erkrankung, Dystrophie, schwere Durchkühlung und Durchnässung durchmachte. Dazu bestätigt auch Herr Dr. D. „unter vollkommener Verantwortung in moralischer wie in psychischer Hinsicht" bei B. noch das Vorliegen eines Nierenleidens, das nach der Entlassung des B. aus dem Lager bald in eine Schrumpfniere übergegangen sei.

Schließlich sagte noch ein Geistlicher aus, daß B. nach dem Lageraufenthalt so gut wie arbeitsunfähig war, „weil er sich ein Nierenleiden zugezogen hatte". Hoher Blutdruck mit Aderverkalkung seien dazugekommen. Auch er berichtet über „psychische Veränderungen" des B.

Hält man auch diese Aussagen aus Gründen, die ich nicht zu erkennen vermag, für unglaubwürdig, so möchte ich nur noch einmal auf meine weiter oben gemachten Ausführungen über die Häufigkeit der Nephritis in jugoslawischen Internierungs- und Gefangenenlagern verweisen. Wie schwierig es im übrigen überhaupt ist, eine Nierenentzündung zu erkennen, beweisen u. a. die Ausführungen von SARRE, in denen man lesen kann, daß schon unter normalen Verhältnissen fast 50 % der an chronischer Nephritis, Nephrosklerose u. ä. Erkrankten nichts von einer früher überstandenen akuten Nephritis wissen. Für unseren Fall ist zudem noch zu beachten, daß auch Fleckfieber häufig zu einer Glomerulonephritis oder interstitiellen Nephritis führt (siehe auch SCHOENEBERG).

Ich meinerseits zweifle nach den vorliegenden Unterlagen jedenfalls keinen Augenblick daran, daß B. während seiner Internierung unter anderem auch einen Nierenschaden erlitt. Nach meinen eigenen gutachtlichen Erfahrungen liegt in der bisher in der Literatur noch nirgends berücksichtigten hohen Nephritishäufigkeit auch eine Erklärung dafür, daß Hypertonieerkrankungen und -todesfälle bei Jugoslawienheimkehrern wesentlich häufiger beobachtet wurden als bei Rußlandheimkehrern. Abgesehen davon glaube ich in der Annahme nicht fehlzugehen, daß B. auch im Krankenhaus in erster Linie wegen einer Nierenerkrankung behandelt wurde.

Ich folgere dies vor allem daraus: B. befand sich vom 28. VI. bis 19. IX. 1951 = 81 Tage im Gebietskrankenhaus X., nachdem er vom 7. V. bis 26. V. 1951 schon einmal im selben Hause gelegen hatte. Zur Verfügung stand mir lediglich die Krankengeschichte über den erstgenannten (also den zweiten) Aufenthalt, während sich die andere, welche möglicherweise eine genauere Anamnese enthält, nicht in den Akten befindet.

Das Krankenblatt über die Zeit vom 28. VI. bis 19. IX. 1951 liegt in zwei Abschriften und zwei Übersetzungen vor. Beide, Abschriften wie Übersetzungen, stimmen nicht völlig überein, wie aus einem Vergleich mit ihnen hervorgeht. Jedoch weisen beide Krankengeschichten die gleiche Eintragungsnummer auf, sind also identisch. Die am 11. IV. 1961 gefertigte Abschrift befindet sich auf dem Originalformblatt des Krankenhauses und ist deshalb übersichtlicher.

Hauptsächliche Abweichungen:

Abschrift A vom 25. XII. 1956: Abschluß-Diagnose: Arteriosklerosis, Hypertension. Keine Einweisungs-Diagnose!

Abschrift B von 11. IV. 1961: Einweisungs-Diagnose: Arteriosklerosis, Hypertension. Keine Abschluß-Diagnose!

Es ist gleichwohl durchaus möglich, daß man, wie aus dem Befund- und Behandlungsbericht hervorgeht, die Diagnose auf eine Nierenerkrankung erweiterte, ohne daß dies vermerkt wurde.

Im Krankenblatt A wurde eingetragen: Urin Alb. (nicht abgegeben).

Im Krankenblatt B wurde eingetragen: Urin Alb. + (Eiweißausscheidung +).

Speziellere differentialdiagnostische Untersuchungen: Wägungen, Blutbild, Urin, Sediment, Wasserversuch, Rest-N-Bestimmung u. ä. im Blut wurden anscheinend nicht vorgenommen. Offenbar standen dem Krankenhaus die hierzu erforderlichen Untersuchungsmittel und Apparaturen nicht zur Verfügung.

Die in beiden Krankengeschichten verwandte serbische Formulierung zur Beschreibung der Hautdurchblutungsverhältnisse wurde in Krankengeschichte A übersetzt:

„Hautfarbe sichtlich gerötet, lebhaft", in Krankengeschichte B „Haut und sichtbare Schleimhäute gut durchblutet" (eine Übersetzung, die wohl dem serbischen Text am ehesten gerecht wird). Von einer „hochroten Gesichtsfarbe", der in den

Gutachten immer wieder eine so große diagnostische Bedeutung zugemessen wird, ist in beiden Krankengeschichten nichts zu lesen.

Beide Krankengeschichten schildern übereinstimmend, daß sich der Zustand des B. fünf Tage nach seiner ersten Entlassung (26. V. 1951) wieder verschlechterte. Herzschlag und Puls waren unregelmäßig. Offenbar vermochte er bei seiner zweiten Aufnahme seine Klagen noch anzugeben.

Die klinische Behandlung des B. bestand im übrigen in Karenz-(wohl Fasten-)Tagen, welchen meist, wie zu erwarten, die niedrigen Blutdruckwerte folgten, ferner in Verabfolgung von Natrium-Liquid und Endojodin, einem Ostblock-Standard-Präparat zur Behandlung des hohen Blutdrucks.

Der im Serbischen gleichlautende Vermerk über die Diät wurde in A übersetzt mit: „Auch Nierendiät wird angeordnet", in B: „Er erhält weiter Nierendiät."

Jedenfalls geht aus der vorliegenden Krankengeschichte hervor, daß die auf ihr vermerkten Leidensbezeichnungen Arteriosklerose, Hypertensio, die ja hier lediglich eine symptomatische Diagnose und keine Diagnose auf pathologisch-anatomischer Grundlage beinhalten, nicht ohne weiteres gleichbedeutend sind mit der Diagnose „essentielle Hypertonie" und deshalb auch nicht im Widerspruch stehen zu den Diagnosen der verschiedenen Ärzte und ihren ärztlichen Zeugnissen vor Gericht. Gerade dort wird von Dr. D. mit Entschiedenheit an der Diagnose bzw. Krankheitsbezeichnung „Arteriosklerosis, Nephrosklerose, Urämie, fixierter Hochdruck" festgehalten.

Allein aus den in den Krankenblättern vermerkten Blutdruckschwankungen darf man nicht die weitgehenden Schlüsse ziehen, wie Prof. B. dies tat. Denn der Vergleich der Krankengeschichten A und B zeigt, daß die „niedrigen" Werte in B auf Schreibfehlern beruhen (vergleiche die Eintragung vom 20. VIII. in Krankengeschichte A: 195/110, in Krankengeschichte B: 115/110 und die Eintragung vom 12. IX. in Krankengeschichte A: 185/110 und in Krankengeschichte B: 115/112). Vor allem aber lagen die diastolischen Werte, denen man heutzutage in diagnostischer Hinsicht zunehmend Aufmerksamkeit schenkt, stets sehr hoch und noch vor der eingeleiteten Behandlung bei Werten, die man differentialdiagnostisch geradezu als für eine sekundäre chronische Nephritis und Nephrosklerose charakteristisch ansieht. Neuere Untersuchungen von Menzel haben im übrigen ergeben, daß es auch beim „fixierten Hochdruck" zu erheblichen tagesrhythmischen Blutdruckschwankungen kommen kann.

Schließlich muß in diesem Zusammenhang die Frage aufgeworfen werden, *ob man nicht bisher das ganze Krankheitsbild* des B. *deshalb unrichtig beurteilte, weil man bei den behandelnden Ärzten in Jugoslawien eine Kenntnis der neuesten Forschungsergebnisse voraussetzte, die sie* nach der Lage der Dinge, nach ihrem Alter (Dr. C. ist inzwischen pensioniert worden) und ihren begrenzten Fortbildungsmöglichkeiten überhaupt *nicht haben konnten.*

Die „essentielle genuine Hypertonie" ist als Krankheit erst seit 1940 in den engeren ärztlichen Interessenbereich getreten, nachdem VOLHARD auf diesem Gebiet mit Erfolg wissenschaftlich tätig war. Noch in den Lehrbüchern der „Inneren Medizin" um 1935 wurde sie nur ganz am Rande erwähnt und lediglich festgestellt, daß die ursprüngliche Anschauung, „jeder Bluthochdruck sei Folge einer Nierenerkrankung" allmählich verlassen würde. Und die strenge Unterscheidung zwischen „Krampf- oder Pseudo-Urämie" und der „stillen Urämie" bei chronischer Niereninsuffizienz dürfte selbst heute noch vorwiegend auf Fachärzte beschränkt sein.

So darf man von dem Chirurgen Dr. C. und dem Frauenarzt Dr. D. in Sombar nicht erwarten, daß auch ihnen schon die neuesten Kenntnisse über die Nieren- und Gefäßpathologie zur Verfügung standen. Ihrem medizinischen Wissen nach konnten sie gar nicht anders, als Hochdruck, Schlaganfälle und cerebrale Sklerose im Falle des Herrn B. auf ein internierungsbedingtes Nierenleiden, Fleckfieber usw. zurückzuführen. M. E. *sollte man bei der Auswertung von Gutachten gerade ausländischer Ärzte in besonderem Maße die Umstände und Möglichkeiten berücksichtigen, unter denen sie zustande gekommen sind, und nicht deshalb vorschnell Widersprüche und Unglaubwürdigkeiten aus ihnen herauslesen, weil man sich nicht der Mühe unterzogen hat, sich die Gesamtsituation der betreffenden Ärzte zu vergegenwärtigen. Eine solche Unterlassung halte ich für einen grundsätzlichen und schwerwiegenden sachlichen Fehler.*

Ich bitte um Verständnis dafür, daß ich schon im Zusammenhang mit der Wiedergabe der vorliegenden Krankheitsberichte die Diskussion allgemeiner Fragen vorwegnahm. Ich hielt dies aber für unumgänglich, um die Situation zu klären, in welcher sich ein Gutachter befindet angesichts von Fällen, in denen er auf unzulängliche Unterlagen angewiesen ist, wie im Falle des B.

Diskussion der bisherigen Beurteilungen

Das versorgungsärztliche Gutachten über die Frage der Todesursache des B. aufgrund des Antrags seiner Witwe auf Rente fußt auf relativ wenigen Unterlagen und berücksichtigt nicht die später bekanntgewordenen Tatsachen. Dabei wertet der Gutachter den hohen Blutdruck nicht als sekundäre Erscheinung eines primären Nierenschadens, sondern als primären roten, essentiellen Hochdruck, an dessen Ende erst eine sekundäre Nierenschädigung steht. Zu dieser Annahme veranlaßte auch ihn die Angabe der Frau B., ihr Mann sei immer „hochrot" im Gesicht gewesen.

Offenbar ist dieser *Gutachter dem bedenklichen Fehler verfallen, der leider häufig in der Gutachterpraxis begangen wird, nämlich der unzulässigen Verallgemeinerung.* Weil zur Zeit gerade neben dem „Herzinfarkt" auch die „essentielle oder genuine Hypertonie" im Mittelpunkt des Interesses der Internisten steht, wird eben eine solche nur allzu leicht diagnostiziert, ohne daß zuvor die hierzu notwendigen Kriterien bedacht worden wären, d. h. ohne Beachtung der Forderungen von VOLHARD, SARRE u. a., daß diese Diagnose erst gestellt werden dürfe, nachdem alle anderen Krankheiten ausgeschlossen worden seien, die ebenfalls eine Blutdruckerhöhung zur Folge haben könnten. So fand ich z. B. — und zwar nicht nur vereinzelt — diese *Diagnose lediglich aufgrund einer ambulanten Untersuchung* gestellt, *ohne* daß zuvor *eine genauere Vorgeschichte* erhoben, geschweige denn, daß eine Nierenfunktionsprüfung vorgenommen worden wäre.

Die Mitteilung des katholischen Seelsorgers, daß B. sich eine Nierenerkrankung zugezogen habe, berücksichtigt der Gutachter nicht. Und vom behandelnden Arzt sagt er, dieser „soll" B. an einer chronischen Nephritis behandelt haben, während derselbe doch ausdrücklich bescheinigt: er habe B. tatsächlich persönlich wegen einer chronischen Nephritis behandelt. Der Gutachter meint weiter, eine Nierenentzündung führe im Endstadium zu einer Harnvergiftung des Körpers (Urämie), aber nicht zu einem Schlaganfall, und Nierenkranke hätten eine fahle, graue Farbe, nicht aber eine „hochrote" Gesichtsfarbe.

Jedenfalls hält er es für wahrscheinlich, daß bei B. in erster Linie ein *essentieller Hochdruck* bestanden habe. Dieser aber sei *eine reine Anlage-Erkrankung, die durch internierungseigentümliche Verhältnisse,* durch Mehrarbeit, Unterernährung und dergleichen *eher günstig beeinflußt* würde. Der Tod des B. könne daher nicht mit Wahrscheinlichkeit auf die Internierungsverhältnisse zurückgeführt werden.

Entsprechend erging der Bescheid, in welchem zwar das Vorliegen einer chronischen Nephritis anerkannt, diese aber als Folge eines essentiellen Hochdrucks (sekundär Nephritis) angesehen wird.

Es ist nun von mir Stellung zu folgenden Punkten zu nehmen:

a) Kommt der „hochroten Gesichtsfarbe" die differentialdiagnostische Bedeutung zu, die ihr der Gutachter beimißt?

b) Ist der Tod an chronischer Nephritis stets durch eine Urämie, d. h. Harnvergiftung, bedingt?

c) Wird eine eventuell vorliegende essentielle Hypertonie durch typische Internierungs- bzw. Gefangenschaftsschädigungen eher gebessert oder verschlechtert?

Zu a) vermerkt das „Lehrbuch für Innere Medizin“ von HEILMEYER (1955, S. 894): „In der Klassifizierung (blasser Hochdruck, roter Hochdruck) sehen wir heute keine Regel, sondern vielmehr ein ‚brauchbares Aperçu‘ (OEHME). Denn der rote Hochdruck kann die Charakteristik der anderen Hypertonieformen tragen und umgekehrt.“ Ähnlich drücken sich andere erfahrene Nierenkliniker aus. — Demnach ist es nicht möglich, das Symptom „hochrote Gesichtsfarbe“, welches überdies niemals von Ärzten mitgeteilt wurde, mit der Sicherheit, mit der dies geschah, als Beweis für das Vorliegen einer essentiellen Hypertonie anzuführen.

Zu b) führe ich aus SARRE, S. 324, an: „VOLHARD hat die Art der Verlaufsform der chronischen Nephritiden in überaus treffender Weise eingeteilt, nämlich in die

1. vasculäre oder hypertonische Verlaufsform
2. Nephritis mit nephrotischem Einschlag.

Bei der vasculären (hypertonischen) Verlaufsform steht klinisch die Blutdrucksteigerung im Vordergrund, während Oedeme, Proteinurie und andere Harnzeichen ganz oder fast fehlen können ... Sie können mit der essentiellen Hypertonie verwechselt werden. In der Tat bestehen ihre Gefahren eher in cardialen Insuffizienzen und Apoplexie als in einem Nierenversagen.“

Das Verhältnis der Häufigkeit der vasculären Verlaufsform zu der mit nephrotischem Einschlag ist etwa 1 : 3, d. h. jeder vierte chronisch Nierenkranke stirbt am Schlaganfall (SARRE, S. 322) und weist arteriosklerotische Prozesse in einem Kreislaufgebiet auf. (Bei SARRE cerebrale Arteriosklerose.) Einen ungünstigen Verlauf nehmen die Fälle mit hohem diastolischen Blutdruck (wie es bei B. der Fall war). Man spricht bei diesen Formen mit cerebralen Erscheinungen häufig von „Pseudo-Urämie“. Die Annahme des ersten versorgungsärztlichen Gutachters, daß B. primär an einem roten essentiellen Hochdruck gelitten haben müsse, der sekundär zu einer Nierenschädigung und zum Tode geführt habe, ist also wissenschaftlich nicht zu begründen.

Zu c): Natürlich ist es möglich, daß B. bereits vor der Internierung einen hohen Blutdruck hatte, der klinisch nur keine Erscheinungen machte und als essentiell anzusehen wäre. Der Gutachter nahm unter diesem Gesichtspunkt an, daß Internierungsverhältnisse in solchen Fällen derartige Störungen eher bessern als verschlimmern würden. Daraus erwächst für mich die konkrete Frage: Wird die Entstehung einer bösartigen, schnellverlaufenden Hypertonie aus einer gutartigen essentiellen Hypertonie durch Gefangenschaft verzögert oder beschleunigt? Für die Annahme der Verzögerung gibt es keinen Anhalt. Dagegen ist man seit langer Zeit (zuletzt vertreten in „Essentielle Hypertonie — ein internationales Symposion") der Ansicht, daß der maligne Verlauf des Hochdrucks durch verschiedene exogene Ereignisse ausgelöst wird. Als solche Faktoren werden u. a. angeführt: Infektion (Grippe, Pneumonie) und Perioden psychischer Überlastung (Milliez und Mitarbeiter). Schädigungen dieser Art aber wirkten auf B. in erheblichem Maße ein. *Daß aber eine eventuell essentielle Hypertonie rein anlagemäßig und unbeeinflußt durch äußere Faktoren einfach gesetzmäßig abläuft oder gar durch exogene Einwirkungen gebessert werden könne, kann niemand behaupten.* In diesem Zusammenhang drängt sich übrigens dem Kenner zahlreicher gutachterlicher Beurteilungen die Frage auf: *Weshalb werden „anlagebedingte" Leiden durch äußere Einwirkungen immer nach der günstigen Seite hin beeinflußt, während sie nach der ungünstigen Seite hin stets ihren „schicksalmäßigen" Verlauf nehmen?*

Jedenfalls läßt sich aufgrund der oben angeführten Erfahrungen sagen: Gesetzt den Fall, es hätte bei B. wirklich eine zuvor unerkannt gebliebene „essentielle Hypertonie" vorgelegen, so hätte auch diese als Schädigungsfolge anerkannt werden müssen, weil sie durch die Internierungseinwirkungen (mehrfache Infektionskrankheiten, Fleckfieber, eventuell Nierenbeteiligung, schwerste psychische Belastungen) mit Wahrscheinlichkeit richtunggebend verschlimmert wurde. Die einen Internierungsschaden ablehnende versorgungsärztliche Beurteilung ist also in keiner Weise stichhaltig und begründet.

Das Gutachten des Professor A. kommt zur *Ablehnung eines Zusammenhanges zwischen Internierung und Tod des B., weil die der früheren Zeit über sein Krankheitsbild vorliegenden ärztlichen Berichte ungenügend, vor allem aber unglaubwürdig seien, da die entsprechenden ärztlichen Angaben lediglich Gefälligkeitsatteste* waren.

In der ausführlichen Diskussion der Krankheitsunterlagen glaube ich demgegenüber, diese objektiviert und nach ihrem Aussagewert klassifiziert zu haben. Dabei zog ich zur Klärung des fraglichen Sachverhalts noch andere neutrale Berichte heran und kam danach zu der abschließenden Überzeugung, daß die Glaubwürdigkeit und der Aussagewert der von Professor A. angefochtenen Berichte nicht bestritten werden könne und daß ihnen somit ein Tatsachengewicht zukomme.

Die von mir noch nachträglich beigebrachten Arzt- und Zeugenberichte wurden von Professor A. zwar geprüft, aber auch ihnen kein Beweiswert zugesprochen. Ihrer ungeachtet beharrt auch Professor A. weiter auf dem Standpunkt, daß der Tod des B. im Gefolge eines apoplektischen Insultes bei essentieller Hypertonie eingetreten sei. *In den Arztberichten vermisse man objektive Untersuchungsberichte,* die das Vorliegen einer chronischen Nephritis bestätigen würden.

Aufs Ganze gesehen läuft dann auch die Ansicht des Prof. A. darauf hinaus, daß wegen des Fehlens eines objektiven Nachweises einer chronischen Nephritis die Annahme eines Zusammenhanges zwischen ihr und dem Tod des B. nicht mit Wahrscheinlichkeit zu erbringen sei. Er meint ebenfalls, man müsse hierfür eine essentielle Hypertonie verantwortlich machen. Diese Diagnose würde auch durch die Krankheitsgeschichte des Krankenhauses Sombar bestätigt. Aus Gründen, die ich bei der kritischen Besprechung der vorliegenden Krankenblätter bereits ausführlich darlegte, kann ich jedoch auch dieser Behauptung nicht folgen. Es gibt keinen „objektiven" Befund, der die Diagnose „essentielle Hypertonie" bei B. einwandfrei sicherte.

Das Gutachten des Herrn Professor B. wertet ebenfalls, wie Professor A., alle beigebrachten Unterlagen, insbesondere die Gerichtsprotokolle über die Vernehmung der beiden behandelnden Ärzte und die zweite Abschrift des Krankenblattes aus. Aber auch er kritisiert zunächst die Zeugenaussagen der betreffenden Ärzte — jedoch wie ich oben bereits erwähnte — in unzutreffender Weise. Bei der Diskussion der Blutdruckwerte, notiert auch er die „hochrote Gesichtsfarbe", dazu das auffällige psychische Verhalten des B., die wiederholten kleineren Schlaganfälle, um daraus zu schließen, daß es sich bei B. nicht um eine echte (stille) Urämie gehandelt haben könne.

Hierin stimme ich Herrn Prof. B. zu. Ich stimme jedoch mit ihm nicht in der Tatsache überein, daß der schwankende diastolische Blutdruck gegen eine sekundäre chronische Nephritis spräche. (Ich verweise diesbezüglich auf meine Ausführungen über Blutdruckschwankungen.) Die Kreislaufverhältnisse des B. können nicht als gut bezeichnet werden. Laut Krankengeschichte hatte er eine unregelmäßige Herzaktion und einen unregelmäßigen Puls. Die erhebliche cerebrale Beteiligung läßt desgleichen Blutdruckschwankungen vermuten. Und ein Absinken des diastolischen Blutdrucks infolge einer Herzschwäche liegt durchaus im Bereich der Möglichkeit. Daß auch bei B. derartige Funktionsstörungen vorgelegen haben könnten, ist keineswegs ausgeschlossen, wie Prof. B. meint.

Schließlich aber glaubt Prof. B., die Gesamtheit der bei B. festgestellten Befunde spräche überhaupt für eine Polycythämie, d. h. für eine krankhaft vermehrte Zahl der roten Blutkörperchen. Seinen diesbezüglichen längeren Ausführungen zur Begründung der Annahme dieser relativ seltenen Krankheit, kann ich nun ganz und gar nicht folgen. Auch für diese Diagnose muß noch einmal die „hochrote Gesichtsfarbe" des B. herhalten. Den einzigen, eine Polycythämie beweisenden Befund, nämlich die vermehrte Zahl der Erythrocyten, vermag aber Professor B. nicht vorzulegen. Demgegenüber finden wir alle von Prof. B. als für eine Polycythämie charakteristisch angeführten Krankheitserscheinungen ohne komplizierte Hilfhypothesen bei der vasculären Nephritis mit spezieller Beteiligung der Gehirngefäße. Warum im Falle des B. von allen bisherigen Gutachtern nicht die nächstliegende Diagnose, nämlich eine Hypertonie bei chronischer Nephritis als die wahrscheinlichste angenommen wurde, vielmehr dieselbe durchgehend beinahe ängstlich ausgeklammert wurde, ist mir unverständlich.

Entgegen den bisherigen Beurteilungen komme ich somit, *noch einmal alles zusammenfassend,* zu dem Ergebnis, daß B. mit großer Wahrscheinlichkeit an der vasculären Form einer chronischen Nephritis (also nicht an einer essentiellen Hypertonie) gelitten hat und daran gestorben ist. Die genannte Krankheit aber war eine Folge von Internierungsschäden.

Will man jedoch durchaus von der Annahme ausgehen, B. hätte schon vor der Internierung an einer essentiellen Hypertonie gelitten, die nur bis dahin keine Erscheinungen gezeigt hätte, dann wäre immer noch die Annahme berechtigt, daß es bei ihm infolge der Internierungsschädigungen zum Umschlag einer benignen Hypertonie in eine maligne Verlaufsform gekommen ist. Das hieße, zu einer richtunggebenden Verschlimmerung, durch welche ebenfalls der Tod mindestens um ein Jahr früher herbeigeführt worden wäre.

Nachtrag

In der Zeit, in der das obige Gutachten bereits vor dem Abschluß stand, erschien Band V der „Dokumentation der Vertreibung der Deutschen aus Ost-Mittel-Europa“, der das „Schicksal der Deutschen in Jugoslawien“ behandelt. Ich habe diesen Band, der auch den in meinem Gutachten eingangs wiedergegebenen Bericht des Herrn Dr. K. F. ausführlicher enthält, genau auf Angaben überprüft, die noch zur Ergänzung und Erhärtung meiner vorausgehenden Ausführungen von Wichtigkeit sein könnten.

Die Schwere des Schicksals der Jugoslawiendeutschen erhellt daraus, das von den 200 000 in Gewalt der Partisanen geratenen (300 000 sind noch geflohen) etwa 70 000 in den Jahren Ende 1944 bis März 1948 umkamen.

Im Lager Gakovo (Dorf von ursprünglich 2 600 Einwohnern, das zusätzlich mit 17 000 Internierten belegt wurde), etwa 50 km nördlich des Heimatortes des B., kamen Mitte März 1945 bis März 1948 gegen 8 900 Menschen ums Leben. Im Lager Knicnin (Rudolfsgnad) zwischen Neusalz und Belgrad, etwa 100 km von Gakovo entfernt, einem Dorf von bis dahin 3 500 Einwohnern, wurden etwa 21 000 Menschen interniert. In der Zeit vom Oktober 1945 bis März 1948 gingen hier von insgesamt 33 000 Insassen 10 000 zugrunde. Als Todesursachen kamen in Frage: schwerste Dystrophie, Lungenentzündung, Grippe,

Fleckfieber, Typhusepidemien, Ruhr, Mißhandlungen, Erschießungen, Überanstrengungen und andere mehr. Ärzte, Medikamente, Schwestern standen praktisch nicht zur Verfügung. Die Fleckfieberepidemie erlosch erst, als ab 1947 aus amerikanischen Lieferungen D.D.T.-Pulver verwendet und die infektionserregenden Läuse vernichtet werden konnten. Diese Lager waren für arbeitsunfähige Volksdeutsche bestimmt, die nicht mehr zum Einsatz in Fabriken, Bergwerken usw. in Frage kamen, wohin die Arbeitsfähigen geschickt wurden. Jedoch mußten die Insassen dieser Lager schwere landwirtschaftliche Arbeit verrichten. Alle Lager für Arbeitsunfähige wurden im Laufe des Jahres 1947 aufgelöst und die Insassen dieser Lager im Lager Rudolfsgnad gesammelt, das dann im März 1948 aufgelöst wurde. Die von hier Entlassenen mußten sich für drei Jahre in den Staatsdienst verpflichten, sie wurden aber schon vorher aus dem Lager heraus für Tagesarbeit an Serben usw. „verkauft" oder „verpachtet".

In der Dokumentation wird weiter angegeben, daß es sich bei den Insassen dieser Lager zumeist um „einfache Bauern" handelte, die sich unter dem Druck und den furchtbaren Verhältnissen (die Berichte sprechen eine deutliche Sprache) nicht selbst zu helfen wußten. Entsprechend unklar sind die meisten der von ihnen später angegebenen Berichte; lediglich Geistliche, Lehrer, Ärzte usw. geben verwertbare Mitteilungen. Gakovo und Rudolfsgnad galten unter der Bevölkerung als „Vernichtungs-, Sterbe- oder Hungerlager".

Welcher psychischen Belastung B. ausgesetzt war, geht daraus hervor, daß in seiner Heimatgemeinde Hodschag beim Einzug der Partisanen 183 Männer dieses Ortes auf die grausamste Weise umgebracht wurden. Die Berichte vermitteln überhaupt einen erschütternden Einblick in die über Jahre dauernde Panik, in welcher die plötzlich ihres gesamten Besitzes beraubten und in „Konzentrationslager" verbrachten Volksdeutschen lebten. Sie wurden ununterbrochen gequält, die Familien wurden auseinandergerissen, die Kinder verschleppt, viele aus nichtigen Gründen ohne Verfahren erschossen. Eine Situation, die der deutscher Konzentrationslager fast völlig gleicht.

Diese mir, wie gesagt, erst nachträglich bekanntgewordenen Tatsachen bestätigen dann auch voll und ganz meine Auffassung, daß B. unter den Verhältnissen der Internierung schwerstens gelitten haben muß, in der Lagerhaft schwer erkrankte und, wenn auch nicht schon während der Internierung, so aber doch einige Jahre danach, die er nicht unter normalen Verhältnissen verbrachte, den gesundheitlichen Schädigungsfolgen erlag.

Bei allen Bemühungen der bisherigen offiziellen Gutachter, im Falle des B. den Zusammenhang zwischen schwersten Internierungsschädigungen und seinem Tod abzulehnen, handelt es sich m. E. um reine Konstruktionen, aufgebaut auf einer Bemerkung der Witwe des B., unter völliger Nichtachtung aller sonstigen ärztlichen Berichte und ohne geringste Berücksichtigung der Gefangenschaftsverhältnisse. Nach noch besserer Kenntnis der leidvollen Umstände, unter denen B. wie viele andere Jugoslawiendeutsche seinerzeit sein Leben in Jugoslawien fristen mußte, kann ich diesen Konstruktionen und der vornehmlich auf die „hochrote Gesichtsfarbe" gegründeten pathogenetischen Hypothese beim besten Willen jetzt noch weniger folgen als zuvor.

3. Tuberkulose und politisch-rassische Verfolgung

Von H. March

Frau Rosalie C. (51 Jahre) ersuchte mich in ihrer Entschädigungssache um die Erstattung eines fachärztlichen Gutachtens. Ich habe sie daraufhin eingehend psychiatrisch untersucht. Außerdem überließ mir ihr Rechtsanwalt eine größere Anzahl von Schriftsätzen, ärztlichen Bescheinigungen und Vorgutachten in der gleichen Angelegenheit, die ich in meinem Gutachten mitberücksichtigen werde.

Zunächst gebe ich die **Lebens- und Verfolgungsgeschichte** wieder, wie sie mir Frau C. persönlich berichtete, und ergänze dieselbe anhand von zwei biographischen Aufzeichnungen der Frau C. aus den Jahren 1952 und 1956, die ich noch in den mir vorgelegten Aktenunterlagen fand. Daraus ergibt sich das folgende Schicksalsbild der Frau C.:

In ihrer Familie wurden angeblich weder Nerven- noch Geisteskrankheiten beobachtet. Ihr Vater, „Arier“, war ursprünglich Diplom-Ingenieur und nach dem ersten Weltkrieg Polizeipräsident in einer Stadt in Schlesien. Er verstarb 1937 im Alter von 60 Jahren. Die Mutter war Jüdin und verstarb 1949 im 66. Lebensjahr.

Nach den nationalsozialistischen Rassengesetzen war Frau C. somit „Halbjüdin“, die zweite von drei Geschwistern. Ihre Entwicklung verlief ohne Besonderheiten, d. h. sie lernte rechtzeitig laufen und sprechen und war auch sonst in der Kindheit nie ernster krank. In der Schule will sie leicht gelernt haben. So machte sie in ihrer Heimatstadt das Abitur. Menarche mit $12^1/_2$ Jahren, Menopause mit 45 Jahren.

Nach der Schulentlassung studierte Frau C. zunächst in Wien und weiterhin in Bonn die Rechtswissenschaften. Hier gehörte sie zur Zeit der Machtübernahme Adolf Hitlers einer sozialistischen Studentengruppe an. Auch sonst war sie in Bonn durch ihr unverhohlen antinazistisches Auftreten innerhalb und außerhalb der Universität als überzeugte Gegnerin des Regimes bekannt. Aus diesem Grunde wurde sie zu Beginn des Sommersemesters 1933 (32jährig) nach Beendigung ihres sechsten Semesters von der Universität relegiert.

Wie überall in Deutschland setzte unmittelbar nach dem Reichstagsbrand auch in Bonn eine Verhaftungswelle ein, der viele Freunde und Gesinnungsgenossen der Frau C. zum Opfer fielen. Um dem gleichen Schicksal zu entgehen, kehrte sie nicht mehr in ihre eigene Wohnung zurück, sondern traf sich am Abend des gleichen Tages mit einigen Parteifreunden (zu denen auch der spätere Ehemann der Frau C. gehörte) in einem Café. Hier bemerkte die Gruppe schnell, daß man sie beobachtete. Und als ein Gast vom Nebentisch aufstand, um zu telefonieren, verließ man geschlossen das Lokal, nachdem man zuvor mit einer vertrauenswürdigen Kellnerin verabredet hatte, sie möge nach Feierabend in die Wohnung eines Herrn P. kommen, um zu berichten, was weiter geschehen sei. Die besagte Kellnerin erschien dann auch mit der Nachricht, daß in der Tat wenige Minuten nach dem Fortgehen der Gruppe der Platz, auf dem das Café lag, von studentischer Hilfspolizei umstellt worden sei und in dem Café selbst eine Razzia stattgefunden hätte, dabei sei auch die Bemerkung gefallen: „Nun sind die Vögel doch ausgeflogen." Daraufhin beschlossen alle, Bonn so schnell wie möglich zu verlassen. Frau C. verbrachte zunächst noch einige Nächte in Bonn bei Persönlichkeiten, die ihr von Parteigenossen als zuverlässig genannt worden waren, um von dort nach Köln zu fahren. Hier fand sie „mal hier, mal da", überall nur für wenige Tage, Unterschlupf, ohne sich jedoch polizeilich zu melden.

Inzwischen hatte Frau C. auf Umwegen aus ihrer Heimatstadt erfahren, daß man dort bis dahin noch nicht nach ihr gesucht hätte. Und da sie der Überzeugung war, daß es sich bei der Bonner Verhaftungswelle um eine rein örtliche Aktion gehandelt hätte, kehrte sie zu ihren Eltern nach Schlesien zurück. Zwar wurde ihr Vater aufgrund des Gesetzes zur Wiederherstellung des Berufsbeamtentums bald darauf aus dem Staatsdienst entlassen. Sonst erfolgte daheim zunächst weiter nichts. Der Vater erlag jedoch bald darauf einem Schlaganfall.

Unter diesen Umständen sah sich Frau C. genötigt, sich nach irgendeiner Existenzgrundlage umzusehen. Sie fand als erstes eine Stellung als Haustochter in einer Familie in der Schweiz. Diese siedelte jedoch nach kurzer Zeit nach Frankreich über. So kehrte Frau C. in dem unveränderten Glauben, daß sie wohl in Deutschland immer noch unbehelligt ganz gut ihr Leben weiterführen könne, im Juli 1934 abermals dorthin zurück und zwar diesmal nach Berlin. „Man konnte ja nicht voraussehen, wie sich die Dinge weiter entwickeln würden." In Berlin war ihr eine Stelle als Sprechstundenhilfe in Aussicht gestellt worden, doch als sie dort eintraf, war für Berlin eine Zuzugssperre angeordnet worden, so daß „Auswärtige" legal keine Beschäftigung finden konnten. Daher nahm Frau C. — ohne polizeiliche Anmeldung — einfach eine Tätigkeit in einem jüdischen Haushalt an und verdiente sich hier durch Nachhilfestunden usw. kümmerlich ihren Lebensunterhalt. Ein Schlafraum wurde ihr auch gegeben, allerdings ohne Ofen.

Aus diesem Grunde mußte sich Frau C. zum 1. Dezember 1934 ein anderes, wenigstens heizbares Zimmer mieten. In diesem fehlte jedoch nun wieder ein Bett. Ein Bekannter versprach ihr, ein solches zur Verfügung zu stellen.

Nur kam er am 30. November noch nicht dazu, sein Versprechen einzulösen, bot ihr aber an, daß sie die Nacht zum 1. Dezember in seiner Wohnung verbringen könne. Am Morgen dieses Tages suchte Frau C. eine Freundin auf, um sich von dieser für den Umzug einen Koffer zu entleihen. Gemeinsam wartete man noch auf eine andere Freundin, die Frau C. beim Transport ihrer wenigen Habseligkeiten behilflich sein sollte. Kurze Zeit später erschien diese auch, allerdings mit der Hiobsbotschaft, das bisherige Zimmer der Frau C. sei durch die GeStaPo besetzt. Also konnte sie weder dorthin zurück, noch in ihr neu gemietetes Zimmer oder in die Wohnung des oben genannten Herrn. Man beschloß aber, eine der Freundinnen solle vorsichtig die Gründe des Vorgehens der GeStaPo gegen Frau C. in Erfahrung bringen und dieser das Ergebnis in einem bestimmten Café mitteilen. Unter dem Vorwand, Frau C. schulde ihr noch Geld, erkundigte sich die betreffende Freundin bei der Polizei nach deren Verbleib und erfuhr auf diese Weise, daß gegen Frau C. ein Steckbrief wegen Verdachtes der Vorbereitung zum Hochverrat erlassen worden sei.

Mit dieser Botschaft kehrte sie, jetzt in Begleitung eines andern Herrn, der Frau C. als „Walter" vorgestellt wurde, in das vereinbarte Café zurück. Und „Walter" erbot sich, Frau C. für die nächste Zeit irgendwie illegal unterzubringen. Von Stund an waren sämtliche Beziehungen zu ihrem bisherigen Bekanntenkreis abgeschnitten. Kleidung, Wäsche, Schmuck hatte sie in ihrem letzten Zimmer zurücklassen müssen. Einzig und allein auf die Gunst ihr bis dahin völlig fremder Menschen angewiesen, kampierte sie in der Zeit vom 1. Dezember 1934 bis Anfang Februar 1935 an mindestens zehn verschiedenen Stellen, auch hier natürlich überall ohne polizeilich angemeldet zu sein, allermeist unter den primitivsten Verhältnissen, oft nur auf einem Liegestuhl. Wenn es sich gerade so ergab, erhielt sie ihre Mahlzeiten von ihren jeweiligen Quartiergebern, Geld besaß sie nicht mehr. „Und traf man etwa in der U-Bahn plötzlich einen Bekannten von früher, der einen nicht sehen durfte, weil man sonst befürchten mußte, er liefe zur Polizei, besaß man nicht einmal die zehn Pfennige, um auszusteigen und mit einem andern Zug weiterfahren zu können." Schließlich wurde Frau C., da sie „nicht auf der Parteiliste stand", eines Tages auch noch von dem Verbindungsmann, der sie bis dahin immerhin mit dem Nötigsten versorgt und sie auch sonst über die für sie wichtigsten Ereignisse auf dem laufenden gehalten hatte, im Stich gelassen. Selbst die letzten Wirtsleute setzten sie „mir nichts — dir nichts" auf die Straße.

In dieser Zeit wurde Frau C. sehr krank. In ihrer Notlage erinnerte sie sich glücklicherweise noch an einen Bekannten von früher, von dem sie wußte, daß sie bei ihm sicher wäre und daß es bei ihm noch Heizung und Warmwasser gab. Hier lag sie einige Tage mit hohem Fieber zu Bett. Und als sie dann Anfang Februar von „Walter“ noch einmal einen kleinen Geldbetrag erhalten hatte, war es ihr möglich — immer illegal — nach Köln zu fahren, wo noch Herr C., ihr späterer Ehemann, wohnte.

Sie hatte mit diesem in letzter Zeit über eine Deckadresse Verbindung aufgenommen und erhoffte sich nun von ihm in irgendeiner Form Hilfe. Doch ging in Köln ihr Flüchtlingsdasein weiter: „Mal hier — mal dort schlafen; am Morgen wußte man noch nicht, wo man in der kommenden Nacht Zuflucht finden würde. Manchmal mußte man tagelang im Bett bleiben, damit die übrigen Leute im Haus nicht merkten, daß man da war.“ Als Dauerexistenz war ein solcher Zustand selbstverständlich untragbar. Daher plante Frau C., gemeinsam mit ihrem nunmehrigen Verlobten, über die Grenze nach Holland zu fliehen. Dieses Projekt schlug jedoch aus irgendeinem Grunde fehl. Noch einmal erhielt Frau C. unerwarteterweise von anonymer Seite zehn Reichsmark. Mit deren Hilfe gelang es ihr nunmehr, unter falschem Namen auf einem Sammelpaß in einem Sonderzug, der zu einem Fußball-Länderspiel eingesetzt wurde, nach Amsterdam zu entkommen.

In dieser fremden Stadt fand sich Frau C. zunächst vollends verlassen und ohne Bleibe, bis ihr zufällig Alfr. Tietz begegnete, der sie in Verbindung mit dem Jüdischen Komitee brachte. „Die Leute brachten einen irgendwo unter“, meldeten aber Frau C. bei der Fremdenpolizei. Bei dieser mußte sie sich, da sie keinen Paß besaß, laufend melden und nachweisen, wodurch sie ihren Unterhalt bestritt. Endlich erhielt sie eine Arbeitserlaubnis für eine Tätigkeit im Haushalt.

Alle Brücken, auch nach Deutschland, waren nun abgebrochen, nur daß der Verlobte von Frau C. zweimal im Monat nach Amsterdam herüberkam. 1936 siedelte er dorthin über. Ursprünglich hatte man beabsichtigt, jetzt zu heiraten. Doch waren inzwischen aufgrund des mit Deutschland geschlossenen Gegenseitigkeitsvertrages die in Deutschland geltenden Ehehindernisse auch in den Niederlanden anerkannt worden, nach denen einem Nichtjuden — Herr C. war Arier — die Eheschließung mit einer Halbjüdin verwehrt war. Dabei erwartete Frau C. seinerzeit von ihrem Verlobten ein Kind. Dieses aber durfte keinesfalls „außerehelich“ geboren werden. Hierdurch wären Frau C. als unverehelichter Mutter Aufenthaltsschwierigkeiten entstanden. Darum schloß sie im Einverständnis mit ihrem Verlobten zwei Monate vor ihrer Entbindung im Juli 1936 mit einem jüdischen Freund, Herrn N. (ebenfalls ein Flüchtling) eine Scheinehe. Dadurch galt das Kind der Frau C. als „ehelich“ geboren, mußte allerdings den Namen des oben genannten Herrn N. tragen, den es heute noch führt. Frau C. aber lebte weiter mit ihrem Kind und ihrem Verlobten zusammen. „Es ging recht und schlecht. Man hoffte ja immer noch, daß das in Deutschland nicht so lange dauern würde. Man wartete eigentlich nur und schlug sich, so gut es ging, durch."

Dann kam 1940 die Besetzung auch Hollands durch die Deutschen. Und bald danach erfuhr Frau C., daß sie der Oberreichsanwalt steckbrieflich auch in Amsterdam verfolgte. Daher wäre sie am liebsten sofort wieder untergetaucht. Doch diesmal war ihr Verlobter der Überzeugung, daß die Gefahr für sie nicht so groß wäre. Die Angelegenheit läge ja schon so lange zurück. „So habe ich mich Nacht für Nacht zitternd auf den Augenblick vorbereitet, daß es klingeln würde und die GeStaPo vor der Tür stünde, um mich abzuholen."

Am Morgen des 5. März 1941 war es dann auch so weit. Frau C. wurde in ihrer Amsterdamer Wohnung von der GeStaPo verhaftet. Nach kurzem Aufenthalt in dem Amsterdamer Untersuchungsgefängnis transportierte man sie über Cleve, Düsseldorf und Hannover (im ganzen durch elf Gefängnisse) in das Polizeigefängnis Berlin-Alexanderplatz. Hier hielt man sie etwa acht Tage fest, bevor sie einem Verhör durch die GeStaPo in der Burgstraße unterzogen wurde. Man beschuldigte sie antinationalsozialistischer Umtriebe in Bonn, vor allem aber der Teilnahme an einer Flugblattaktion im November 1934. Damit sah man den Tatbestand der Vorbereitung zum Hochverrat als gegeben an und erließ Haftbefehl gegen sie. Nach Überführung in das Untersuchungsgefängnis Moabit erfolgte eine erneute Vernehmung, wollte man doch durchaus noch von ihr die Namen ihrer früheren Gefährten erfahren. Frau C. aber hatte sich eisern vorgenommen, niemanden zu verraten. Durch geschicktes Verhalten beim Verhör gelang ihr dies auch. Dann wurde sie nach sieben Wochen in das Frauengefängnis in der Kantstraße (Charlottenburg) weiterverlegt. Noch einmal wurde sie von hier aus zu einem Verhör in die Burgstraße geholt. Hier stellte man sie jetzt einem KZ-Häftling gegenüber, den zu erkennen sie nach einer ihr vorgelegten Fotografie bestritten hatte. Zum Glück bestritt auch der betreffende Häftling bei seiner Konfrontierung mit Frau C., dieser jemals begegnet zu sein. Daraufhin wurde das Verfahren gegen sie eingestellt und ihre Haftentlasung am 31. V. 1941 angeordnet. Wieder stand Frau C. von aller Welt verlassen auf der Straße, beseelt nur von dem Gedanken, „wie komme ich nach Holland zurück?" Es gelang ihr schließlich nach manchem Hin und Her, von der GeStaPo die Erlaubnis zu erwirken, nach dort zurückkehren zu dürfen.

Inzwischen waren auch in den Niederlanden die Judenregistrierungen vorgenommen worden. Es erfolgten die ersten Judentransporte, und es trafen die ersten Todesberichte aus Mauthausen ein. Wenn auch Frau C. und ihr Kind in Amsterdam mit ihrem arischen Verlobten zusammenlebten, galt sie doch ebenso wie ihr Kind durch die Scheinehe mit Herrn N.

als Jüdin. Dementsprechend war auch ihre Kennkarte mit einem „J" versehen. Eigentlich hätte sie auch einen „Stern" tragen müssen, doch sie hätte damit ihren Verlobten, Herrn C., als Arier gefährdet. Bei dieser Sachlage konnte sie kaum auf die Straße gehen, weil sie auf keinen Fall in irgendeine Razzia hineingeraten durfte. Unter diesen Umständen lebte sie praktisch auch in dieser Zeit „so gut wie in einem Gefängnis".

Im Zusammenhang mit einer Aktion gegen katholisch getaufte Juden in Holland erschienen zu allem eines Morgens um fünf Uhr GeStaPo-Leute in ihrer Wohnung, um ihren inzwischen fünfjährigen Sohn abzuholen. Nur durch Aufbietung äußerster Geistesgegenwart gelang es Frau C., die Männer wieder abzuwimmeln. „Langsam wußte man nicht mehr, wo man seine Hände hat." Ihr gesetzlicher Ehemann, Herr N., war als Jude inzwischen in der Illegalität untergetaucht, während Frau C. sich in der Zeit vom 2. V. bis 31. VIII. 1942 wieder an verschiedenen Stellen versteckt hielt. Die Straße betrat sie nur unter Beachtung aller erdenklichen Sicherungen, verpflegt wurde sie weiter heimlich von ihrem Verlobten.

Um weiteren gegen seine Verlobte und sein Kind gerichteten Verfolgungsmaßnahmen vorzubeugen, hatte dieser ziemlich gleichzeitig mit den oben geschilderten Ereignissen bei den deutschen Behörden in den Niederlanden die „Arisierung" seines Kindes beantragt. Im September 1942 erhielt er daraufhin die Aufforderung, zu diesem Zwecke nach Den Haag zu kommen. Und Frau C. sowie ihr Kind wurden „entsternt", allerdings nur unter der Bedingung, daß ihre Scheinehe mit Herrn N. wieder geschieden würde. Nachdem auch dieses vor dem Bezirksgericht in Amsterdam erreicht war, wurde Frau C. für „halb-", das Kind für „dreiviertelarisch" erklärt. Dadurch blieben beide in der Folgezeit wenigstens vor einer Deportation bewahrt.

Jedoch hatten Frau C. und ihr Verlobter vereinzelt Wertsachen und dergleichen von Juden in Verwahrung genommen. Dies war auf irgendeine Weise bekannt geworden und hatte zur Folge, daß eines Tages nun auch Herr C. verhaftet wurde. Die Aufregungen hierüber führten bei Frau C. zu einer Fehlgeburt. Nach Abbüßung einer Strafe von drei bis vier Monaten kehrte Herr C. nach Amsterdam zurück, allerdings nur für kurze Zeit, denn bald darauf erhielt er einen Gestellungsbefehl zur Deutschen Wehrmacht. Im Herbst 1945 gelangte er zwar über die Grenze wieder nach Holland. Hier galt er jetzt aber unter den veränderten Verhältnissen als deutscher Staatsangehöriger, somit als „illegal" und sein Besitz als „feindliches Vermögen". Damit war eine offizielle Eheschließung mit Frau C., wie eigentlich beabsichtigt, immer noch nicht möglich. Erst nachdem Herr C. 1947 wenigstens eine Aufenthaltsgenehmigung in Amsterdam erhalten hatte, konnte diese im Februar 1948 vollzogen werden. Dadurch wurde auch ein zweites Kind, das Frau C. 1944 zur Welt brachte, legitimiert, ein drittes Kind wurde im März 1948 geboren.

Schon seit ihrem Aufenthalt in der Schweiz im Jahre 1934 klagte Frau C. über „irrsinnige Schmerzen", vorwiegend im rechten Arm, in geringem Ausmaß auch im linken, dazu über ein Absterben der Glieder. Daneben fühlte sie sich hochgradig matt, litt sie ständig unter Schweißausbrüchen und hartnäckigen Schlafstörungen. Die besonderen Umstände erlaubten es ihr jedoch — auch in der Folgezeit — lange nicht, sich einmal gründlich ärztlich untersuchen zu lassen. Zudem hätte sie ihre Beschwerden einfach auf ihre allgemeine Erschöpfung zurückgeführt und dieselben aus diesem Grunde nicht weiter beachtet. Desgleichen meinten ja auch ihre Bekannten, es wären „sicher die Nerven" ... „Es kam ja bis dahin auch nur darauf an, zu überleben." Erst als sie im August 1947 nach vielen Jahren der Trennung einmal wieder ihre Mutter in Westdeutschland besuchte, nahm sie die Gelegenheit wahr, einen Arzt, Herrn Dr. A., aufzusuchen, der nun bei ihr eine Lungen-Tbc feststellte. Seitdem stand Frau C. laufend unter Kontrolle der Lungenfürsorge in Amsterdam. Vom September 1949 bis Ende 1950 befand sie sich in der Lungenheilstätte Hoog-Laren. Als sie nach diesen 1$^{1}/_{2}$ Jahren wieder in ihr Heim zurückkehrte, stellte es sich heraus, daß ihre Ehe — wohl mitbedingt durch die vielfältigen Belastungen der Vergangenheit — einer so langen neuerlichen Trennung nicht gewachsen gewesen war. Aus diesem Grund lebte das Ehepaar C. ab 1952 getrennt, bis es sich im Jahre 1956 offiziell scheiden ließ. Frau C. kehrte nach Deutschland zurück, wo sie seitdem ein Zweiggeschäft ihres früheren „Schein-Ehemannes" Herrn N., leitet.

Bei der **Untersuchung durch mich** klagte Frau C. unverändert über Schmerzen in allen Körperteilen, in den Armen, den Beinen, dem Rücken, dem Nacken usw. Dazu habe sie das Gefühl einer allgemeinen Leistungsschwäche nicht mehr verlassen. Ihr Schlaf sei zeitweilig sehr schlecht, ihre Stimmung nicht gerade rosig. „Doch darf man ja keine Stimmungen haben, das ist nicht anständig!", obwohl sie in Wahrheit ja „vor einem völlig zerstörten Leben" stünde. Von den Eltern sei sie zu einem selbständigen akademischen Beruf erzogen worden. Nun aber habe sie aufgrund ihres Verfolgungsschicksals nichts Rechtes erlernen können, so daß sie für den Rest ihres Lebens auf eine beruflich abhängige Tätigkeit angewiesen sei. Immer lebe sie in dem Gedanken, daß ihrem derzeitigen Chef, Herrn N., plötzlich etwas zustoßen könnte, der auf ihren Gesundheitszustand in seltenem Maße Rücksicht nähme. Wenn sie von ihren Schmerzzuständen befallen würde, habe sie das Gefühl, „nicht reaktionsfähig" zu sein. Dann stellten sich Ängste vorm Überschreiten der Straße usw. ein. Im Grunde sehne sie sich nach einer gewissen Geselligkeit, doch fehle ihr heute einfach die Kraft, neben ihrer beruflichen Tätigkeit noch irgendwelche persönliche Interesen zu pflegen.

Ich habe der *Anamnese* der Frau C. aufgrund einer persönlichen, sehr ausführlichen Exploration von ihr und unter Heranziehung verschiedener, verstreuter Bausteine einen so breiten Raum eingeräumt, weil ich nach Durchsicht der mir übersandten Unterlagen die Überzeugung gewonnen habe, daß dieselbe *in der Gesamtbeurteilung des Gesundheitsschadens der Frau C. ärztlicherseits bisher nicht genügend berücksichtigt* worden ist.

Ärztliche Unterlagen

Über die Erkrankung der Frau C. im Jahre 1947 lag mir die *Bescheinigung des oben bereits erwähnten Dr. A.* vom 5. VIII. 1959 vor, in der dieser — allerdings zum Teil „nach dem Gedächtnis" — berichtet, daß damals bei ihr der Zustand eines „vegetativ dystonen Versagens" vorgelegen hätte. Ihre tuberkulöse Erkrankung habe er damals als „Frühinfiltrat" aufgefaßt. Und obwohl entsprechende Brückensymptome fehlten und ihm ärztliche Befunde aus den dazwischen liegenden Jahren unbekannt seien, hielt er doch einen direkten, kausalen Zusammenhang zwischen der tuberkulösen Erkrankung der Frau C. und ihrem Gefängnisaufenthalt im Jahre 1941 für „relativ eindeutig" wahrscheinlich. Man könne durchaus annehmen, daß der zur Zeit vorübergehend zur Ruhe gekommene tuberkulöse Prozeß jetzt wieder eine „Aktivierung" erfahren hätte.

Aus dem Aktenauszug des Rechtsanwaltes der Frau C. zitiere ich sodann ein *ärztliches Attest eines Dr. med. B., Facharzt für Atmungsorgane,* vom 18. VIII. 1956. Darin wird bescheinigt, daß Frau C. bei ihm wegen einer aktiven Tbc in Behandlung stünde. „Sie ist gegenwärtig nicht arbeitsfähig. Über die Dauer der Arbeitsunfähigkeit läßt sich noch nichts aussagen, jedoch ist mit einigen Monaten zu rechnen."

Einer *fachärztlichen Bescheinigung* eines anderen *Lungenarztes, Herrn Dr. C.*, vom 12. VI. 1957 entnehme ich, daß dieser zu dem genannten Zeitpunkt bei Frau C. ebenfalls eine „jetzt allerdings geschlossene doppelseitige Lungentuberkulose" feststellte. In Abweichung von Herrn Dr. A. meinte Herr Dr. C. nur, „daß es sich bei der 1947 diagnostizierten Verschattung wahrscheinlich um einen schon älteren Prozeß" gehandelt haben müsse, dafür spräche vor allem, daß er durch die Schwangerschaft, Geburt und Stillperiode der Frau C. im Jahre 1948 keine Veränderung erfahren hätte. Der Lungenprozeß sei wohl erst durch schwerste körperliche und psychische Belastungen im September 1949 wieder „aktiviert" worden. Gleichwohl vertrat auch Herr Dr. C. die Überzeugung, daß aufgrund der Krankengeschichte der Frau C. durchaus die Möglichkeit bestünde, daß es während ihrer Inhaftierung im Jahre 1941 zu der primären Tbc-Infektion gekommen sei, zumal ja allgemein bekannt sei, wie hoch die Infektionsquote in den Haftanstalten seinerzeit gewesen sei, und wie schlecht die Zivilbevölkerung in Holland während des Krieges ernährt worden sei. Im übrigen diagnostizierte Herr Dr. C. bei Frau C. ebenfalls eine „vegetative Dystonie", deren Ursache „mit Sicherheit in den psychischen Belastungen" zu suchen sei, denen Frau C. durch ihr Schicksal als politisch Inhaftierte ausgesetzt gewesen wäre.

Von der *Amsterdamer Tbc-Fürsorge* lag mir der folgende Bericht an das zuständige Entschädigungsamt vom 8. IV. 1958 vor: „Frau C. kam zum ersten Male am 18. VIII. 1947 zur Untersuchung in unsere Fürsorgestelle. Im Juli des gleichen Jahres waren in einem westdeutschen Krankenhaus tuberkulöse Herde im rechten Oberlappen gefunden worden. Wir sahen auf dem Röntgenbild eine Infiltration rechts. Das Sputum war positiv. Vom 22. IX. 1949 bis 21. XII. 1950 befand sich Frau C. im Sanatorium Hoog-Laren. Nach ihrer Entlassung wurden immer noch fibröse Reste im rechten Oberlappen gefunden. Die letzte Untersuchung fand am 27. IV. 1956 statt. Das Röntgenbild war unverändert, das Sputum nach der Sanatoriumskur immer negativ."

Am 5. VIII. 1958 erstattete endlich Herr Medizinalrat Dr. D. *im Auftrag des Entschädigungsamtes* über Frau C. ein *ärztliches Gutachten.* Er kam darin zu einer ähnlichen Beurteilung: „Lungen-Tbc der beiden Oberfelder, rechts vernarbt, links noch aktiv in Rückbildung. Allgemein nervöse Beschwerden ohne klinische Erscheinungen. MdE 70 %." Auch er vertrat die Ansicht: „Die durch die Verfolgung und Inhaftierung der Frau C. bedingten körperlichen und seelischen Belastungen müssen als ursächlich für die Entstehung der Lungen-Tbc angesehen werden." Und wegen dieses Verfolgungsleidens hielt er „Kurverschickung für dringend notwendig".

Zu diesem Gutachten nahm der *ärztliche Dienst des Entschädigungsamtes, vertreten durch einen Facharzt für Chirurgie,* Herrn Dr. E., wie folgt Stellung: Aus allen vorliegenden Unterlagen ginge hervor, daß die Lungen-Tbc der Frau C. erst 1947 aufgetreten sei, während ein Freiheitsschaden bei ihr nur bis zum Mai bzw. August 1942 anerkannt worden wäre. Daher erschiene *„der zeitliche Kausalzusammenhang zweifelhaft"*. Es würde daher vorgeschlagen, die gesamte Entschädigungsakte Herrn Obermedizinalrat Dr. F. mit der Bitte um lungenfachärztliche Stellungnahme nach Aktenlage zuzuleiten.

Von der Stellungnahme des Dr. F. lag mir eine Fotokopie der Schlußbeurteilung vom 6. X. 1958 vor. Ich führe aus derselben folgende, immerhin beachtenswerte Sätze an: „Die *Anerkennung der von Frau C. behaupteten Illegalität und der Untersuchungshaft als entschädigungspflich-*

tiger Freiheitsschaden wurde von dem Entschädigungsamt zunächst abgelehnt. Erst nach einem gerichtlichen Vergleich wurde eine geringe Geldentschädigung für Schaden an Freiheit gewährt." (!) „Nach eigener Angabe der Frau C. im Juli 1958 soll im Jahre 1947 erstmals bei ihr eine Lungen-Tbc festgestellt worden sein und zwar nach einer Lungenentzündung." Man könne hieraus den Schluß ziehen, daß es auch erst damals zu einer tuberkulösen Lungeninfektion mit mehr oder weniger akuten Erscheinungen gekommen sei. „Frau C. führt ihre Tbc jetzt auf die 1941 verbüßte Untersuchungshaft zurück. Sie begründet diesen Zusammenhang damit, daß sie sich seit dieser Zeit immer schwach und hinfällig gefühlt habe. Doch liegen *keinerlei Unterlagen* darüber vor, daß Frau C. schon im Jahre 1941 eine tuberkulöse Infektion ihrer Lungen durchgemacht hat. Ihre *Angabe, sie habe sich seit 1941 immer krank gefühlt,* kann nicht als Hinweis auf das Vorliegen einer Lungenerkrankung gewertet werden. Abgesehen davon, daß diese *Behauptung nicht bewiesen* ist, kann es unzählige Gründe geben, welche einem Menschen das Gefühl der Schwäche vermitteln. Eine Lungenerkrankung pflegt in der Regel ganz andere Erscheinungen zu machen! Solche werden von Frau C. jedoch nicht angegeben. Im übrigen *lebte* sie *in Amsterdam unter Verhältnissen, welche ganz sicher nicht eine ärztliche Untersuchung und Behandlung unmöglich machten.* Daß die Inanspruchnahme ärztlicher Hilfe zumindest seit Anfang des Jahres 1945 möglich gewesen wäre, bedarf gar keiner Diskussion." (!)

Demgegenüber hätte man im Jahre 1947 — zur Zeit des höchstwahrscheinlichen Beginns der Lungen-Tbc der Frau C. — „eine ungeheuere Häufung von Tuberkulose-Erkrankungen beobachtet". Daher würde wohl auch Frau C. in der gleichen Zeit eine *„schicksalhafte tuberkulöse Infektion* erlitten" haben. Jedenfalls könne *„ihre frühere Verfolgung, die* im übrigen *ihrer ganzen Art nach nicht allzu schwer"* gewesen sei (!) und „nur während ganz eng begrenzter Zeiträume die Möglichkeit einer verfolgungsbedingten Tuberkulose-Infektion in sich geborgen" hätte, für die 1947 festgestellte Lungenerkrankung nicht angeschuldigt werden. Es müsse somit dem Urteil des Herrn Dr. D. (siehe oben) widersprochen werden. Herr Dr. D. habe auch für die von ihm vorgeschlagene Anerkennung der Lungen-Tbc der Frau C. als Verfolgungsschaden *„keinerlei medizinische Begründung* gegeben".

Ich füge an dieser Stelle noch den Wortlaut ein, mit dem das Entschädigungsamt am 1. VII. 1955 seine *Ablehnung des Antrages der Frau C. auf Entschädigung wegen Freiheitsberaubung* begründete, weil mir auch diese Argumentation angesichts der von mir eingangs wiedergegebenen Verfolgungsgeschichte der Frau C. bemerkenswert zu sein scheint: *„Illegales Leben im Sinne des Entschädigungsgesetzes liegt nur dann vor, wenn der*

Verfolgte unter Verwischung aller auf sein Dasein deutenden Spuren ständig untergetaucht war und ein Leben unter Opfern und Entbehrungen geführt hat. Diese Voraussetzungen treffen jedoch bei der Antragstellerin nicht zu, da sie sich jeweils nur vorübergehend verborgen gehalten hat." Darüber hinaus wendet das Entschädigungsamt ein, *das illegale Leben der Frau C., sei ja auch nicht im Reichsgebiet* nach dem Stand vom 31. XII. 1937 verbracht worden. Bezüglich ihrer Haft aus politischen Gründen liege nach Ansicht des Entschädigungsamtes desgleichen eine Verfolgung aus den im § 1 BEG genanten Gründen nicht vor. Schließlich sei auch *nicht nachgewiesen, daß Frau C. wegen einer unmittelbaren Gefahr für Leib und Leben illegal gelebt habe.*

Am 31. XI. 1958 *ergänzte Herr Dr. D. in einem an das Entschädigungsamt gerichteten Schreiben sein Gutachten* vom 5. VII. 1958 dahingehend, daß Frau C. nicht nur während der kurzen Inhaftierung, sondern auch weiterhin dauernden seelischen Belastungen ausgesetzt gewesen wäre, da sie immer wieder mit einer erneuten Verhaftung und Verfolgung hätte rechnen müssen, wenn sie auch in den letzten Kriegsjahren in Holland gelebt hätte. Hierzu wären dann noch durch die verschiedensten Umstände mannigfache körperliche Belastungen gekommen, alles Fakten, die wohl Gründe genug für die Entstehung einer Lungen-Tbc darstellen könnten. Weiterhin sei ja auch bekannt, daß Tbc-Herde jahrelang ruhen könnten, ehe sie röntgenologisch zu erfassen wären.

Der *ärztliche Dienst des Entschädigungsamtes* meinte jedoch, diese Ansicht des Herrn Medizinalrat Dr. D. müsse „als unbefriedigend bezeichnet werden", da sie nicht geeignet sei, „den zeitlichen Zusammenhang zwischen den Verfolgungsmaßnahmen und der geltend gemachten Lungen-Tbc wahrscheinlich zu machen". Nach Rücksprache mit dem Leiter des ärztlichen Dienstes müsse es daher bei dem Urteil des Lungenfacharztes Herrn Dr. F. bleiben, wonach die Lungen-Tbc der Frau C. keinen verfolgungsbedingten Schaden darstelle.

Der *ehemalige Hausarzt* der Frau C., *Herr Dr. G.*, der diese in den Jahren 1940 bis 1955 in Amsterdam hin und wieder behandelt hatte, erklärte demgegenüber in einem Schriftsatz, Frau C. hätte sich schon nach ihrer Rückkehr aus der Gefangenschaft 1941 in einem äußerst schlechten Allgemeinzustand befunden. „So litt sie an schweren Erschöpfungszuständen, Schlaflosigkeit und Nachtschweißen, die bereits damals den Verdacht eines tuberkulösen Prozesses nahelegten. Nur sei eine eingehende klinische und röntgenologische Untersuchung mit Rücksicht auf die gefährdete Situation der Patientin nicht durchgeführt worden." Wie bereits andere Ärzte, betonte auch Herr Dr. G., es könne kein Zweifel daran bestehen, daß die nach dem Kriege bei Frau A. festgestellte Tuberkulose durch die erlittene

Verfolgung, Gefangenschaft, Angst und sonstigen Entbehrungen entstanden sei und eine frühere Diagnose lediglich durch die genannten Umstände verhindert worden wäre.

Es folgt eine *zweite Bescheinigung des ebenfalls bereits erwähnten Facharztes für Lungenkrankheiten, Dr. C.*, vom 4. XI. 1959, der zu diesem Zeitpunkt bei Frau C. wiederum eine „doppelseitige Lungen-Tuberkulose und Symptome eines schweren vegetativen Erschöpfungszustandes" diagnostizierte. Der nunmehrige röntgenologische Befund wiese erneut auf eine durchgemachte rechtsseitige tuberkulöse Rippenfellentzündung hin, von der Frau C. jedoch nicht sagen könne, wann sie diese durchgemacht haben könnte. Er (Herr Dr. C.) stünde noch heute vollinhaltlich zu seinem am 12. VI. 1957 ausgestellten Attest. Zu seiner größten Verwunderung erführe er nun, daß die Leiden der Frau C. vom Entschädigungsamt nicht als Verfolgungsschaden anerkannt worden seien. Daß die Störungen des vegetativen Nervensystems auf die schweren körperlichen und seelischen Belastungen zurückzuführen waren, denen Frau C. nicht nur während der Untersuchungshaft im Jahre 1941, sondern in den ganzen 12 Jahren des Nazi-Regimes ausgesetzt war, könne wohl kaum bezweifelt werden. Und daß *Angst und Entbehrungen den Widerstand gegen tuberkulöse Infektionen untergrüben*, schiene ihm ebenso *gewiß*, wie daß die Gefahr einer Infektion in den überfüllten Gefängnissen und Gefangenen-Transporten der Nazis in hohem Maße gegeben war.

Auf Veranlassung des zuständigen Landgerichts wurde nunmehr am 31. VIII. 1960 über Frau C. *von einer westdeutschen Medizinischen Universitätsklinik ein umfangreiches internistisches Gutachten* erstattet. *Rein äußerlich erscheint mir für dieses charakteristisch zu sein, daß von den 18 Seiten seines Umfanges nur 2 durch die Anamnese beansprucht werden.* Und diese beschränkt sich wiederum nur auf einige stichwortartige Angaben. Weitere 7 Seiten werden mit den Ergebnissen der üblichen routinemäßigen internistischen und Laboratoriums-Untersuchungen ausgefüllt. Ich hebe aus ihrer Reihe nur drei Blutdruckmessungen hervor, die am 12. VIII. 1960 Werte von 210/120, am 15. VIII. von 150/90 und am 17. VIII. von 200/110 mm Hg RR ergaben. Über das „psychische Verhalten" ist nur notiert: „Unauffällig."

Die Beurteilung ist dann zunächst angefüllt mit der wörtlichen Wiedergabe der vom Landgericht gestellten Fragen (1½ Seiten). Es folgt eine auszugsweise Rekapitulierung der bis dahin abgegebenen ärztlichen Bescheinigungen und Beurteilungen (1½ Seiten), eine erneute Anführung und Auswertung der bereits zuvor erwähnten klinischen Befunde, um dann schließlich auf Seite 15 die eigentliche gutachtliche Schlußfolgerung zu bringen (1½ Seiten), daß zwar „aus den den Akten beiliegenden Attesten und Gutachten zweifelsfrei hervorgeht, daß bei Frau C. eine Lungentuberkulose vorgelegen haben muß", diese aber heute abgeheilt, respektive inaktiv sei.

Weiter heißt es in dem besagten klinischen Gutachten: Ein Zusammenhang zwischen der Tbc der Frau C. mit der von März bis Mai 1941 erlittenen Untersuchungshaft in mehreren Gefängnissen müsse abgelehnt werden, einmal wegen des kurzen Zeitraumes der Inhaftierung, vor allem aber auch wegen des langen freien Intervalls bis zur Feststellung der Tuberkulose. Wenn Frau C. angebe, daß sie sich seit 1941 schlapp, nervös und wenig leistungsfähig fühle, so könne dieser Zustand nicht mit genügender Wahrscheinlichkeit auf einen ablaufenden tuberkulösen Prozeß bezogen werden. Es kämen hierfür auch andere seelische Belastungen ursächlich in Frage, so etwa die Fakten, daß Frau C. als Verfolgte im besetzten Gebiet (Holland) unter besonders erschwerten Bedingungen leben mußte, keine Geldmittel hatte, um sich bei auftretenden Erkrankungen in ärztliche Behandlung zu begeben, und daß sie durch all diese Umstände in eine sehr schlechte körperliche Verfassung geraten sei. Das schließe allerdings nicht aus, daß, wenn ihre Tbc erst 1947, also zwei Jahre nach Kriegsende festgestellt wurde, dieselbe bereits in den letzten Kriegsjahren bzw. -monaten entstanden sei. Erst im Jahre 1947 wurde ja Frau C. erstmals eingehender auf ihren Gesundheitszustand untersucht.

Jedoch sieht die Klinik lediglich unter dem Gesichtspunkt, daß sich Frau C. zur Verhütung eines Rezidivs, resp. eines Wiederaufflammens der Tbc körperliche Schonung auferlegen müsse, das Vorliegen einer Minderung der Erwerbsfähigkeit von 20 % für gegeben.

Bei dem außerdem noch festgestellten *labilen Bluthochdruck* handele es sich um ein *anlagebedingtes Leiden,* für dessen Auslösung oder Beeinflussung die schädigenden Einwirkungen der Verfolgungszeit nicht verantwortlich gemacht werden könnten. Und von einer ausgeprägt vegetativen Dystonie habe man sich bei der eingehenden Untersuchung der Frau C. nicht überzeugen können.

Es folgt abschließend auf zwei Seiten (S. 17 und 18) noch einmal eine Wiederholung der vom Landgericht gestellten Fragen und im einzelnen kurz zusammengefaßt deren Beantwortung mit den obigen Ergebnissen.

Schließlich lag mir noch ein *„fachärztliches Gutachten" einer Nervenärztin* vor, das allerdings nur einige wenige anamnestische Angaben sowie mannigfache Beschwerde der Frau C. aus dem Januar 1960 wiedergibt (Gutachten vom 29. IX. 1960). („Starke Gelenkbeschwerden besonders in den Unter- und Oberschenkeln, heftige Rückenschmerzen, periphere Durchblutungsstörungen, nachts Kribbeln in den Händen und Fingern, Gefühl von toten Händen, wenig Appetit, Verdauung unregelmäßig, Stuhlgang mit schmerzhaften Verkrampfungen verbunden"). ... „Patientin hat schwere Schicksale im Weltkrieg durchgemacht, deren Folgen sie heute noch spürt. Sie kann nicht mehr so arbeiten wie früher, sie hat depressive Verstimmungen, Zwangssymptome und Fehlhaltungen. Ihr Arbeitswille ist ungebrochen, obwohl sie sich dauernd schwere Sorgen macht, daß sie körperlich versagen könnte." Abschließende Diagnose: „Vegetative Dystonie mit nervösen Herzbeschwerden, spastische Obstipation, zeitweise totale Verkrampfung, periphere Durchblutungsstörungen, Neuralgien in den Armen und in der Rückenmuskulatur."

Auch zu dem Gutachten der Medizinischen Universitäts-Klinik nahm der *Lungenfacharzt Dr. C.* in einem längeren Schriftsatz vom 3. XII. 1960 Stellung. Anhand seiner eigenen, sich über Jahre erstreckenden Unterlagen, kommt er darin in Abweichung zu der besagten Klinik zu dem Schluß, daß die MdE der Frau C. von 1947 bis Juli 1960 laufend zwischen 50, 100 und 70 % geschwankt habe. Noch im Mai 1960 hätte er festgestellt, daß sich der linksseitige pulmonale Prozeß bei Frau C. wieder vergrößert hätte. Eine erneut eingeleitete Chemotherapie hätte Anfang 1960 wegen Unverträglichkeit abgebrochen werden müssen. Zwar hätte sich die Blutsenkungsgeschwindigkeit bis 15. VII. 1960 wieder normalisiert, und die letzte Röntgenkontrollaufnahme vom 2. XI. 1960 hätte eine Rückbildung und produktive Umwandlung erkennen lassen, doch erschiene ihm die gegenwärtig von der Medizinischen Klinik angenommene MdE von 20 % bei dem beiderseitigen Befund und der nach dem bisherigen Verlauf noch keineswegs sicheren Inaktivität des linksseitigen Prozesses als zu niedrig bemessen.

Am 6. III. 1961 berichtetet Herr Dr. C. dann dem Landgericht, daß ein Vergleich einer Röntgenaufnahme vom 2. XI. 1960 mit einer Aufnahme vom 7. II. 1961, sowie die jetzt wieder erhöhte Blutsenkungsgeschwindigkeit tatsächlich anzeige, daß bei Frau C. immer noch ein aktiver Prozeß vorliege.

Erörterung und Beurteilung

Nach diesen vorwiegend internistischen Streitgesprächen über einen möglichen ursächlichen Zusammenhang zwischen dem Verfolgungsschicksal und der Tbc der Frau C. könnte ich eigentlich von einer breiteren Erörterung dieser Frage absehen. *Bemerkenswert in der diesbezüglichen Debatte scheinen mir nur gegenüber den mannigfachen Stimmen der behandelnden Ärzte* der Frau C. und des vom Entschädigungsamtes beauftragten Dr. D., die durchgehend die Zusammenhangsfrage bejahen, *die fast peinlich anmutenden Gegenargumente des ärztlichen Dienstes des Entschädigungsamtes* und ihres Obermedizinalrates, daß die Lungen-Tbc der Frau C. ja „erst im Jahre 1947“ aufgetreten sei. Ich meine, daß sich mit diesem Hinweis wohl kaum eine strikte Ablehnung ihrer Verfolgungsbedingtheit begründen läßt. Gewiß wird niemand mit Sicherheit sagen können, ob der Zeitpunkt der Entstehung der Tbc der Frau C. nun gerade während ihrer Haftzeit im Jahre 1941 zu suchen sei. Doch geht zumindest aus meiner Anamnese eindeutig und eindrucksvoll hervor, daß Frau C. seit 1941 über viele Jahre den schwersten körperlichen und seelischen Belastungen ausgesetzt war. Und es ist *allgemein bekannt, daß „nicht nur körperliche Überanstrengung auf die Entwicklung und den Verlauf einer Tuberkulose recht ungünstig einwirken, sondern daß auch Kummer und Sorgen, übermäßige Anspannungen und kritische Erlebnisse,* Schwierigkeiten und Enttäuschungen aller Art *wesentlich zur Auslösung und Verschlimmerung tuberkulöser Prozesse beizutragen“ vermögen* (SIEBECK). Das Leben der Frau C. war aber auf jeden Fall bis zum Jahre 1945, wenn nicht länger, bis zum Rande von derartigen Fakten voll.

Der Ansicht des Herrn Obermedizinalrats Dr. F. in seiner Schlußbeurteilung vom 6. X. 1958, daß die „Behauptung“ der Frau C., sie habe sich wohl während der Haftzeit im Jahre 1941 ihre Tbc zugezogen, durch nichts zu beweisen sei, läßt sich ebenso entgegenhalten, daß Herr Dr. F. auch das Gegenteil nicht „bewiesen“ hat und nicht „beweisen“ kann. Wenn er dann aber noch meint, „die *frühere Verfolgung der Frau C. sei ihrer Art nach nicht allzu schwer gewesen“* (!), auch habe Frau C. „in Amsterdam unter Verhältnissen gelebt, welche ganz sicher eine ärztliche Untersuchung nicht unmöglich gemacht“ hätten, daß es aber schon „gar keiner Diskussion bedürfe, daß der Frau C. die Inanspruchnahme ärztlicher Hilfe zumindest seit Anfang des Jahres 1945 möglich gewesen wäre“, so verraten mir derartige Äußerungen *die ganze Fragwürdigkeit mancher Aktengutachten entweder aufgrund einer unzureichenden Orientierung über die tatsächlichen zeitlichen sowie örtlichen Gegebenheiten in den in Frage stehenden Jahren oder des Fehlens einer ernsthaften Verständnisbereitschaft auf seiten des Gutachters* für die schweren Lebensumstände, unter denen zahlreiche politisch und rassisch Verfolgte während der Hitler-Zeit existieren mußten.

Herr Dr. F. fährt dann fort: Man hätte im Jahre 1947 „eine ungeheuere Häufung von Tuberkulose-Erkrankungen beobachtet“. Daher würde wohl auch Frau C. in der gleichen Zeit „eine schicksalhafte tuberkulöse Infektion erlitten“ haben. Nun *wird man gerade bei der Tuberkulose niemals von „einer schicksalhaften“ Infektion im viel mißbrauchten Sinne des Wortes sprechen können, weil bei ihrer Entstehung in besonderem Maße eine Vielzahl von inneren und äußeren Faktoren eine entscheidende Rolle spielen.*

Aber gesetzt den Fall, die These des Herrn Dr. F. wäre richtig, dann wäre wohl die Annahme nicht ganz von der Hand zu weisen, daß die gesamten leib-seelischen Belastungen, denen Frau C. über zehn Jahre lang ausgesetzt war, sie auch noch im Jahre 1947, der Zeit der angeblichen „ungeheueren Tbc-Häufung", besonders anfällig für eine derartige Infektion sein ließen. Auch unter diesen Umständen müßte m. E. die Tbc der Frau C. noch als verfolgungsbedingt anerkannt werden.

Herr Dr. F. glaubt schließlich noch dem Urteil des Herrn Dr. D. aus dem Grunde „widersprechen zu müssen", weil dieser *für die* von ihm vorgeschlagene *Anerkennung der Lungen-Tbc der Frau C. als Verfolgungsschaden „keinerlei medizinische Begründung"* gegeben hätte. Hierzu wird man vielleicht sagen können: *Die ablehnende Haltung des Herrn Dr. F.* ist *noch weniger „medizinisch begründet"*.

Die Medizinische Universitätsklinik hat sich zwar zu guter Letzt — wenn auch in eingeschränktem Umfang — mit anderen Vorgutachtern für die Anerkenung der Verfolgungsbedingtheit der Tbc der Frau C. ausgesprochen. Doch verweise ich in diesem Zusammenhang auf die sorgfältigen, vom Jahre 1947 bis März 1961 geführten Aufzeichnungen des Herrn Dr. C. über den Krankheitsverlauf der Frau C., nach denen sich auch ein Nichtfachmann seiner Überzeugung anschließen muß, daß die von der Medizinischen Klinik zumindest durch die Tbc bedingte MdE der Frau C. mit einer Höhe von 20 % viel zu niedrig bewertet worden ist.

Der Behauptung der Medizinischen Klinik bei dem *„labilen Hochdruck"* der Frau C. handele es sich um *„ein anlagebedingtes Leiden, für dessen Auslösung oder Beeinflussung schädigende Einwirkungen der Verfolgungszeit nicht verantwortlich" gemacht werden könnten,* muß allerdings ernsthaft widersprochen werden. *Praktisch gibt es überhaupt keine Krankheit, zu deren Entstehung nicht auch irgendein Anlagefaktor Voraussetzung ist. Die Frage ist nur, was das Leben aus dieser Anlage macht. Und daß sich — eine hypothetische Anlage vorausgesetzt — seelische Belastungen schwererer Art, wenn sie sich dazu noch über längere Zeiträume erstrecken, bei zu Bluthochdruckleiden disponierten Menschen mitunter sehr nachhaltig schädigend auszuwirken vermögen, sollte heutzutage jedem klinisch psychosomatisch auch nur einigermaßen versierten Arzt aus der alltäglichen Praxis bekannt sein.* Dementsprechend ließe sich also — in Abweichung von der Ansicht der Medizinischen Klinik — durchaus wissenschaftlich begründet auch der labile Hochdruck der Frau C. neben ihrer Tbc als verfolgungsbedingt anerkennen.

Was mir aber bei der Bearbeitung der Entschädigungsgeschichte der Frau C. besonders auffiel, ist die Tatsache, daß *der seelische Gesundheitsschaden,* den sie aus ihren Verfolgungserlebnissen zweifellos ebenfalls davongetragen hat, hinter dem Meinungsstreit um ihre Tbc *bisher so gut wie völlig unbeachtet geblieben ist,* obwohl er eigentlich bei einer etwas eingehenderen Beschäftigung mit Frau C. kaum zu übersehen ist. Allerdings haben die verschiedenen Ärzte in ihren Bescheinigungen bei Frau C. auch das Vorliegen einer „vegetativen Dystonie" festgestellt. Und da nun einmal *erfahrungsgemäß vegetative Symptome häufig auch somatische Auswirkungen seelischer Grundstörungen* (Delius) sein können, haben die Betreffenden möglicherweise indirekt und unausgesprochen mit der obigen, heutzutage weithin geläufigen Diagnose ebenfalls bei Frau C. Derartiges miterfassen wollen.

Jedenfalls gewinnt erst unter voller Berücksichtigung auch des Seelischen — wenn nicht in allen Krankheiten, so gewiß in Fällen wie dem der Frau C. — *das körperliche Krankheitsgeschehen seinen ihm gemäßen Stellenwert.* Ich deutete diesen Sachverhalt im Voraufgehenden schon verschiedentlich an. *Dies zu erfassen ist jedoch ohne eine möglichst eingehende substantiierte biographische Anamnese der jeweilig einmaligen Gesamt-Persönlichkeit und ihrer besonderen Schicksalswege nicht möglich.* Das war auch der Grund, weswegen ich mich gleich zu Beginn meines Gutachtens über Frau C. zunächst um eine breite Darstellung ihrer gesamt-menschlichen Lebens- und Leidensgeschichte bemühte.

Wenn demgegenüber in dem sonst so umfangreichen Gutachten der medizinischen Universitätsklinik neben der dort aufgezeichneten recht knappen und pathogenetisch wenig oder garnichts sagenden Vorgeschichte über den psychischen Status der Frau C. nur kurz vermerkt ist: „psychisch unauffällig", dann enthüllt sich m. E. mit erschreckender Deutlichkeit die *tiefe Problematik und Unzulänglichkeit einer sich beherrschend auf den üblichen klinisch-internistischen Untersuchungsmethoden aufbauenden sogenannten „objektiven" Beurteilung und Begutachtung* eines schwer durch Schicksalsfügungen, in unserem Falle durch die Verfolgung, getroffenen Menschen.

Über die körperlichen Krankheitsbefunde der Frau C. geben die vorliegenden, vom Jahre 1941 bis in die Gegenwart hineinreichenden ärztlichen Atteste und Gutachten hinreichend Auskunft. Es erübrigt sich also für mich, sie erneut zu rekapitulieren. Ihre Verfolgungsbedingtheit wurde ja in letzter Zeit endlich auch vom Entschädigungsamt in begrenztem Ausmaß anerkannt. Sie steht auch für mich außer Frage.

So bleibt mir lediglich noch die *bisher gänzlich außer acht gelassene Würdigung des seelischen Bruchs,* den Frau C. durch ihre langwierigen und vielschichtigen Verfolgungsschicksale erlitten hat. Dieser ist meines Erachtens für ihr weiteres Leben unendlich gewichtiger als alles andere.

Überblicken wir nämlich unter diesem Gesichtspunkt die eingangs von mir wiedergegebene Geschichte der Frau C., so kann man nur sagen, daß diese streng genommen bereits seit dem Jahre 1936 — die mehrmonatige Haftzeit bildete darin nur eine kurze Episode — eine unablässige Folge von seelischen Ängsten, Bedrängnissen und Konflikten darstellt, dazu angetan, schon einen seelisch robusteren Menschen aus dem Gleichgewicht zu bringen, wieviel mehr erst, wenn es sich, wie bei Frau C., um eine differenziertere Persönlichkeit gehandelt hat. Die gegenwärtigen körperlichen Gesundheitsschäden sind, psychosomatisch betrachtet, zum mindesten mit auf dieser Grundlage erwachsen. Aber auch die Alterationen, die all diese Erlebnisse im Bereich des Psychischen bei Frau C. hinterlassen haben, sind bis zum heutigen Tage von ihr nicht verwunden und nicht wieder ausgeglichen.

Dies trat unverhüllt im Verlauf der zwei mehrstündigen Explorationen von ihr — die erste fand in Form einer Vorbesprechung im März dieses Jahres statt — zutage. Zwar zeigte sich Frau C. bei diesen Gelegenheiten in ihrer Gesamthaltung in jeder Weise geordnet, höflich und zuvorkommend. Bei der Schilderung ihrer Vergangenheit bot sie an keiner Stelle irgendwelche Züge, die als Ausdruck rentenneurotischer Strebungen hätten gedeutet werden können. Auch hatte man nirgends den Eindruck, daß sie die mannigfachen Ereignisse ihrer Verfolgungszeit etwa bewußt dramatisierte. Doch verriet die ganze Art, wie sie dieselben schilderte, immer wieder die ungemein starken, affektiven und emotionalen Spannungen und Lebensängste, unter denen sie von daher noch heute steht, und denen sie unverändert hilflos ausgeliefert zu sein scheint. Faktisch ist sie heute ein Mensch, dessen Lebensschwingen durch all das Erlittene — über ihre körperliche Symptomatik hinaus — unwiederbringlich gebrochen sind. Nur unter Aufbietung aller ihr verbliebenen Energie vermag sie ihre gegenwärtigen beruflichen Pflichten und Aufgaben zu bewältigen. Ratlos und ohnmächtig sieht sie einer ungewissen Zukunft entgegen. Demgegenüber muß Frau C. vor ihrer Verfolgungszeit eine äußerst umsichtige und vitale Persönlichkeit gewesen sein. Weitgehend hat sie dies auch noch durch ihr Verhalten während ihrer politischen und rassischen Verfolgung bewiesen. Offenbar hat jedoch der damalige Kampf um ihre nackte Existenz ihre letzten Kraftreserven verbraucht.

Zusammenfassend wird man also sagen müssen: Frau C. hat durch die Verfolgung nicht nur einen körperlichen Gesundheitsschaden in Gestalt ihrer Lungen-Tbc, sondern auch einen schweren seelischen Gesundheitsschaden davongetragen. Wir schätzen die durch diese beherrschend verfolgungsbedingten Leiden bewirkte Gesamt-MdE auf 70 %.

Nachtrag

Zu diesem meinem Gutachten nahm das *Entschädigungsamt ein Jahr später nach Anhörung seines Ärztlichen Dienstes wie folgt Stellung:* „Zu seinem Bedauern sieht sich der Beklagte nicht in der Lage, zu dem Gutachten Dr. MARCHs Stellung zu nehmen. *Das Gutachten enthält keinen allgemeinen neurologischen Untersuchungsbefund.* — Herr Dr. MARCH hat die als verfolgungsbedingt anzusehende Gesamt-MdE auf 70 % geschätzt. Er sagt aus, die Klägerin habe einen körperlichen Gesundheitsschaden in Gestalt ihrer Lungentuberkulose und ihrer Bluthochdruckkrankheit erlitten. Nach den vorangegangenen lungenfachärztlichen und internistisch-fachärztlichen Auseinandersetzungen, insbesondere nach dem Gutachten der westdeutschen Universitätsklinik vom August 1960, kann *Herr Dr. March für den körperlichen Schaden nicht als ausreichend sachverständig* bezeichnet werden.

Der Beklagte kann sich daher ausschließlich mit dem von Herrn Dr. MARCH erörterten „schweren seelischen Gesundheitsschaden" auseinandersetzen. Es bedarf hierzu jedoch einer genauen diagnostischen Bezeichnung. Sie ist nicht nur für die Bescheiderteilung von ausschlaggebender Bedeutung, sondern auch für später, im Falle einer Anerkennung eines nachfolgenden Heilverfahrens (Kurbehandlung usw.).

Der Beklagte bittet daher:

1. daß Herr Dr. MARCH den allgemeinen neurologisch-psychiatrischen Untersuchungsbefund, wie es allgemein üblich ist, nachträgt;

2. um eine genaue diagnostische Bezeichnung auf neurologisch-psychiatrischem Gebiet;

3. um Angabe der Höhe der verfolgungsbedingten MdE bezüglich des von Herrn Dr. MARCH festgestellten „seelischen Gesundheitsschadens", gesondert von der Lungen-Tbc und der Bluthochdruckkrankheit."

Das Landgericht bat daraufhin nicht mich, sondern die besagte *Universitätsklinik,* sich zu dem nachgereichten ärztlichen Gutachten des Herrn Dr. C. zu äußern und eventuell das frühere Gutachten zu ergänzen.

Das angeforderte *Nachtragsgutachten* hatte folgenden Wortlaut:

„In dem vorliegenden Fall habe ich zu den Attesten des Lungenfacharztes Dr. C. vom 2. XII. 1960, der Nervenärztin vom 29. IX. 1960 und des Dr. MARCH Stellung zu nehmen.

Herr Dr. C. vertritt in seiner gutachtlichen Stellungnahme die Ansicht, daß die im August 1960 von uns für die Lungentuberkulose geschätzte

MdE von 20 % zu niedrig angesetzt sei und schätzt seinerseits die durch die Tbc bedingte MdE im Zeitraum vom Dezember 1959 bis Juli 1960 auf 70 %. Es handelte sich hierbei um eine *Schätzung, die auf Wunsch von Frau C. abgegeben wurde (!).*

Bei der im August 1960 von der Medizinischen Universitätsklinik durchgeführten Untersuchung fanden wir von Seiten der Lungen, wie in unserem Gutachten angegeben, weder klinisch noch röntgenologisch irgendwelche Aktivitätszeichen. Wie wir ferner in unserem Gutachten ausgeführt haben, halten wir die MdE von 20 % durch den Umstand gegeben, daß Frau C. sich zur Verhütung eines Rezidivs bzw. eines Aufflackerns der Tbc körperliche Schonung auferlegen muß. Die klinisch und röntgenologisch inaktive Lungen-Tbc selbst erschien uns auch unter Berücksichtigung des vorhergehenden Verlaufs und des Vergleichs der früheren Röntgenaufnahmen nicht so hochgradig, daß sie eine höhere MdE verursachen würde. Wir sehen deshalb keinen Grund dafür, bei Frau C. eine MdE von mehr als 20 % anzunehmen.

Zu dem Gutachten von Herrn Dr. March ist zu sagen, daß die von diesem angegebenen Vorstellungen über das Zustandekommen einer essentiellen Hypertonie *nicht den allgemein gültigen Anschauungen entsprechen.* Die Tatsache, daß es sich bei der essentiellen Hypertonie um ein konstitutionelles Leiden handelt, dürfte heute wohl allgemein anerkannt sein. Es ist eine gleichfalls anerkannte Tatsache, daß es im Rahmen dieser Blutdruckerhöhung ebenfalls zu allgemeinen vegetativen Störungen kommt. Sowohl bei dem Bluthochdruck als auch bei den damit im Zusammenhang auftretenden vegetativen Regulationsstörungen handelt es sich nicht um ein Verfolgungsleiden.

Im übrigen verweisen wir auf die in unserem Gutachten gemachten Äußerungen. Aufgrund der uns übermittelten gutachtlichen Stellungnahme sehen wir keinen Grund, unser Gutachten zu ändern, bzw. zu ergänzen."

Der *Schriftsatz des Anwaltes* der Frau C. an das zuständige Landgericht als Entgegnung auf das obige Nachtragsgutachten der Universitätsklinik hatte folgenden Wortlaut: „*Das Gutachten* enthält keine objektive Stellungnahme zu den aufgeworfenen Streitfragen. Es *läßt* vielmehr *ziemlich offen die Verärgerung des Gutachters darüber erkennen, daß es gewagt wurde, die Richtigkeit und Vollständigkeit des Gutachtens einer Universitätsklinik anzuzweifeln.*

Durch das Nachtragsgutachten sind die Zweifel in keiner Weise ausgeräumt. Es wird nach wie vor dabei verblieben, daß bei der Tuberkulose zur Zeit ein aktiver Prozeß vorliegt. Es wird insoweit auf die ärztlichen Zeugnisse des Lungenfacharztes Dr. C. vom 4. XII. 1960 und

6. III. 1960 verwiesen. Die gleiche Auffassung vertritt der Lungenfacharzt bei der Tuberkulosefürsorge der Heimatstadt der Frau C., Herr Dr. D. Da Herr Dr. D. als Amtsarzt kein privates Attest abgeben darf, wird darum gebeten, von ihm ein Gutachten einzuholen.

Auch die Auffassung des Herrn Gutachters, daß die Tuberkulose der Frau C. nur mit 20 % als verfolgungsbedingt angesehen werden könne, wird der wahren Sachlage nicht gerecht.

Der Auffassung des Gutachters über die Hypertonie kann ebenfalls nicht gefolgt werden. Es ist bekannt, daß die Fragen über dieses Krankheitsbild sehr auseinandergehen, jedenfalls sind namhafte Kliniker, wie z. B. Herr Professor JORES, Hamburg-Eppendorf, durchaus anderer Ansicht. Ebenso stehen die Ausführungen des Gutachters in direktem Gegensatz zu der Meinung eines der führenden deutschen Pathologen, Professor FRANZ BÜCHNER in Freiburg. Ich zitiere aus BÜCHNER „Allgemeine Pathologie", München/Berlin 1959, nur Seite 227, Absatz 3:

„Viele Beobachtungen deuten darauf hin, daß die genuine Hypertonie durch chronisch-körperlich-seelische Überbelastung entstehen kann, insbesondere durch einen Mangel an Entspannung und an Muße. Das würde wahrscheinlich machen, daß ein Zustand krankhafter Dauererregung des Gehirns — als Korrelat der seelischen Überlastung und Unrast — häufig das Primum Movens der genuinen Hypertonie ist. Es wäre durchaus verständlich, daß auf diese Weise über das Zwischenhirn dem gesamten Kreislauf dauernd zu viele und intensive Impulse zufließen und daß daraus eine krankhafte Erhöhung des Minuten-Volumens resultiert."

Im Blick auf derartige wissenschaftliche Erkenntnisse jüngster Zeit hat auch Herr Dr. MARCH sein Gutachten in erster Linie auf den seelischen Gesundheitsschaden ausgerichtet. In Übereinstimmung mit ihm muß der seelische Gesundheitsschaden zum mindesten als die somatischen Befunde wesentlich mitbestimmender Faktor angesehen werden, erwachsen doch die von dem Gutachter der Universitätsklinik mitdiskutierten vegetativen Regulationsstörungen erfahrungsgemäß in einer Unzahl von Fällen auch nur auf der Grundlage seelischer Gleichgewichtsstörungen und sind somit als Ausdruck einer solchen mitzubewerten.

Auf die seelischen Gesundheitsschäden ist jedoch der Gutachter der Universitätsklinik überhaupt erst gar nicht eingegangen. Er hat es nicht einmal für erforderlich gehalten, die Zuziehung eines Neurologen oder Psychiaters in Vorschlag zu bringen.

Es wird daher beantragt, ein internistisches und zusätzlich ein psychiatrisches Obergutachten einzuholen. Dabei dürfte sich wegen der Differenzen mit der Medizinischen Universitätsklinik die Bestellung eines Obergutachtens von dieser nicht empfehlen."

Abschließend ergänze ich den obigen Schriftsatz des Anwaltes der Frau C. noch durch ein weiteres Zitat Professor BÜCHNERS aus einem Vortrag über „Grundsätzliches zur psychosomatischen Medizin", 1951, entnommen einer Vortragssammlung „Vom geistigen Standort der modernen Medizin", Freiburg i. Br., 1957:

„Denkmöglich, ja wahrscheinlich ist durchaus auch die Beeinflussung des Ausbruchs, des Rezidivierens und des Fortschreitens einer tuberkulösen Erkrankung, z. B. einer Lungentuberkulose durch psychische Faktoren. ... Nur sind hier, bei der ausgesprochenen Chronizität der Erkrankung, die Korrelationen zwischen Psyche und somatischer Krankheit besonders schwer zu deuten. ... Für die psychische Beeinflussung des Tuberkulose-Ablaufs beweisend sind die Mitteilungen von BRONKHORST (1950). Wenn hier allein durch psychosomatische Ruhekur ohne Kollapstherapie und ohne Chemotherapie über die Hälfte der tomographisch sicher nachgewiesenen Kavernen geheilt werden konnte, so ist das ein außerordentliches Ergebnis. Das Wesentliche dieser Behandlung ist, daß neben völliger körperlicher Entspannung durch Bettliegen (nicht durch Liegestuhl) die Kranken systematisch psychisch-geistig aus der Welt ihrer beruflichen und häuslichen Sorgen und Aufgaben herausgelöst werden und auf ganz neue seelisch-geistige Inhalte und Aufgaben umgelenkt werden."

Gemäß dem Antrag des Rechtsanwaltes der Frau C. wurde diese im November 1962 noch einmal durch den *leitenden Arzt der Tuberkulose-Fürsorge des Gesundheitsamtes* ihres derzeitigen Wohnsitzes untersucht und begutachtet. Das Ergebnis dieser Untersuchung ist insofern beachtenswert, als dieser Gutachter entgegen der wiederholten Feststellung der Universitätsklinik und in Übereinstimmung mit dem Frau C. seit Jahren behandelnden Lungenfacharzt noch heute eine „doppelseitige, produktiv-indurative Oberlappentuberkulose", zur Zeit „geschlossen, stationär, aber vor allem im linken Oberlappen noch nicht völlig inaktiviert und somit noch rückbildungsfähig" fand. Die Lungentuberkulose bedinge gegenwärtig eine MdE von 50 %.

Ferner — so heißt es weiter in dem letztgenannten Gutachten — bestünde ein *„labiler Hochdruck mit vorzeitiger allgemeiner Gefäß-Sklerose". Dieses Leiden sei jedoch „sicher anlagebedingt bei deutlich hereditärer Komponente*... Es hätte sich mit großer Wahrscheinlichkeit auch ohne Einwirkung der Gewaltmaßnahmen manifestiert".

Da leider aus der Zeit vor 1947 keine vergleichbaren Röntgenbefunde vorlägen, sei es „schwierig, auch nur annähernd den Beginn der Lungentuberkulose zeitlich richtig zu bestimmen". Aufgrund des röntgenologischen Substrats von 1947 hielt dieser Gutachter aber den Beginn der Tuberkulose für in die Jahre 1944 und 1945 projizierbar, ohne daß er jedoch hiermit eine feste Zeitbestimmung geben wollte. Er sähe „die Verfolgung keineswegs mit der letzten Haft der Frau C. 1941 in Berlin oder ihrer letzten nachgewiesenen Illegalität in Holland für beendet" an. Zwar würde man die Frage nie ganz klären können, ob die Lungentuberkulose der Frau C. letzten Endes mittel- oder unmittelbar eine Schädigungsfolge durch nationalsozialistische Gewaltmaßnahmen darstelle, gleichwohl hielte er den nach dem Gesetz geforderten Wahrscheinlichkeitsgrad bezüglich der Zusammenhangsfrage für gegeben. Müsse man doch anerkennen, „daß das gesamte Leben der Frau C. ab 1933 völlig aus dem normalen Gleis geworfen war und die Kette von Verfolgungsmaßnahmen als ein permanenter Insult betrachtet werden müsse, der eine so schwere Schädigung für Körper und Seele zur Folge hatte, daß die Tuberkuloseinfektion einen hochgradig geschwächten Körper traf".

Was den von mir angenommenen seelischen Gesundheitsschaden anbetreffe, meinte schließlich der Gutachter, in der Hinsicht wären zur Zeit „keine Leiden manifest, schon gar nicht in meßbar erwerbsminderndem Sinne". Damit würde aber nicht der in meinem Gutachten vertretenen Grundauffassung widersprochen. Auch er sähe „die Erkrankung in psychosomatischem Zusammenhang, jedoch nur im Hinblick auf ihre Genese". Unter diesen Umständen verzichtete er bewußt auf die zusätzliche Veranlassung eines psychiatrisch-neurologischen Gutachtens.

4. Hirntrauma, Dystrophie und cerebrales Defektsyndrom nach Verschüttung, Wehrdienst und Kriegsgefangenschaft

Von H. March

Herr Joachim D. (59 Jahre) stellte am 14. IX. 1950 *Antrag auf Gewährung von Versorgungsbezügen* als Kriegsdienstbeschädigter. Er sei Anfang 1943 bei einem Bombenangriff vom dritten Stock seines Hauses herabgestürzt und unter den Trümmern verschüttet worden. Erst 18 Stunden später habe man ihn ausgegraben, in ein Berliner Krankenhaus eingeliefert und von dort in ein Ausweichkrankenhaus nach Polen abtransportiert. Zur Zeit seines Antrages wäre sein Allgemeinbefinden immer noch gestört, speziell bezüglich seines Kopfes und Beines.

Aus den Aktenunterlagen

Bereits im *August 1946* war D. von einem *Nervenarzt* untersucht und mit der Diagnose: „Gehirnkontusion durch Verschüttung" für 50 % kriegsdienstbeschädigt erklärt worden. Die Richtigkeit dieses Befundes wurde später von der zuständigen Versicherungsanstalt bestätigt.

Ein *Facharzt für Orthopädie* bescheinigt Herrn D. am 9. III. 1951: rechtsseitige Fußbeschwerden als Folge eines Knöchelbruches nach einer Verschüttung im Jahre 1943. Nach längerem Gehen und Stehen schwelle das rechte Knöchelgelenk an, so daß die Gehfähigkeit behindert sei. (Das Röntgenbild ergab eine geheilte Fraktur des Malleolus lateralis des rechten Fußes.) Außerdem stünde D. seit Jahren wegen Klagen über Magenbeschwerden in ärztlicher Behandlung. Klinisch entsprächen diese einem Ulcusschmerz. Röntgenologisch wäre jedoch bisher nur eine Gastritis festgestellt worden. Sonst sei D. noch wegen Haltungsschwäche, Lumbago und Hämorrhoiden behandelt worden. Endlich hätte sich in letzter Zeit in verstärktem Maße eine pectanginöse Symptomatik bemerkbar gemacht, die allerdings schon seit 1948 — nur in geringerem Grade — hin und wieder aufgetreten wäre. „Das EKG bot keinen krankhaften Befund."

Am 20. VII. 1951 wurde D. auf der *versorgungsärztlichen Untersuchungsstelle* durch einen *Facharzt für Chirurgie* untersucht und begutachtet. Diesem lag u. a. der alte Versorgungsbescheid des zuständigen Versorgungsamtes vom Mai 1944 vor: „Narben nach Schnittverletzung am Hinterkopf, der rechten Wange, dem rechten Unterarm, rechten Unterschenkel und linken Unterschenkel sowie Zustand nach Gehirnerschütterung, hervorgerufen durch Verwundung beim Luftangriff vom 24. VIII. 1943."

D. gab bei seiner Untersuchung *auf der versorgungsärztlichen Untersuchungsstelle am 20. VII. 1951 an,* er sei an dem genannten Tage durch die Wirkung einer Luftmine, die sein Haus zum Einsturz gebracht hätte, verschüttet und an Kopf, Arm und Beinen verletzt worden. Eine Zeitlang sei er bewußtlos gewesen und erst bei der Einlieferung in das eingangs benannte Krankenhaus wieder zur Besinnung gekommen. Am 7. X. 1943 habe man ihn in ambulante ärztliche Weiterbehandlung entlassen. Ende 1944 sei er zur Wehrmacht eingezogen worden. Er kam nach Ostpreußen und weiter in die Nähe von Warschau. Hier geriet er nach Kriegsschluß in russische Gefangenschaft, aus der er Ende 1945 wegen seines Alters und wegen einer allgemeinen Körperschwäche entlassen wurde. 1947 bis 1949 arbeitete er als Koch bei der amerikanischen Besatzungsmacht in Berlin. In der Folgezeit war er nur noch gelegentlich als Koch tätig und seit $1^1/_2$ Jahren praktisch durchgehend arbeitslos.

Als Klagen brachte Herr D. vor: „Leichte Vergeßlichkeit und dauernde Kopfschmerzen." Eigentlich sei er nie richtig klar im Kopf. Die Kopfschmerzen seien mal auf der einen, mal auf der anderen Seite. Sie träten besonders bei stärkerem Lärm auf. Daneben hätte er Schmerzen im rechten Bein, die vom Fuß bis zum Knie ausstrahlten. Ab und zu litte er an heftigen Herzschmerzen, die sich bis in die linke Schulter hochzögen. Wenn er sich bücke, stellten sich Rückenschmerzen ein, die jedoch wieder schwänden, sobald er sich aufrichte. Bei schnellem Gehen würde es ihm schwarz vor den Augen. Schließlich sei er auch sehr nervös.

Bis auf verschiedene Narben am Schädel, am Abdomen (nach Leistenbruchoperation), am rechten Unterarm und linken Oberschenkel konnte der Untersucher bei D. keinen wesentlichen krankhaften Befund erheben.

Darum faßte er sein *Urteil* dahingehend zusammen: Die von D. *vorgebrachten Klagen,* er sei leicht vergeßlich, habe dauernd Kopfschmerzen und sei nicht richtig klar im Kopf, *erweckten absolut den Eindruck von Übertreibung.* Bei der Erhebung der Vorgeschichte habe er sich recht gut an Einzelheiten erinnern können. Und *die Angabe, die Kopfschmerzen seien mal auf der einen, mal auf der andern Seite,* wären *doch recht vage.* Überhaupt sei *die Schilderung aller Beschwerden unpräzise, daß man den Eindruck gewinnen müsse, sie seien in der angeführten Weise überhaupt nicht vorhanden. Jemand, der wirklich an postcommotionellen Störungen litte, sei auch in der Lage, diese in glaubwürdiger Weise zu beschreiben.* Das alles vermisse man bei D.

Im übrigen wäre D. gegen Ende des Krieges noch im Fronteinsatz gewesen. Nach seiner Rückkehr aus der Gefangenschaft habe er noch jahrelang als Koch bei einer Besatzungsmacht gearbeitet. Schon deswegen wäre nicht anzunehmen, *daß bei D. irgendwelche Symptome einer Hirnleistungsschwäche bestanden hätten.* Er *mache auch einen durchaus intelligenten Eindruck,* reagiere sofort bei Aufforderung während der Untersuchung und gäbe richtige und schnelle Antworten. Aufgrund dieser Erwägungen nahm der Gutachter bei D. eine „Neurose“ an und schätzte die MdE durch VL auf 10 %.

Dementsprechend wurde D. am 9. III. 1951 beschieden.

Gegen diesen Bescheid erhob der *Bund der Kriegsversehrten Einspruch.* Er begründete denselben damit: D. klage nach wie vor über Kopfschmerzen und -druck, auch sei er leicht erregbar. Die Verletzungen am linken Bein, linken und rechten Unterarm bereiteten ihm zwar weniger Beschwerden, doch seien die Schmerzen im rechten Bein, das durch die Verschüttung gebrochen gewesen wäre, recht erheblich. Diese Beschädigung sei in dem Rentenbescheid überhaupt nicht berücksichtigt worden. Da D. aber von Beruf Koch sei, sei er gerade durch diese Verletzung in seinem Beruf sehr behindert.

Zu diesem Einspruch äußerte wiederum ein *Chirurg des Ärztlichen Dienstes des Versorgungsamtes:* Was die Klagen von seiten des Kopfes anbeträfe, so fänden sich dort nur belanglose Narben. *Erfahrungsgemäß seien auch die Folgen einer Gehirnerschütterung längstens nach zwei Jahren abgeklungen.* Seit der Gehirnerschütterung des D. seien jedoch inzwischen acht Jahre verflossen.

Im Januar 1953 wurde D. in der *Inneren Abteilung eines größeren Städtischen Krankenhauses* aufgenommen, nachdem sich wenige Tage zuvor bei ihm plötzlich eine Sprachstörung und ein Schweregefühl des rechten Armes eingestellt hatten. Im Anschluß daran war D. etwa eine Stunde bewußtlos und hatte eine retrograde Amnesie gezeigt. Bei der Aufnahme im Krankenhaus war die Sprache immer noch dysarthrisch. Neurologisch bestand eine leichte Facialis-, Abducens- und Hypoglossusparese rechts sowie eine leichte rechtsseitige Hemiparese mit leichter Reflexsteigerung.

Aufgrund dieses neurologischen Befundes wurde D. auf eine *Hirnverletzten-Abteilung* verlegt, wo er sich vom 10. I. bis 30. V. 1953 befand. Ich entnehme dem dortigen Krankenblatt nur die *Schädelanamnese:*

Am 23. VIII. 1943 beim Fliegerangriff in einem zusammenstürzenden Haus verschüttet. D. selbst stürzte vom vierten Stock in die Tiefe, sofort bewußtlos. Wurde erst am nächsten Tage gegen Mittag ausgegraben. In der Zwischenzeit will er zeitweise bei Bewußtsein gewesen sein und um Hilfe gerufen haben. Einweisung in das eingangs erwähnte Krankenhaus. Zeigte dort ausgedehnte Platzwunden der rechten Gesichtshälfte, zwei weitere über dem Hinterkopf, eine Fraktur des rechten Unterkiefers, eine Weichteilverletzung des rechten Unterarmes und linken Oberschenkels und eine Knöchelfraktur rechts. Wurde sofort operativ versorgt. Keine Erinnerung an Erbrechen. In den folgenden Tagen noch stark benommen und hin und wieder bewußtlos. Keine neurologischen Ausfallserscheinungen. Nach fünf Tagen in die Gegend von Posen verlegt. Befand sich hier fünf Monate in Krankenhausbehandlung, drei Monate als Genesender. Im August/September 1944 als g.v.H. zu einem Pionierbataillon eingezogen. Litt in dieser Zeit immer noch an Kopfschmerzen, Gleichgewichtsstörungen und Ohnmachtsanfällen. Kam trotzdem zum Osteinsatz als Pionier. Sechs bis acht Wochen vor Kriegsende wegen seiner Beschwerden zur Küche abkommandiert. Geriet am 8. V. 1945 in Gefangenschaft, aus der er im Oktober 1945 entlassen wurde. Nach einem Jahr Erholung wieder als Koch beim Amerikaner angefangen. Seit zwei Jahren (1951) meistens arbeitslos, nur noch aushilfsweise tätig.

Seit der Verschüttung klage er dauernd über Kopfschmerzen, besonders im Gebiet der Stirn und des Hinterhauptes sowie über Schwindel und Gleichgewichtsstörungen. Auch sei er erregbar und reizbar geworden. Merkfähigkeit und Gedächtnis hätten angeblich sehr nachgelassen. Bestellungen in der Küche würden sofort vergessen. Er sei langsam und ewig unentschlossen. Was er lese, verfiele sofort in Vergessenheit. Während er früher gesellig, lustig, freundlich und offen zu allen Menschen gewesen wäre, lebe er heute völlig zurückgezogen. Allen Menschen gegenüber wäre er mißtrauisch. Am liebsten bliebe er für sich allein. Er ginge in kein Kino („das geht zu schnell"), fühle sich überall stark gehemmt und minderwertig. Auf der Straße erkenne er Bekannte oder Autos immer erst, wenn sie schon fast vobei wären. Dadurch wäre er oft im Verkehr in Gefahr geraten. Seit acht Tagen bekäme er „die Kurve" nicht mehr: Wenn er durch eine Tür gehen wolle, müsse er scharf nach links halten, um nicht gegen sie zu laufen. Dazu bestünde bei ihm eine partielle Schlafstörung, besonders beim Einschlafen. Er schwitze sehr stark und sehr leicht und ermüde sehr rasch. Zunehmende Wetterempfindlichkeit, Flimmerskotome, farbige Kreise und Ringe. Potenz und Libido hätten sehr nachgelassen. Vor einem Jahr hätte er geheiratet. Die Ehe sei wegen der Potenzstörungen sehr schwierig. Am 3. I. 1953 plötzlich starke Erregung, es sei ihm alles „so schwer wie Blei" geworden. Dann wisse er von nichts mehr. Kam erst im Krankenhaus wieder zu sich. Ähnliche Zustände seien ihm von früher her nicht bekannt.

Die *Ehefrau gab im Hirnverletzten-Krankenhaus noch an,* sie habe ihren Mann erst wenige Jahre vor der Eheschließung (1952) kennengelernt. Im Anfang sei alles glatt gegangen. Später wäre er immer unzufriedener, verbitterter und gröber geworden. Alle vierzehn Tage hätte er einen „Tobsuchtsanfall" bekommen, in dem er sie schlage, die Wohnung demoliere, obwohl gar kein Anlaß vorläge. Das käme wie der Blitz aus heiterm Himmel. Hinterher sei er sehr zerknirscht und reuevoll. Zum Schluß des Wutausbruchs wäre er dann immer wie benommen und „wie weg".

Bei der *neurologischen Untersuchung* im Hirnverletzten-Krankenhaus fand sich die rechte Pupille ein wenig weiter als die linke. Die Pupillen waren beiderseits etwas entrundet. Die Zunge wich etwas nach rechts ab. Die Sprache war verlangsamt, dysarthrisch. An den Armen zeigte sich die grobe Kraft rechts gegenüber links ein wenig herabgesetzt, die Diadochokinese rechts etwas plumper. An den Beinen: Patellarsehnenreflex rechts etwas schwächer als links. Die Röntgenaufnahme ergab: HWS multiple Bandscheibenverschmälerungen, arthrotische Veränderungen der kleinen Gelenke, Randausziehungen, Randwulstbildungen der gesamten HWS, an der LWS Randwulstbildungen mäßigen Grades. Die Luftencephalographie des Schädels ergab: Seitenventrikel rechts etwas größer als links. Vorderhorn etwas klobig, viel Luft in der Cysterna ponti und chiasmati, im Bereich des Stirnhornpols deutlich vermehrte grobfleckige streifige Zeichnung.

Während des Krankenhausaufenthaltes standen die Klagen über dauernde Kopfschmerzen gänzlich im Vordergrund. Daneben klagte der Patient dauernd über Rückenschmerzen, besonders beim Liegen. Gelegentliche stenocardische Beschwerden.

Vor der beabsichtigten Entlassung fiel auf, daß D. vermehrt klagsam wurde, so daß man den Eindruck gewann, er suche täglich nach neuen Beschwerden, um die Entlassung hinauszuschieben. Eine abschließende Diagnose wurde nicht gestellt. D. wurde nach Hause entlassen, da ihm eine neue Stelle als Koch angeboten worden war.

Etwa $^3/_4$ Jahr später, am 16. II. 1954, wurde D. durch Herrn *Professor A. neurologisch-psychiatrisch untersucht.* Diesmal berichtete er zu seiner Anamnese noch: Anfang Januar 1945 sei er ein zweites Mal durch Granattreffer verschüttet worden und anschließend zwei Stunden bewußtlos gewesen. Sonst klagte D. wie früher über starken Kopfschmerz, kurzen Schlaf, Schwindel und Schwarzwerden vor Augen, wenn er etwas schneller ginge, über Vergeßlichkeit, Interessenlosigkeit, leichte Erregbarkeit und Schmerzen im Rücken.

Neurologisch fand Herr Professor A. lediglich einen feinschlägigen Lid- und Händetremor. Psychisch charakterisierte Professor A. Herrn D. als: verstimmt, unruhig, ganz auf seine Beschwerden fixiert.

In seiner *abschließenden Beurteilung* verwies Prof. A. darauf, daß bereits von dem chirurgischen Vorgutachter vermerkt worden wäre, daß die von D. sehr lebhaft vorgetragenen *Beschwerden nicht recht glaubhaft* seien und sich weder Zeichen einer Hirnleistungsschwäche noch einer vegetativen Dystonie nachweisen ließen. Das im Hirnverletzten-Krankenhaus angefertigte Encephalogramm zeige im ganzen ein normales Ventrikelsystem, nur eine vermehrte Arachnoidalzeichnung. Doch wäre dies ein Befund, der in dem Alter des D. häufig zu erheben wäre.

Wichtig sei jedoch, daß an der Wirbelsäule röntgenologisch eine Spondylose, Osteochondrose und Bandscheibenverschmälerung festgestellt worden seien. Der *Gesamtbefund* des Patienten entspräche aber lediglich dem eines *früh gealterten Menschen mit einer dysphorischen Verstimmung und allgemein nervöser Klagesüchtigkeit. Folgezustände nach einer durchgemachten Gehirnerschütterung seien jedenfalls nicht nachweisbar und jetzt, zehn Jahre nach der Gehirnerschütterung, nicht mehr zu erwarten.* Ein neurologisches Versorgungsleiden läge also nicht vor.

Daraufhin wurde auch diesmal am 30. IV. 1954 der Rentenantrag des D. abgewiesen.

Jetzt erhob der *Verband der Kriegsbeschädigten Widerspruchsklage beim Sozialgericht* und beantragte, festzustellen, daß bei D. auch eine Hirnschädigung vorliege.

Auf Veranlassung des Sozialgerichts erfolgte nunmehr am 8. III. 1956 eine eingehende *neurologisch-psychiatrische Untersuchung durch Herrn Dr. B.* Ich entnehme dem sehr umfangreichen Gutachten zunächst noch einige *weitere Angaben zur Anamnese* des D. über die Zeit seiner Kriegsgefangenschaft: In dem Gefangenenlager bei Leningrad, in dem er sich befunden hatte, hätten die Gefangenen schwer arbeiten müssen. Viele von den Kameraden seien infolge der Strapazen verstorben. Er selbst sei hochgradig abgemagert gewesen, er habe lange Zeit an geschwollenen Unterschenkeln gelitten. Diese Oedeme hätten sich erst im Laufe des Jahres 1946 nach seiner Entlassung aus der Kriegsgefangenschaft langsam wieder zurückgebildet. Wegen seiner Dystrophie wäre er auch vorzeitig im Dezember 1945 aus der Kriegsgefangenschaft entlassen worden.

Bis auf ein geringes Abweichen der Zunge nach rechts beim Herausstrecken konnte auch Herr Dr. B. keinen neurologisch gröberen Befund erheben. Jedoch beschrieb er ausführlich das psychische Zustandsbild des D.: depressive Stimmungslage, leidender Gesichtsausdruck, deutlicher Konzentrationsmangel. Alle Fragen können nur zögernd beantwortet werden. Monotone langsame Sprechweise. Deutliche Störungen des Altgedächtnisses im Sinne mangelnder Reproduktionsfähigkeit; zum Teil auch Altgedächtnislücken. Merkfähigkeit deutlich reduziert. Kann, obwohl er regelmäßiger Zeitungsleser ist, kaum etwas von den Tagesereignissen berichten. Eine sechsstellige Telefonziffer wird nach einer Minute trotz Bemühens nicht wiederholt. Spontaneitätsmangel. Berichtet von sich aus wenig. Das meiste muß erfragt werden. Reduziertes Intelligenzniveau. Dazu bemerkt der Gutachter: „Es ist bei seinem Werdegang (18jähriger Auslandsaufenthalt) anzunehmen, daß seine intellektuellen Fähigkeiten früher besser gewesen sind als jetzt.“ Aufmerksamkeit, Auffassung und Urteilsfähigkeit reduziert. Geordneter, jedoch deutlich verlangsamter Gedankenablauf. Zeitweilig etwas schwerfällig bei Befolgung der Aufforderungen zur Durchführung der Untersuchung, jedoch *keine Anzeichen für Simulation oder Übertreibung.*

Abschließend kam der Gutachter zu dem Urteil, daß bei D. ein Hirnschrumpfprozeß (Hirnatrophie) nach zwei vorausgegangenen Schädelunfällen sowie nach Dystrophie vorliege. Ein deutlicher Hinweis in dieser Richtung wäre schon das Abweichen der Zunge nach rechts beim Herausstrecken. Denn ein einziger Befund dieser Art könne schon beweisend für einen Hirnschaden sein. Vor allem aber wäre die Wesensänderung des D. im Sinne einer psychischen Verlangsamung mit Konzentrationsschwäche, Antriebsschwäche, depressiver Stimmungslage, Reizbarkeit usw. ein gewichtiges Symptom für eine Hirnschädigung. Diese müsse sowohl auf die überstandene Dystrophie sowie auf die erlittenen Schädelunfälle zurückgeführt werden. Bei der Verschüttung im August 1943 müsse es sich schon um einen „sehr schweren Schädelunfall gehandelt haben“. Hierfür spräche u. a. schon die mehrtägige Bewußtlosigkeit des D. nach der Verschüttung. Desgleichen könne man annehmen, daß D. während der Kriegsgefangenschaft noch eine schwere Dystrophie durchgemacht habe. *Ein Gehirn aber, das schon zuvor von Unfällen betroffen gewesen sei, pflege besonders anfällig für Dystrophieschäden zu sein.* Für eine solche Annahme spräche auch nicht zuletzt der *nicht zu übersehende Persönlichkeitsknick,* den D. in seiner beruflichen Leistungsfähigkeit aufwies. Habe er doch, während er in früheren Jahren zum Teil in großen Hotels in leitenden Stellen tätig gewesen wäre, nach dem Kriege beruflich völlig versagt.

Nach allem schätzte Herr Dr. B. die MdE des D. durch „Wesensänderung und Hirnleistungsschwäche nach schweren Schädelunfällen und Dystrophie" auf 70 %.

Wiederum nahm die *Nervenabteilung der versorgungsärztlichen Untersuchungsstelle* zu dieser Schlußfolgerung Stellung: Eine Zungenabweichung nach einer Seite sei ein sehr vieldeutiges Symptom und ohne sonstige Abweichungen im neurologischen Befund kaum zu verwerten. Die Ansicht des Herrn Dr. B., daß traumatische und dystrophiebedingte Hirnschäden noch nach zehn Jahren und mehr klinisch manifest werden könnten, sei unhaltbar. Cerebrale Dystrophieschäden blieben stationär und zeigten keine fortschreitende Hirnatrophie. Das gleiche träfe für traumatische Hirnschäden zu. Die bei D. jetzt durch Herrn Dr. B. festgestellten Auffälligkeiten könnten daher sicherlich nicht mehr ursächlich auf Schädigungen von 1943 und 1945 bezogen werden. *In erster Line* kämen bei dem jetzt 57jährigen Manne hierfür nur *vorzeitige Abbauerscheinungen des Gehirns* insbesondere Durchblutungsstörungen infolge Verkalkung der Hirngefäße in Frage.

Abermals erhob der *Verband der Kriegsbeschädigten* gegen diese nervenärztliche Stellungnahme des Versorgungsamtes Einspruch. In der vorliegenden Fassung würde sie wohl kaum dem Sachverständigengutachten des Herrn Dr. B. gerecht.

Jetzt beauftragte das Sozialgericht den *Chefarzt des bereits erwähnten Hirnverletzten-Krankenhauses, Herrn Dr. Lindenberg*, mit der neurologisch-psychiatrischen Begutachtung des Herrn D. Dasselbe wurde nach einer neuerlichen dreitägigen stationären Beobachtung des D. am 28. X. 1956 erstattet.

Die von D. bei dieser Gelegenheit gemachten anamnestischen Angaben decken sich im großen und ganzen mit den bereits früher gemachten Schilderungen seiner Vergangenheit sowie seiner Kriegs- und Gefangenschaftserlebnisse. Über seine Versuche, nach der Rückkehr aus der Kriegsgefangenschaft wieder in seinem Beruf Fuß zu fassen, berichtete er, er habe nach dem Kriege sicherlich 15 bis 20 Arbeitsstellen gehabt, jedoch das Arbeitsverhältnis immer bereits nach kürzester Zeit wieder lösen müssen, da er der Tätigkeit eines Kochs nicht mehr gewachsen gewesen wäre.

Die Beschwerden, die D. während seiner diesmaligen Beobachtungszeit vorbrachte, waren ebenfalls die gleichen wie früher: ständiger Kopfdruck, Kopfschmerzen, Kreuz- und Lendenschmerzen, grobe Merk- und Gedächtnisstörungen, Verlangsamung und Erschwerung aller Denkabläufe, Neigung zu starkem Schwitzen, ständige Müdigkeit und Abgeschlagenheit, völlige Interessenlosigkeit an allem Geschehen in der Welt und der näheren Umgebung. Auch habe er in letzter Zeit drei- oder viermal Schwindelanfälle gehabt, bei denen er ohnmächtig geworden sei und einmal sogar eingenäßt habe.

Aus dem diesmal im Hirnverletzten-Krankenhaus erhobenen Untersuchungsbefund zitiere ich nur den in dem Gutachten beschriebenen *psychischen Status*, da die neurologische Untersuchung, wie bereits bei früheren Untersuchungen, bis auf eine geringe Bauchdeckenreflex-Differenz und eine geringe Steigerung des Radiusperiostreflexes rechts gegenüber links keine wesentlichen Auffälligkeiten erbrachte.

In psychischer Hinsicht aber zeigte D. einen müden, abgespannten und leidend wirkenden Gesichtsausdruck, eine starre Mimik und Gestik, eine allgemeine Verlangsamung, Schwerbesinnlichkeit und Begriffsstutzigkeit, jedoch *keinen Anhalt für Aggravation.* Bei der psychischen Testung fielen eine sehr schnelle Ermüdbarkeit und Klagen über vermehrte Kopfschmerzen auf. Sein schulisches Wissen erwies sich als nur noch mangelhaft vorhanden, die Merkfähigkeit als völlig ungenügend. Schon kleine Geschichten vermochte D. nur noch fehlerhaft nachzuerzählen. Nach einer Stunde war die Erinnerung an sie ausgelöscht. Ein Aufsatz wurde primitiv wie der eines zehnjährigen Kindes abgefaßt.

In seiner *Schlußbeurteilung* schloß sich Herr Dr. LINDENBERG voll und ganz der gutachtlichen Schlußfolgerung des Herrn Dr. B. an, wenn er schreibt: „Dieser Patient hat zweifelsohne durch die erlittene Verschüttung und später durch die Strapazen der russischen Gefangenschaft schwere Veränderungen seiner gesamten Psyche erlitten." Entgegen dem gegenwärtigen Zustandsbild könne man mit gutem Recht annehmen, daß D. früher über eine gute Intelligenz verfügte. War er doch 18 Jahre lang im Ausland, in Stockholm und Upsala, in Göteborg, Malmö und andernorts und davon zuletzt nur in gehobenen Stellungen als Abteilungs- oder Küchenchef tätig.

Bezüglich des früheren Luftencephalogramms machte diesmal Herr Dr. LINDENBERG noch besonders auf die erhebliche Luftansammlung in der Cysterna pontis et chiasmati aufmerksam, die darauf schließen läßt, daß gerade die basalen Anteile des Gehirns in der Umgebung der Hypophyse eine erhebliche Atrophie erlitten hätten. Derartige Befunde wären häufiger im Gefolge stumpfer Hirntraumen beschrieben worden.

Kurz und gut, es handele sich bei D. einmal um eine traumatische Hirnschädigung, die er im beginnenden Regressionsalter erlitten habe, zu der dann weiterhin eine, wenn auch nur wenige Monate dauernde, Dystrophie gekommen sei, die ihrerseits ebenfalls häufig zu einer Hirnatrophie führe.

Beide Schäden seien aber zweifelsohne durch die Kriegseinflüsse bedingt. Die hierdurch bedingte MdE des Herrn D. schätzte Herr Dr. L. auf 100 %.

Trotz dieser beiden sehr umfangreichen und eingehend begründeten fachärztlichen Gutachten, die sich eindeutig für das Vorliegen einer schweren, kriegsbedingten Hirnleistungsschwäche bei D. ausgesprochen hatten, *hielt der ärztliche Dienst des Versorgungsamtes* noch *eine weitere stationäre Untersuchung auf der neurologisch-psychiatrischen Abteilung der Versorgungsärztlichen Untersuchungsstelle für angezeigt. Und zwar begründete er diese Maßnahme plötzlich damit, daß jegliche Unterlagen dafür fehlten, daß D. tatsächlich auch 1945 verschüttet gewesen wäre und daß er während der Kriegsgefangenschaft eine Dystrophie durchgemacht habe. Ebenso müsse* noch *„durch objektive Unterlagen" die frühere Leistungsfähigkeit* des D. und sein jetziges angebliches Versagen im Beruf *glaubhaft gemacht werden.* Ohne solche Unterlagen ließe sich ärztlicherseits ein abschließendes Urteil gar nicht geben.

D. leistete der Vorladung zu dieser neuerlichen stationären Beobachtung jedoch keine Folge.

Ein *neubenannter gerichtlicher Sachverständiger,* Herr Dr. C., erklärte sich für nicht in der Lage, auf Grund einer ambulanten Untersuchung das sehr ausführliche Gutachten des Herrn Dr. Lindenberg einer kritischen Wertung zu unterziehen. Stattdessen schlug er eine Begutachtung durch eine Universitäts-Nervenklinik vor.

Da sich Herr D. jedoch in der Zeit vom 22. X. bis 20. XII. 1957 im Anschluß an eine Grippepneumonie im Auguste-Viktoria-Krankenhaus befunden hatte — er lag dort zunächst auf der Inneren Abteilung und wurde dann wegen seiner starken Kopfschmerzen auf die seiner Zeit von mir geleitete neurologische Abteilung verlegt — *beauftragte das Sozialgericht* nunmehr *mich mit der Erstattung des jetzt dritten psychiatrisch-neurologischen Gutachtens.*

Die folgende **Anamnese unter dem Gesichtspunkt der Begutachtung** wurde von mir erst am 12. VI. 1958 erhoben. Hier berichtete Herr D.:

In seiner Familie seien Nerven- oder Geisteskrankheiten nicht beobachtet worden. Der Vater war Maschinenmeister und verstarb im 60. Lebensjahr an einem Carcinom. Die Mutter verstarb 14 Tage später.

D. selbst war der fünfte von zehn Geschwistern. Er will sich normal entwickelt haben und abgesehen von den üblichen Kinderkrankheiten in der Kindheit und Jugend nie ernster krank gewesen sein. Insbesondere wisse er nichts von irgendwelchen epilepsieverdächtigen Erscheinungen. In der Schule lernte er gut. Nach der Schulentlassung ging er in die Konditorlehre, lernte weiterhin Koch und war dann auch später nur noch in diesem Beruf tätig. 1917 bis 1918 war er erstmals zum Kriegsdienst eingezogen. Er wurde ohne Rente entlassen, um in seinen alten Beruf zurückzukehren. Längere Zeit der Arbeitslosigkeit hätte es bei ihm in früheren Jahren nie gegeben.

Im Jahre 1943 wäre er dann bei einem Großangriff auf Berlin verschüttet worden. Das Haus, in dem er sich gerade befunden hätte, sei unter der Bombeneinwirkung zusammengebrochen. Dabei wäre er vom vierten Stock heruntergestürzt. Er habe zwischen den Trümmern zusammengekrümmt gelegen. Glücklicherweise wäre ein Balken über seine Brust gefallen, wodurch er von einer weiteren Verletzung verschont worden sei. Nach seinem Sturz wäre er die größte Zeit bewußtlos gewesen. Wenn zwischendurch für wenige Momente sein Bewußtsein zurückgekehrt wäre, hätte er um Hilfe gerufen, um aber gleich wieder seine Besinnung zu verlieren. Erst nach etwa 18 Stunden habe man ihn geborgen und ihn in ein Krankenhaus eingeliefert. Der rechte Fußknöchel sei kaputt gewesen. Er habe so etwas gehört, wie „komplizierter Knöchelbruch". Das rechte Ohr habe angenäht werden müssen. Ebenso hätte eine Schnittwunde im Bereich der rechten Wange durch Naht versorgt werden müssen, desgleichen eine Platzwunde am linken Oberschenkel. Erst zwei Tage nach seiner Einlieferung in das Krankenhaus wäre sein Bewußtsein wieder völlig klar gewesen. Er will auch stark erbrochen haben.

Nach vier bis fünf Tagen wurde das betreffende Krankenhaus geräumt und die Insassen in ein Lazarett in Polen verlegt. Von hier wurde D. nach fünf oder sechs Monaten wieder entlassen. Bald nach seiner Rückkehr nach Berlin habe er einen Musterungs- bzw. einen Gestellungsbefehl vorgefunden. Er sei nur als g.v.H. gemustert worden. Gleichwohl wäre er an die Front gekommen und bei den Pionieren in Rußland eingesetzt worden. Im Januar 1945 sei er noch einmal verschüttet worden. Wieder habe man ihn ausgebuddelt. Natürlich sei er auch diesmal „mit den Nerven durcheinander gewesen". Er kam in ein Feldlazarett, „immer ohnmächtig". Zwei Tage lang sei er verschiedentlich ein paar Stunden „wieder weg" gewesen. Da die Russen im Anmarsch waren, habe man ihn nach acht Tagen aus dem Lazarett entlassen. Im Mai 1945 geriet er in russische Gefangenschaft. Die Gefangenen hatten bei schwerer Arbeit nichts zu essen. So hungerte er auch „vollkommen aus". Er habe „dicke Beine" bekommen. Aus diesem Grunde sei er Ende 1945 wegen Dystrophie in die Heimat entlassen worden. Hier habe er sich erst nach einem Jahr langsam wieder erholt und versucht, sich selbständig durchzuschlagen.

Etwa 1947/1948 habe er, zunächst beim Amerikaner, wieder als Koch angefangen, mußte aber nach relativ kurzer Zeit diese Stelle wieder aufgeben. Auch seine weiteren Bemühungen auf anderen Arbeitsstellen scheiterten sämtlich relativ bald daran, daß er seinen Aufgaben nicht mehr gewachsen war. Aus seiner letzten Stelle wurde er am 26. IV. 1958 wiederum als unbrauchbar, entlassen.

Seit 1951 verheiratet. Ein Kind, keine Fehlgeburt seiner Frau, venerische Infektion negiert.

Weiter gab Herr D. an: Seit seiner ersten Verschüttung im Jahre 1943 sei er kein richtiger Mensch mehr. Immer plagten ihn die Kopfschmerzen. Häufig würde ihm schwindlig, als würde der Boden unter seinen Füßen wegschwimmen. Wiederholt sei er auch schon hingestürzt, früher etwa alle vier bis fünf Monate, in letzter Zeit — vielleicht seit 1953 — häufiger. Er merke diese Anfälle vorher, versuche sich noch hinzulegen. Wenn ihm dies aber nicht rechtzeitig gelänge, so stürze er hin und schlüge sich kaputt. Die Bewußtlosigkeit dauere manchmal zehn Minuten, manchmal länger. Wie ihm berichtet worden sei, solle er in diesen Anfällen mit Armen und Beinen zucken. Gelegentlich wäre es auch zum Einnässen gekommen. Jedoch bisher kein Zungenbiß. Letzter größerer Anfall etwa vor vier Wochen. Daneben käme es bei ihm zu Anfällen, bei denen er sich noch hinlegen könne. Doch zucke es auch bei ihnen in den Händen, in der Mundpartie und in den Augenwinkeln. Seit der Verschüttung vergesse er alles sehr schnell. Was der Arzt ihm jetzt noch gesagt hätte, wäre vielleicht in zehn Minuten wieder weg, wenn er es sich nicht aufgeschrieben hätte. Die Stimmung sei immer gedrückt. Dabei sei er leicht aufgeregt und „immer gleich auf der Palme". Nachher tue ihm das dann leid. Der Schlaf sei immer schlecht, immer nur ein bis zwei Stunden. Dann neige er zum Schwitzen.

Die Ehefrau des D. ergänzte diesen Bericht noch dahingehend, daß ihr 1947/1948 erstmalig von „Ohnmachtsanfällen" ihres Mannes berichtet worden sei. Diese wären in der Folgezeit häufiger aufgetreten, jedoch nicht in der schweren Form wie jetzt. Oft träten sie nach Aufregungen auf, manchmal auch aus heiterem Himmel. Gelegentlich setze bei ihrem Mann auch das Bewußtsein aus, ohne daß er hinstürzte. Doch könne er sich bei Wiederkehr der Besinnung nicht mehr an das Vorausgegangene erinnern. Aus nichtigsten Anlässen heraus brause er auf, beschimpfe und schlüge er sie (Fr. D.). Er tobe dann wie ein Besessener los, ohne die geringste Rücksichtnahme auf seine Umgebung. Im Anschluß an einen solchen Tobsuchtsanfall wäre er schon oftmals „wie ein Baum umgefallen". Dann hätte er ständig mit dem Kopf auf den Boden geschlagen und mit Armen und Beinen gezuckt. Dabei wäre ihm Speichel aus dem Munde geflossen, vielfach hätte er auch eingenäßt. Von 1951 bis 1953 wären die Anfälle in Abständen von vier bis sechs Wochen aufgetreten. Die Dauer der Anfälle betrüge etwa zehn bis fünfzehn Minuten. Die Anfallhäufigkeit habe wohl nicht zugenommen, jedoch wäre die Dauer der Anfälle länger geworden. Der letzte Anfall am 20. X. 1957 hätte fast eine halbe Stunde gedauert und wäre von heftigem Erbrechen begleitet gewesen. In seinem Wesen sei der Mann immer brutaler geworden. Die Vergeßlichkeit habe immer mehr zugenommen. Hierdurch sowie durch seine Langsamkeit und Klebrigkeit hätte er immer wieder auf den Arbeitstellen versagt. Schwierige Worte könne er nicht mehr formulieren. Ständig klage er über Druck im Kopf, über linksseitige Brust- und Rückenschmerzen und über Schwerhörigkeit auf dem linken Ohr.

Mein Befund

Neurologisch fand ich am Augenhintergrund leichte Kreuzungsphänomene der Gefäße, eine deutliche Mundfacialisschwäche links, geringe Dysdiadochokinese links. Beim VHV links geringe Einstellschwierigkeiten, meist wurde der linke Arm über oder unter dem rechten Arm eingestellt. Beim Blindgang hinkte die linke Seite etwas nach, gleichzeitig kam es zu einem leichten Abweichen nach links. Im übrigen fand ich am Reflexsystem keine pathologischen Anfälligkeiten, insbesondere keine Pyramidenzeichen.

Aufgrund der oben geschilderten Befunde hatte ich zunächst den Verdacht auf einen linksseitigen pontocerebellären Prozeß auf der Grundlage von Durchblutungsstörungen. Eine Hirnstromkontrolluntersuchung zeigte jedoch keinen sicheren Anhalt für das Vorliegen einer Herdschädigung. Auch Zeichen erhöhter Anfallbereitschaft ließen sich nicht nachweisen.

Ich veranlaßte noch eine *Untersuchung in der Universitätspoliklinik für Hals-, Nasen- und Ohrenkrankheiten.* Diese ergab eine doppelseitige, rechts etwas stärker als links ausgeprägte Schallempfindungsschwerhörigkeit. An Spontanzeichen konnte ein Horizontalnystagmus nach links beobachtet werden.

Die Röntgenaufnahmen des Schädels boten keinen Anhalt für sekundäre Hirndruckzeichen oder Destruktionen.

Psychisch wirkte der Patient auch auf meiner Abteilung hochgradig verlangsamt, reizbar, vergeßlich. Daneben war er zeitweise ausgesprochen hypochondrisch klagsam. Dann äußerte er starke Beschwerden im Bereich der linken Rippenpartie, die von der Wirbelsäule strangförmig bis zum Brustbein ausstrahlten. Ein EKG mit Brustwandableitung zeigte jedoch lediglich eine respiratorische Sinusarrythmie ohne Infarktzeichen. Wie bei seinem ersten Aufenthalt im Hirnverletztenkrankenhaus wirkten die vorgebrachten linksseitigen Intercostalschmerzen häufig wie aggraviert mit der Absicht, dadurch einen größeren Gewinn an Zuwendung zu erhalten.

Meinen **gutachtlichen Erwägungen** lag also der folgende Sachverhalt zugrunde: Herr D. wurde im Jahre 1943 verschüttet und machte während seiner Kriegsgefangenschaft eine Dystrophie durch. Bald nach seiner Rückkehr aus der Gefangenschaft machten sich bei ihm deutliche Erscheinungen eines Persönlichkeitszerfalls bemerkbar. Das Versorgungsamt lehnte bisher das Vorliegen eines VL ab, während sich zwei gerichtlich bestallte Sachverständige für die Anerkennung eines solchen aussprachen.

Als für die Beurteilung der von mir zu entscheidenden gutachtlichen Frage wesentlich, hob ich aus der Anamnese des D. hervor, daß er vor seinen Verschüttungen nie ernster krank gewesen sein will. Insbesondere wurden bei ihm in der Kindheit und Jugend keinerlei epilepsieverdächtige Anzeichen beobachtet. Nach der Schulzeit erlernte er erst das Konditoreihandwerk, um dann Koch zu werden. Er eignete sich die Kenntnis mehrerer Fremdsprachen an und war bis zu seiner Verschüttung im Jahre 1943 etwa 18 Jahre lang im Ausland, aber auch in Deutschland zuletzt in gehobenen Stellungen als Küchenchef und Abteilungschef größerer Hotels und Restaurationsbetriebe tätig.

Demgegenüber versagte er nach seiner Rückkehr aus dem Kriege, bzw. aus der Gefangenschaft im beruflichen Leben vollständig. Zwar versuchte er immer wieder, hier Fuß zu fassen. Doch wurde ihm stets schon nach kurzer Zeit wieder gekündigt, weil er durch seine Begriffsstutzigkeit, Langsamkeit und Vergeßlichkeit den von einem Koch verlangten Aufgaben nicht mehr gewachsen war. D. selbst berichtete auch mir, daß er nach dem Kriege es sicherlich auf 15 bis 20 Arbeitsstellen versucht habe, doch vergeblich.

Ich forderte *von seiner letzten Arbeitsstelle* noch einen *Leistungsbericht* an. In ihm wird D. zwar als eine „stets freundliche, höfliche und entgegenkommende Persönlichkeit" beschrieben, die sich „sehr viel Mühe gab, arbeitsmäßig mit den anderen Herrn Schritt zu halten". Doch habe man immer wieder feststellen müssen, daß ihm dies nicht möglich war. Weil er dies selbst empfunden hätte, sei bei ihm auch stets eine Unsicherheit und Unkonzentriertheit entstanden.

In einem *versorgungsärztlichen Gutachten* wurde nun im Jahre 1951 das Verhalten des D. als *„neurotisch"* beurteilt (Urteil eines Chirurgen). Hierzu meinte ich, daß schon das ständige Bemühen des D., in seinem alten Beruf wieder tätig zu werden, gegen die Annahme einer „Rentensucht" sprechen würde.

Herr *Professor A.* sah als Neurologe das psychische Zustandsbild des D. in ähnlichem Sinne wie der Chirurg als *„nervöse Klagsüchtigkeit bei einem früh gealterten Menschen mit einer dysphorischen Verstimmung" und einer „begehrungsneurotischen Fixiertheit"* an. Dem hielt ich entgegen, daß D. bei seiner Rückkehr aus der Kriegsgefangenschaft erst 46, also ein Mann in den besten Lebensjahren gewesen wäre und daß man angesichts dieser Tatsache wohl kaum, ohne der Sache Gewalt anzutun, den so plötzlichen und *unübersehbaren radikalen Abfall der Lebenslinie, der beruflichen Leistungen und überhaupt des gesamten Persönlichkeitsniveaus* des D. lediglich auf einen vorzeitigen physiologischen Altersabbau zurückführen könne. Vielmehr komme man um die Tatsache nicht herum, daß diesem Geschehen schwere, anders bedingte Hirnschädigungen vorausgegangen sein müßten.

Als solche sah ich nun erstens die Verschüttung des Herrn D. im Jahre 1943 an. Zwar lagen über dieselbe nur wenig objektive Unterlagen vor. Immerhin aber wurden die Unterlagen des alten Versorgungsbescheides aus dem Jahre 1944 in den Akten erwähnt, nach denen bei D. seinerzeit zahlreiche Schnittverletzungen am Hinterkopf, der rechten Wange, dem rechten Oberarm, dem rechten Unterschenkel und dem linken Oberschenkel bestanden. Außerdem hatte sich D. bei der Verschüttung eine Fraktur des rechten Fußknöchels zugezogen. All dies spräche wohl eindeutig dafür — so führte ich aus — daß es sich seinerzeit um ein recht schweres Trauma gehandelt haben müsse.

Aus der Tatsache, daß D. gleichwohl im Dezember 1944 noch als g.v.H. zur Wehrmacht eingezogen wurde, glaubte einer der versorgungsärztlichen Gutachter die Folgerung ziehen zu können, daß es dann wohl mit den „Verschüttungsfolgen" des D. nicht allzu weit her gewesen sein könne. — Meine Erwiderung darauf lautete: Einmal wurde D. nur als g.v.H. befunden, also würden bei ihm wohl noch beträchtliche Gesundheitsschäden vorgelegen haben, wisse doch jeder Kenner der militärischen Lage Deutschlands Ende des Jahres 1944, daß man damals noch Krüppel und Lahme „zur Verteidigung des Vaterlandes“ heranholte. Zudem berichtete mir D., daß er während dieser seiner Soldatenzeit seine seit der Verschüttung bestehenden Kopfschmerzen nie verloren hätte. Auch sei er damals schon verschiedentlich „umgefallen“, so daß man ihn zur Küche abkommandiert hätte. — Allerdings lagen zur Bestätigung dieser Angaben keine objektiven Unterlagen vor. Doch nach dem Gesamteindruck, den D. während seines Aufenthaltes auf meiner Abteilung und bei seiner speziellen Untersuchung durch mich bot, hielt ich die obigen Angaben des D. durchaus für einigermaßen glaubhaft. — Die zweite Verschüttung des D. vom Januar 1945 mit einer angeblichen Bewußtlosigkeit von zwei Stunden ist wiederum nicht belegt.

Abgesehen davon aber war schließlich den Schilderungen des D. noch zu entnehmen, daß er während seiner Kriegsgefangenschaft noch eine schwere Dystrophie durchgemacht hätte. Diese — so meine Überzeugung — muß immerhin so hochgradig gewesen sein, daß man ihn vorzeitig Ende 1945 entließ und nach Deutschland zurücktransportierte.

Und noch *im Jahre 1946 erklärte ein Nervenarzt* Herrn D. aufgrund eines „Schädeltraumas und einer Gehirn-Contusion durch Verschüttung für 50 % kriegsdienstbeschädigt“. Also — so meinte ich — müsse D. damals, drei Jahre nach der Verschüttung immer noch deutliche Erscheinungen in Richtung auf einen solchen Hirnschaden geboten haben.

Ich fuhr dann in meinem Gutachten fort: *„Der erste versorgungsärztliche Gutachter aus dem Jahre 1951* verneinte allerdings das Vorliegen einer KDB und kam nur noch zur Anerkennung einer MdE durch VL in Höhe von 10 %. — Das betreffende Gutachten wurde — wie bereits erwähnt — von einem Chirurgen erstattet. Daher kann es für eine kritische Untersuchung nicht als gewichtig angesehen werden. Dafür, daß diesem Gutachter tatsächlich die Erfahrungen in der Beurteilung von Hirnschädigungsfolgen fehlten, spricht allein schon die Tatsache, daß er u. a. als gegen eine schwere Hirnschädigung sprechend hervorhob, D. mache einen „durchaus intelligenten Eindruck“. — Demgegenüber ist doch in neurologisch-psychiatrischen Fachkreisen hinreichend bekannt, daß sich die wesentlichen Ausfälle eines Hirntraumatikers nicht immer beherrschend in der Intelligenzsphäre eines Menschen bemerkbar machen, sondern in gänzlich anderen Wesensbezirken, in Gestalt von Verlangsamung des Gedankenablaufs, verlangsamter Resonanzfähigkeit, Reizbarkeit usw. — Des weiteren glaubte der gleiche Gutachter zur *Begründung seines ablehnenden Standpunktes* noch darauf hinweisen zu können, *daß Herr D. nicht in der Lage gewesen wäre, „eine wirklich präzise Schilderung seiner Beschwerden zu geben“*, so *daß* *man den Eindruck gewönne, daß diese in der angeführten Weise gar nicht bestünden. Jemand, der wirklich an postcommotionellen Beschwerden litte, verstünde es auch, diese in glaubwürdiger Weise zu schildern. Dies alles vermisse man hier. — Dem ist entgegenzuhalten, daß es mitunter schon einem normalsinnigen Menschen schwer fällt, die Art vor irgendwelchen diffusen Beschwerden und Schmerzen präzis zu beschreiben. Wieviel schwerer ist dies erst für einen durch einen Hirnschaden in seinen geistigen Vollzügen eingeschränkten Menschen.* Hätte D. seine Beschwerden plastisch beschrieben, hätte der Verdacht auf eine neurotische Klagsamkeit nähergelegen. So aber läßt sich sein diesbezügliches Versagen geradezu als ein weiterer Ausdruck einer Hirnleistungsschwäche deuten.

Der *zweite Gutachter des ärztlichen Dienstes des Versorgungsamtes (wiederum ein Chirurg,* November 1952) verrät mit seinem Hinweis darauf, „daß *Folgen einer Gehirnerschüttung erfahrungsgemäß längstens nach zwei Jahren abgeklungen* seien", ebenfalls seine Unerfahrenheit in solchen Dingen. Sprechen doch *erfahrungsgemäß Beschwerden, die über einen Zeitraum von zwei Jahren nach einem Schädeltrauma fortbestehen, sehr häufig dafür, daß es sich in dem vorliegenden Fall möglicherweise nicht um eine „einfache Commotio" gehandelt hat, sondern daß diese unbedingt daran denken lassen müssen, daß ihnen vielleicht doch umfassendere Hirnschädigungen, also etwa eine Contusio zugrunde liegen.*

Die weitere Krankengeschichte des D. spricht nun eindeutig für einen solchen Sachverhalt: Im Jahre 1953 kam es plötzlich bei ihm zu einem leichten apoplektischen Insult mit aphasischen Störungen und einer rechtsseitigen Hemiparese. Er befand sich anschließend mehrere Wochen auf einer Hirnverletztenabteilung. Wenngleich er von dort ohne eine abschließende Diagnose entlassen wurde, läßt sich aus dem dort geführten Krankenblatt ohne Schwierigkeiten entnehmen, daß D. schon während dieser Zeit das typische Bild eines schweren Hirntraumatikers mit allen hierfür charakteristischen Wesenszügen geboten hat. Diese Annahme wurde noch durch die Angaben der Ehefrau über die häufigen schweren Erregungszustände des Ehemannes erhärtet, die anfallsartig aus heiterem Himmel aufträten, in denen er die Frau schlüge und die Wohnung demoliere, um in einem Zustand völliger Erschlaffung zu enden, in dem er „wie benommen" und „wie weg" wäre.

Es folgt *das einzige neurologische Gutachten des Versorgungsamtes von Professor A.* vom Februar 1954. Dieser meinte nun — in Abweichung von dem sehr eindrucksvollen, auf einer längeren Beobachtungszeit begründeten Befund des Dr. Lindenberg — bei D. keine Zeichen von Hirnleistungsschwäche feststellen zu können. Dabei *schließt er sich der bereits von den chirurgischen Gutachtern geäußerten Ansicht an,* daß *zehn Jahre nach einer*

Gehirnerschütterung Folgen einer solchen nicht mehr zu erwarten seien, und erklärte, *die bei D. vorliegende Symptomatik als lediglich altersbedingt.* Zu beiden Argumenten habe ich bereits im Voraufgehenden kritisch Stellung genommen.

Vergleicht man die sehr ausführliche Zustandsschilderung des D. in der während seines mehrwöchigen Krankenhausaufenthaltes geführten Krankengeschichte des Herrn Dr. LINDENBERG mit den *kärglichen Aufzeichnungen des Herrn Professor A. aufgrund einer kurzer ambulanten Untersuchung*, so kann man nicht umhin, der ersteren die bessere Fundierung und medizinische Exaktheit zuzusprechen.

Dieses Urteil wird durch das nun folgende *neurologische Gutachten des Nervenarztes Dr. B.* (März 1956) nur noch bestätigt. Dasselbe deckt sich voll und ganz mit den Schlußfolgerungen, die ich aus der Schilderung des Zustandsbildes, das D. auf der Hirnverletzten-Abteilung geboten hat, gezogen habe. Und während Herr Professor A. bei D. das Vorliegen eines neurologischen Versorgungsleidens gänzlich verneinte, hielt Dr. B. immerhin bei D. eine MdE in Höhe von 70 % aufgrund einer Hirnleistungsschwäche nach schweren Schädelunfällen für vorliegend.

Hiergegen brachte allerdings die *versorgungsärztliche Untersuchungsstelle* vor, daß *traumatische und dystrophiebedingte Hirnschäden nach zehn oder mehr Jahren klinisch nicht mehr manifest werden könnten. Auch würden cerebrale Dystrophieschäden und traumatische Hirnschäden keine fortschreitende Tendenz zeigen.*

Darauf ist zu erwidern, daß sich die Hirnschädigungserscheinungen des Herrn D. ja nicht erst nach zehn Jahren „klinisch manifestierten", sondern sich bereits 1944, auf jeden Fall aber 1946 bemerkbar gemacht haben müssen (siehe die bereits angeführten diesbezüglichen Unterlagen). Und was die Frage der „fortschreitenden Tendenz" von dystrophie- und hirntraumatischen Schäden anbetrifft, so steht aufgrund vielfältiger Erfahrungen einwandfrei fest, daß es noch jahrelang nach einem Schädeltrauma u. a. zu Anfällen einer traumatischen Epilepsie oder ihren Äquivalenten kommen kann und daß zum andern ein durch ein Trauma und Dystrophie geschädigtes Gehirn eines Menschen im mittleren Lebensalter wesentlich frühere altersbedingte Abbauerscheinungen zu zeigen pflegt, als das eines jugendlicheren (siehe hierzu u. a. W. SCHULTE, E. G. SCHENCK). Damit ließe sich auch die von Herrn Professor A. getroffene Feststellung, daß Herr D. einen frühgealterten Eindruck mache, ohne Schwierigkeiten zu allem anderen ebenfalls als traumatisch bedingt erklären.

Schließlich erstattete noch Herr Dr. LINDENBERG im Dezember 1956 ein umfangreiches *neurologisch-psychiatrisches Gutachten* über Herrn D. Es erübrigt sich, noch einmal eingehender auf dessen Inhalt Bezug zu nehmen. Es genügt darauf hinzuweisen, daß ihm, gegenüber allen Vorgutachtern, das Material aus einer längeren klinischen, aber auch ambulanten Beobachtungszeit des Herrn D. zur Verfügung stand. Jedenfalls schloß sich Herr Dr. L. voll und ganz dem Urteil des Herrn Dr. B. an. Ich gebe nur kurz noch einmal die Schlußfolgerungen des Gutachtens Dr. LINDENBERGS wieder, worin es heißt, daß es sich bei D. einmal um eine traumatische Hirnschädigung, die er im beginnenden Regressionsalter erlitten hat, handele, daß hierzu weiterhin aber noch eine — wenn auch nur wenige Monate dauernde — Dystrophie hinzugekommen sei, die ihrerseits ebenfalls häufig eine Hirnatrophie zur Folge habe. Beides habe sich bei D. schädigend summiert. Nach allem schätzte Herr Dr. L. die MdE des D. sogar auf 100 %.

Trotz all dieser inzwischen ziemlich einstimmig lautenden gerichtlichen Sachverständigengutachten *brachte jetzt der versorgungsärztliche Dienst eine Anzahl rein formaler Einwendungen gegen die Anerkennung eines VL bei D. vor:* Es fehlten jegliche Unterlagen dafür, daß D. tatsächlich 1945 verschüttet gewesen wäre. (Die erste, offenbar schwerste Verschüttung aus dem Jahre 1943 wird überhaupt nicht mehr erwähnt.) Auch sei durch nichts erwiesen, daß D. während seiner Kriegsgefangenschaft eine Dystrophie durchgemacht habe. Schließlich fehlten jegliche beweiskräftigen Zeugnisse zur Beurteilung seiner früheren und gegenwärtigen beruflichen Leistungen.

Das *Sozialgericht* gab auch diesem Einwand statt und *benannte noch einen dritten gerichtlichen Sachverständigen.* Dieser erklärte jedoch am 6. VIII. 1957, es sei ihm nicht möglich, sich aufgrund einer kurzen ambulanten Untersuchung über den Zustand des Herrn D. ein einigermaßen zutreffendes Urteil zu bilden, nachdem bereits das auf einer wochenlangen Beobachtung fußende Gutachten des Herrn Dr. LINDENBERG vorläge.

So wurde ich mit der Erstattung eines Obergutachtens über Herrn D. beauftragt, zumal dieser im Jahre 1957 längere Zeit auf meiner Abteilung gelegen hatte.

Meine abschließende Beurteilung ist weitgehend meinen bereits im Voraufgehenden gemachten Erwägungen zu entnehmen. Ich fasse sie gleichwohl noch einmal kurz zusammen. In Übereinstimmung mit Herrn Dr. B. und Herrn Dr. LINDENBERG besteht auch für mich kein Zweifel daran, daß Herr D. im Jahre 1943 durch seine Verschüttung und möglicherweise zusätzlich im Gefolge der von ihm durchgemachten Dystrophie einen schweren Hirnschaden davongetragen hat. Erste Anzeichen dafür wurden, wenn nicht bereits im Jahre 1944, so jedenfalls im Jahre 1946 nervenärztlich festgestellt. Dieser Hirnschaden äußert sich heute in einer hochgradigen, für einen Hirntraumatiker geradezu klassischen Wesensänderung mit Verlangsamung des Gedankenablaufs, Begriffsstutzigkeit, Initiativelosigkeit, Verarmung und Senkung des gesamten Persönlichkeitsniveaus, einer hochgradigen affektiven Reizbarkeit und in sicherlich ebenfalls traumatisch bedingten epileptischen Anfällen, Äquivalenten und Erregungszuständen.

Die dieser Beurteilung dreier unabhängiger, gerichtlich bestallter Sachverständiger entgegenstehenden Gutachten des Versorgungsamtes wurden von zwei Chirurgen erstattet, denen sicherlich die erforderliche Erfahrung in der Beurteilung von Hirntraumatikern mangelte.

Das einzige neurologisch ablehnende Gutachten wurde — ebenfalls im Auftrag des Versorgungsamtes — von Herrn Professor A. erstattet. Die auffallende Diskrepanz zwischen seinen Schlußfolgerungen und den übrigen ungemein gründlich formulierten neurologischen Gutachten der gerichtlichen Sachverständigen läßt sich eigentlich nur — wenn nicht durch subjektive Befangenheit des Gutachters — so möglicherweise durch die Kürze der Zeit erklären, die ihm für die Untersuchung des Herrn D. und die Fertigstellung des Gutachtens zur Verfügung stand.

Den von der *versorgungsärztlichen Dienststelle erhobenen Einwänden* gegen die Anerkennung eines VL bei Herrn D. ist jedenfalls praktisch kein gutachtliches Gewicht beizumessen, da sie sich lediglich auf die drei soeben von mir apostrophierten Gutachten berufen, *ohne daß sich deren Verfasser bis zuletzt der Mühe unterzogen hätte, sich eingehend auch mit den wissenschaftlich sehr ernsthaft begründeten umfangreichen Sachverständigen-Gutachten auseinanderzusetzen.* Die letzten Einwendungen des versorgungsärztlichen Dienstes wurden nur noch durch rein formale Bedenken betreffs fehlender „objektiver Unterlagen“ über die vorgebrachten, jedoch bisher nicht belegten Kriegsschäden des D. und über seine früheren und jetzigen beruflichen Leistungen begründet. Es ist die Sache des Gerichts, über die Bedeutung dieser „Lücken“ für die abschließende Urteilsfindung bei der sonstigen Lage des Falles D. zu entscheiden. Ein Zeugnis der letzten Arbeitsstelle des D. habe ich beigezogen und oben angeführt.

Die speziell vom Sozialgericht an mich gerichtete Frage beantwortete ich nach alldem wie folgt: Die seit 1950 bei Herrn D. im Gefolge seiner im Kriege erlittenen Hirnschädigungen vorliegende MdE bemesse ich bis zum Jahre 1957 auf 80 %. Bis dahin hat D. immer noch gelegentlich, wenn auch jeweils nur für kürzere Zeit, gearbeitet. Von diesem Zeitpunkt an muß er als 100 % erwerbsunfähig angesehen werden.

Die versorgungsärztliche Untersuchungsstelle des Entschädigungsamtes hatte jedoch auch gegen diese meine Beurteilung Bedenken und forderte daher von sich aus noch ein *fachärztliches Aktengutachten von einem westdeutschen Universitätsprofessor D.* an. Dieser hob allerdings in seinen das

Gutachten einleitenden Worten hervor, daß es *schwer* sei, *lediglich aufgrund der übersandten Aktenunterlagen, ohne Herrn D. persönlich untersucht zu haben, über die aufgeworfenen Fragen ein Urteil abzugeben.* So könne er sich nur an die verschiedenen in den Akten enthaltenen ärztlichen Untersuchungsbefunde halten. Aus denen ergäbe sich, daß sich bei D. „mindestens jetzt ein cerebrales Defektsyndrom" entwickelt habe, und daß er aufgrund dessen nun offenbar psychisch verändert sei. Die zu entscheidende Frage würde dadurch kompliziert, daß Herr D. in den letzten Jahren auch apoplektiforme Insulte und epileptiforme Anfälle erlitten hätte.

Zur Klärung, welcher Art das cerebrale Defektsyndrom sei, reiche der encephalographische Befund aus dem Jahre 1953 nicht aus. Aus ihm allein könne man — nach Meinung des Herrn Professor D. — kaum mit hinreichender Wahrscheinlichkeit auf einen trauma- oder dystrophiebedingten hirnatrophischen Prozeß schließen.

Was die ursächliche Bedeutung der in der Anamnese immer wieder *angegebenen Schädeltraumen* des Herrn D. in den Jahren 1943 und 1945 anbeträfe, so sei *„durch nichts bewiesen, daß er seinerzeit eine offene oder stumpfe Hirnverletzung" erlitten* hätte. Er sei am 7. X. 1943 aus dem Krankenhaus entlassen worden, wäre dann noch im Spätsommer 1944 zur Kur in einem Sanatorium gewesen, um anschließend noch einmal zur Wehrmacht eingezogen zu werden. Zunächst g.v.H., sei er als Pionier zum Fronteinsatz gekommen, dann aber in den letzten Wochen vor Kriegsende wegen seiner Beschwerden in die Küche abkommandiert worden. Und was das zweite Schädeltrauma im Januar 1945 anbeträfe, so sei Herr D. nach seiner Schilderung diesmal nur zwei Stunden bewußtlos gewesen. Eine Lazarettbehandlung sei nicht eingeleitet worden, vielmehr habe D. nur einige Tage Schonung bei der Truppe erhalten. In der Folgezeit sei dann nie ein neurologischer Befund erhoben worden, der in der Richtung einer früher erlittenen direkten oder indirekten Hirnverletzung hätte gewertet werden können.

Zur Frage der Rolle der Mangelernährung bei dem Zustandekommen des gegenwärtigen Zustandsbildes des D. solle zwar nicht bestritten werden, daß diese D. „vorübergehend stark belastet" haben könne. Doch wäre er nur wenige Monate in Gefangenschaft gewesen. Und hirnorganische dystrophiebedingte Dauerschäden hätten wesentlich größere Zeiträume einer Mangelernährung zur Voraussetzung. (Mindestens drei Jahre.) Selbst wenn man berücksichtigen wolle, daß es sich bei D. um einen älteren und ohnehin anfälligeren Menschen gehandelt habe und daß er bereits zwei Schädeltraumen hinter sich hatte, müsse man trotzdem größte Bedenken haben, der Dystrophieschädigung ein allzu großes Gewicht beizulegen. Schließlich dürfe man im Falle des Herrn D. *nicht übersehen, daß dieser „wahrscheinlich in seiner*

Eigenschaft als Koch noch am ehesten Gelegenheit hatte, soweit nur irgendmöglich zu einer angemesseneren Ernährung zu kommen". Auch der ausgesprochene „Crescendo-Charakter", den das Krankenbild des Herrn D. aufwiese, sei den cerebralen Defektzuständen nach schwerer Hungerdystrophie fremd.

Nach alledem müsse man wohl doch annehmen, daß bei D. „ein *Krankheitsprozeß* im Gange sei, *welcher ganz und gar unabhängig von den vorher genannten Schädigungen abliefe"* und daß sich somit bei ihm ein DB-abhängiges Leiden nicht mit dem erforderlichen Wahrscheinlichkeitsgrad begründen ließe.

Im März 1960 wurde ich vom *Landessozialgericht* aufgefordert, auch noch zu diesem Gutachten Stellung zu nehmen.

Meine Erwiderung hatte folgenden Wortlaut: „In meinem Vorgutachten aus dem Jahre 1958 habe ich meine Beurteilung des gegenwärtigen Krankheitsbildes des Herrn D. unter Berücksichtigung der verschiedenen Aspekte sehr ausführlich begründet. Dabei bin ich zu einem weitgehend gleichlautenden Ergebnis wie der Nervenarzt Herr Dr. B. und der Chefarzt der Hirnverletztenabteilung Herr Dr. Lindenberg gekommen. Die mir nun vorliegenden Ausführungen des Herrn Professor D. vom 8. II. 1960 können mich nicht veranlassen, meine früheren gutachtlichen Schlußfolgerungen zu ändern.

Insbesondere aufgrund des ganzen klinischen Verlaufs, den ich in meinem Gutachten breit entwickelt habe, besteht für mich kein Zweifel an der Richtigkeit meiner Auffassung. Meines Erachtens hat *Herr Prof. D. in seiner lediglich anhand der Akten erarbeiteten gutachtlichen Stellungnahme den eindeutig nachweisbaren tiefgreifenden Persönlichkeits- und Leistungsknick des Herrn D. nach seiner Entlassung aus der Kriegsgefangenschaft nicht hinreichend berücksichtigt.*

Er meint, es sei *„durch nichts bewiesen", daß Herr D. in den Jahren 1943 und 1945 eine offene oder stumpfe Hirnverletzung erlitten habe. Ebensowenig aber scheint es mir „bewiesen", daß es bei Herrn D. seinerzeit nicht doch zu einem schweren Hirnschaden gekommen ist; ist es doch eine andere, vielfach gemachte Erfahrung, daß sich eine im Augenblick nur als „einfache Commotio" diagnostizierte Symptomatik erst nach einem gewissen Intervall als eine in Wahrheit grobe Hirnschädigung herausstellt.* Immerhin haben sich bei Herrn D. nicht allzu lange nach den genannten Unfällen u. a. auch epilepsieverdächtige Anfälle bzw. Äquivalente eingestellt, die man aus der Anamnese heraus nur als posttraumatisch bewerten kann. Ebenso liegt die Tatsache, daß D. 1944, d. h. in den letzten Kriegsmonaten, nur als g.v.H. gemustert wurde, den Schluß nahe, daß man ihn schon damals als nicht mehr voll einsatzfähig angesehen hat.

Und zu den Bedenken des Herrn Professor D. gegen die Annahme eines dystrophiebedingten hirnorganischen Schadens möchte ich noch einmal stark unterstreichen — ich tat dies bereits in meinem Vorgutachten — daß man hierbei doch wohl wesentlich stärker, als Herr Professor D. dies tut, den Umstand mit in Betracht ziehen muß, daß Herr D. schon vor seiner fraglichen Dystrophie von einem wenn nicht von zwei mehr oder weniger schweren Hirntraumen betroffen war. Für die Annahme, daß D. durch seine Tätigkeit als Koch während seiner Kriegsgefangenschaft vor einer Dystrophie verschont geblieben wäre, fehlen in den Akten jegliche Unterlagen.

Wenn aber Herr Professor D. im Falle unseres Herrn D. einen ursächlichen Zusammenhang zwischen dessen angenommenen Schädeltraumen und Dystrophieschäden und dem sich ziemlich bald nach der Entlassung des D. aus der Kriegsgefangenschaft bei ihm bemerkbar machenden Persönlichkeits- und Leistungsabbau glaubt verneinen zu müssen, welches andere kriegsdienstunabhängige pathogenetische Geschehen ließe sich dann für diesen Verlauf ursächlich verantwortlich machen? In Übereinstimmung mit Herrn Dr. B. und Herrn Dr. LINDENBERG möchte ich nach wie vor gerade in dem bei Herrn D. eklatant zu beobachtenden Leistungs- und Persönlichkeitsknick den wesentlichen Beweis für einen ursächlichen Zusammenhang zwischen Kriegsdienstschäden und seinem gegenwärtigen Zustandsbild erblicken. — *Läßt sich wirklich nach einer derartigen Krankheitsgeschichte, wie sie uns hier vorliegt, mit einer solchen Sicherheit, wie dies von Herrn Prof. D. geschieht, exakt wissenschaftlich begründet sagen, daß bei D. „ein Krankheitsprozeß im Gange sei, welcher ganz und gar unabhängig von den vorher genannten Schädigungen" abliefe?* Ich möchte dies meinerseits ernsthaft bezweifeln".

5. Erlebnisreaktiver Persönlichkeitswandel durch Verfolgungserlebnisse in der Kindheit

Von E. F. MULLER

Vorgeschichte

Samuel E. wurde 1931 geboren. Bis 1938, seinem siebten Lebensjahr, lebte er bei seinen Eltern, diese waren Volljuden, in einer rheinischen Stadt. Schon aus dieser Zeit erinnert er sich nur an dauernde Angst und die immer wieder zu Haussuchungen in die elterliche Wohnung eindringenden SS-Leute.

Unvergeßlich ist ihm der Tag, an dem er mit seinem um fünf Jahre älteren Bruder Jakob von den Eltern fort in einem Sammeltransport mit 200 anderen jüdischen Kindern nach Belgien gebracht wurde. Dort wurden die beiden Brüder bei Freunden der Familie unter ärmlichsten Verhältnissen untergebracht.

Mit dem Einmarsch der deutschen Truppen wird dem neunjährigen Samuel von der amerikanischen Hilfsorganisation, die den Kindertransport nach Belgien durchgeführt hatte, eingeschärft, es bestünde die Möglichkeit, ihn und seinen Bruder zu retten, wenn er jedem, der nach seinem Herkommen fragen sollte, folgende Geschichte erzähle: sie seien Kinder von christlichen Touristen und hätten in den Wirren während der Besetzung Belgiens durch die Deutschen ihre Eltern verloren. Diese seien wohl nach Spanien weitergereist. Ihr Vatersname sei jetzt „Michel". Sobald sich die Verhältnisse ein wenig beruhigt hätten, sollten sie versuchen, zum Amerikanischen Konsulat zu kommen.

In den folgenden $1^1/_2$ Jahren lebten die beiden Kinder buchstäblich auf der Straße. Sie nächtigten in leeren Mansarden oder in feuchten, von Ungeziefer wimmelnden Kellern. Hin und wieder verdienten sie sich ein paar Groschen mit Kartoffel- und Holztragen. Da sie keine Lebensmittelkarten hatten, stillten sie ihren Hunger mit Abfällen, stahlen Nahrungsmittel und fingen sich Hunde und Katzen, die sie unter entsetzlichen Ängsten, Mitleid und Widerwillen töteten, um sie zu verzehren. Das nur selten gekochte Fleisch erbrachen sie meist. Gelegentlich fand der ältere Bruder Jakob auch einmal eine etwas festere Stellung. Dann traf er abends Samuel in ihrem gemeinsamen Versteck. Und sie tauschten mit anderen Gefährten, die sich auch verborgen halten mußten, aus, was sie so an Eßbarem ergattert hatten.

Zum Skelett abgemagert und blind, wurde Samuel schließlich von einer christlichen Familie aufgenommen. Ein hinzugezogener Augenarzt sagte, er könne nichts für ihn tun, es käme von Unterernährung.

Der Junge läuft wieder fort und wird beinahe von anderen, ebenfalls untergetauchten Juden totgeschlagen, da er angibt, er sei Christ. Beide Brüder wagen schließlich nicht mehr zu schlafen. Sie legen sich dauernd ihre Antworten zurecht, falls man sie nach Herkunft und Adresse fragen sollte. Auch aus dieser Zeit kann sich Samuel eigentlich nur an Schwäche, Hunger, Anfälle von Blindheit und an eine ständige namenlose Angst erinnern.

Im Herbst 1941 werden die Brüder E. von Amerikanern aufgefunden und über Deutschland nach New York gebracht. Auch dort ändert sich nichts an Samuels entsetzlicher Angst, obwohl er seine Eltern wiederfindet.

Er kann beim Sport in der Schule nicht mitmachen, weil er sich den Schulkameraden gegenüber von vornherein unterlegen fühlt. Er kann kein Fleisch essen, denkt er doch immer, es könnte Katzen- oder Hundefleisch sein. In zunehmendem Maße wird er von Angstanwandlungen überwältigt, die er sich nicht erklären kann. Diese überfallen ihn ebenso am Tage wie in der Nacht und sind stets von einer hochgradigen allgemeinen Schwäche und von Schmerzen in allen Gliedern, besonders im Rücken begleitet. Gleichzeitig hat er die zwanghafte Vorstellung, er müsse fortlaufen, könne es jedoch nicht, weil alle Muskeln steif und schmerzhaft sind.

Heute arbeitet Samuel E. mit seinem Bruder auf einer Farm, benötigt aber zu jeder körperlichen Arbeit einen Helfer, denn die geringste Anstrengung, etwa das Heben einer Milchkanne, löst die Rückenschmerzen aus, die dann stets von verstärkten Angstgefühlen begleitet sind. Er weiß nicht, ob die Rückenschmerzen die Ursache der verstärkten Angstgefühle seien, oder umgekehrt. Dann kann er viele Tage, manchmal sogar Wochen, keine körperlichen Arbeiten verrichten. So beschäftigt er sich vorwiegend mit Reparaturen von elektrischen Geräten und Radios.

Abgesehen von den speziellen, mit den Rückenschmerzen einhergehenden Angstzuständen, klagt Samuel über eine ständige hochgradige nervöse Gespanntheit und ängstliche Erregtheit, die ihn eigentlich nie verläßt. Er weiß nicht, was ihm die Angst einflößt. Aber er kommt einfach nicht über sie hinweg. Er erklärt, daß er genau wisse, daß ihm hier in den USA niemand unrechtmäßig etwas anhaben würde. Gleichwohl hat er Angst vor jeder Autorität. Auch in Freundeskreisen befällt ihn die Angst. Er hat dann den Drang, fortzulaufen, obwohl er weiß, daß dies lächerlich ist. Er hat das Gefühl, daß er einen Hügel hinaufrennt und jemand hinter ihm her ist, der schneller läuft als er. Er wird immer schwächer und kann nicht entfliehen. Dabei weiß er nicht einmal, wovor. Er kann kein Restaurant oder Kino besuchen, in kein dunkles Zimmer gehen. Er würde gern als Viehhändler tätig sein, dabei brauche er nicht zu heben. Aber er vermag ohne Begleitung nicht ein Haus zu betreten, selbst dann nicht, wenn er die Bewohner kennt. Sein Schwiegervater trägt ein dunkles Hemd, das bereitet ihm Angst und Übelkeit. Der Anblick irgendeines dunklen Bekleidungsstückes führt bei ihm zu einer Schwächeanwandlung. „Es hat gewöhnlich keinen Zusammenhang mit Erinnerungen. — Es ist einfach da." Selbst im Schlaf wird er von Angstträumen verfolgt. Ein tiefes Schamgefühl über sein Versagen auf der ganzen Linie begleitet ihn auf Schritt und Tritt und läßt ihn sich auch vor seiner Frau schämen. Kein Arzt hat ihm bisher helfen können. Im Gegenteil, Rückenschmerzen, Ängste und allgemeine Schwäche haben von Jahr zu Jahr zugenommen. Dazu haben sich Zittern und Kopfschmerzen, verbunden mit Übelkeit, eingestellt. Seine Frau beschreibt

„Anfälle von Sehstörungen und migräneartigen Kopfschmerzen", in denen Samuel „wie vor den Kopf geschlagen und unfähig ist, etwas zu denken". Dies alles führt zu einer immer tieferen Depression, zumal er mehr und mehr die Hoffnung aufgegeben hat, daß sich sein Zustand noch einmal bessern könnte.

Mein Befund

Als der inzwischen dreißigjährige Mann im September 1961 zu mir zur Untersuchung kommt, stehen zunächst die plötzlich auftretenden Rückenschmerzen ganz im Vordergrund seiner Beschwerden.

Bis auf einen außerordentlich starken Dermographismus, eine starke Schweißentwicklung an den Handflächen, Fußsohlen und Achselhöhlen, eine Unterempfindlichkeit gegen Schmerz, fehlende Corneal- und Rachenreflexe sowie Myegelosen der Schulter- und Gesäßmuskulatur erbrachte die interne und neurologische Untersuchung keinen krankhaften Befund. Die Röntgenuntersuchung der Wirbelsäule und des Beckens war mit Ausnahme einer angeborenen Spina bifida des ersten Sacralwirbels negativ.

Dem *psychischen Befund ist vorauszuschicken*, daß die sehr schlichten, gleichwohl oft sehr aufschlußreichen Antworten des Samuel E. nicht ganz leicht ins Deutsche zu übertragen sind. Aufs Ganze gesehen aber läßt sich sagen, daß sich der intelligente Patient zwar in jeder Weise freundlich zugewandt zu allen Auskünften bereit zeigte, aber allen Fragen gegenüber, die besonders die Zeit seiner Verfolgung und seiner gegenwärtigen Beschwerden berührten, eine auffallende Zurückhaltung zur Schau trug. Bei diesen Themen wird seine Stimme zögernd monoton. Er spricht kein überflüssiges Wort. Er übertreibt nicht. Er klagt nicht an. Vielmehr hat man den Eindruck, daß er sich all seiner Erlebnisse während der Verfolgungszeit und aller damit verbundenen Erniedrigungen unendlich schämt, zumal er nicht ohne körperliche Beschwerden an sie denken kann. Aus diesem Grunde vermeidet er krampfhaft, noch einmal an diese Zeit erinnert zu werden. Kommt gleichwohl dieses Thema zur Sprache, versinkt er in eine Stimmung noch tieferer Niedergeschlagenheit und Hoffnungslosigkeit. Voll innerster Erregung beginnen die Hände zu zittern, beginnt die Stimme zu vibrieren. Die Scham darüber, daß er sich von seinen Ängsten nicht freimachen kann, die ihn innerlich aushöhlen und ihm jede Kraft zum Leben nehmen, scheint unermeßlich. Und am Ende jeder derartigen Besprechung ist er wie aus dem Wasser gezogen. Auf die Frage, was das Schlimmste gewesen sei, das ihm geschehen sei, erwidert er: „Mir ist eigentlich nichts geschehen. Ich bin zu nichts gezwungen worden. Ich habe nur immer Angst gehabt und wollte fortlaufen. Ich wußte nur nicht, wohin. Das ergeht mir auch heute noch so. Ich weiß, es hat keinen Sinn, aber ich kann es nicht ändern." Fragen nach verlorenen Angehörigen und

Freunden erregen ihn offenbar noch mehr als Fragen nach seinem eigenen Leiden.

Bei der Untersuchung des Samuel E. gewinnt man den Eindruck, daß all die furchtbaren Geschehnisse, denen er während der Nazi-Zeit begegnete, bis zum heutigen Tage noch unverarbeitet in ihm weiter lebendig sind und nachwirken, weil sie ihn schon in frühester Kindheit trafen. Sie haben dementsprechend auch zu einem tiefgreifenden irreversiblen Persönlichkeitswandel geführt.

Gutachtliche Diskussion

Diese *meine Diagnose: erlebnisreaktiv bedingter,* depressiv und angstneurotisch gefärbter *Persönlichkeitswandel* mit nebenher heute noch bestehenden somatischen Symptomen *ist bisher von keinem Vorgutachter auch nur erwogen worden. Aus diesem Grunde lehnte auch das zuständige Entschädigungsamt im Juli 1961 jede Verfolgungsbedingtheit des Leidens des Samuel E. ab, „da kein Krankheitsbefund an den lebenswichtigen Organen zu finden ist". Die zu der obigen Entscheidung führenden Vorgutachten sind nicht nur für diesen Fall, sondern ganz allgemein von größter Bedeutung.*

Wenn der *Orthopäde, Herr Dr. A.,* der *Internist, Herr Dr. B.,* und der *Augenarzt, Herr Dr. C.,* zu dem Schluß kommen, daß hier *„organisch kein krankhafter Befund"* vorliege, so ist dem gewiß völlig zuzustimmen. *Warum aber hat sich keiner der Untersucher die Frage vorgelegt, welche anderen Ursachen dann das bestehende Leidensbild hervorgerufen haben könnten?*

Hier ist die Antwort!:

Dr. A., der Orthopäde, sagt in seiner Vorgeschichte: „Herr E. wanderte 1938 nach Belgien aus." — Schon die Bezeichnung „Herr" ist irreführend, denn es handelte sich seinerzeit um ein Kind. Und wenn ein siebenjähriger Knabe aus dem Hause der von der GeStaPo bedrohten Eltern mit hunderten von anderen Kindern nach Belgien transportiert wurde, um der Ermordung zu entgehen, so kann man das wohl kaum: „nach Belgien auswandern" nennen.

Dr. A. setzt darüber hinaus noch wörtlich hinzu: „. . . daß Herr E. vorher in Deutschland keinen körperlichen Belästigungen ausgesetzt gewesen wäre." — *Ist das seelische Trauma für ein siebenjähriges Kind, das unter den bedrängendsten Umständen auf Nimmerwiedersehen aus dem Elternhaus abtransportiert wird, nicht um ein Vielfaches schwerer als etwaige körperliche Belästigungen?* Bedeutet ein solches doch mitunter beinahe einen Todesstoß für eine in der Entwicklung begriffene Kinderseele.

Herr Dr. A. führt dann über „Herrn E." weiter aus: „Herr E. nahm in Belgien, als die Deutschen einrückten einen andern Namen an." — Sollte Herr Dr. A. wirklich nicht wissen, daß ein siebenjähriger Knabe nicht einfach einen andern Namen annehmen kann? Kann sich ein Gutachter — selbst wenn er Facharzt für Orthopädie ist — auch ohne Kenntnis der in der Zwischenzeit über die Nazi-Greuel und ihre psychosomatischen Auswirkungen erschienenen Veröffentlichungen, kein Bild darüber machen, was in der Psyche eines Kindes vorgehen muß, wenn man es dazu bringt, seinen Namen zu vergessen, weil es anders einem grausamen Tode entgegengehen würde? Offenbar ist Herrn Dr. A. keinen Augenblick der Gedanke aufgedämmert, daß eine Kinderseele schon angesichts dieser Situation möglicherweise für immer zerbrechen kann. — *In nur drei Zeilen gibt er der entscheidenden Behörde eine völlig nichtssagende, die Tatsachen gänzlich entstellende Darstellung, die nicht nur eine Fehldeutung zuläßt, sondern eine solche geradezu nahelegt.*

Der regelrechte Augenbefund besagt ebenfalls nichts über die tatsächlich bei dem siebenjährigen, damals schon hochgradig unterernährten und psychisch schwer gestörten Kind, zeitweilig bestehenden Sehstörungen und der Wiederkehr solcher Erscheinungen unter dem Bilde einer Migräne ophthalmique mit temporärer Accomodationsschwäche, hervorgerufen durch ständige seelische Aufregungen.

Schließlich mag *der fachärztliche Befund des Internisten, Herrn Dr. B., „Ungestörte Organfunktionen"* insofern zutreffen, daß die Klagen des Samuel E. keine somatischen Grundlagen haben. Nur am Rande bemerkt Herr Dr. B.: „... daß der Antragsteller in Belgien $1^1/_2$ Jahren ungünstigsten Lebensbedingungen ausgesetzt war." Sonst aber *vermeidet er ängstlich, darauf hinzuweisen, daß „der Antragsteller" ein aus dem Elternhaus herausgerissenes, in fremdem Land auf die Straße gestoßenes sieben- bis neunjähriges Kind war. Ebenso übergeht er peinlichst die Schilderungen des Antragstellers, wie dieser als Kind von Abfällen lebend und von aller Welt verstoßen, wie ein wildes Tier im Versteck um sein Leben kämpfte.*

Es ist unfaßbar, ich kann das nur wiederholen, daß keiner der drei Vorgutachter bei Samuel E. an das etwaige Vorliegen psychoreaktiver Störungen gedacht zu haben scheint, die in der deutschen fachwissenschaftlichen Literatur der letzten Jahre und schon früher in ausländischen Arbeiten gerade als Folgezustände schwerster Verfolgungsmaßnahmen eingehend behandelt worden sind.

Und was die *„abschließende ärztliche Stellungnahme" des Regierungs-Medizinal-Rates Dr. D.* anbetrifft, so hätte dieser aus den ihm aus den Akten bekannten Geburtsdaten das Alter des „Antragsstellers" erkennen und sodann ergänzende Rückfragen stellen können, ehe er seiner Behörde stillschweigend die Beurteilung der Vorgutachter: *„kein Krankheitsbefund an den lebenswichtigen Organen, also kein verfolgungsbedingter Schaden“!* als eigenes Urteil zukommen ließ. *Ich bin geneigt zu vermuten, daß sich dieser Sachverständige erst gar nicht weiter in das Aktenstudium vertieft hat.*

In diesem Falle kann ich die Bemerkung nicht zurückhalten, daß sich hier *vier von der Behörde ausgewählte „Vertrauensärzte“ weder das Vertrauen der Behörde noch das Vertrauen des Untersuchten gerechtfertigt haben.*

In **meinem Gutachten**, das für die Verhandlung vor der Berufungsinstanz angefertigt wurde, führte ich noch einmal ein wenig breiter aus, daß *gerade die Kinder- und Entwicklungsjahre eines Menschen von entscheidender Bedeutung für seine fernere Persönlichkeitsbildung und Lebenshaltung im ureigensten Sinne des Wortes sind und daß insbesondere seelische Traumen, die den Menschen in diesen Jahren treffen, zu neurotischen Fehlhaltungen führen müssen.* Vor allem Entwurzelung und Entbehrung, Verlust von Heimat, angestammtem Daseinskreis und Lebensinhalten, verbunden mit dem Bewußtsein des Unwiederbringlichen, ziehen erfahrungsgemäß einen allermeist *unheilbaren Bruch der Daseinsordnung* nach sich. Die depressiven Grundgefühle der Ungeborgenheit sind aber begleitet von einem heute *nie wieder auszugleichenden Verlust eines zur Bewältigung des Daseins erforderlichen Selbstwertgefühles.* Im vorliegenden Fall wird dies alles außerordentlich deutlich.

Die Herrn Samuel E. immer wieder befallenden Schwächezustände und unerträglichen Rückenschmerzen sind nur das körperliche Korrelat seiner nicht bewältigten, tatsächlich ja auch unvorstellbar schweren seelischen Traumen, aufzufassen. Sie werden aus diesem Grunde auch für jede ärztliche Behandlung unzulänglich bleiben, solange man nicht ihre eigentliche Ursache, nämlich die Verwirrung der Seele, zu beheben vermag.

Jedenfalls sind die gegenwärtig (1961) bestehenden, sowohl psychischen als auch somatischen Krankheitszeichen des Samuel E. leibseelisch völlig miteinander zu einer klinischen Einheit verwoben. Als solche sind sie unmittelbare Folge der nationalsozialistischen Verfolgungsmaßnahmen und schränken das Leben des E. und seine Erwerbsfähigkeit noch heute in hohem Maße ein. Ich schätzte die durch den verfolgungsbedingten Gesundheitsschaden bedingte Erwerbsminderung des Samuel E. auf mindestens 40 %.

Nachtrag

Der Fall des Samuel E. wurde in der Folgezeit mit meiner Diagnose der *Berufungsinstanz* zugeleitet, die ihn einem weithin bekannten Psychiater am Wohnsitz des E., Herrn Professor E. zur endgültigen Beurteilung überwies. Dieser stimmte voll und ganz — im Gegensatz zu den psychiatrischen und anderen Vorgutachtern — meinem Gutachten zu. — *Vermutlich hätten Kosten, Schreibarbeiten und Zeitverlust für die Behörde und zusätzliche Aufregungen für den Untersuchten vermieden werden können, wenn der Vertrauensarzt der Wiedergutmachungsbehörde vor seiner abschließenden Beurteilung die Akten noch einmal kritisch gelesen hätte* und wenn wenigstens er im Rahmen seiner amtlichen Tätigkeit nachgerade davon Kenntnis genommen hätte, daß bei einem durch Entwurzelung und Entbehrung schon hinreichend geschädigten Kinde noch zusätzliche Angsterlebnisse zu schwersten, mitunter irreversiblen *psychoreaktiven Störungen* führen können. Solche *lassen sich allerdings nicht lediglich mittels Röntgenaufnahme und Erhebung eines internistischen Status erkennen.*

Nachtrag des Herausgebers

Nach einer persönlichen Mitteilung des Herrn Prof. Muller wurde sein Gutachten trotz gleichlautender Beurteilung durch den gerichtlich bestallten psychiatrischen Sachverständigen, Herrn Prof. E., *von dem zuständigen Gericht immer noch nicht akzeptiert!* Vielmehr wurde der Fall noch an eine psychiatrische Universitätsklinik verwiesen. Auch diese äußerte ihre uneingeschränkte Übereinstimmung mit Herrn Prof. Muller und vertrat gleichsinnig mit ihm ebenfalls die Überzeugung, daß derartige Fälle nicht mehr zu bessern, geschweige denn zu heilen seien. Gleichwohl zögerte das Gericht immer noch eine Zeit lang, ein Urteil zu fällen. Schließlich aber entschloß es sich doch zur Anerkennung einer Rentenzahlung ab 1945.

II.

Die Kausalitätsfrage

Die Ursachenforschung in der Krankheitserkenntnis kann nur mit einer künstlichen Subtraktion, mit einer abstrahierenden Unterschlagung den Schein erwecken, als ob es eine befriedigende Ursachenforschung in der Pathogenese geben könnte. — Die naturwissenschaftliche Medizin ist nicht exakt genug, um die Wirklichkeit der Krankheiten zu erfassen. Es ist pseudoexakte Stümperei, wenn man mit der Kausal-Analyse in die Pathogenese geht.

V. v. Weizsäcker

6. Lärmschwerhörigkeit, Suicid und Berufskrankheit[1])

Von H. March

Vorgeschichte

Bei Herrn F. (geboren 1901, gestorben 1957) hatte sich durch seine Tätigkeit als Werkmeister in einer Kesselschmiede im Laufe der Jahre eine Lärmschwerhörigkeit herausgebildet, die langsam praktisch zu einer Ertaubung führte und von ungemein quälenden Ohrgeräuschen (Pfeifen, Zischen und dergleichen) begleitet war. Die *Lärmschwerhörigkeit wurde als Berufskrankheit anerkannt.*

Im Gefolge seines Leidens glitt F. immer mehr in eine schwere Depression hinein, derentwegen er sich — in der Hoffnung auf Hilfe — in eine Nervenklinik flüchtete. Hier bot er das Bild einer schweren depressiven Gequältheit: Während der Explorationen schlug er sich mit geballten Fäusten an den Kopf und bat eindringlich, man möge ihn doch von dem ständigen Brausen in den Ohren, das ihn keinen Augenblick am Tage verließ und ihm auch die Nachtruhe raubte, befreien. Im Bett lag er auf seine Ellbogen gestützt und beobachtete mißtrauisch seine Umgebung. Wenn er nicht sofort ein Gespräch von den Lippen seines Partners ablesen und verfolgen konnte, geriet er in höchste Verzweiflung. Gänzlich gefangengenommen durch seine Ohrgeräusche, vermochte er sich in keiner Weise zu beschäftigen oder auch nur irgendetwas zu lesen. Wiederholt äußerte F. bereits in der Klinik, er würde sich das Leben nehmen, wenn ihm nicht geholfen würde. Wegen dieser Äußerungen wurde er von der offenen in die halboffene psychiatrische Abteilung verlegt. Nach zweimonatiger Behandlung dortselbst erfolgte F.s Entlassung, nachdem es unter Verabfolgung von Sedaraupin zu einer gewissen Besserung und seelischen Ausgeglichenheit seines Zustandes gekommen zu sein schien. Sechs Tage später verübte er zu Hause 55jährig Suicid durch Erhängen.

Seine Ehefrau beantragte daraufhin, daß auch dieser Suicid als Folge der Berufskrankheit anerkannt und ihr eine entsprechende Witwenrente gezahlt würde, hätte doch auch die Nervenklinik die Überzeugung vertreten, daß nach den Ergebnissen der klinischen Beobachtungen, die andere Ursachen für die „depressiv-paranoische Verstimmung" des Herrn F. weitgehend ausgeschlossen hätten, ein Zusammenhang seiner depressiven Reaktion und damit des Suicids mit der Lärmschwerhörigkeit als ausreichend gesichert angesehen werden könne.

---

[1]) Zuerst erschienen in „Medizinische Welt" 1961/11, S. 536, unter dem Titel: „Erkenntnistheoretische Spekulation in der Gutachter-Praxis."

Vorgutachter

Der *Gutachter der zuständigen Berufsgenossenschaft, Herr Dr. A.*, lehnte jedoch in einem ersten Gutachten einen solchen Zusammenhang mit der Begründung *ab: Bei dem Ohrleiden hätte es sich um einen abgeschlossenen, lediglich auf den Hörapparat beschränkten stationär gewordenen Zustand gehandelt.* Der *Depressionszustand* wäre auch *nicht Folge einer organischen Hirnbeteiligung* gewesen. Damit müßte die Annahme, daß der von F. begangene Selbstmord durch das Ohrenleiden verursacht worden sei, von vornherein entfallen.

Aber auch eine Geisteskrankheit, die allein imstande gewesen wäre, eventuell eine Unzurechnungsfähigkeit des F. zu bewirken, hätte bei ihm nicht vorgelegen. Vielmehr wäre der *Suicid* des F. allein als *Ausdruck einer abnormen Persönlichkeitsrekation* anzusehen, d. h. *gänzlich persönlichkeitsgebunden durch eine freie Willensentscheidung des F. determiniert* gewesen, damit aber unabhängig von dem eigentlichen schädigenden Ereignis. In der Bezeichnung „Frei-Tod" käme ja auch schon die Freiheit der Willensentscheidung eines Menschen bei einem derartigen Tun zum Ausdruck.

Dem hielt der *gerichtlich bestallte Gutachter, Professor Dr. B.* mit Recht entgegen, daß F. durch die Einengung seines Gehörkreises, die fortwährenden Geräusche, die Gebundenheit an seine trüben, ja verzweifelten Gedanken, schon in der Zeit vor seinem Suicid, alles andere als ein „freier" Mensch gewesen sei. *(Der Terminus „Frei-Tod" hat auch nicht das geringste mit der „Willensfreiheit" der Philosophen zu tun, sondern bezeichnet nur ein Sterben durch eigene Hand (Sui — cid) im Gegensatz zu einem schicksalhaften Sterben* im Gefolge eines Gewaltverbrechens, eines Unfalls, eines unaufhaltsamen körperlichen Krankheitsprozesses oder eines altersbedingten Auslöschen des Lebens.) Zu einem wirklich „freien" Selbstmord, d. h. zu einem Bilanzselbstmord käme es nur in den seltensten Ausnahmefällen. Die Schwere des Grundleidens und die Schwere der daraus folgenden psychischen Störungen wäre im Falle des F. durchaus ausreichend gewesen, eine Herabsetzung seiner freien Willensbestimmung wahrscheinlich zu machen. Im Sinne des Grund-Folge-Zusammenhanges sei jedenfalls der Selbstmord des F. mit ausreichender Sicherheit auf dessen Ohrenleiden zurückzuführen.

Hierauf antwortete Herr Dr. A. — wiederum im Auftrag der erwähnten Berufsgenossenschaft — mit einem zweiten umfangreichen Gutachten, zu dem ich auf Veranlassung des Sozialgerichts Stellung nehmen sollte. Ich formulierte dieselbe wie folgt:

Meine Stellungnahme

„Zu beiden *Gutachten des Herrn Dr. A.* ist zunächst einmal grundsätzlich zu sagen, daß ihre Schlußfolgerungen nicht — wie man dies eigentlich von einem ärztlichen Gutachten erwarten sollte — mit ärztlich-medizinischen Erfahrungen begründet wurden. Vielmehr wird jeder unbefangene Leser in ihnen nur das in diesem Fall etwas krampfhaft anmutende *Bemühen* erkennen, *mit Hilfe eines wissenschafts- und erkenntnistheoretischen philosophischen Denksystems ein den Erwartungen der auftraggebenden Versicherung entsprechendes Urteil zu fundieren.* Wenngleich Herr Professor Dr. B. zu einem andern gutachtlichen Ergebnis als Herr Dr. A. gekommen ist, so ist er doch nicht ganz der Versuchung entgangen, Herrn Dr. A. mindestens im Ansatz ebenfalls von einer erkenntnistheoretischen Ebene aus zu erwidern. Herr Dr. A. geht in seinem Gutachten nur von dem naturwissenschaftlichen Kausalitätsprinzip: Ursache — Wirkung aus, während ihm Herr Prof. Dr. B. seinem Gutachten das im Bereich psychischer Abläufe herrschende Prinzip: Grund — Folge zugrunde legt.

Ich *meinerseits* möchte den philosophisch durchaus exakten Gedankengängen des Herrn Dr. A. zum Problem des sogenannten Kausalitätsprinzips im Bereich der medizinischen Wissenschaft nur kurz entgegenhalten: *„Kausalität beruht auf strengster Logik und ist somit auf eine Naturwissenschaft wie die Medizin (in diesem Zusammenhang ist die Medizin eine reine Naturwissenschaft), da wir die meisten beeinflussenden Faktoren nicht oder noch nicht kennen, nicht anwendbar“* (KNEUCKER). *„Eine lebendige und unvergängliche Individualität, wie sie der Mensch ist, gehorcht nicht den physikalischen Kausalitäten. Nur Lebloses ist letztlich diesem unterworfen“* (MÜLLER-ECKHARD). *Auch „ist nichts bedenklicher, als in der Medizin Axiome aufzustellen und dogmatisch zu werden.* Die Unzuverlässigkeit naturwissenschaftlicher Tatsachen, wie unsere in der Medizin noch nicht abgeschlossenen Kenntnisse, verbieten dies. Wenn sich der medizinische Unterricht gelegentlich axiomatisch gebärdet, so mag das entschuldigt werden: Dem Anfänger axiomatische „Faustregeln“ zu geben, um ihm das Studium zu erleichtern und ihn am Wuste der Erscheinungen nicht irre werden zu lassen, ist voll berechtigt. Schlimm ist es nur, wenn die Axiome auch in der Praxis (und nun vollends in der Gutachterpraxis, M.) beibehalten werden“ (KNEUCKER).

Wenden wir uns nach diesem Vorspruch dem Fall unseres F. zu. Wir können uns, glaube ich, kurz fassen. Es besteht wohl erfahrungswissenschaftlich *nicht der geringste Zweifel daran,* daß *schon ein längerwährender heftiger Schmerz einen jeden Menschen in eine tiefgreifend veränderte Seins-Lage versetzt.* Beim Überschreiten einer bestimmten Reizschwelle nimmt der Schmerz einfach von dem ganzen Menschen Besitz, absorbiert all sein Sinnen und Denken und kann ihn, wie der Volksmund sagt, „bis zum Wahnsinn" treiben. Darum setzt auch der Mensch — und seine besten Helfer, die Heilkunde und der Arzt — alles daran, auf jede erdenkliche Weise und so schnell wie möglich „Befreiung" vom Schmerz zu erreichen.

Man lese zu diesem Thema nur die geradezu klassische Schilderung dieses Sachverhalts in der Darstellung des Zahnschmerzerlebens des „Balduin Bählamm" von Wilhelm BUSCH:

„Das Zahnweh, subjektiv genommen,
Ist ohne Zweifel unwillkommen;
Doch hat's die gute Eigenschaft,
Daß sich dabei die Lebenskraft,
Die man nach außen oft verschwendet,
Auf einen Punkt nach innen wendet
Und hier energisch konzentriert.
Kaum wird der erste Stich verspürt,
Kaum fühlt man das bekannte Bohren,
Das Rucken, Zucken und Rumoren —
Und aus ist's mit der Weltgeschichte,
Vergessen sind die Kursberichte,
Die Steuern und das Ein-mal-Eins.
Kurz jede Form gewohnten Seins,
Die sonst real erscheint und wichtig,
Wird plötzlich wesenlos und nichtig.
Ja selbst die alte Liebe rostet —
Man weiß nicht, was die Butter kostet —
Denn einzig in der engen Höhle
Des Backenzahnes weilt die Seele,
Und unter Toben und Gesaus
Reift der Entschluß: Er muß heraus!"

Jedenfalls stehen wir schon angesichts des Schmerzes sehr realen und äußerst komplex zusammenhängenden psychosomatischen Vorgängen gegenüber. Die von Herrn Dr. A. zitierte *Trennung* in *„hier leiblich-materielles Geschehen, dort immateriell Seelisches" hat rein spekulative Bedeutung*. Angewandt auf das leibhaftige Leben, muß sie als lebensfremd angesehen werden. Denn *es gibt überhaupt kein körperliches Kranksein, das nicht den ganzen Menschen — also auch in seinen seelischen Bereichen — beeinflußt.*

Ähnliche tiefgreifende persönlichkeitswandelnde Vorgänge, wie wir sie oben am Beispiel des Schmerzphänomens aufwiesen und wie sie wohl von daher jedem Menschen aus eigener Erfahrung ein wenig bekannt sein dürften, finden sich *auch* bei *Gehörleidenden.* Auch derartige Krankheiten *versetzen den davon Betroffenen in eine völlig andere Seinslage als den hörorganisch Gesunden.* Daß dadurch schon der lediglich Ertaubte eine mißtrauisch-paranoische Haltung zur Umwelt entwickelt, ist allgemein bekannt, und daß darüber hinaus nun gar Tag und Nacht anhaltende, überstarke, quälende Ohrgeräusche das seelisch-geistige Gefüge und Gleichgewicht eines Menschen noch umfassender zu zerstören vermögen, muß einleuchten.

Wie Herr Professor B. in seinem Gutachten bereits hervorhob, geht es nicht an und *greift man mit seinem Urteil daneben, wenn man zum Zwecke der Begutachtung „die Mehrzahl" der Menschen mit Schwerhörigkeit, Ertaubung oder starken Ohrgeräuschen, denen es gelang, dieses Leiden auf irgendeine Weise im Leben zu verarbeiten, ohne Suicid zu verüben, zum normativen Maßstab bei der Beurteilung eines Menschen macht, der dies nun einmal nicht vermochte.* Jeder Mensch ist nach seinem ganzen Herkommen ein völlig einmaliges Wesen, bestimmt nur durch ihm eigene Schicksale, Weiten und Grenzen, Möglichkeiten und Unmöglichkeiten der Tragfähigkeit und fordert somit eine jeweils neue, die Gesamtpersönlichkeit berücksichtigende und gutachtliche Betrachtung.

Wenn auch bei F. eine Geisteskrankheit im schulmäßigen streng psychiatrischen Sinne etwa aus dem manisch-depressiven Formenkreis, nicht vorgelegen hat, so befand er sich doch nach kaum widerlegbarem und selbst von Herrn Dr. A. nicht angefochtenem Urteil der Psychiatrischen Klinik schon seit längerer Zeit vor seinem Suicid, einzig bedingt durch sein Ohrleiden — und wir möchten meinen, insbesondere durch die ständige Qual der allesbeherrschenden und -übertönenden Ohrgeräusche, von denen er unbedingt eine Befreiung suchte (siehe die Analogie zum Schmerzphänomen) —, in einem schweren Depressionszustand, dem man absolut Krankheitswert zumessen muß. Will man diesen „Depressionszustand" durchaus psychiatrisch klassifizieren, so könnte man ihn vielleicht in die Reihe der „chronisch-reaktiven Depressionen" KOLLES einordnen.

Und schließlich wird man aufgrund der ganzen Lebensgeschichte des F. sagen können, daß er mit an Sicherheit grenzender Wahrscheinlichkeit ohne sein Ohrenleiden sein Leben nicht durch eigene Hand beendet hätte. So geht aus all unseren Erwägungen eindeutig hervor, daß nicht der geringste Zweifel daran bestehen kann, daß sein Suicid nur als Auswirkung seiner Berufskrankheit anzusehen ist." (Siehe zu diesem Thema auch H.-W. JANZ und H. BUDDENSIEG.)

7. Hypertonie im Gefolge seelischer Belastungen durch NS-Verfolgung

Von E. F. MULLER

Für einen Entschädigungsantrag der Angehörigen des im Jahre 1953 mit 59 Jahren verstorbenen Dr. Max G. soll für die Berufungsinstanz die Frage gutachtlich beantwortet werden, ob zwischen dem durch Hypertonie und einem schweren Herzschaden verursachten Tod des G. und den Verfolgungsmaßnahmen, denen er ausgesetzt war, ein ursächlicher Zusammenhang bestand, obzwar G. im Verlauf derselben keinen schweren Mißhandlungen ausgesetzt war.

Vorgeschichte

Was Dr. G. durch das NS-Regime zu erdulden hatte und wie er darauf reagierte, ist aus den Berichten seiner Witwe, seines Sohnes und der ihn bis zu seinem Tode behandelnden Ärzte bekannt:

Bis zum Jahre 1933 war Dr. G. (damals 39 Jahre alt) ein körperlich, seelisch und geistig gesunder Mann. Er hatte als Soldat am Ersten Weltkrieg teilgenommen und alle Strapazen gut überstanden. Im Schwimmen und Bergsteigen — seinen Lieblingssportarten — war er allen Anforderungen gewachsen. Und beruflich war er in seiner Heimatstadt ein außerordentlich geschätzter und vielbeschäftigter praktischer Arzt.

Mit der Machtübernahme Hitlers verlor er als Jude von einem Tag zum andern seine Praxis. Schon dieser Umstand, der ihn zutiefst in seinem Persönlichkeitsbewußtsein traf, und dazu das plötzliche Verdammtsein zur Untätigkeit machten aus dem vorher lebensbejahenden, zufriedenen und glücklichen einen lebensunsicheren, scheuen und um seine gesamte Existenz bangenden Menschen. Selbst als ihm später als ehemaligem Teilnehmer am Ersten Weltkrieg gestattet wurde, wenigstens jüdische Glaubensgenossen ärztlich zu betreuen, blieb er ein gebrochener Mann, den seine verzweifelte Stimmung nicht mehr verließ. Als er dann noch am Tage der Kristallnacht (9. XI. 1938) auf der Straße in brutalster Weise zu Boden geschlagen wurde, erlitt er einen völligen seelischen Zusammenbruch. In Todesängsten flüchtete er in eine nahegelegene Großstadt und verbarg sich dort drei Monate lang in einem jüdischen Krankenhaus, bis es ihm im Februar 1939 glückte, mit seiner Frau, seinem Sohn, seiner Mutter und Schwiegermutter auszuwandern. Über die Schweiz und Mexiko gelangte er nach einem Jahr schließlich nach New York. Hier geriet er mit den Seinen in größte wirtschaftliche Not und verfiel mehr und mehr in eine schwere Depression, die nie wieder abklang.

Im Jahre 1941, also nicht lange nach seiner Ankunft in New York, wurden erstmalig von Herrn Dr. A. bei Dr. G. eine Hypertonie, eine Herzmuskelschwäche mit Ödemen, anginöse Beschwerden und eine Leberschwellung festgestellt. Er war jetzt so leidend, daß er nur äußerst mühsam seiner inzwischen wiederaufgenommenen ärztlichen Tätigkeit nachgehen konnte. Ab 1943 übernahm Herr Dr. B. seine Behandlung. Kurzluftigkeit, Angina-pectoris-Beschwerden, Ödeme an den Beinen und Leberschwellung nahmen zu. Und bei stets gleichbleibendem hohen Blutdruck schritt dieser gesundheitliche Verfall langsam fort, bis er im Jahre 1953 zum Tode des Dr. G. an Lungenödem bei hypertonischer Herz- und Gefäßerkrankung führte.

Dieser Krankheitsverlauf ist durch die in den Akten beiliegenden Befunde und Berichte der oben genannten beiden Ärzte belegt. Dabei sahen dieselben, die Herrn Dr. G. immerhin von 1941 bis zu seinem Tode, d. h. zwölf Jahre lang, behandelt hatten, seine Leiden wesentlich als durch die mit der Verfolgung verbundenen schweren seelischen Erschütterungen des empfindsamen Mannes „ausgelöst“ und „unterhalten“, also einwandfrei als verfolgungsbedingt an, während sie die einmalige körperliche Mißhandlung des Dr. G. aus dem Jahre 1938 als für die Entstehung seines späteren Krankheitsbildes unbeachtlich bewerteten.

Gutachtliche Diskussion

Dem stehen die *Äußerungen des von der Entschädigungsbehörde bestellten Gutachters* entgegen. *Lediglich aufgrund eines Aktenstudiums* kam dieser zu einem gänzlich anderen Schluß, der mir weit über den Einzelfall des Dr. G. hinaus von großem allgemeinem Interesse zu sein scheint.

Der *Vertrauensarzt Dr. C. greift in seiner „abschließenden Stellungnahme“ aus den Akten einzig die einmalige körperliche Mißhandlung* des Dr. G. aus dem Jahre 1938 heraus und sagt hierüber: „Ich halte es für *ganz ausgeschlossen, daß durch diese eine wesentliche Verschlimmerung des konstitutionell bedingten Leidens eingetreten* ist.“ Und später äußert er sich noch einmal in gleichem Sinne: „Zwischen Mißhandlung und Tod des Dr. G. besteht kein kausaler Zusammenhang.“

Gegen diese Überlegung ist nichts einzuwenden.

Darf aber ein gerichtlicher Sachverständiger, dem die oben erwähnten eingehenden Gutachten der behandelnden Ärzte, die den Patienten persönlich kannten, vorgelegen haben, diese so ohne weiteres übergehen? (Die Ärzte aber, die Dr. G. über zwölf Jahre behandelt hatten, nahmen — wie wir sahen — ausschließlich die mit dessen Verfolgungsschicksalen verbundenen seelischen Belastungen als Ursache seiner Herz- und Gefäßerkrankung an.) *Darf ein gerichtlicher Sachverständiger, der — wenn auch nur aufgrund eines Aktenstudiums — seine Behörde über einen Fall unterrichten soll, derartige wichtige Aktenunterlagen einfach unter den Tisch fallen lassen?* Hätte er nicht zumindest die darin enthaltenen anders lautenden Überzeugungen anführen und, sofern sie von der seinen abweichen, diskutieren und durch wissenschaftliche Gegenargumente widerlegen müssen?

Ein *Obergutachten einer deutschen Universitätsklinik*, gezeichnet von Privatdozent Dr. D., kommt zu der gleichen Schlußfolgerung wie der oben erwähnte Vertrauensarzt Dr. C., indem auch er die *einmalige Mißhandlung* des Dr. G. als Verfolgungsmaßnahme zur Grundlage seiner gutachtlichen Erwägungen und Schlußfolgerungen macht. *Durch diese hätte jedoch niemals eine Hypertonie ausgelöst werden können.*

Dabei beruft sich der Verfasser dieses Gutachtens auf eine Reihe deutscher und ausländischer Autoren, die — wie er — der Meinung sind, daß *seelische Einwirkungen wohl eine anlagebedingte Hypertonie vorzeitig auslösen könnten, daß aber mit dem Aufhören der akuten Belastung der Blutdruck wieder zur Norm zurückzukehren pflegt.* Hierzu sei darauf hingewiesen, daß der Gutachter als Repräsentanten seiner Überzeugung u. a. zwei amerikanische Autoren benennt, wobei er die Quelle des einen nicht richtig angibt, so daß die betreffende Arbeit nicht auffindbar ist. Die andere Arbeit hat ihrem Inhalt nach überhaupt nichts mit dem vorliegenden Problem zu tun.

An anderer Stelle wird von dem gleichen Gutachter noch die Behauptung aufgestellt: „Die *Privatmeinung des behandelnden Arztes in New York steht im Gegensatz zu der in Deutschland herrschenden Lehre.*" Es wird auf diese in ihrer Verallgemeinerung irreführende Feststellung noch im einzelnen einzugehen sein.

Weiter äußert sich der besagte Obergutachter dahingehend, „daß psychische Einflüsse nur einen Dauerschaden hinterlassen, wenn z. B. Personen wiederholt im KZ mißhandelt wurden, lange Zeit hindurch körperlichen Quälereien ausgesetzt waren oder unter Todesangst standen". — Schon einer derartigen Behauptung muß entschieden widersprochen werden: Weiß der Gutachter nichts davon, daß verfolgte Juden während der Naziherrschaft auch außerhalb des Konzentrationslagers mitunter über Monate ständig in Todesängsten gelebt haben? Er überlege sich einmal, mit welchen emotionellen Störungen er wohl selbst reagiert hätte, wenn ihm — er ist ja selber Arzt — von heute auf morgen die Praxiserlaubnis entzogen, er gleichzeitig aus der Gesellschaft ausgestoßen, verhöhnt, diskriminiert, als Vaterlandsfeind gebrandmarkt worden wäre und wenn er lange Zeit in Angst gelebt hätte, jeden Augenblick verhaftet, deportiert und umgebracht zu werden, dann, in fremdem Lande freudlos und mittellos auf die Unterstützung von mitleidigen Menschen angewiesen, sich hätte eine neue Existenz aufbauen müssen, nur um seine Familie vor dem schlimmsten Hunger zu schützen. Fast scheint es so, als sei der Verfasser des Universitätsgutachtens von der einmaligen körperlichen Mißhandlung des Dr. G. so fasziniert gewesen — die tatsächlich für das hier vorliegende Problem völlig bedeutungslos ist —, *daß er das Gewicht aller* darüber hinausgehenden *psychischen Traumen*, besonders auch die mit der Auswanderung verbundenen, *einfach nicht gesehen und gewertet hat*. Schon aus diesem Grunde ist dieses Obergutachten abzulehnen, ganz zu schweigen davon, daß der Gutachter die in Deutschland anerkannte Lehrmeinung nicht den Tatsachen entsprechend interpretiert.

Meinen **eigenen Erörterungen** wird nach Kenntnis der Akten, der ärztlichen Gutachten und der Berichte der Familie des Dr. G. folgender Sachverhalt zugrunde gelegt:

Es wurde bei Herrn Dr. G. diagnostiziert:

a) eine reaktive Depression, ausgelöst durch Entwurzelung und Entbehrungen,

b) eine schwere Erkrankung des Herz- und Gefäßsystems mit Hypertonie und weiteren fortschreitenden Komplikationen (Leberschwellung, Ödeme, Coronarinsuffizienz), die im Jahre 1953 zum Tode des Dr. G. an Lungenödem führten.

Beide Leiden wurden erstmalig 1941 nach acht Jahre währender Angst ärztlich festgestellt. Da Dr. G. früher ein in jeder Beziehung gesunder und kräftiger Mann war, muß dementsprechend mit Sicherheit angenommen werden, daß die Depression sowie die Herz- und Gefäßerkrankung innerhalb dieser Zeit entstanden sind. Es erhebt sich somit die einzig wichtige gutachtliche Frage, ob in diesen acht Verfolgungsjahren auch die Ursache der Erkrankung des Dr. G. zu suchen ist.

Ohne noch einmal auf Einzelheiten der Vorgeschichte einzugehen, geht man wohl in der Annahme nicht fehl, daß die vielen, jahrelang anhaltenden, situationsgebundenen seelischen Belastungen bei Herrn G. mit ihrem Übermaß des Erlebnisdruckes im Sinne eines Dauer-Stress gewirkt haben, der jedem Arzt, der mit derartigen Fällen Erfahrung hat, als eine klinische Einheit bekannt ist, und dem die davon Betroffenen hilflos gegenüberstehen. Es resultieren daraus meist niedergeschlagene, depressive Menschen. Zustandsbilder dieser Art sind in der neueren deutschen und ausländischen Fachliteratur ausgiebig beschrieben worden. KRETSCHMER spricht bei ihnen von „Primitivreaktionen auf Ängstigung durch massive Bedrohung und schicksalhafte Eingriffe in die Daseinsordnung". Und VENZLAFF sagt: *„Die*

Welt ohne Verfolgung heilt diesen tiefen Bruch in der Daseinsordnung oft nicht.“

Zur Frage der seelisch bedingten Hypertonie äußern sich WOLLHEIM und MÖLLER: „Im allgemeinen ist eine Hypertonie als konstitutionell bedingt anzusehen. Äußere psychische Reizwirkungen können aber den Zeitpunkt ihrer Manifestation bestimmen.“ Damit tritt die große Bedeutung seelischer Faktoren für die Auslösung von Leiden wie dem von Dr. G. in den Vordergrund.

MITSCHERLICH schreibt hierzu: „Ein psychisch bedingter Situationshochdruck kann leicht in eine manifeste essentielle Hypertonie übergehen, wenn eine Entspannung des vegetativen Korrelats, der psychischen Emotionen nicht zustande kommen kann.“

Aber schon früher beschrieben KLEINSORGE und KLUMBIES und später REINDELL unter anderem die Auslösung und Unterhaltung eines Hochdrucks durch emotionelle Faktoren.

Bei SCHETTLER lesen wir: „Psychische Traumen können zu Verschlimmerungen eines latenten Hochdrucks führen“ und wieder bei WOLLHEIM und MÖLLER: „Psychische Erlebnisse und ihre besondere Verarbeitung können entscheidend für eine frühe Manifestierung einer vorher latenten Blutdruckregulationsstörung sein.“

Geht man von der seelischen Entstehungsursache des Hochdrucks zu der entsprechenden Entstehungsursache des Myocardschadens — letzterer wurde ja bei Dr. G. 1941 gleichzeitig mit dem Hochdruck ärztlich festgestellt — so ist ein Wort von Max HOCHREIN für unseren Fall bedeutsam:

„Man hat oft die Frage diskutiert, ob psychische Erregungen imstande sind, organische Herzveränderungen auszulösen. In letzter Zeit hat sich wohl die Zahl der Beobachtungen vermehrt, die eindringlich darauf hinweisen, daß der laienmäßigen Auffassung, stärkere psychische Einwirkungen können das Herz ‚brechen‘, Recht gegeben werden muß.“ Nach der Darstellung einer Reihe von solchen Fällen sagt er: „Die *Einwirkungen von nervösen Einflüssen und seelischen Spannungen auf die Entstehung der Myocardinfarkte sind unbestreitbar.*“ Und an anderer Stelle: „Nekrosen und Thrombosen am Herzen sind häufige Folgen einer coronaren Zirkulationsstörung, die funktionell ausgelöst wird.“

Desgleichen nennt HAUSS „psychische Traumen als Ursache von Coronarerkrankung“. „In der Anamnese der Infarktpatienten findet man einen hohen Prozentsatz lang andauernder seelischer Traumen, nagender Sorgen, dauernder Not, häufigen Ärgers, Verzweiflung usw.“ „Ereignisse, die die Existenz bedrohen sind bedeutsam, Tod von Angehörigen, Verlust des Vermögens und ähnliche Schicksalsschläge. ... Freudlosigkeit, Ausweglosigkeit aus einem Konflikt, Aussichtslosigkeit für die Zukunft ... sehen wir immer wieder in der Anamnese der Infarktpatienten.“

So könnte man seitenlang weiter aus der deutschen und ausländischen Literatur zitieren, von James MACKENZIE bis zu LEVINE.

Zum Abschluß seien nur noch einige Stellen aus einem neueren deutschen Werk von M. Hochrein und J. Schleicher angeführt, das mir für den vorliegenden Fall besonders beachtenswert erscheint:

„Die Reflexschaltung psychogen verursachter cardialer Reizbeantwortung gehört anscheinend zu den Uranlagen der menschlichen Wesensansprechbarkeit. — Die körperlichen Belastungen und deren Anforderungen an das Coronarsystem können mit dem Belastungseffekt eines psychischen Traumas nicht verglichen werden. — Die Haemodynamik im Zustand der Angst kann als Musterbeispiel der Unökonomie bezeichnet werden. — Gehäufte seelische Affekte ... schaffen die Augangslage einer gesteigerten Sensibilität der Gefäße. — *Es gibt keine Gewöhnung an psychische Belastung.* — Wiederkehrende, vom Hypothalamus her gereizte Adrenalinausschüttung und dadurch bedingte Sympathicusreize sind die Gründe für die Empfindlichkeitstörungen des Myocards. — *Die aus psychischen Traumen resultierenden dauernden Herzschäden können heute nicht mehr bestritten werden.*"

Diese Autoren fahren dann fort: *„Die Übernahme dieser Erkenntnisse seitens der begutachtenden Ärzteschaft ist um so notwendiger geworden, als große amerikanische Lebensversicherungen aus ihnen das Fazit gezogen haben, daß wahrscheinlich psychische Faktoren die weitaus größere Bedeutung für die Vorsterblichkeit der Herzkranken haben als körperliche Belastung."* Auch sie erwähnen als solche Ursache „die Dauereinwirkung von Entwurzelung, sozialem Abstieg, Gefühl der Rechtlosigkeit, Aussichtslosigkeit und Armut", dazu „Doppelbelastungen im Sinne schwerer körperlicher Anstrengung verbunden mit hochgradiger Erregung, bei denen schwere Kreislaufkatastrophen die Folge sein können".

Alle diese Literaturangaben bestätigen meine eigenen Erfahrungen, denn ich habe eine große Anzahl derartiger schneller Entwicklungen von Herzkrankheiten nach rein seelischen Belastungen durch langwierige Verfolgungserlebnisse gesehen, ohne daß bei ihnen dramatische körperliche Mißhandlungen eine beherrschende Rolle gespielt hätten.

Es mag schließlich noch ein Zitat Friedrich Schillers unseren Fall eindrücklich beleuchten: *„Nichts in der Welt kann den Menschen sonst unglücklich machen, als bloß und allein die Furcht."* Diese Erkenntnis des „Arztes Schiller" ist ein ernster Beitrag zu der Beobachtung der psychischen Ursache dessen, was der Forscher Hochrein 75 Jahre später das „gebrochene Herz" nennt.

Im vorliegenden Fall denke man auch noch an den speziell von A. Jores herausgearbeiteten „Pensionierungstod".

Und nun zurück zu dem Obergutachten der Universitätsklinik, das entgegen allen oben aus der deutschen Fachliteratur angeführten Ergebnissen behauptet, „die Privatmeinung des amerikanischen Arztes (der Dr. G. zwölf Jahre lang behandelt hat), „stimme nicht überein mit der in Deutschland herrschenden Lehrmeinung". Der dieses Obergutachten zeichnende Dr. D. hat diese Lehrmeinung offenbar nicht in ihrem vollen Umfang gekannt, deshalb ist auch seine Schlußfolgerung im Falle des Dr. G., „daß keine Wahrscheinlichkeit für einen verfolgungsbedingten Schaden an Körper und Gesundheit besteht", unzutreffend.

Zufällig liegt mir *aus derselben Universitätsklinik wie der obigen ein anderes Obergutachten* vor, datiert nur 13 Tage früher und gezeichnet diesmal von dem Oberarzt der betreffenden Klinik, Dr. E. Es handelte sich darin um einen völlig gleich gelagerten Fall, einen 1938 emigrierten, vor 1933 stets gesunden jüdischen Anwalt, dem ebenfalls niemals körperliche Mißhandlungen widerfuhren und der „lediglich" durch die Rassengesetze des Naziregimes geächtet, des Berufes beraubt und zur Auswanderung gezwungen wurde. Auch bei ihm wurde 1940 in den USA erstmalig eine Hypertonie mit Myocardschaden festgestellt. Er starb 1948 an den Folgen dieser schweren fortschreitenden Krankheit. Der Antrag der Erben dieses Patienten auf Entschädigung war zunächst abgelehnt worden. Daraufhin war auch in diesem Fall von mir unter Berufung auf meine persönlichen Erfahrungen und auf ähnliche Literaturquellen, wie ich sie im Falle des Dr. G. anführte, ein Gutachten für die Klage bei der höheren Instanz erstattet worden. Dieses hat dem Verfasser des letztgenannten Universitätsgutachtens, Dr. E., vorgelegen, der sein Gutachten wörtlich wie folgt schloß:

„1. Das chronische Blutdruckleiden im Falle des Herrn X. war gewiß ein anlagebedingtes Leiden, das aber mit größter Wahrscheinlichkeit durch Verfolgungseinflüsse wesentlich mitverursacht wurde oder wenigstens vorzeitiger zum Ausbruch gekommen ist.

2. Für das Herzleiden, das sich später eingestellt hat, war eine wesentliche Teilursache der Blutdruck.

3. Somit ist zwischen der Verfolgung und dem Tode des Herrn X. ein Zusammenhang insofern wahrscheinlich, als sein vorzeitiger Tod die Folge derjenigen Erkrankungen war, die wesentlich durch verfolgungsbedingte Umstände mitverursacht waren."

In diesem zweiten Falle hat daraufhin das Landgericht eine 50%ige Erwerbsminderung des Betroffenen vom Verfolgungsbeginn bis zu seinem Tode anerkannt.

Dieses Gutachten des Dr. E. beleuchtet somit vollends die ganze Problematik und Anfechtbarkeit des hier zur Debatte stehenden Obergutachtens des Dr. D. über unseren Dr. G.

Auch in seinem Falle besteht nicht der geringste Zweifel daran, daß es ohne die Verfolgungsmaßnahmen nicht zur vorzeitigen Entstehung der zum

Tode führenden Krankheit gekommen wäre. Für seinen Gesundheitsschaden nehme ich für die Zeit von 1938 bis 1941 eine Erwerbsminderung von 25 % an. Nach 1941, dem Beginn der schweren Kreislaufstörungen nebst Komplikationen muß diese mit mindestens 50 %, in den letzten Lebensjahren sehr wahrscheinlich höher angesetzt werden.

Kommentar

Es sei meinem obigen Gutachten noch ein Kommentar hinzugefügt, da in ihm Ansichten vertreten werden, denen ich auch in der Begutachtung anderer Fälle immer wieder begegne und die dazu angetan sind, die behördlichen und gerichtlichen Entscheidungen, die aufgrund derartiger Gutachten getroffen werden, in einer Richtung zu beeinflussen, die nicht den gegebenen Tatsachen gerecht wird. Der Kommentar ist in folgendem Brief enthalten:

„Sehr geehrter Herr Rechtsanwalt!

Ich halte es für notwendig, dem anliegenden, von Ihnen angeforderten Gutachten einige Bemerkungen hinzuzufügen, die Sie vielleicht in Ihren Schriftsatz aufnehmen sollten.

Immer wieder lese ich in sogenannten ‚Obergutachten', wie Ärzte, die oft nicht einmal spezielle Erfahrungen über das zu begutachtende Gebiet aufzuweisen haben, sehr betont Unterschiede in der Bewertung von Ansichten sogenannter ‚Privatärzte', zu denen ich selbst gehöre, *und den Meinungen* der *vom Konsulat als Gutachter bzw. Obergutachter bestallten Vertrauensärzten* machen. Das wirkt sich dann oft auch auf die Entscheidungsgründe aus, indem diese oben gekennzeichnete Einstellung dazu führt — der vorliegende Fall des Dr. G. steht keineswegs vereinzelt da —, daß das *Urteil des Privatarztes, selbst wenn dieser, wie hier, den Patienten zwölf Jahre lang behandelt* und beobachtet hat, in dem letztlich ausschlaggebenden Gutachten *einfach ignoriert* wird. Auf diese Weise erfährt die Behörde, für die ja das betreffende Gutachten gemacht wird, von dem tatsächlichen Sachverhalt einer möglicherweise noch anderen Beurteilung des Falles überhaupt nichts. *Man geht sicherlich nicht zu weit, wenn man dieses Vorgehen als eine Irreführung der Behörden bezeichnet.*

Die sarkastische Gegenüberstellung ‚der Meinung des Privatarztes in New York mit der herrschenden deutschen Lehrmeinung', wie in meinem Fall des Dr. G., *ist ebenfalls nicht dazu angetan, die Objektivität des Obergutachters unter Beweis zu stellen.*

Übrigens las ich über mich selbst in einer kürzlich gefällten Entscheidung: ‚Der Privatarzt, Dr. E. F. Muller, der angeblich emeritierter Professor an der Universität Hamburg ist ...' Dieser Zweifel an meiner Kompetenz und die darin enthaltene Herabwürdigung meines Privatgutachtens setzt mit der gleichen Tendenz nicht mich herab, sondern schadet der Sache des Antragstellers. Das hätte vermieden werden können, wenn sich der Verfasser der besagten Entscheidung vorher im Vorlesungsverzeichnis der benannten Universität orientiert hätte.

Eine ebenfalls weit über diesen Einzelfall hinausgehende Gewohnheit sollte den entscheidenden Behörden und Gerichten einmal deutlich vor Augen geführt werden. Immer wieder lese ich, wie auch im vorliegenden Falle, in Obergutachten und dann oft wörtlich wiederholt in den Gerichtsentscheidungen, daß die *‚Privatmeinung der behandelnden Ärzte in New York der von ihr abweichenden, in Deutschland herrschenden allgemeinen Lehrmeinung gegenübersteht‘*. Im vorliegenden Gutachten ist gezeigt, daß der Schreiber dieses orakelhaften Satzes unrecht hat. *Derartige Gemeinplätze ‚von der allgemeinen Lehrmeinung‘ kommen, wenn man viel mit Gutachten zu tun hat, einem immer wieder vor Augen. Man findet sie nie in Privatgutachten, sondern stets nur in Obergutachten. Sie sind gewöhnlich nicht haltbar.* Dabei kommt einem nicht nur das bekannte Zitat von den Worten, die sich einstellen, wenn Begriffe fehlen, in den Sinn, sondern es hat auch den Anschein, daß es viele Schreiber von solchen Obergutachten für erlaubt halten (dazu noch gedeckt durch den Briefkopf ihrer Universitätsklinik und damit durch den Ruf eines ehrwürdigen deutschen wissenschaftlichen Institutes), mit dem Hinweis einer nicht immer wohlfundierten gutachtlichen Ansicht größere Überzeugungskraft zu verleihen. *Auf Seiten eines Gerichtes sollte es nicht so einfach akzeptiert werden, daß die Berufung auf die angeblich allgemeine deutsche Lehrmeinung als ein besonders schwerwiegendes Argument für den Wert einer persönlichen Überzeugung mißbraucht wird.* Ein solches simplifizierendes Vorgehen hat mit einer Beweisführung nichts zu tun. Vielmehr zieht es die äußerst differenzierte deutsche Wissenschaft in einen Meinungsstreit, für den sie zu hoch steht, um was es auch immer geht.

Wenn diese an sich völlig bedeutungslose Phrase an wichtigen Stellen von Obergutachten immer wieder erscheint, kann dies nur auf das Bestreben des Gutachters zurückgehen, bei dem juristischen Leser den Eindruck zu hinterlassen, ein wie wichtiger Verbündeter auf der Seite des betreffenden Gutachters steht, anstatt durch logische Aneinanderreihung von Tatsachen zu einer gutachtlichen Schlußfolgerung zu kommen.

Wenn ein Teil dieser meiner Beobachtungen, die im vorliegenden Fall besonders kraß in Erscheinung treten, in Ihrem Schriftsatz Verwendung finden würden, könnte das vielleicht dazu beitragen, die Aufmerksamkeit der hier zuständigen Gerichte auf einen Mißstand in der Handhabung der Gutachtertätigkeit zu lenken, der nur zu leicht dazu geeignet ist, die der Entscheidung zugrunde liegenden Tatsachen zu verschleiern.

Mit verbindlichem Gruß
Ihr
gez. Dr. E. F. Muller“

Nachtrag des Herausgebers

Die in dem obigen Schreiben des Herrn Prof. Muller apostrophierte, häufig zu beobachtende *grundsätzliche Mißachtung „privatärztlicher Zeugnisse“* in der Gutachtenpraxis mag noch durch ein Dokument aus meiner eigenen gutachterlichen Tätigkeit beleuchtet werden. In dem betreffenden Fall handelte es sich ebenfalls um einen durch das Naziregime verfolgten und nach Palästina geflüchteten Juden. Bald nach seiner Ankunft dortselbst erkrankte er an einer eindeutigen, in Schüben verlaufenden Encephalomyelitis disseminata. Im Jahre 1959 lag er vier Wochen auf der seinerzeit von mir als Chefarzt geleiteten Neurologischen Abteilung des Städtischen Auguste-Viktoria-Krankenhauses in Berlin-Schöneberg.

Bald nach seiner Entlassung stellte auch ich ihm ein privatärztliches Zeugnis mit einem ausführlichen Befundbericht und einer kurzen gutachtlichen Erwägung über eine etwaige Verfolgungsbedingtheit dieses Leidens aus. Das Zeugnis kam mit in die Entschädigungsakte.

Zwei Jahre später übersandte mir der Patient die folgende Stellungnahme der Entschädigungsbehörde. Ob mit der auch darin zum Ausdruck gebrachten generellen Abwertung privatärztlicher Zeugnisse auch das meinige gemeint war, weiß ich nicht. Nur scheint mir auch an dieser *behördlichen Stellungnahme* die dort vorherrschende Grundhaltung bemerkenswert. Hier also auszugsweise der Wortlaut:

„... Wenn ein Gutachter sein *Gutachten auf privatärztliche Zeugnisse* stützt, *die erfahrungsgemäß in vielen Fällen unzuverlässig* sind *oder widerspruchsvolle und zweifelhafte Zeugenerklärungen als vollen Nachweis für die behaupteten Tatsachen ansieht, so ist das Gutachten wertlos und kann weisungsgemäß einer vergleichsweisen Regelung nicht zugrunde gelegt werden. Ein Aktengutachten kann grundsätzlich nur anerkannt werden, wenn es den Befund eines Amtsarztes oder anerkannten Vertrauensarztes zum Gegenstand hat* und sich hinsichtlich des Kausalzusammenhanges ausschließlich auf einwandfreie Beweisunterlagen stützt ...“

Der Patient fragte mich, ob ich seinerzeit als Chefarzt der Neurologischen Abteilung des Auguste-Viktoria-Krankenhauses als Amtsarzt oder anerkannter Vertrauensarzt anzusehen war. Ich konnte ihm diese Frage nur bejahen, indem ich vor meiner Chefarzttätigkeit lange Zeit Leiter der Beratungsstelle für Nerven- und Gemütskranke und in dieser Eigenschaft gewissermaßen auch Amtsarzt meines Gesundheitsamtes war und in der Folgezeit laufend, wenn auch nicht als Vertrauensarzt, so doch als anerkannter Gutachter von Gerichten herangezogen wurde.

Aber auch abgesehen von der Frage, ob ein „Amtsarzt“ oder „anerkannter Vertrauensarzt“ auf jeden Fall qua offizieller Stellung und Titel als sachverständiger und damit als vertrauenswürdiger angesehen werden kann als ein „Privatarzt“, erhebt sich anhand der obigen behördlichen Stellungnahme noch eine weitere *Frage: Auf was für „einwandfreie Beweisunterlagen hinsichtlich des Kausalzusammenhanges“ läßt sich* denn sonst — wohlgemerkt *ein Akten- — Gutachten gründen, wenn nicht — neben den Angaben des Betroffenen — auf privatärztliche Bekundungen und Zeugenaussagen? Vor diesem fraglosen Dilemma steht auch jeder Amtsarzt und anerkannte Vertrauensarzt.*

8. Ein kombiniertes Mitralvitium nach kurzfristigem Wehrdienst. Tod 48jährig durch „Herzschlag"

Von L. DELIUS / KRAMER

Antrag des 1910 geborenen Technikers Friedrich H. vom 2. II. 1949 auf Anerkennung einer KDB-Rente wegen eines Herzschadens, entstanden nach einer Lungenentzündung Ende 1939, angeblich während des Militärdienstes 1942 verschlimmert.

Feststellung durch das zuständige staatliche Gesundheitsamt am 15. II. 1949: „Herzmuskelschaden, Stauungserscheinungen, Reizleitungsstörungen, Lungenblähung. Ursache des Leidens: WDB, Erwerbsminderung 70 %, Versehrtenstufe III."

H. verstarb im Dezember 1958 an einem „,Herzschlag' (Sekundentod) bei Herzklappenfehler, Herzmuskelschaden, Reizleitungsstörungen".

Vorgeschichte nach Aktenlage

Angaben über Erkrankungen des H. während seiner Kindheit und Schulzeit sind in den Akten nicht enthalten. Wie aus Ehrenurkunden und einem Zeitungsausschnitt hervorgeht, hat er sich bis 1930 mehrmals durch besondere sportliche Leistungen hervorgetan. Auch später hat er sich, vorwiegend als Skiläufer, sportlich betätigt.

1935 wurde bei ihm bei der Einstellung zum Arbeitsdienst eine Hypertrophie des Herzens (Sportherz) festgestellt. Ende 1939 erkrankte H. an einer doppelseitigen Lungenentzündung, anschließend Diagnose einer Herzhypertrophie mit leichtem Myocardfehler. Der damalige Hausarzt, Dr. A., bescheinigte später, daß er H. „von 1939 bis zu seiner Einberufung zur Wehrmacht" ärztlich behandelt habe. „Ich kann mich erinnern, daß ich zweimal wegen Lungenentzündung konsultiert wurde. *Ein Herzleiden, dessen Behandlung notwendig gewesen wäre, lag jedoch nicht vor*". Nach Angaben der Ehefrau des H. ist dieser auch bis zu seiner Einberufung am 20. IX. 1942 voll berufstätig gewesen. Bis dahin ist er auch immer noch gelegentlich Ski gelaufen, ohne irgendwelche Beschwerden zu äußern.

Auf einem zweitätigen Transport mit seiner Truppe im offenen Güterwagen zog er sich eine schwere Erkältung zu. „Trotz Fieber, Husten, Glieder- und Kopfschmerzen" mußte er Garnisonsdienst leisten. Nach einigen Tagen meldete er sich krank. Der Truppenarzt untersuchte ihn nur oberflächlich und erklärte ihm, er solle sich nach zwei Tagen wieder vorstellen. Danach wurde H. zum Innendienst abkommandiert. Das Fieber ließ nicht nach, Husten und Auswurf wurden immer stärker, er konnte nicht mehr schlafen. Sein Zustand verschlechterte sich weiter. Es stellten sich Rasseln auf der Brust, starke Atemnot und Seitenstiche ein. Trotzdem habe er den Innendienst weitermachen müssen. Eines Abends schickte man ihn wohl rein aus schikanösen Gründen mit einer Teekanne eine Treppe hinauf und herunter bis er zusammengebrochen sei.

Frau H. schilderte weiterhin ihren Eindruck, den sie 14 Tage nach seiner Einberufung zur Wehrmacht bei einem Besuch von ihrem Ehemann hatte, wie folgt: „Er hielt sich nur mit Mühe aufrecht, war abgemagert, das Gesicht verfallen und hohlwangig, das Augenweiß gelblich verfärbt, die Augen fieberglänzend. Und um Mund und Nase bemerkte ich verkrustete Fieberblasen. Am meisten irritierten mich jedoch fortwährende Hustenanfälle, wobei ich bemerkte, daß mein Mann einen rotbräunlichen Auswurf hatte." Nach einer Rücksprache der Frau H. mit dem Bataillonskommandanten wurde H. umgehend in ein Reservelazarett eingewiesen. Hier habe, so berichtete Frau H., der Oberstabsarzt Dr. B. ihr gegenüber von einem lebensbedrohlichen Zustand, einem kombinierten Herzvitium, einer absoluten Arrhythmie, einer Stauungsbronchitis und einer sich daraus entwickelnden Bronchopneumonie" gesprochen. Nach den Unterlagen des Archivs für Krankenurkunden der ehemaligen Deutschen Wehrmacht befand sich H. in dem genannten Reservelazarett vom 5. X. 1942 bis 20. I. 1943 zur Beobachtung: „Herz". Am 7. IV. 1943 erfolgte seine DU-Entlassung.

Vom 30. III. bis 24. IV. und vom 28. IX. bis 10. XI. 1944 Aufenthalt in einem *Sanatorium für Herz- und Kreislaufkrankheiten.* Die dort erhobenen *Befunde* lauten auszugsweise wie folgt:

1. EKG-Befund vom 6. IV. 1944: „Die Kurve zeigt eine Arrhythmia absoluta durch Vorhofflimmern."

2. Röntgenbefund vom 23. IV. 1944: „Beide Zwerchfelle gut und gleichsinnig beweglich. Beide Komplimentärräume frei. Das Herz in toto beträchtlich vergrößert, die Gesamtform typisch mitral. Die Herztaille vollkommen verstrichen. Der zweite linke Randbogen prominent, der linke ventrikuläre Anteil stark verbreitert, die Spitze gerundet. Im ersten Schrägdurchmesser Aortenbreite normal, der linke Vorhofbogen ausgesprochen verbreitert. Ausgesprochene Lungenstauungen.

   Zusammenfassung: Hochgradiges Mitralvitium (rtg. überwiegend Stenose), Lungenstauungen."

3. Ärztliche Bestätigung durch den leitenden Arzt Dr. C. vom 14. XI. 1944: „Es handelt sich bei Herrn H. um einen schweren organischen Herzfehler (Mitralstenose) mit einer beträchtlichen Herzmuskelschädigung (Vorhofflimmern)."

Nach einem Bericht der Krankenversicherung „Vorsorge" nahm H. dieselbe in der Folgezeit

1. im März/April 1947 wegen „Bronchopneumonie",
2. vom 10. bis 13. XI. 1948 wegen „chronischer Bronchitis" und
3. vom 28. VII. bis 16. IX. 1948 wegen „Herzinsuffizienz, Bronchitis"

in Anspruch.

Am 12. VIII. 1952 *Begutachtung durch Dr. D.*, Befund: „Keine Zyanose, gewisse Dyspnoe, mäßig ausgeprägte prätibiale Ödeme. — Herz: Aktion unregelmäßig, nicht wesentlich beschleunigt, Grenzen deutlich nach links, weniger nach rechts verbreitert, typisch mitralkonfiguriert, systolisches und diastolisches Geräusch über der Mitralis und der Spitze, betonte Basistöne, RR 170/105. Gefäßband o.B. — EKG-Beurteilung: Absolute Arrhythmie bei Vorhofflimmern. — Diagnose: Kombiniertes Mitralvitium (Insuffizienz und Stenose), mit erheblicher Verbreiterung des Herzens sowie absoluter Arrhythmie. — Leber und Milz: nicht tastbar. — Thorax-Übersichtsaufnahme: Zwerchfelle beiderseits tiefstehend, glatt begrenzt, Sinus frei. Spitzen o. B. Lungenfelder zeigten etwas vermehrte Gefäßzeichnung, von beiden verdichteten Hili ausgehend."

Der *Gutachter lehnte eine WDB im Sinne einer Verschlimmerung ab und führte begründend aus:*

„1. Die Zeit des aktiven Wehrdienstes des H. währte nur vierzehn Tage, von denen er zugegebenerweise einen Teil liegend verbrachte, da er bereits mit einer Bronchitis eingerückt war. Hierbei hätte es sich möglicherweise um eine Stauungsbronchitis gehandelt. Diese könne sich aber nicht während der kurzen Ausbildungszeit durch die besonderen Verhältnisse in einer Kaserne (Zugluft, Erkältung) verschlimmert haben.

2. Es ist unwahrscheinlich, daß die einmalige Beanspruchung (Tragen einer Kaffeekanne mehrmals die Treppe herauf und herunter) das Leiden richtunggebend beeinflußt hat.

3. Herr H. hat *bei seiner Entlassung aus dem Wehrdienst keine Versorgungsansprüche gestellt.*"

Am 30. I. 1953 Einspruch des H. gegen den abschlägigen Bescheid des Versorgungsamtes. Daraufhin *Begutachtung durch den Sachverständigen des zuständigen Sozialgerichtes,* Dr. E., am 28. XI. 1954. Derselbe erwähnt folgende kardiale Insuffizienzzeichen: „Angedeutete Lippenzyanose, Lebervergrößerung um einen Querfinger, prätibiale Ödeme, keine pulmonalen Stauungszeichen, absolute Arrhythmie ohne Pulsdefizit, erhebliche Linksverbreiterung des Herzens" und kommt zu dem *Schluß,* daß es sich bei H. um ein schon vor dem Wehrdienst bestehendes kombiniertes Mitralvitium gehandelt haben müsse, das bis zum Wehrdienst symptomlos gewesen wäre. Den Einfluß des Wehrdienstes faßte Dr. E. als eine *einfache, vorübergehende Verschlimmerung* auf, die *durch die Lazarettbehandlung behoben* worden sei. Daher lehnte auch er eine MdE infolge WDB ab, zumal er annahm, daß schon eine leichte, nicht wehrmachtsbedingte Belastung zu einer kardialen Dekompensation hätte führen können.

Demgegenüber nahm *der Rechtsbeistand des H.* eine bleibende, bzw. richtunggebende Verschlimmerung an und beantragte *Begutachtung* nach § 109 SGG *durch eine Medizinische Universitätsklinik.* Diese erfolgte am 13. VII. 1956. Die dabei erhobenen Befunde decken sich weitgehend mit den Befunden des Dr. E. vom November 1954.

EKG-Befund: „Absolute Arrhythmie bei Vorhofflimmern, semivertikale Lage des Herzens, Veränderungen wie bei Rechtshypertrophie." — Thorax-Durchleuchtung und -Aufnahme: „Vermehrte hiläre und perihiläre Lungengefäßzeichnung. Der Herzschatten ist stark vergrößert. An der Vergrößerung scheinen alle Herzabschnitte beteiligt, insbesondere aber der linke Ventrikel und der linke Vorhof. Die Ausflußbahn des rechten Ventrikels ist verlängert. Deutlich ausgeprägter Aortenkopf. Retro stark eingeengt.". Diagnose: Kombinierter Mitralfehler mit mäßig ausgeprägter Dekompensation. Abschließende Erörterung: „Die *Entwicklung eines Mitralfehlers durch eine fieberhafte Erkältungskrankheit oder durch körperliche Belastung ist nicht denkbar.* Das Herzleiden des Klägers ist mit Wahrscheinlichkeit nicht durch den abgeleisteten Wehrdienst hervorgerufen worden. Zwar ist eine Verschlimmerung des Herzleidens durch die Belastung des vierzehntägigen Wehrdienstes anzunehmen. Dabei hat es sich jedoch unseres Erachtens um eine *vorübergehende und mit Wahrscheinlichkeit nicht um eine bleibende bzw. richtunggebende Verschlimmerung* gehandelt. Eine Minderung der Erwerbsfähigkeit durch Schädigungsfolge ist jetzt nicht gegeben."

Aufgrund dieses Gutachtens wurde die Klage des H. auch vom Sozialgericht abgelehnt. Gegen dieses Urteil legte er am 19. X. 1956 beim Landessozialgericht Berufung ein. H. verstarb am 10. XII. 1958 an einem akuten „Herzschlag".

Am 26. VIII. 1960 erstattete *Professor Dr. F.* ein *Gutachten,* in dem er entgegen den bisherigen Beurteilungen die Meinung vertrat: „Das Herzleiden des Herrn H. ist durch den Militärdienst wesentlich verschlimmert worden und zwar im Sinne einer richtunggebenden, bleibenden Verschlimmerung." Die vom 1. II. 1949 bis zu seinem Tode bestehende Erwerbsminderung schätzte er mit 70 % ein.

Das *Landesversorgungsamt* versagte jedoch dem Gutachten des Prof. F. seine Zustimmung, indem es u. a. auf *die unterschiedlichen gutachterlichen Beurteilungen des Krankheitsbildes* des H. hinwies. Es beantragte daher die Einholung eines *Obergutachtens.*

Ein solches wurde am 24. V. 1961 von *Professor G.* erstellt. Sein Urteil lautete wiederum: „Bei Herrn H. lag ein *kombiniertes Mitralvitium* vor. Dieses wurde jedoch *durch die dem militärischen Dienst eigentümlichen Verhältnisse nicht verursacht und auch nicht wesentlich verschlimmert.* Man kann lediglich mit genügender Wahrscheinlichkeit eine abgrenzbare Verschlimmerung annehmen." Die MdE für diesen Verschlimmerungsanteil schätzte er „auch unter Berücksichtigung des Berufes des H. auf 25 %".

In einem Vergleichsvorschlag wollte das Landesversorgungsamt am 10. X. 1961 das Mitralvitium als Schädigungsfolge im Sinne einer Verschlimmerung anerkennen. Der Rechtsbeistand der Frau H. vertrat jedoch demgegenüber die Ansicht, daß ein Mitralvitium des H. nicht schon längere Zeit vor dessen Einberufung zum Wehrdienst bestanden haben könne.

Unsere Beurteilung

„Eines steht auf jeden Fall fest: Bei H. hat ein kombiniertes Mitralvitium bestanden, das ursächlich auch zu seinem Tode führte. Diese Diagnose wurde offenbar erstmalig von Oberstabsarzt Dr. B. gestellt und weiterhin in den verschiedenen Gutachten bestätigt. Aufgrund der in den Akten niedergelegten Befunde wurde sie auch von uns als mit größter Wahrscheinlichkeit zutreffend angenommen.

Es ist nun die *schwierige Frage* zu beantworten, *seit wann dieser Herzklappenfehler bestanden hat?* Aus den Ehrenurkunden des H. ist zu entnehmen, daß er sich bis 1930 durch sportliche Leistungen ausgezeichnet hat. Auch in der Folgezeit hat er sich bis zu seiner Einberufung sportlich betätigt (Skilaufen). Dann soll jedoch 1935 bei seiner Einstellung zum Arbeitsdienst eine Herzhypertrophie festgestellt worden sein.

Nach REINDELL, KLEPZIG, MUSSHOFF und anderen werden bei Sportlern mit Dauerbelastungen und intensivem Training (besonders bei Hindernisläufern, Skilangläufern, Rennruderern, Marathonläufern und Berufsrennfahrern) deutliche Herzvergrößerungen gefunden, die sich als physiologische Anpassungsprozesse ohne pathologische Veränderungen auffassen lassen („regulative Dilatation" nach REINDELL und DELIUS). Im gleichen Sinne macht HOLLMANN darauf aufmerksam, daß sich ehemals große Sportherzen bei Fortfall des intensiven sportlichen Trainings im Laufe der Zeit bis zu normalen Maßen zurückbilden. Diese Angabe wird ebenfalls von REINDELL bestätigt. Andererseits bewegt sich bei Sprintern, Springern, Werfern und Amateurboxern, die sich im Wettlauf und Training keinen Dauerbelastungen unterziehen, die Herzgröße im Normbereich der gesunden untrainierten Männer. Da H. nach 1930 nicht mehr kontinuierlich intensiveren Sport getrieben hat, könnte immerhin die 1935 bei ihm festgestellte Herzhypertrophie schon Ausdruck eines stummen Mitralvitiums gewesen sein, macht doch auch REINDELL auf die differentialdiagnostischen Schwierigkeiten bei der Unterscheidung zwischen Sportherz und kombiniertem Mitralvitium aufmerksam. Als Direktor des Institutes für Arbeitsphysiologie und Sportmedizin in Freiburg (Br.) konnte er in einem großen Kreis von höchstqualifizierten Sportlern eine ganze Anzahl von Trägern bis dahin unbekannter Herzklappenfehler, zwar meist von Aortenfehlern, aber auch von Mitralstenosen und kombinierten Mitralvitien, beobachten. *Es kann also durchaus ein Herzschaden vorliegen, ohne daß dieser zunächst zu einer wesentlichen Leistungseinbuße des Herzens und zu einer Behandlungsbedürftigkeit zu führen braucht.*

Im Verlaufe einer Lungenentzündung Ende 1939 wurde sodann bei H. eine „Herzhypertrophie mit leichtem Myocardfehler" diagnostiziert. Diese Angabe stützt sich allerdings nur auf einen ambulanten Untersuchungsbefund. Eine Röntgenaufnahme und ein Elektrokardiogramm wurden seinerzeit nicht veranlaßt. Jedenfalls ist der Rechtsbeistand des H. der Ansicht, daß bei H. dieser Myocardfehler nur vorübergehender Natur gewesen sei. Nach dem oben Angeführten heißt das: *wenn der frühere Hausarzt des H., Dr. A., später bescheinigt, „ein Herzleiden, dessen Behandlung notwendig gewesen wäre, lag in der Zeit von 1939 bis zur Einberufung des H. zur*

Wehrmacht nicht vor“, so ist damit durchaus noch nicht gesagt, daß überhaupt kein Herzschaden bestanden hat, hat doch H. selbst einen Antrag auf KDB-Rente wegen „Verschlimmerung einer bereits vorher bestehenden Herzhypertrophie mit leichtem Myocardfehler“ gestellt.

Bis zum Oktober 1942 hat er seinem Beruf als Techniker ohne jegliche Beschwerden nachgehen können. Erst mit seiner Einberufung zur Wehrmacht trat bei ihm ein deutlicher Leistungsknick ein. Und nach seiner DU-Entlassung im April 1943 war er nie mehr voll einsatzfähig, wie es die ärztlichen Bescheinigungen und auch die Gutachten glaubhaft erscheinen lassen. Es muß demnach ein Ereignis eingetreten sein, das in seiner Bedeutung abzuklären ist.

Hierzu erfahren wir: Schon im Verlauf der ersten vierzehn Tage seines Wehrdienstes machte sich bei H. eine akute und subakute Herzinsuffizienz mit Dekompensationszeichen im kleinen und großen Kreislauf bemerkbar. Es trat eine absolute Arrhythmie auf, die dann vom 5. X. 1942 bis 20. I. 1943 eine Lazarettbehandlung erforderlich machte. Daß lediglich die allgemeine Umstellung und die geringe körperliche Belastung während des Transportes dieses Herzversagen ausgelöst haben, ist unwahrscheinlich. Komplizierende Faktoren müssen hinzugetreten sein.

Auf dem zwei Tage und Nächte dauernden Transport im offenen Güterwagen bei regnerischem Wetter hat sich H. eine schwere Erkältung zugezogen. Gleichwohl hat er zunächst noch einige Tage Garnisonsdienst versehen. Dabei verschlimmerte sich sein Zustand. Aus dieser Tatsache kann man also mit Wahrscheinlichkeit schließen, daß sich H. auf dem erwähnten Transport einen Infekt zugezogen hat, den er vermutlich unter Friedensverhältnissen ohne Komplikationen überstanden haben würde. Die mangelnde Rücksichtnahme innerhalb der wehrdienstüblichen Verhältnisse erlaubte jedoch keine Schonung. Damit erhebt sich die Frage, ob etwa ein katarrhalischer Infekt (Bronchitis) eine akute Herzinsuffizienz bei einem etwa schon vorhandenen Mitralvitium auslösen kann. Wie bereits den Vorgutachtern erscheint es auch uns unwahrscheinlich, daß der fragliche Infekt des H. zunächst zu einer Pneumonie geführt hat, die dann sekundär die Herzinsuffizienz bedingte. Demgegenüber führte man dann auch bereits die seinerzeitige Pneumonie auf eine Stauung im kleinen Kreislauf bei bestehender Herzinsuffizienz zurück.

Die Hauptursache eines erworbenen Herzvitiums, insbesondere eines kombinierten Mitralklappenfehlers, ist eine rheumatische Erkrankung. Eine solche kann auch dann durchaus vorgelegen haben, wenn anamnestisch für eine solche keine sicheren Anhaltspunkte zu erheben waren. So konnten Loogen, Bayer, Wolter, Schaub bei 200 Mitralfehlern in etwa 25 % keine ursächliche Vorkrankheit eruieren. Ja, Schölmerich weist darauf hin, daß sogar in 40 % der rheumatischen Herzfehler die Anamnese leer ist. Es kann aber gleichwohl angenommen werden, daß in den meisten dieser Fälle ein erster milder Schub einer rheumatischen Carditis etwa im Anschluß an eine Angina aufgetreten ist, der dann im Gefolge einer über Jahre oder Jahrzehnte unbemerkten Endocarditis zu einem langsamen Klappenumbau durch Vernarbung, Retraktion der Sehnenfäden und Klappen geführt hat. Für diese Annahme spricht der erstaunlich häufige Nachweis von Aschoffschen Knötchen bei klinisch und auch serologisch inaktiven rheumatischen Herzfehlern.

Aus diesen Erkenntnissen ergibt sich ein neues ätiologisch bzw. pathogenetisch durchaus diskussionsfähiges Moment, das in allen bisherigen Überlegungen nicht berücksichtigt wurde. Wir meinen damit folgendes: H. hat in früheren Jahren einen ersten rheumatischen Schub und im Gefolge von ihm eine erste Carditis unbemerkt überstanden. Dann ist es auf dem besagten Transport im offenen Güterwagen bei regnerisch-kaltem Wetter (prädisponierdende Faktoren für das Auftreten einer rheumatischen Erkrankung) zunächst mit den Symptomen eines katarrhalischen Infektes und weiterhin während des Garnisonsdienstes mit den Erscheinungen von Fieber, Gliederschmerzen und Kopfschmerzen zu einem neuen Schub eines atypisch verlaufenden „rheumatischen Fiebers“ gekommen.

Wegen der Ähnlichkeit der Krankheitsbilder kann ein solches anfangs durchaus mit einer Grippe oder einem Infekt der oberen Luftwege verwechselt werden (Friedberg). In den USA wird aus diesem Grunde statt unseres Begriffes „akute Polyarthritis“ grundsätzlich der Begriff „rheumatic fever“ vorgezogen (Friedberg, Stollermann), da tatsächlich zahlreiche „rheumatische Erkrankungen“ nicht das Bild einer akuten Polyarthritis zeigen. Als wesentliche Kennzeichen eines „Rheumafiebers“ werden von Jones (zitiert von Friedberg, Stollermann und abgeändert auch von Schölmerich) folgende Kriterien aufgeführt:

1. Hauptkriterien: Carditis, Polyarthritis, Chorea minor, subakute Knötchen, Erythema marginatum;
2. Nebenkriterien: Fieber, Gelenkschmerzen, verlängertes PR-Intervall im EKG, beschleunigte Erytrozyten-Senkungsgeschwindigkeit, Leukozytose oder C-reaktives Protein, vorausgehende Infektion mit beta-hämolytisierenden Streptokokken der Gruppe A und frühdurchgemachtes Rheumafieber oder inaktiver rheumatischer Herzklappenfehler.

Dabei wird für die Diagnose des „Rheumafiebers“ das Vorliegen von zwei Hauptkriterien oder von einem Hauptkriterium und zwei Symptomen zweiter Ordnung gefordert. In der Mehrzahl der Fälle von rheumatischem Fieber, bei denen eine Carditis manifest wird, können die Zeichen einer solchen zwischen dem sechsten und zehnten Tag des fieberhaften Verlaufes erscheinen (Soulie und Nouaille, zitiert von Schmölmerich). Nach Leiber (zitiert von Schmölmerich), tritt auch noch im erwachsenen Alter bei rheumatischem Fieber in 47 % eine Carditis auf. Da es auch bei einem bisher unerkannten kombinierten Mitralvitium zu Dekompensationszeichen kommen kann, seien die besonders für eine Myocarditis sprechenden Symptome erwähnt: Bei einem Mitralvitium tritt zunächst eine Stauung im kleinen Kreislauf auf, später erst im großen Kreislauf.

Wenn wir unter Anwendung der oben angegebenen Kriterien das Krankheitsbild, das H. während seines Wehrdienstes bot, betrachten, so haben bei ihm als Hauptsymptom eines „rheumatischen Fiebers" sowie als zwei Nebensymptome mit Sicherheit Fieber, Gelenk- bzw. Gliederschmerzen vorgelegen. Auch ein Herpes labialis kann durchaus bei rheumatischen Erkrankungen auftreten. WURM und WALTER erwähnen sein häufiges Vorkommen u. a. auch bei Polyarthritis. Nur ist die differentialdiagnostische Wertung des Herpes eingeschränkt, da bei vielen anderen febrilen Erkrankungen der Pharnyx frühzeitig mitinfiziert wird, wodurch es dann sehr häufig sekundär auch bei ihnen zur Ausbildung eines Herpes labialis kommt.

Für das relativ frühzeitige Auftreten einer Stauung im großen Kreislauf während der Erkrankung des H. spricht auch die von seiner Frau beobachtete ikterische Verfärbung der Skleren (infolge kardialer Leberstauung). Wichtiger erscheint uns aber noch das damals mit aller Wahrscheinlichkeit erstmalige Auftreten einer absoluten Arrhythmie, wie sie von Herrn Oberstabsarzt Dr. B. bei einer Lazarettaufnahme festgestellt wurde.

Die absolute Arrhythmie bei Vorhofflimmern ist nach SEMERAU zu 26,1 %, nach McEACHERN und BAKER zu 34,4 %, nach WHITE und JONES zu 45,5 % und nach LEEBES sogar zu 66,3 % durch rheumatische Herzaffektionen bedingt (zitiert von HOLZMANN). Teilweise kann sie durch Überdehnung des linken Vorhofes, bei Mitralstenose auftreten, häufiger wird sie aber durch entzündliche Veränderungen im Myocard der Vorhöfe ausgelöst. Die rheumatische Carditis ist ja gerade charakterisiert durch die Beteiligung des Endo- und Myocards. Nach SCHÖLMERICH machen sich bei rekurrierendem Verlauf einer rheumatischen Carditis die Rezidive mit neuem Befall des Herzens häufig gerade durch das Vorhofflimmern bemerkbar. Der gleiche Autor weist darauf hin, daß das Auftreten von Vorhofflimmern beim ersten Schub einer rheumatischen Carditis selten ist.

Ziehen wir die Folgerung aus allen von uns zuletzt angeführten Erfahrungen, so erscheint uns unsere weiter oben geäußerte Vermutung nicht ganz unbegründet zu sein, daß der entscheidende „Bruch" im Krankheitsverlauf des Herrn H. im Verlaufe einer vierzehntägigen unbehandelten rheumatischen carditischen Affektion während seiner kurzen Militärzeit eingetreten ist und zwar unter Berücksichtigung von bereits Gesagtem mit folgenden Stationen: Rheumatische Schub-Carditis mit vorwiegender Myocarditis — absolute Arrhythmie — subakute Herzinsuffizienz. Dabei ließe sich die subakute Herzinsuffizienz sowohl auf die veränderten hämodynamischen Verhältnisse unter der Arrhythmie als auch auf die direkte Schädigung der Kontraktionskraft des Herzens durch myocardische Herde und schließlich vielleicht noch auf eine plötzliche zusätzliche, durch eine rezidivierende Endocarditis bedingte Verschlechterung des Ventildefektes bei einem bestehenden kombinierten Mitralvitium zurückführen. Daß schwere Carditiden plötzliche wesentliche Änderungen von bis dahin kompensierten Vitien bewirken können, ist allgemein bekannt — insbesondere, wenn schon vorher eine Rhythmusstörung vorhanden war, speziell aber im Zusammenhang mit der plötzlichen Entstehung einer absoluten Arrhythmie.

Die Dauer des Lazarettaufenthaltes, die DU-Entlassung und der danach bleibende deutlich reduzierte Leistungsgrad des H. machen eine richtunggebende Verschlimmerung durchaus wahrscheinlich, wie das schon Professor F. ausgeführt hat. Auch wir möchten unsererseits eine solche als wahrscheinlich annehmen. Zwar ist nach Lage der Dinge im vorliegenden Fall diese Wahrscheinlichkeit nicht absolut sicher zu belegen, wird aber auch nicht leicht auszuschließen sein.

Herr Dr. D. lehnte eine richtunggebende Verschlimmerung durch den Wehrdienst ab. Er nimmt die Möglichkeit einer schon vor dem Eintritt in die Wehrmacht vorhandenen Stauungsbronchitis an. Diese Meinung des Herrn Dr. D. hat jedoch nicht den vom Gesetz geforderten „Wahrscheinlichkeitsgrad" für sich. *Schon gar nicht halten wir es für vertretbar, mit der Tatsache, daß H. bei seiner Entlassung aus dem Wehrdienst nicht sofort Versorgungsansprüche gestellt hat, die Ablehnung der Anerkennung einer richtunggebenden Verschlimmerung zu begründen.* Auf jeden Fall hätten zumindest die wehrmachteigentümlichen Verhältnisse, die bei einer subklinischen Erkrankung keine Möglichkeiten einer Schonung boten geschweige denn eine rechtzeitige Lazaretteinweisung mit einer sachgemäßen Behandlung zuließen, mitberücksichtigt werden müssen.

Herr Dr. F. und die Gutachter der Medizinischen Universitätsklinik nehmen nur eine einfache, vorübergehende Verschlimmerung an, die jedoch durch die Lazaretteinweisung behoben worden sei. Für einen banalen Infekt als Ursache der Erkrankung des H. und als Grund für seinen Lazarettaufenthalt mag eine solche Annahme zutreffen. Nur halten wir, wie bereits ausgeführt, einen solchen Sachverhalt im vorliegenden Falle (zweifellos aufgetretene subaktive Herzinsuffizienz mit anschließendem mehrmonatigen Lazarettaufenthalt) für denkbar unwahrscheinlich.

Herrn Prof. G. erscheint es schließlich nicht genügend wahrscheinlich, daß bei H. während seines Wehrdienstes ein endocarditischer Schub abgelaufen sein sollte. Auch er meint, daß die Lungenstauung durch die Lazarettbehandlung behoben worden sei, zumal H. bei seiner Entlassung aus dem Lazarett als a.v. beurteilt worden sei. Über diesen Punkt steht jedoch aktenkundig fest, daß H. am 7. IV. 1943 als d.u. entlassen wurde und nie mehr voll arbeitsfähig wurde, vielmehr bis zu seinem Tode laufend wegen cardialer Insuffizienzzeichen in Behandlung stand.

Die *Frage einer richtunggebenden Verschlimmerung wird von Herrn Prof. G. unter Heranziehung allgemeiner statistischer Erhebungen über die Prognose von Mitralfehlern diskutiert und dann verneint, ohne daß er zuvor in gleichem Maße auf die individual-pathologischen Verhältnisse des Verlaufs der Krankheit des H. eingegangen wäre.*

Was den Wert statistischer Aussagen anbelangt, mag in diesem Zusammenhang nur kurz auf folgendes hingewiesen werden: Die Angaben über die Prognosen von Herzfehlern (GROSSE-BROCKHOFF) zeigen eine große Variationsbreite. Aber auch abgesehen davon ist es nach unserer Überzeugung *nicht möglich, allein aus der Überlebenszeit eines Menschen irgendwelche verbindlichen Schlüsse für die Beurteilung des Schweregrades seines Leidens zu ziehen.* Gerade bei Herzkrankheiten spielen neben dem organischen Schaden noch andere zusätzliche Faktoren eine wesentliche Rolle: Beruf, Möglichkeiten zur Schonung, individuelle Widerstandskraft, Vitalität u. a.

Zur Ansicht des Rechtsbeistandes der Frau H., vor der Einberufung ihres Mannes habe ein Mitralfehler bei diesem noch nicht bestanden, sei nur kurz bemerkt: Unter Berücksichtigung der im Voraufgehenden dargelegten Pathogenese eines Herzklappenfehlers (erst durch langsam fortschreitende Schrumpfung am Klappenapparat zeigt sich das vollständige Bild der Mitralvitien — BÜCHNER) besteht für uns kein Zweifel daran, daß ein Mitralvitium schon vor der Einberufung des H. zum Wehrdienst bestanden hat.

Dem Gericht muß die Beurteilung der nicht in den Zuständigkeitsbereich des medizinischen Sachverständigen fallenden Frage anheimgestellt werden, ob und wie weit das vom Rechtsbeistand der Frau H. unseres Erachtens nicht zu Unrecht aufgeworfene Problem einer Fehleinstellung des H. in der Urteilsfindung zu berücksichtigen ist. Daß H. höchstens als g.v.H. und nicht als k.v. hätte eingestellt werden dürfen, steht außer Zweifel. Ein Mitralvitium kann durchaus einmal bei einer nicht speziellen und gerichteten Einstellungsuntersuchung übersehen werden. Sollte jedoch bei H. eine meist leicht aufdeckbare absolute Arrhythmie vorgelegen haben (bei der sogenannten langsamen Form dieser Rhythmusstörung braucht eine solche von H. selbst nicht bemerkt worden zu sein — FRIEDBERG), dann hätte er bei der Musterung bzw. Einstellung als d.u. beurteilt werden müssen.

Zusammenfassend beantworten wir die vom Gericht an uns gestellten Fragen wie folgt:

1. Wir stimmen mit Herrn Prof. G. überein, daß H. an einem kombinierten Mitralvitium gelitten hat.
2. Es ist wahrscheinlich, daß dieses bereits während der Lazarettbehandlung vom Oktober 1942 bis Januar 1943 bestanden hat.
3. Der wahrscheinlich schon vor der Einberufung bestehende Herzklappenfehler wurde während der Zugehörigkeit von H. zur Wehrmacht mit Wahrscheinlichkeit richtunggebend verschlimmert. Die dadurch bedingte MdE schätzen wir auf 70 %."

9. Ursächliche Verknüpfung zwischen Leistenbruch, Gefäßprozeß, akutem Herzversagen, Kriegsdienst und Gefangenschaft

Von E. G. Schenck

Paul J., geboren 1908, gestorben 1960

Vorgeschichte

In Kindheit und Jugend Masern, Rippenfellentzündung, mehrere Male grippöse Infekte. Später laut Bescheid der Betriebskrankenkasse vom 1. II. bis 10. II. 1940 und 16. VI. bis 5. VII. 1941 wegen Bronchitis und akutem Gelenkrheuma sowie vom 20. XI. bis 28. XI. 1940 wegen Muskelzerrung im Oberbauch und Rücken arbeitsunfähig krank. (Hiergegen wendet J. ein, schon das Gelenkrheuma sei ein „Hexenschuß" und die Bronchitis eine Erkältung gewesen, die wieder völlig abgeheilt sei.)

Mitte Januar 1942 zum Militär eingezogen. Schon nach einer Woche wurde J. mit einem Ersatzbataillon nach Rußland in Marsch gesetzt und kam bereits am 18. II. östlich Orel in den Fronteinsatz. Erkrankte nach kurzer Zeit im März/April 1942 vierzehn Tage an Wolhynischem Fieber, ohne daß J. aus dem Schützengraben gezogen wurde. Sein Befinden verschlimmerte sich im Laufe des Jahres. Im November 1942 Einweisung in das Lazarett Orel. Hatte Fieber, Husten, Auswurf, Herzmuskelschwäche. (Diese Angaben stehen im Widerspruch zu den Unterlagen des Krankenbuchlagers, nach denen J. vom 16. bis 18. IX. 1942 wegen „funktioneller Beschwerden" im Feldlazarett Orel behandelt wurde.) Lazarettentlassung am 30. XI., Urlaub, danach am 20. I. 1943 Rückkehr zur Truppe in die Kalmückensteppe. Sein Zustand war zwar gebessert, doch litt J. nach seinen eigenen Angaben weiterhin unter Atemnot, Herzbeschwerden und körperlicher Schwäche. Kam gleichwohl nicht wieder in ein Lazarett, sondern zunächst zum Troß und in die Schreibstube. In der letzten Phase des Krieges wieder im Kampfeinsatz in der Tschechoslowakei bis zur Gefangennahme am 8. V. 1945. Gefangenschaft begann mit einem Hungermarsch von fünf Tagen, danach sofort in einem Behelfslazarett in Zwettl aufgenommen. Arbeitsgruppe 3 (leichte Arbeit) zugeordnet. Oktober 1945 Transport in die Sowjetunion. In dieser Zeit Ruhr. Ende November als Dystrophie III beurteilt. Den Winter über im

Lazarett, in dieser Zeit starb die Hälfte der Belegschaft. Ab Sommer 1946 lediglich Arbeit innerhalb des Lagers.

1947 einigermaßen erholt. Wurde auf einem Holzplatz eingesetzt, gelegentlich angeblich auch in einem Bergwerk. Auf dem Holzplatz erlitt J. im November 1947 beim Abladen von Holzstämmen einen Unfall, dessen Hergang von ihm genau beschrieben ist. J. führt einen bei ihm nachgewiesenen linksseitigen Leistenbruch auf diesen Unfall zurück. Vier Wochen später rechtsseitiger Leistenbruch. Nach dem Unfall bis zur Entlassung wieder lediglich Lagerarbeit.

Nach der Heimkehr blieb J. laut Mitteilung der Betriebskrankenkasse vom 25. X. 1948 bis zur Aussteuerung am 28. IV. 1949 wegen Dystrophie und akuter Bronchitis arbeitsunfähig krank. Dann Wiederaufnahme der Arbeit.

Im Antrag auf K.B.-Rente vom 27. I. 1949 wurden von J. als Körperschäden angegeben: Dystrophie und Leistenbruch beiderseits (in Gefangenschaft erworben), Bronchitis 1942 in Rußland erworben. Der behandelnde Arzt bescheinigte hierzu, daß J. seit November 1948 wegen einer chronischen Asthmabronchitis und einer Kieferhöhleneiterung bei ihm in Behandlung stünde, und daß sich sein Zustand nicht wesentlich gebessert hätte.

Verlauf des Renten-Verfahrens

Der *ärztliche Dienst des Landesversorgungsamtes* stellte am 29. IX. 1949 fest: Leistenbruch mannsfaustgroß durch Holzarbeit in Kriegsgefangenschaft 1947/48. — Dystrophie zurückgegangen. Herz: Töne rein, Aktion regelmäßig, RR 130/80. — Leber nicht vergrößert. — Noch starke chronische Bronchitis mit asthmoidem Einschlag, die Leistenbruchoperation unmöglich macht.

Wortlaut des Bescheides vom 10. X. 1949: Dystrophie, Herzmuskelschwäche, chronische Bronchitis. *Kein KDB.-Leistungsgrund für Leistenbruch, anlagebedingtes Leiden.* MdE 70 % ab Anfang, 50 % ab 1. XII. 1949.

Versorgungsärztliches Gutachten vom 15. XII. 1950 (26 Monate nach der Heimkehr!)

Klagen: Magenbeschwerden, allgemeine Schwäche, bronchitische Beschwerden.

Wesentliche Befunde: 72 kg bei 171 cm. Blutdruck 125/75, Herz o.B., Leistenbrüche beiderseits.

Krankheitsbezeichnung: Zustand nach Dystrophie. Leistenbruch beiderseits entstanden durch übermäßige körperliche Anstrengung. MdE = 40 %.

Handschriftliche Bemerkung des leitenden Arztes hierzu am 2. VII. 1951:

1. Dystrophie ist abgeheilt.
2. Bronchitis noch vorhanden.

3. Leistenbrüche sind anlagebedingt, bereits im Bescheid vom 10. X. 1949 nicht anerkannt.

Leistungsgrund: abgeheilte Dystrophie; leichte Bronchitis. MdE = 15 % ab N.U. Bescheid entsprechend.

Versorgungsärztliches Gutachten vom 24. IX. 1953

Beschwerden: Atemnot, Schwindelanfälle, Herzklopfen, ziehende Schmerzen in beiden Leistengegenden.

Wesentliche Befunde: 81 kg bei 170 Größe, Gynaekomastie. Intern: bronchitischer Befund; Herz o.B. EKG: Zeichen von Coronarinsuffizienzen, RR: Hypertonie, besonders des diastolischen Wertes. Rö.: o.B. Zwerchfelle mäßig beweglich. — Abdomen: männerfaustgroße, schwer reponible Leistenbrüche beiderseits.

Beurteilung

1. *Bronchitis* auf Grundlage einer Mischflora, allergische Ursache unbekannt ... *„Zum Chronischwerden dieser Krankheit ist eine erhebliche angeborene Minderwertigkeit des bronchopulmonalen Gewebes erforderlich.* Auf dem Boden dieser Disposition treten ... immer wieder Bronchitiden auf, *entwickeln sich im Laufe der Jahre schließlich schicksalsmäßig weiter* und führen zu Veränderungen des Lungengewebes nach Art eines Lungenemphysems. Nach den Aktenunterlagen hat die *Bronchitis* bei J. *schon vor dem Wehrdienst bestanden.* An auslösenden Faktoren für sie hat es nach diesen Unterlagen nicht gefehlt. Die Erkrankung *nahm während des Wehrdienstes weiter ihren schicksalmäßigen Verlauf, ohne daß hierfür wehrdienstschädliche Einflüsse verantwortlich gemacht werden könnten ...“* „... Die Tatsache, daß J. während des Krieges hauptsächlich im Innendienst eingesetzt war, spricht dafür, daß auf seinen damaligen Zustand Rücksicht genommen wurde. Die russische Gefangenschaft hat sich auf das obige Leiden des J. nach allgemeinen Erfahrungen nicht ungünstig ausgewirkt. *Bekanntlich herrscht ja in Rußland ein trockenes kaltes Binnenklima, welches eine Bronchitis eher günstig als ungünstig beeinflußt.* Wenn etwa heute gegenüber früher (der Vordienstzeit) eine Verschlimmerung vorliegen sollte, so ist dies *allein auf den schicksalmäßigen Fortgang der Erkrankung zurückzuführen.* Die getätigte *Anerkennung einer leichten Bronchitis kann heute ... nicht mehr aufrechterhalten werden.“*

2. *Leistenbruch: ... kein Versorgungsleiden,* weil die Doppelseitigkeit des Leistenbruches gegen einen Gewaltbruch und einen Dystrophie-bedingten Gleitbruch spricht. Er beruht auf einer *anlagebedingten Bindegewebsschwäche.*

3. *Herzbeschwerden:* beruhen auf Sauerstoffmangel infolge Minderdurchblutung der Kranzgefäße, der schon früher zu Beschwerden Anlaß gegeben hat und im Lazarett Orel als *„funktionell" beurteilt* wurde. MdE entfällt.

   Entsprechender Bescheid vom 7. I. 1954.

Widerspruch des J. vom 12. II. 1954: früher kerngesund, Bronchitis war vor dem Kriege ausgeheilt, erst in Rußland während des Krieges neu aufgetreten. Leistenbruch nach Unfall entstanden.

Versorgungsärztliche Stellungnahme am 26. II. 1954

1. *Leistenbruch: Doppelseitigkeit spricht mit überwiegender Wahrscheinlichkeit für die Annahme,* daß es sich im vorliegenden Falle bei ihm um den Ausdruck *einer konstitutionell bedingten Bindegewebsschwäche* handelt und gegen die Annahme einer Unfallbedingtheit, d. h. der Folge einer einmaligen schweren Gewalteinwirkung (Gewaltbruch).
2. *Herzschaden: organische Unterlagen der funktionellen Störungen in erster Linie Fettleibigkeit mäßigen Grades.* Ebenso läßt sich eine beginnende Bluthochdruckkrankheit (essentielle Hypertonie) annehmen; auch scheint akuter Gelenkrheumatismus 1940 und ein möglicher Herdinfekt (chronische entzündliche Gaumenmandeln — laut Befund) von Bedeutung. Kein Zusammenhang im Sinne der Entstehung oder Verschlimmerung.
3. Dystrophie: kein Anhalt für weiteres Bestehen.
   Bescheid im obigen Sinne am 8. IV. 1954.

Widerspruch seitens J. mit Schilderung des Unfallherganges, der zum Leistenbruch führte. Bestreitet, an einem Gelenkrheumatismus gelitten zu haben; es habe sich lediglich um einen „Hexenschuß" gehandelt. Auch habe er Wolhynisches Fieber gehabt.

Ablehnung dieses Widerspruchs unter gleicher Begründung wie früher.

Am 12. IX. 1954 *Klage des J. vor dem Sozialgericht.* Begründet diese mit einer eingehenden Darstellung seiner Kriegs- und Gefangenschaftserlebnisse und seiner in dieser Zeit erworbenen Schäden.

Untersuchung durch den *ärztlichen Sachverständigen des Sozialgerichts* am 25. IV. 1955.

Beschwerden: Ziehen im Gebiet des Bruches; jedoch wegen des Herzens keine Operation, dauernd kurzatmig und Auswurf. Dauernd in Herzbehandlung, 1954 deswegen in stationärer Behandlung.

Wesentliche Befunde: 82 kg (halbbekleidet), leichte Cyanose, Ruhedyspnoe. — Lunge: chronische Emphysembronchitis. Herz: Arrhythmia perpetua; nur ein Teil des Pulses kommt peripher durch. Blutdruck 170/90. Leistenbrüche: wie früher.

Beurteilung

Bronchitis anerkannt. — *Herzmuskelschädigung:* Verschlimmerung zwischen Ende 1953 und Mitte 1954. *Ursache unklar, aber den Kriegsschäden nicht mehr zur Last zu legen. Leistenbruch: Kein Zusammenhang, Bindegewebsschwäche anzunehmen. Auch ohne Wehrdienstbelastung hätte es zum Bruch kommen können.* Gesamt-MdE = 60 %.

Fachärztliches Zeugnis des behandelnden Arztes

Bestätigt die schwere Herzinsuffizienz des J. und seine frühere stationäre Behandlung. Kein Herzklappenfehler, keine Hypertonie. Wurde schon während des Krieges wegen Atemnot behandelt. Bei Entlassung aus Kriegsgefangenschaft Herzmuskelschaden festgestellt, seitdem nie völlig leistungsfähig. Erneute Überprüfung der Zusammenhangsfrage erforderlich. MdE 70 %.

Verhandlung vor dem Sozialgericht am 25. IV. 1955

Erklärung des Gerichtsarztes: das vorhandene Herzleiden sei weder Folge der durchgemachten Dystrophie noch der Bronchitis.

Vertagung zwecks Beiholung weiterer ärztlicher Berichte. Diese bringen keine neuen Gesichtspunkte.

Erneute Beurteilung durch den ärztlichen Sachverständigen des Sozialgerichts am 20. III. 1956

Beschwerden: wie früher; neu: Einschlafen des rechten Vorderfußes.

Sonstiger Befund ebenfalls wie früher.

Beurteilung

Chronische Bronchitis anerkannt.

Herzmuskelschädigung: mit Blutdruckerhöhung in ihrer Ursache praktisch ungeklärt. Erste Erscheinungen glaubhaft 1942 auftretend. Kieferhöhlenvereiterung fokaltoxisch wohl nicht infrage kommend. Zusammenhang im Sinne der Entstehung zu bejahen. MdE 20 %. Wechselwirkung mit chronischer Bronchitis.

Leistenbruch: als *anlagebedingte Veränderung* zu betrachten, aber Frage der *Verschlimmerung durch Dystrophie nicht zu verneinen.* MdE wegen der genannten Leiden insgesamt 30 %.

Durchblutungsstörungen im rechten Bein sind W.D.-fremd.

Sozialgerichtsverhandlung am 20. III. 1956

Ärztlicher Sachverständiger: Hernien infolge Dystrophie und Eigenart der Arbeit in Erscheinung getreten und seitdem unverändert, wären durch eine Operation zu beseitigen. — Auch Herzmuskelschaden infolge Dystrophie, Wolhynisches Fieber, Bronchitis auf Kriegsdienst und Gefangenschaft zurückzuführen.

In erneuter *Sozialgerichtsverhandlung* am 26. III. 1956 wurde das Landesversorgungsamt verurteilt, den Herzmuskelschaden (nicht Bluthochdruckleiden und Coronarsklerose) im Sinne der Teilursächlichkeit und den beiderseitigen Leistenbruch im Sinne der Verschlimmerung als Leistungsgrund mit einer MdE von 30 % anzuerkennen.

Entscheidungsgründe: Bei einem Herzschaden überschneiden sich eine gefangenschaftsbedingte Vorschädigung, eine chronische Belastung durch Emphysem-Bronchitis mit anlagebedingten Faktoren, so daß Teilursächlichkeit für den eigentlichen Herzmuskelschaden aufgrund wehrdienstlicher Faktoren anzuerkennen ist. Dabei ist die Höhe der MdE für die Teilursächlichkeit schwer abzugrenzen. Was den Leistenbruch anbetrifft, so scheidet Anerkennung im Sinne der Entstehung aus. Doch ist anzunehmen, daß die Mangelernährung mit Schwinden des Bauchpolsters zusammen mit schwerer körperlicher Arbeit zum Austritt des Bruches aus der vorgeformten Anlage führte. Demnach Anerkennung im Sinne der Verschlimmerung.

Hiergegen legte das *Landesversorgungsamt* am 16. III. 1960 *Berufung* ein mit Antrag auf Aufhebung des Urteils und Abweisung der Klage.

Der Berufung lag eine *versorgungsärztliche Stellungnahme* zum Urteil vom 3. V. 1956 zugrunde. In dieser wird darauf verwiesen, daß J. während seiner Militärzeit nur sehr kurz wegen „funktioneller" stenocardischer Beschwerden in Behandlung gestanden habe, so daß damals eine organische Schädigung des Herzens wohl kaum vorgelegen haben könne. Auch *bei der ersten versorgungsärztlichen Untersuchung* am 29. IX. 1949 habe J. *nicht über Herzbeschwerden geklagt.* Damals bestand auch kein von der Norm abweichender Befund am Herzen. Ein solcher wurde — bei Gewichtszunahme — erst bei der versorgungsärztlichen Untersuchung 1953 festgestellt und zeigte in der Folgezeit laufende Verschlimmerung. Dieser organische *Herzmuskelschaden* habe sich somit *erst fünf Jahre nach der Heimkehr entwickelt.* Es bestünden jedenfalls *keine hinreichenden Anhaltspunkte, wehrdienstliche Schädigungen als Teilursache dafür anzunehmen.* Die Erkrankung an Wolhynischem Fieber scheide als Ursache aus. Auch ein zeitlicher Zusammenhang zwischen Dystrophie und Herzschaden sei nicht nachweisbar. Daß die Bronchitis und Lungenblähung zu einer Herzüberlastung geführt habe, sei nicht wahrscheinlich. Die *wesentliche Ursache der organischen Herzschädigung* sei vielmehr eine *Verkalkung der Herzschlagadern.*

Auch hinsichtlich der *Leistenbrüche* könne man dem Urteil des Sozialgerichts nicht folgen. Die Größe der Hernien lasse auf weit angelegte Bruchpforten schließen. Hinsichtlich des Schwindens des Fettpolsters gehe das Gericht von unrichtigen Vorstellungen aus. Dieser Vorgang betreffe nicht das Stützgewebe der Leistengegend. Es sei auch *nicht denkbar, daß schwere, die Bauchmuskulatur eher kräftigende Arbeit, die Fascia und den Leistenkanal schwäche.* Schließlich sei bei Heimkehrern kein höherer Prozentsatz an Bruchträgern ermittelt worden als bei Soldaten im Musterungsalter (3 %).

In den folgenden Jahren entwickelte sich bei Herrn J. ein schweres Gefäßleiden, dessentwegen zunächst der rechte Oberschenkel amputiert werden mußte und am 12. II. 1960 ein Arterientransplant eingelegt wurde. Fünf Tage nach der Operation (laut Bericht einer Chirurgischen Universitätsklinik vom 29. IX. 1961) erfolgte Tod an akutem Herzversagen.

Leider konnte die betreffende Krankengeschichte mit Obduktionsbefund nicht beigebracht werden. Es war auch nicht möglich, die Krankengeschichte der Inneren Abteilung des betreffenden Krankenhauses aus dem Jahre 1954 zu erhalten. Deshalb ist es nicht möglich, über die eigentliche Herzschädigung und die Todesursache eine bindende Auskunft zu geben.

Meine Beurteilung

Da im Verlaufe des Rentenverfahrens mehrfach auf die Diskrepanz zwischen den Angaben des J. und der Auskunft des Krankenbuchlagers hingewiesen wurde, erscheint es uns zunächst erforderlich, sich über die Glaubwürdigkeit des J. ein Bild zu machen.

Ich halte seine Angaben, daß es sich bei den aus der Vorwehrdienstzeit berichteten „Bronchitis-Erkrankungen" lediglich um vorübergehende Erkältungen gehandelt habe, deshalb für richtig, weil seinerzeit die Arbeitsunfähigkeit des J. offenbar immer nur relativ kurz gedauert hat. Sodann könnte ich mir denken, daß die Auszüge aus dem Leichtkrankenbuch des Feldlazaretts Orel nur unvollständig sind, weil J. mit großer Bestimmtheit von zwei Aufenthalten spricht und den 30. XI. 1942 als Entlassungstermin angibt. Leider ist er selbst persönlich hierzu niemals befragt worden.

Den *Kriegseinsatz* ab Anfang 1942 *sollte man nicht bagatellisieren, wie das hier in einer Anzahl versorgungsärztlicher Beurteilungen geschah.* J. wurde acht Tage nach seiner Einziehung zum Wehrdienst in die schwere Abwehrschlacht geworfen, die nach der Katastrophe von Moskau zu dem Rückzug in den Raum Witebsk, Tula, Orel führte. Und jeder Kenner der damaligen Kriegslage weiß, daß die Anforderungen in diesem Gebiet mit zu den härtesten gehörten, die an der Ostfront an die Truppe gestellt wurden. Es ist durchaus wahrscheinlich, daß sich in der Kälte dieses Wintereinsatzes die Bronchitisneigung des J. verschlechterte respektive zu einer chronischen Bronchitis führte.

Die Beschreibung der Arbeit des Holzausladens während seiner Gefangenschaft, die J. gibt, ist völlig der Wirklichkeit entsprechend. Es war dies ein schweres und immer gefährliches Geschäft: sechs bis zwölf Gefangene wuchteten Holzstämme (oft Durchmesser von 50 bis 75 cm und Länge von 4 bis 6 Meter) über den Bord eines überschweren 60-Tonnen-Güterwagens (nicht wie bei uns üblich 15 Tonnen) und ließen sie eine Schräge hinunterlaufen, während andere, unten stehende Gefangene die herabrollenden Stämme dirigieren mußten. Die Stämme waren glatt, vereist im Winter, naß im Sommer. Die Männer waren schlecht bekleidet, mit völlig unzulänglichem Schuhwerk versehen und zum Teil dystrophisch. Gleichwohl hatten sie — selbst schwache Männer — schwere Lasten zu heben oder abzustützen, was für viele über ihre Körperkräfte ging und häufig zu schweren Zerrungen führte. Andere wurden bei dieser Arbeit schwer verletzt, viele verunglückten tödlich.

Auch sonst decken sich J.s eingehende Schilderungen der Lebensverhältnisse in den Gefangenenlagern genau mit meinen persönlichen Erfahrungen und mit zahlreichen, mir vorliegenden Berichten. Nach allem dürfen wir also auch die Angaben des J. als richtig unterstellen, daß er über lange Zeit an einer schweren Dystrophie gelitten hat und eine — bisher noch nicht berücksichtigte — Ruhr durchmachte. Er war fast während der ganzen Gefangenschaft nur lagerarbeitsfähig. Schließlich spricht eine relativ frühzeitige Entlassung im Jahre 1948 ebenfalls dafür, daß J. schon damals ein schwerkranker Mann war.

Absolut unrichtig ist, *daß* sich *das trockene, kalte Binnenklima Rußlands auf eine Bronchitis eher günstig als ungünstig* auswirke. *Behauptungen dieser Art verraten nicht nur eine völlige Unkenntnis der tatsächlichen Verhältnisse, sondern sind darüber hinaus dazu angetan, jeden Betroffenen zu verletzen. Sie sollten besser unterlassen werden.*

Zur Frage der Bronchitis des J., die im Aktenvorgang eine erhebliche Rolle spielte, wird hier nicht erneut Stellung genommen. Sie ist nicht mehr strittig und meines Erachtens in richtiger Weise entschieden.

Zum Leistenbruch: Die Erfahrungen der Ärzte aus der Zeit der Gefangenschaft gehen dahin, daß infolge Dystrophie (Dystrophie + Darminfekt, Dystrophie + Arbeit) Leistenhernien entstanden — auch akut unter starken, plötzlichen körperlichen Anstrengungen. — Als erfahrener Sachkenner sagt TRÜB: „Es gibt einen Mangel- und Fehlernährungsleistenbruch, allmählich entstanden während eines schweren Hungerkrankheitsstadiums infolge anhaltender, erheblicher intraabdomineller Druckerhöhung durch stärkere körperliche Überbeanspruchung oder dadurch verschlimmert." Und LAUBER *hält der Tatsache, daß ein Leistenbruch meist als anlagebedingt be-*

zeichnet würde, entgegen, daß die „Anlage" vielfach nicht erkennbar und deshalb das auslösende Moment wichtig sei. Dieses könne auch in Darminfektionen ... zu suchen sein; ebenfalls könne ein immer wiederkehrendes ruckartiges Anspannen der Bauchmuskeln durch Heben schwerer Lasten ... zu einer Überdehnung der Bauchpforten führen.

Wenn vielfach angeführt wird, daß der Prozentsatz der „Bruchträger" bei Heimkehrern nicht höher sei, als bei den Gemusterten (3 %), so sei darauf hingewiesen, daß 6,2 % der Spätheimkehrer (1955) Hernien hatten oder an Hernien operiert worden waren. Dabei handelt es sich um die Überlebenden der Gefangenschaft!

Auch aus der über diesen Fragenkomplex vorliegenden Literatur der letzten Jahre geht eindeutig hervor, daß Leistenhernien (ein- oder doppelseitig) durch Gefangenschaftsschäden entstehen oder verschlimmert werden können (siehe Rüd, Driver, Schenck, v. Nathusius). Im Falle J. ist nach dem allen mindestens Verschlimmerung der Leistenbrüche durch Gefangenschaftsschäden anzunehmen.

Zum Herzmuskelschaden: Während der Sachverständige des Sozialgerichts sich dahingehend äußert, daß die ersten Erscheinungen der Herzerkrankung des J. bereits im Jahre 1942 aufgetreten seien und von da bis zur Verschlimmerung im Jahre 1953/54 ständig bemerkbar gewesen seien (eine Auffassung, welche das Sozialgericht zur Annahme einer wesentlichen „Teilursächlichkeit" für diese Schädigung bestimmte), wird in der versorgungsärztlichen Stellungnahme zum Urteil des Landessozialgerichts die Ansicht vertreten, daß damals eine bleibende organische Schädigung des Herzens wohl kaum vorgelegen haben könne, da J. seinerzeit nur sehr kurz wegen „funktioneller Beschwerden" in Behandlung gestanden hätte. Gleich nach seiner Heimkehr habe er nicht über Herzbeschwerden geklagt und auch keinen pathologischen Herzbefund aufgewiesen. Ein solcher sei erst 1953 — fünf Jahre nach der Heimkehr — festgestellt worden und habe sich seitdem dauernd verschlimmert.

Meines Erachtens *kann man überhaupt nicht mit Sicherheit sagen, welcher wirkliche Befund der Diagnose „funktionelle stenocardische Beschwerden"* im Winter 1942 *zugrunde lag und welche Untersuchungen seinerzeit im Feldlazarett Orel angestellt wurden.* Unter den damaligen schweren Verhältnissen an der Ostfront war man nur allzu geneigt, alle nicht eindeutigen Befunde zu bagatellisieren. Zudem wissen wir sehr wohl durch Obduktionen, daß vielen Stenocardien, die zu Lebzeiten der Betroffenen als funktionell beurteilt wurden, ernsthafte organische Befunde zugrunde liegen. Einen Zusammenhang zwischen den Herzbeschwerden des J. und dem Wolhynischen Fieber möchte allerdings auch ich verneinen.

Jedenfalls klagte J. während des ganzen Krieges und der Gefangenschaft über Herzbeschwerden und Atemnot. Entgegen der Darstellung des gerichtlichen Sachverständigen, daß erst 1953 von J. Herzbeschwerden geklagt und ein Herzbefund bei ihm erhoben wurde, verweise ich darauf, daß bereits in dem Versorgungsbescheid vom 10. X. 1949 „Herzmuskelschwäche“ und im Versorgungsbescheid vom 12. XII. 1949, 14 Monate nach der Heimkehr, ebenfalls „Herzmuskelschaden“ vermerkt wird. Allerdings liegen objektive Befunde von damals nicht vor.

Die *versorgungsärztliche Untersuchung* am 15. XII. 1950 *(26 Monate nach Heimkehr) war hinsichtlich Herz, Lungen usw. nur oberflächlich,* worauf von dem nachprüfenden Arzt in umschriebener Form auch aufmerksam gemacht wird. Kurz, dieses *Untersuchungsergebnis reicht nicht als objektive Grundlage für die Behauptung aus, daß das Herz des J. damals nicht völlig in Ordnung gewesen sei.*

Ab 1953 bekommt freilich das Herzleiden des J. einen völlig anderen Charakter. Allen weiteren Untersuchern bleibt unklar, wie sich zu diesem Zeitpunkt ziemlich rapide eine Hypertonie und eine schwere Herzmuskelinsuffizienz ausbilden konnte. Mit der Gefangenschaftsschädigung steht sie offenbar nicht mehr in unmittelbarem Zusammenhang. Meiner Überzeugung nach erklärt auch die chronische Bronchitis und das Lungenemphysem nicht das relativ plötzlich eintretende Versagen des Herzens.

Wenn sich dies auch infolge des Fehlens der letzten Krankenblätter und eines Obduktionsbefundes nicht eindeutig beweisen oder widerlegen läßt, so könnte man retrospektiv vielleicht daran denken, daß eine Endangiitis obliterans (WINIWARTER-BÜRGER), die schließlich 1960 bei J. eine Oberschenkelamputation erforderlich machte, schon in früheren Jahren ihre ersten Erscheinungen an den Coronargefäßen machte, um dann erst in ihrem Endstadium die Blutversorgung der unteren Extremitäten zu beeinträchtigen. Die Frage allerdings, ob diese Erkrankung schon während des Krieges begonnen hat, läßt sich mangels Unterlagen nicht beantworten.

Doch auch ohne dies bleibt bestehen: entgegen der Behauptung des versorgungsärztlichen Dienstes wurde bei J. schon 1949 ein Herzmuskelschaden anerkannt. Durch diese Tatsache wird das Sozialgerichtsurteil vom 26. III. 1956 auf Anerkennung einer Teilursächlichkeit für dieses Leiden gestützt. Das Gericht hat in diesem Zusammenhang bereits auf die Schwierigkeit hingewiesen, die Höhe des MdE-Anteils für diese festzustellen.

Unter Berücksichtigung der sehr schweren, sich offenbar ab 1953 entwickelnden allgemeinen Gefäßerkrankung einerseits und in Anbetracht der Tatsache, daß die Mehrzahl aller dystrophiebedingten Herzmuskelschäden sich auszugleichen pflegen, andererseits, würde ich den MdE-Satz hierfür unter 10 % ansetzen, ohne die „Teilursächlichkeit" ab 1953 zu verneinen. Denn es ist nicht unwahrscheinlich, daß sich eine allergische Erkrankung, wie sie die Endangiitis obliterans darstellt, auch frühzeitig in einem bereits vorgeschädigten Organ etabliert.

Alles zusammenfassend komme ich zu dem Schluß, daß

1. der doppelseitige Leistenbruch des J. mit Wahrscheinlichkeit durch die Einflüsse der Gefangenschaft verschlimmert wurde;
2. daß zwischen seinem Herzmuskelschaden, seinem Wehrdienst und seiner Gefangenschaft ein (sehr komplizierter und teilursächlicher) Zusammenhang besteht.

Auf Grund dieser Beurteilung nahm der Fiskus seine Berufung gegen das Urteil des Sozialgerichts zurück.

10. Cerebraler Gefäßprozeß nach psychischem Unfallschock

Von H. March

Ich gebe zunächst kurz die **Vorgeschichte** des Herrn K. wieder, wie sie sich aus seinen Unfallakten und seinen persönlichen Schilderungen ergab.

Er wurde im August 1893 als drittes von vier Geschwistern geboren. Der Vater, von Beruf Landarbeiter in der Neumark, wurde 1945 von den Russen verschleppt. Seitdem hat K. nichts mehr von ihm gehört. Die Mutter verstarb 1945, woran vermochte K. nicht zu sagen.

Seine Kindheit und Jugend verliefen ohne Besonderheiten und ohne ernstere Krankheiten. Enuresis oder sonstige epilepsieverdächtige Erscheinungen wurden von ihm nicht berichtet. Er besuchte die Dorfschule und will dort gut gelernt haben. Nach der Schulentlassung ging K. erst in eine Schmiedelehre. Dann trat er, weil ihm das mehr zusagte und er dort vor allem mehr Geld verdienen konnte, in einen Mühlenbetrieb ein.

Hier erlitt er im Jahre 1912 einen *ersten Unfall,* bei dem er mit dem rechten Arm in eine Dreschmaschine geriet. Im Anschluß daran lag er etwa ein halbes Jahr zur Behandlung in einem Krankenhaus. Doch blieb eine hochgradige narbige Atrophie der Muskulatur der Streckseite des rechten Oberarms mit einer stumpfwinkligen Pronations-Beugekontraktur des Unterarms, eine Fallhand und teilweise Atrophie der kleinen Handmuskeln zurück. Zudem war K. laut Akten der Landwirtschaftlichen Berufsgenossenschaft *nach diesem Unfall fünf Wochen lang „ohne Sprache"*.

Wegen der verbliebenen Gebrauchsunfähigkeit des rechten Armes sattelte er beruflich um und wurde Hilfsmonteur bei einer Überlandzentrale. Hier lernte K. im Laufe der Zeit vorwiegend mit der linken Hand zu arbeiten, aber auch in Grenzen bei den erforderlichen Hantierungen den rechten Arm zu benutzen.

Er beteuerte — und seine Frau bestätigte dies —, daß er auf diese Weise bis zuletzt immer seinem neuen Beruf nachgehen konnte.

1916 wurde K. für ein halbes Jahr als garnisonsfähig zum Militär eingezogen, dann aber von seiner Firma reklamiert. In den Jahren 1926 bis 1928 war er bei der AEG beschäftigt. Etwa 1929 nahm er an dem Elektrizitätswerk einer märkischen Kreisstadt eine gleichartige Tätigkeit auf. Da das Gebiet jedoch polnisch wurde, wurde K. evakuiert. So kam er 1946 nach Berlin, wo er bei einer Gesellschaft für Elektrizitätsanlagen als leitender Monteur eine Stellung fand.

Bei dieser erlitt er am 4. IV. 1949 den in dem folgenden Gutachten zur Debatte stehenden *zweiten Unfall.* Er hatte etwa eine Stunde lang in 6 m Höhe an der Verlegung einer elektrischen Leitung gearbeitet. Die Arbeiten mußten an einem etwa 10 cm breiten U-Eisen ausgeführt werden. Um beide Hände für die Arbeit frei zu haben, hatte K. sich einen Sicherheitsgurt angelegt, in den er sich zurücklehnte. Plötzlich gab es einen Ruck. Infolge eines Materialschadens war der Karabinerhaken des Sicherheitsgurtes gebrochen. Für eine Sekunde wankte K. nach hinten und wäre fast abgestürzt, wenn er sich nicht noch mit einem Arm an der Leiter festgehalten hätte. Er kletterte eiligst die Leiter herunter. Auf dem Erdboden angelangt, versuchte er zu schreien, bekam jedoch für einen Moment keinen Ton heraus. Eine ganze Weile war er noch benommen und verstört. Nachdem er sich jedoch ein wenig beruhigt hatte, „schimpfte er in verständlicher Weise gegenüber seinen Arbeitskollegen" über den schadhaften Sicherungsmechanismus des Gurtes, der ihm fast das Leben gekostet hätte. Er setzte sich noch für eine halbe Stunde auf eine Kiste. Dann erhielt er einen neuen Gurt, bestieg abermals die Leiter und nahm die begonnene Arbeit bis zum regulären Arbeitsschluß wieder auf. Keinen Augenblick war ihm der Gedanke gekommen, daß dieser Schrecken noch Folgen haben könne.

Doch berichtete *seine Frau,* daß ihr Mann abends beim Nachhausekommen immer noch blaß, verstört und etwas torkelig gewesen sei. Der Schlaf in der Nacht nach dem Unfall sei etwas unruhig gewesen.

Am nächsten Tag ging K. wie gewöhnlich wieder zur Arbeit. Jetzt beobachteten seine Arbeitskollegen, daß es mit seiner Sprache „nicht mehr so klappte". *Ein Zeuge,* der seit 25 Jahren mit K. zusammengearbeitet hatte, sagte später vor dem Sozialgericht aus: „Vor dem Unfall war K. völlig unauffällig. Er verrichtete seine Arbeit wie wir alle. Er war uns eher, was das Denken anbetrifft, überlegen. Nach dem Unfall hat sich sein Wesen völlig verändert. Er sprach nur sehr wenig. Und wenn man ihn ansah, konnte er überhaupt nicht sprechen." *Ein zweiter Zeuge* erklärte: „K. zeigte in der Zeit vor dem Unfall ein ganz normales Verhalten. Nach dem Unfall konnte er nicht mehr sprechen. Ich kann mich aber nicht darauf entsinnen, ob dies gleich nach dem Unfall war, oder erst, nachdem er die Arbeit wieder aufgenommen hatte."

Seine Gedanken bekam er nicht mehr so recht zusammen. Die Sprache wurde von Tag zu Tag schlechter. Schließlich konnte K. „nur noch brockenweise sprechen". Beim Gang taumelte er. Deshalb suchte er acht Tage später einen Arzt auf, der ihn am 8. V. 1949 auf eine seinerzeit unter meiner Leitung stehende Nervenabteilung einwies.

Hier fanden wir *neurologisch* lediglich eine geringe Facialisschwäche rechts. Im Vordergrund seines Zustandsbildes stand die Sprachstörung, die seinerzeit von uns wie folgt charakterisiert wurde: „Es können keine zusammenhängenden Sätze gesprochen werden. Der Patient bringt unter ängstlichem Gebaren nur gelegentlich infantil anmutende Sprachäußerungen hervor." Das *psychische Zustandsbild des K. wurde von uns als „primitive Persönlichkeit mit neurasthenischen Zügen und hysterischer Reaktionsbereitschaft"*, die *Sprachstörungen* als *„funktionell nach Schreckwirkung"* beurteilt, ließ sie sich doch mit Hilfe von Atemgymnastik, Sprechübungen und einigen psychotherapeutischen Maßnahmen in gewissem Umfange bessern. Unter diesem Gesichtspunkt entließen wir K. am 18. VI. 1949 in ambulante Weiterbehandlung. Allerdings beurteilten wir die Prognose, unter Berücksichtigung des relativ vorgerückten Alters des Patienten, schon damals als zweifelhaft.

Erst auf unsere Veranlassung hatte K. vom Krankenhaus aus eine Unfallanzeige erstattet. Demzufolge wurde er auch erst am 21. VI. 1949 (d. h. zehn Wochen nach seinem Unfall) vom *Unfallarzt* untersucht. Derselbe notierte als wesentlichen Befund: „Eine Verständigung mit dem Patienten ist außerordentlich schwierig. Er kann über seine Krankengeschichte keine Angaben machen, ist psychisch sehr labil und weint. Es ist daher erforderlich, K. einem *psychiatrisch-neurologischen Durchgangsarzt* zur Weiterbehandlung zu überweisen."

Dieser erhob dann wenige Tage später, am 28. VI. 1949, stichwortartig wiedergegeben, den folgenden *Befund:*

Hirnnerven o. B. Keine Tonus- oder Reflexanomalien an den Extremitäten. Sprache: langsam, stammelnd, aber ohne paraphrasische oder dysarthrische Ausfälle. Verhalten: Primitiv-weinerlich, aber einfacher, energischer Suggestion zugänglich. Bei einfachen Intelligenzfragen zunächst ausgeprägte psychogene Hemmungen mit krampfhafter Schaustellung geistiger Anstrengungen. Klagen über Angst. Später auf energische Suggestion richtige Antworten. *Diagnose: Funktionelle Sprachstörungen nach seelischer Schockwirkung.*

Bei einer *Nachuntersuchung* des K. am 8. VII. 1949 *durch den gleichen Arzt* lautete der *Befund: Betont psychogenes Zustandsbild.* Sprache beim Spontansprechen noch ziemlich stockend, bei suggestiver Nachhilfe besser. Patient betont wiederholt: „Wenn ich mit Mutti spreche, ist meine Sprache schon sehr gut." Klagt jetzt hauptsächlich über „Kribbeln" im Kopf und in den Gliedern.

Daraufhin wurde K. am 15. VIII. 1949 wieder gesundgeschrieben. Er nahm dementsprechend auch seine Arbeit bei seiner alten Firma als Elektromonteur wieder auf. Doch habe man ihm gleich bei seiner Rückkehr gesagt, er könne diese wohl nicht mehr „mit dem Kopf und dem Denken" leisten. Tatsächlich stellte sich sehr bald heraus, daß K. seiner Arbeit in keiner Weise mehr gewachsen war. Die Kollegen schleppten ihn nur noch so mit und sprangen für ihn ein, bis man ihm am 10. II. 1951 „wegen Arbeitsmangels" vorsorglich kündigte.

In einem unter dem gleichen Datum ausgefertigten „*Zeugnis*" heißt es: „Herr K. wurde bei der Verlegung von Licht- und Kraftanlagen in Industriebetrieben, bei der Umschaltung von Gleich- auf Drehstrom und bei der Aufstellung von Motoren in verschiedenen Industriebetrieben eingesetzt. Er hat aufgrund seiner langjährigen Erfahrung die ihm übertragenen Arbeiten zu unserer vollen Zufriedenheit ausgeführt. Sein persönliches Betragen war tadellos, so daß wir ihn als einen fleißigen und zuverlässigen Mitarbeiter bestens empfehlen können."

Die obige Kündigung wurde am 23. III. 1951 wieder zurückgenommen, da die Firma wieder einen größeren Auftrag erhalten hatte. — Doch war K. im Januar 1952 „infolge seines Unfalls" in seiner früheren Funktion nicht mehr zu verwenden. Man beschäftigte ihn nur noch als Helfer mit Botengängen und dergleichen und setzte seinen Stundenlohn auf DM 1,20 herab. Schließlich wurde K. im März des gleichen Jahres „wegen Auflösung der Firma" bzw. „wegen Arbeitsmangels" definitiv gekündigt. Da er aufgrund seines Unfalls vom Jahre 1912 unter dem Schutz des Schwerbeschädigtengesetzes stand, mußte seine Kündigung bei der Hauptabteilung Berufsfürsorge für Schwerbeschädigte gerechtfertigt werden. In dem diesbezüglichen *Schreiben der Firma* heißt es: Es wäre der Firma leider nicht möglich, Herrn K. weiter durchzuhalten, da er nach Feststellung der Firma für Arbeiten, wie sie bei dieser vorlägen, nicht mehr verwendbar sei, sondern praktisch als arbeitsunfähig bezeichnet werden müsse. Von diesem Zeitpunkt an hat K. keine Arbeit mehr gefunden.

Ich trage noch nach, daß K. seit 1921 verheiratet ist und ein Kind hat. Eine venerische Infektion negierte er. Auch sonst will er die ganzen Jahre hindurch nie ernster krank gewesen sein.

Am 20. III. 1952 bat K. um eine *neuerliche Untersuchung* zum Zwecke einer Erhöhung seiner bisherigen Unfallrente. Daraufhin erstattete *der gleiche Nervenarzt, der K. schon im Jahre 1949 als Durchgangsarzt behandelt und beurteilt hatte,* im Februar 1953 *im Auftrage der Berufsgenossenschaft* ein Rentengutachten. Ich gebe wiederum nur stichwortartig dessen nunmehrigen Befund wieder: Sprache leise, stammelnd, stockend, bei Ablenkung wesentlich besser. *Gesamtverhalten demonstrativ, hilflos, primitiv.* Bei der Prüfung der Hornhautreflexe „*stark psychogen betontes Gebaren,* desgleichen bei Prüfung der Schmerzempfindung". Vorderarmreflexe beiderseits lebhaft, rechts mehr als links. Fußsohlenreflex rechts deutlich plantar, links fraglich. An beiden Beinen ausgesprochene suggestiv verstärkbare Herabsetzung der Schmerzempfindlichkeit.

Wie im Jahre 1949 beurteilte der Gutachter die *Sprachstörungen* des K. als *rein funktionell und seelisch bedingt, verbunden mit einer Pseudodemenz bei einer primitiven, psychopathischen Persönlichkeit mit Neigung zu hysterischen Reaktionen nach Schreckwirkung ohne Körperbeschädigung.* Der Gutachter fährt dann fort: Patient habe seinen *Antrag auf Unfallrente erst nach seiner Entlassung von seiner Arbeitsstelle* gestellt. Bis dahin habe er ja noch über zwei Jahre mit einem Stundenlohn von DM 1,45, später DM 1,20 gearbeitet. Ein *ursächlicher Zusammenhang zwischen dem Schreck* vom 5. IV. 1949 *und der jetzigen Sprachstörung* sei *zu verneinen.* Gleichwohl müsse bei dem *„pseudodementen,* sprachgestörten augenblicklichen Zustand" des K. Arbeitsunfähigkeit angenommen werden.

Gemäß diesem Gutachten lehnte die Berufsgenossenschaft am 8. V. 1953 die Weitergewährung einer Verletztenrente ab.

Gegen diesen Bescheid erhob K. am 9. VI. 1953 beim Sozialversicherungsamt *Einspruch.* Bis zu seinem Unfall im Jahre 1949 wäre er nie mit Sprachstörungen behaftet gewesen. Er wäre ja auch langjähriger Arbeiter in seiner letzten Firma gewesen und hätte dort seine Arbeit als Elektromonteur zur vollen Zufriedenheit seiner Firma ausführen können. Nach dem Unfall wäre dies nicht mehr der Fall gewesen.

Daraufhin *beauftragte das Sozialgericht den Nervenarzt Dr. A. mit der Erstattung eines fachärztlichen Gutachtens.* Die hierzu erforderliche Untersuchung wurde am 31. I. 1955 vorgenommen. Als subjektive Klagen gab K. bei dieser Gelegenheit an: Er litte seit dem Unfall unter einer erheblichen Spracherschwerung, unter fortdauernden heftigen Kopfschmerzen und einer Beeinträchtigung seines Denkvermögens. „Im Anfang war die Sprache für die Dauer von Wochen völlig geschwunden" gewesen.

Der Gutachter schildert sodann das Verhalten des K. wie folgt:

„Spontane Mitteilungen macht Herr K. so gut wie gar nicht. Vielmehr ist man genötigt, durch immer erneutes Fragen eine sonst versandende psychische Zuwendung anzuregen. Insgesamt drückt sich in dem psychomotorischen Verhalten des K. *eine am ehesten mit ‚infantil' zu bezeichnende Wesenshaltung* aus, die zudem noch durch die Züge einer gewissen Ängstlichkeit und in speziellen Situationen auch durch eine eigentliche Ratlosigkeit gekennzeichnet wird. Dabei erweist sich bei vorsichtiger psychologischer Kontaktaufnahme die Sprachstörung nicht als eine artikulatorische, sondern als eine Verlangsamung des Sprechaktes bei gleichzeitiger nur sehr leiser Lautgebung.

Bezüglich der *intellektuellen Leistungsfähigkeit* gewinnt man alsbald das Bild einer wesentlichen Einschränkung, die sich darin ausdrückt, daß Rechenaufgaben, wie zum Beispiel 3 × 3, anfänglich mit 6 und erst nach Wiederholung mit 9 gelöst werden, während eine Aufgabe, wie 5 × 16 auch nicht einmal einen Lösungsansatz findet. Darüberhinaus bestehen grobe Lücken bei Beantwortung von Unterschiedsfragen." ... „Bezüglich seines alltäglichen Verhaltens erklärt

Herr K., daß er kein Kino besuche. Auch Zeitung lese er im Gegensatz zu früher nicht mehr. Er beschränke sich fast ausschließlich darauf, jeden Tag ein wenig spazieren zu gehen."

Neurologisch fand Herr Dr. A. die PSR beiderseits gesteigert, rechts vielleicht eine Spur lebhafter als links. Bei Babinski-Prüfung links Spreizphänomen, auch bei mehrfacher Wiederholung konstant angedeutete Dorsalflektion der Großzehe. Trömner links ebenfalls eindeutig positiv. Bei passiver Bewegung der Gliedmaßen starke psychomotorische Fixierung mit Steifhaltung der Gelenke. Angedeutetes Haltungsverharren bei passiver ungewöhnlicher Stellung der Gliedmaßen. Auch sonst völlig bewegungs- und ausdruckslose Lage auf dem Untersuchungsbett. Bei Prüfung der Koordination (KHV und ZNV) erhebliche Langsamkeit und Umständlichkeit der Bewegungen mit verzögerter Aufnahme des Auftrages. Diadochokinese für Drehbewegungen im Handgelenk links deutlich verzögert, umständlich und langsam. Bei Prüfung spezieller Auftragserteilung, wie z. B.: „linker Zeigefinger auf rechtes Auge", werden die Bewegungen im Endeffekt richtig ausgeführt. „Doch muß der Patient immer erst lange nachdenken, bis er den richtigen Bewegungsablauf koordiniert. Und es geschieht dabei mehrfach, daß er zuerst ganz andere Bewegungen ausführt, bis er den richtigen Ablauf findet. Selbst vorgemachte Bewegungen, wie z. B. Zähnezeigen, werden zuerst mit parapraktischen Beimengungen ausgeführt, so daß statt des Zähnezeigens ein weites Aufreißen des Mundes demonstriert wird."

In seiner *gutachtlichen Erörterung* setzt sich Herr Dr. A. zunächst differentialdiagnostisch mit der bisher geäußerten Annahme auseinander, daß es sich bei der Sprachstörung des K. um eine psychogene Sprachstörung bei einer primtiven psychopathischen Persönlichkeit mit Neigung zu hysterischen Reaktionen handelt. Unter der Voraussetzung der Richtigkeit, daß K. bis zum fraglichen Ereignis voll gearbeitet habe und auch danach noch für längere Zeit tätig war, könne man auf eine „psychopathische" Einstellung im eigentlichen Sinne nicht schließen. Dies insbesondere nach dem obigen Untersuchungsbefund nicht, weil im Verhalten des K., abgesehen von seiner fraglichen „Sprachstörung", *alle Züge eines echten demonstrativen Verhaltens fehlten.*

Nach dem in dem Befund wiedergegebenen Bild des objektiven neurologischen Verhaltens müsse man vielmehr annehmen, daß *die besagte „Sprachstörung" Teilausdruck eines weit fortgeschrittenen physiologischen hirnatrophischen Prozesses* sei, da sich die gleichen Sperrungs- und Hemmungszustände auch in dem gesamtmotorischen Verhalten des K. nachweisen ließen und mit ihnen eine frühzeitige Craniosklerose parallel liefe. Bei dieser handele es sich jedoch um *Erscheinungen eines ungewöhnlich frühen Alterungsprozesses, für den ein Zusammenhang mit dem geklagten Unfall nicht vorliege, auch nicht im Sinne einer mittelbaren Verschlimmerung,* da ja ein *Trauma im organischen Sinne überhaupt nicht stattgefunden hätte. Für die Annahme, daß es sich bei dem Zustandsbild, das K. zur Zeit der Untersuchung bot, um die Symptomatik einer überdurchschnittlichen physiologischen Alterung handele, spräche noch die Tatsache, daß er erst volle drei Jahre nach dem fraglichen Unfallereignis einen Unfallrentenantrag* stellte.

In einem Schriftsatz vom 13. V. 1955 wies der *Verband der Kriegsbeschädigten* im Auftrag des K. auf verschiedene Unklarheiten und sinnentstellende Formulierungen in dem Gutachten des Herrn Dr. A. hin und beantragte beim *Sozialgericht* eine *erneute Begutachtung* des K. *durch Herrn Dr. Lindenberg* auf der Fachstation für Hirnverletzte im Waldkrankenhaus Spandau.

Herr Dr. LINDENBERG fand nun bei seiner Untersuchung des K. am 13. X. 1955 einen Blutdruck von 180/100 mm HG. Die Temporalgefäße waren deutlich geschlängelt. Bei Prüfung der Facialis-Innervation hing der rechte Mundwinkel geringgradig herab. Die Bauchdeckenreflexe und der Radius-Periost-Reflex waren rechts lebhafter als links. — ZNV: Stark verlangsamte Zielbewegungen. Diadochokinese: Ausgesprochen verlangsamte Drehbewegung der linken Hand. — Tonus und Reflexe an den Beinen beiderseits regelrecht. Babinski: links undeutlich.

Herr Dr. LINDENBERG faßte abschließend sein Urteil dahingehend zusammen: Bei dem 56jährigen Mann sei durch das Schockerlebnis eine spontane Gefäßreaktion im Gehirn entstanden. Wahrscheinlich sei es zu einem Zerreißen von kleinen Gefäßpartien im Bereich der Insel gekommen. Somit sei das, was K. erlitten hätte, ein echter Schlaganfall gewesen und zwar ein Schlaganfall, der im wesentlichen die Sprachregionen betroffen hätte. Das, was man bei K. bisher als primitive, infantile Persönlichkeit angesehen hätte, wäre nichts weiter als der Zustand nach einer mittelschweren Hirnblutung, wie man sie häufig zu sehen bekäme, ohne daß eine solche mit einer Bewußtlosigkeit einherzugehen brauche. Das Bild der Sprachstörung und das Bild der Persönlichkeit, das K. biete, sei das Bild eines hirngeschädigten Menschen. Die Sprachstörung des K. sah Herr Dr. LINDENBERG als eine organische aphasische Störung mit typischer Begriffsstutzigkeit im Bereich der Sprachbildung und Sprachauffassung an.

Im Unterschied zu allen bisherigen Vorgutachtern vertrat Herr Dr. LINDENBERG sodann die Überzeugung, daß das Schockerlebnis des K. im Jahre 1949 bei diesem eine cerebrale Gefäßschädigung mit dem bei solchen Fällen typischen Persönlichkeitsabbau zur Folge gehabt hätte, und bemaß die dadurch bewirkte Erwerbsminderung des K. mit 40 %. Seine wirkliche Erwerbsminderung betrüge 80 %. Er sei nicht mehr arbeitsfähig.

Die *Berufsgenossenschaft übersandte dieses Gutachten dem für sie tätigen Vorgutachter, Herrn Dr. A.*, *zur Gegenäußerung, da Herr Dr.* LINDENBERG, *ohne daß dahingehende ärztliche Befunde erhoben worden seien, an das Vorliegen eines Schlaganfalls glaube, ohne eine wissenschaftliche Begründung hierfür anzugeben.*

Daraufhin setzte sich Herr Dr. A in einem neuerlichen nervenärztlichen Gutachten vom 3. II. 1956 ausführlich mit dem Gutachten des Herrn Dr. L. auseinander und kam zu dem Schluß, daß man der von Herrn Dr. L. vorgetragenen Zusammenhangsbeurteilung „leider sehr entschieden widersprechen“ müsse.

Ich sehe davon ab, die breiten differential-diagnostischen Erwägungen, mit denen Herr Dr. A. diese seine Stellungnahme begründete, im einzelnen wiederzugeben. Sein *wesentlichstes Gegenargument* kam wohl in dem Satz zum Ausdruck: *Der fachlich ungeschulte Leser könne aus der „gradlinigen Darstellungsart“ des Dr. L. den Eindruck gewinnen, „als könne sich der Gutachter mit größter Selbstverständlichkeit auf neurologisch allgemein bekannte Erfahrungen beziehen, daß ein rein psychisches Schockerlebnis einwandfrei qualifizierbare und dazu sehr bedeutungsvoll umschriebene organische, endlich auch zentrale Auswirkungen haben könne.“* Tatsächlich würde aber Herr Dr. Lindenberg einen solchen nach Ursache und unmittelbarer Wirkung objektivierten und in den anatomisch-organischen Auswirkungen qualifizierten Nachweis für seine Direktbehauptungen nicht erbringen können, weil *nach den in der Literatur vielfältig niedergelegten Erfahrungen „psychoreaktive Syndrome“, deren psychische Genese im Organischen nicht definierbar seien und nur im Bereich von Entäußerungskategorien verblieben, ihrerseits nach den schon alten Erkenntnissen von* K. Birnbaum *nur einer psychologischen Beschreibung, nicht aber einer lokaldiagnostischen Ursprungsgruppierung zugänglich seien.*

Es wäre durchaus denkbar, daß an der unmittelbaren Umsetzung psychischer Affektinhalte auch organische Vorgänge beteiligt seien. Doch handele es sich bei derartigen „Vorgängen“ entweder nur um blitzartig ablaufende Ausgleichsregulationen, die sofort in den Normalzustand zurückpendelten. Möglicherweise würden auch durch den Stress-Effekt bereits bestehende organische Veränderungen aus der Latenz überführt werden oder am unmittelbaren Ort der Schädigung bzw. seiner engsten Umgebung besondere zelluläre Dispositionen für mittelbare Beeinträchtigung geschaffen. *Von der Umsetzung eines psychischen Schockerlebnisses in den materiellen Effekt eines „Zerreißens von kleinen Gefäßpartien“ sei dagegen bisher praktisch nichts Nachprüfbares bekannt. „Nach gängiger Erfahrung“* hätte jedenfalls „die von Herrn Dr. L. unterstellte Gefäßzerreißung noch nicht einmal den Grad der Wahrscheinlichkeit“, von der Herr Dr. Lindenberg letzten Endes auch nur gesprochen hätte. *Der psychologische Charakter des Schock-Erlebnisses hätte praktisch „nur in ein reaktives psychologisches Syndrom — nicht aber in ein Symptom von herdtypischem Charakter — ausfließen“ können.*

Über diese grundsätzlichen Bedenken hinaus, die Herr Dr. A. gegen die gutachtliche Auffassung des Herrn Dr. LINDENBERG ins Feld führt, kritisiert er des weiteren noch breit die hirnlokalisatorischen Vermutungen des Herrn Dr. LINDENBERG über den etwaigen Ort, an dem es aufgrund des seelischen Schockerlebnisses bei K. möglicherweise zu umschriebeneren Hirnschädigungen gekommen sein könnte.

Auch der neurologische Durchgangsarzt hätte im Juni/Juli 1949 keine „paraphasischen oder dysarthrischen Ausfälle, die ihrer Natur nach allein als herdtypisch zu bezeichnen wären“, beobachten können. Im übrigen weist auch Herr Dr. A. darauf hin, daß K. ja bis zum Januar 1952 mit gleichem Einkommen und in gleicher Arbeitsstelle weitergearbeitet hätte. Hierzu hätte er unmöglich fähig sein können, wenn die damals von dem oben genannten Neurologen konstatierten Auffälligkeiten im Verhalten des K. de facto auf eine traumatische organische Hirnschädigung mit Hirnblutung zurückzuführen gewesen wären. K. hätte schließlich seinen *Antrag auf Unfallrentengewährung erstmals gestellt, als er aus Gründen der Auflösung seiner Firma wegen Arbeitsmangels entlassen wurde.* Zuguterletzt dürfe man nicht unbeachtet lassen, daß K. bereits im Jahre 1912, nach seinem Unfall mit Verletzungen des rechten Oberarmes, ebenfalls die gleichen „Sprachstörungen“ bot, wie nach dem Unfall im Jahre 1949. Damals hätten sich diese nur bereits nach etwa fünf Wochen wieder zurückgebildet. Herr Dr. LINDENBERG könne wohl angesichts dieses Phänomens kaum die These vertreten, daß K. bereits damals als Neunzehnjähriger „durch Schockeinwirkung einen Schlaganfall“ erlitten habe. Fraglos hätte es sich schon bei dieser Sprachstörung um Zeichen für seine *Disposition zur Entwicklung psychoreaktiver Syndrome* gehandelt, denen ein selbständiger Krankheitswert nicht zugesprochen werden könne.

Der *Verband der Kriegsbeschädigten* hielt diesem Gutachten des Herrn Dr. A. entgegen, dieser *lehne* den *Zusammenhang eines Unfalls mit einer Gefäßblutung ab, weil so etwas nicht vorkommen könne.* Damit stelle er sich aber zu den neuesten medizinisch-wissenschaftlich festgelegten Erfahrungen in Gegensatz, die besagten, daß seelische Schocks durchaus zu organischen Veränderungen führen könnten. Um hier ein Beispiel anzuführen, verweist der Verband der Kriegsbeschädigten auf die umfangreichen Beobachtungen Professor STIEVES an Frauen im Konzentrationslager, bei denen die unerhörten seelischen Schockerlebnisse nicht nur zum „Sistieren der Periode“, sondern zu tiefgreifenden anatomisch nachweisbaren Veränderungen der Ovarien geführt hätten. Die in dem Gutachten von Herrn Dr. A. beigezogenen Erfahrungen von BIRNBAUM lägen demgegenüber bereits einige Jahrzehnte zurück. Im übrigen machte der Verband der Kriegsbeschädigten darauf aufmerksam, daß Herr Dr. A. bereits im Vorverfahren gutachtlich für die Berufsgenossenschaft tätig gewesen wäre und damit sein Gutachten vom 3. II. 1956 als parteigebunden angesehen werden müsse.

Nunmehr beauftragte das *Sozialgericht* mich mit der Erstattung eines *Obergutachtens.*

Bei den **Untersuchungen durch mich** am 3. XI. 1956 und 18. I. 1957 klagte K. darüber, die Gedanken schwänden so. Je länger er den Kopf anstrengen müsse, desto schwerer fiele ihm das Denken. Er müsse dann immer erst länger überlegen, was er gefragt worden sei und wie er antworten müsse. Er fände dann einfach die Begriffe und die Worte nicht. Auch das Sprechen bereite ihm Schwierigkeiten, das heißt wenn er seine Ruhe hätte, wäre das Sprechen klar. Aber wenn er länger sprechen müsse, ginge es mit dem Sprechen immer schwerer. Keine Klagen über Schwindel. Eigentlich vergeßlich sei er nicht geworden, aber begriffsstutzig. Sein Schlaf sei ungestört, die Stimmung im ganzen ruhig. Eine emotionelle Schwäche will er nicht beobachtet haben. Tagsüber ginge er hin und wieder spazieren. Lesen könne er aber nicht, das ginge dann alles im Kopf herum.

Neurologisch fand ich auch diesmal eine leichte Facialisschwäche rechts. Der linke Arm war aktiv und passiv frei beweglich, die grobe Kraft ungestört. Radiusperiost- und Tricepssehnenreflex links lebhafter als rechts. Diadochokinese rechts ungestört. An den Beinen fand ich den Tonus, links eine Spur gesteigert gegenüber rechts. PSR nicht sicher different, ASR rechts gleich links. Oppenheim, Gordon beiderseits negativ, Babinski jedoch links positiv mit gekreuztem Babinski rechts. Gang: mit deutlich fehlender Mitbewegung beider Arme (amyostatisch).

Psychisch wirkte K. ausgesprochen verlangsamt, ratlos, begriffsstutzig. Hin und wieder gewann man den klaren Eindruck, es fehle ihm das Wortverständnis, so daß man eine Frage oder einen Auftrag verschiedentlich wiederholen mußte, bis er das Gemeinte perzipierte. Dabei spielten zweifellos Wortfindungsschwierigkeiten eine Rolle, indem er öfter erst lange nach einem Wort suchen mußte. Sonst aber bot K. in seinem gesamten Verhalten auch mir gegenüber keinerlei demonstrative oder begehrungsneurotische Züge, vielmehr gab er sich auf alle Weise Mühe, das von ihm Verlangte zu beantworten bzw. zu erfüllen. Gegen Ende der sich etwa über zwei Stunden hinziehenden Exploration und Untersuchung zeigte er deutliche Ermüdungserscheinungen, die sich darin ausprägten, daß ihm das Antworten immer schwerer fiel und zunehmend längere Zeit beanspruchte. Blutdruck: 155/95 mm Hg RR.

Meine gutachtliche Erörterung

Unter Zugrundelegung der im voraufgehenden angeführten Unterlagen rekapituliere ich noch einmal zusammenfassend die Entwicklung des gegenwärtigen Zustandsbildes des K. Dabei ergibt sich als erstes aus den verschiedensten Zeugenaussagen und Zeugnissen sowie aus den eigenen Angaben des K., daß dieser bis zu seinem Unfall im April 1949 — abgesehen von seiner Armverletzung im Jahre 1912 — nicht ernster krank gewesen war. Auch in seelisch-geistiger Beziehung muß er eine durchaus lebendige und strebsame Persönlichkeit gewesen sein. Hat er sich doch immerhin von einem einfachen Mühlenarbeiter zu einem tüchtigen und geschätzten Monteur emporgearbeitet. Dafür scheint mir auch für seine berufliche Strebsamkeit und Arbeitsfreudigkeit zu sprechen, daß es ihm selbst nach seinem schweren Unfall im Jahre 1912 gelang, sich vorwiegend auf den Gebrauch des linken Armes umzustellen. Es fehlen jedenfalls in der Anamnese des K. jegliche Züge, die ihn als psychopathische Persönlichkeit hätten kennzeichnen können. Nur am Rande wird in den Akten erwähnt, daß er im Jahre 1912 nach dem schweren Unfall schon einmal für einige Wochen die Sprache verloren hätte. Mir gegenüber bestritt K. dies sehr entschieden.

Am 5. IV. 1949 hatte nun K. offenbar ein intensives Schreckerlebnis. Während er in etwa sechs Meter Höhe auf einer Leiter arbeitete, zerbrach plötzlich der Verschluß des Sicherheitsgurtes, in den er sich, um die Arme frei zu haben, zurückgelehnt hatte. Zwar konnte er sich mit dem linken Arm noch festhalten, so daß es nicht zu einem Absturz kam. Gleichwohl muß der dieses Ereignis begleitende affektive Schock ein sehr tiefgreifender gewesen sei. In höchster Aufregung kletterte K. die Leiter herunter. Auf dem Erdboden angelangt, versuchte er zu schreien, ohne jedoch im ersten Augenblick einen Ton herauszubringen. Nur langsam löste sich die Spannung, bis er seinen Arbeitskollegen mitteilen konnte, was ihm gerade widerfahren war. Nachdem er sein inneres Gleichgewicht einigermaßen wiedergefunden hatte, ließ er sich einen neuen Sicherungsgürtel geben und nahm seine unterbrochene Arbeit auf der Leiter wieder auf. — Andere Zeugen berichten allerdings, daß K. nach diesem Schreckerlebnis auch weiter einen verstörten und benommenen Eindruck gemacht hätte. Auch der Ehefrau des K. fiel am Abend bei seiner Rückkehr das verstörte Wesen ihres Mannes auf.

Dann entwickelte sich etwa vom zweiten Tage ab eine immer stärker ausgeprägte Sprachstörung, so daß ein Zeuge den Eindruck gewann, K. hätte einen „Schlaganfall“ erlitten. Trotzdem ging er noch weitere acht Tage seiner Arbeit nach.

Es war vordergründig diese Sprachstörung, die dann zu einer Krankschreibung des K. und bald darauf zu einer Aufnahme auf meine neurologische Abteilung führte. Hier wurde diese *Sprachstörung zunächst als eine „funktionelle Störung nach Schreckwirkung“* angesehen, eine *Diagnose, die auch in der Folgezeit noch von anderen Gutachtern gestellt wurde.*

Unter diesem Gesichtspunkt wurde K. im August 1949 wieder arbeitsfähig geschrieben. Er kehrte zu seiner alten Firma zurück. Die Sprachstörung bestand unverändert fort, ja sie verschlimmerte sich von Jahr zu Jahr. Dazu machte sich schon nach kurzer Zeit ein deutlicher Abbau der geistigen Persönlichkeit bei K. bemerkbar, indem er den ihm übertragenen Arbeiten als Monteur nicht mehr gewachsen war und er nur noch von seinen Arbeitskollegen „mit durchgeschleppt" wurde. Sein tatsächlicher Leistungsabfall kam schließlich darin zum Ausdruck, daß sein Stundenlohn im Januar 1952 von DM 1,40 auf DM 1,20 herabgesetzt wurde und die Firma ihn nur noch als Helfer zu Botengängen und ähnlichen Verrichtungen einsetzen konnte. Im März 1952 wurde er definitiv von seiner Firma gekündigt. Zwar fand er in seinem Abgangszeugnis noch eine wohlwollende Beurteilung, dies aber ohne Zweifel, um ihm nicht in seinem beruflichen Fortkommen zu schaden.

Wenn K. so lange nicht daran gedacht hatte, trotz seiner offenbar erheblichen Leistungsbeeinträchtigung nach seinem Unfall gleich im April 1949 einen Antrag auf eine Unfallrente zu stellen, sondern dies erst nach seiner Kündigung im Jahre 1952 tat, so scheint mir dies eindeutig dafür zu sprechen, daß ihm bis dahin der Gedanke an irgendwelche rentenneurotische Auswertung seines „Unfalles" völlig fern lag und daß er froh war, noch irgendeine Arbeit, wenn auch an untergeordneter Stelle, verrichten zu können.

Unter Berufung auf „vielfältig in der Literatur niedergelegte Erfahrungen" bestritt Herr Dr. A. überhaupt die Möglichkeit, daß rein psychologische Schockerlebnisse zu qualifizierbar organischen und zentralen Auswirkungen führen könnten. Ein psychologischer Faktor in einem Schockerlebnis könne „nach gängiger Erfahrung nur in ein reaktives psychologisches Syndrom ausfließen". Über die Umsetzung eines psychischen Schockerlebnisses in einen materiellen Effekt, etwa des Zerreißens von kleinen Gefäßpartien, sei bisher „praktisch nichts Nachprüfbares bekannt".

Aufgrund meiner persönlichen Untersuchungsbefunde und des jetzt von mir gewonnenen Eindrucks bin ich in Übereinstimmung mit Herrn Dr. LINDENBERG der Überzeugung, daß sich bei K. inzwischen eindeutig das Symptombild eines schweren organischen Hirnschadens herausgebildet hat. Wenn wir im Jahre 1949 die Sprachstörung des K. und sein sonstiges Verhalten (ebenso wie ein anderer neurologischer Gutachter) als funktionelle, das heißt psychogene Auswirkung des kurz vorher durchgemachten Schockerlebnisses ansahen, so zweifellos deshalb, weil wir im ähnlichen Sinne wie Herr Dr. A. nach dem uns damals berichteten „Unfallhergang" die Möglichkeit eines organischen Hirnschadens nicht in Betracht gezogen haben. *Die weitere Entwicklung des Zustandsbildes des K. bis zum heutigen Tage nötigt mich jedoch zu dem Bekenntnis, daß auch ich seinerzeit gemäß der „gängigen Erfahrung" einem diagnostischen Irrtum unterlegen bin.* Da der „Unfall" jedoch erst relativ kurz vorher stattgefunden hatte, konnte ich damals kaum zu einem anderen Urteil kommen.

Abgesehen von der Sprachstörung, die K. gegenwärtig immer noch bietet und die ohne Zweifel auch aphasische Komponenten aufweist, liegen darüber hinaus heute bei ihm ganz unübersehbare objektive Symptome vor, die für das Vorliegen eines schweren organischen Hirnprozesses, etwa encephalomalacischer Art sprechen. Ich erwähne als diesbezügliche Zeichen nur den positiven Babinski links, das ausgeprägte amyostatische motorische Verhalten des K. (mangelnde Mitbewegung der Arme, mimische Starre) sowie die zweifelsfrei grobe intellektuelle Verlangsamung, Begriffsstutzigkeit, schnelle Ermüdbarkeit des Konzentrationsvermögens und Initiativelosigkeit.

Nach allen Zeugenaussagen hat sich dieses Zustandsbild ziemlich unmittelbar im Anschluß an das Schreckerlebnis des K. im Jahre 1949 entwickelt. Diese Tatsache läßt eigentlich gar keine andere ursächliche Erklärung zu, als die, die bereits von Herrn Dr. LINDENBERG gegeben wurde, daß nämlich das tiefe Erschrecken des K. angesichts der plötzlichen Todesgefahr, in der er sich — wenn auch nur für Sekunden — befand, von einem korrelativen Gefäßschock begleitet war, durch den in dem sicherlich bereits starren Gefäßsystem des immerhin schon 56jährigen Mannes ein langsam fortschreitender Schaden eingeleitet wurde.

Wenn Herr Dr. A. in seiner Erwiderung auf diese Schlußfolgerung des Herrn Dr. LINDENBERG ausführt, daß es durchaus möglich wäre, daß ein Affektsturm „bereits bestehende organische Veränderungen aus der Latenz in die Aktivität überführen" könne oder „am unmittelbaren Ort der Schädigung bzw. seiner Umgebung besondere zelluläre Dispositionen für mittelbare Beeinträchtigungen schaffen" könne, so gibt er derartige Zusammenhangserklärungen selbst zu. Wenn er auf der anderen Seite anführt, daß *nach den in der Literatur vielfach niedergelegten Erfahrungen psychoreaktive Syndrome nur einer psychologischen Beschreibung zugänglich seien und nicht zu organischen Veränderungen führen könnten, so handelt es sich bei diesen Feststellungen nicht um „Erfahrungen", sondern lediglich um eine Maxime einer philosophischen Lehrmeinung, für die „exakt wissenschaftlich" letztlich vielleicht nie Faßbares auch nicht existent ist. Tatsächlich gibt es aber keinen Verlauf psychischer Vorgänge, ohne daß diese nicht auch im Körperlichen ihre mehr oder weniger tiefen und nachhaltigen Spuren hinterlassen und umgekehrt. Jede seelische Regung, jede Emotion, jeder Affekt wirkt stets auch in das Körperliche hinein und vermag dementsprechend auch hier in einem entsprechend disponierten Organ bleibende Schäden zu setzen, die rückläufig wieder ihrerseits die seelisch-geistige Person in ihrer Funktion beeinträchtigen.* Das Leben selbst beweist auf Schritt und Tritt und unanfechtbar diesen Sachverhalt. Die neuesten medizinischen Forschungen berücksichtigen und bestätigen ihn in immer weiterem

Umfange. Und seine *Leugnung* ist *nur aus einer Theorie heraus möglich, die im Gegensatz zum wirklichen Leben steht.*

Somit fasse ich meine *gutachtliche Beurteilung* des K. dahin zusammen:

1. Ohne Zweifel ist es bei dem Unfall des K. im Jahre 1949 zu einem tiefgreifenden Affektsturm gekommen, der von entsprechenden cerebralen Gefäßreaktionen begleitet war. Bei dem Alter des K., er war seinerzeit 56 Jahre alt, ist es sehr wahrscheinlich, daß sein cerebrales Gefäßsystem zur Zeit des damalaigen Schockerlebnisses bereits altersmäßig entartet war und seine Elastizität eingebüßt hatte, so daß es die auch in ihm ablaufenden psychosomatischen Begleitreaktionen nicht mehr „blitzartig" auszugleichen vermochte.

Die Beantwortung der differentialdiagnostischen Frage, ob es hierdurch zu umschriebenen Gefäßrupturen und -blutungen im Bereich der kleinen Hirngefäße gekommen ist — wie Herr Dr. LINDENBERG annimmt — oder zu einem diffusen encephalomalicischen Prozeß — wie ich es vermute —, ist für eine gutachtliche Entscheidung unwesentlich. Sie ließe sich nur durch eine Sektion klären. Der bald nach dem „Unfall" einsetzende und in der Folgezeit fortschreitende Abbau der seelisch-geistigen Persönlichkeit des K läßt sich sowohl durch das eine als auch durch das andere hinreichend ursächlich erklären.

2. Die vorwiegend unfallbedingte Erwerbsminderung des K. ist gegenwärtig auf 80 bis 90 % zu schätzen. Wie weit sie in den ersten Jahren nach dem Unfall wesentlich niedriger war, läßt sich heute ärztlich nicht mehr entscheiden.

III.

Die spezialärztliche Blickeinengung

Ich habe den Eindruck, als ob im Begutachtungswesen die zu starke Beachtung eines Befund-Ausschnittes recht oft den Blick auf den ganzen Menschen und seine Situation versperrte und als ob vielfach mit daraus der Leerlauf langer Prozeßketten entstünde.

DELIUS

11. Ein Unfall und die Folgen ärztlicher Fehlbeurteilung

Von G. R. HEYER †

Der 44jährige Wilhelm L., über den weiter unten berichtet wird, erlitt am 29. V. 1953 durch einen Straßenunfall eine Commotio cerebri. Wir geben hier zunächst die auf unser Ersuchen von L. **selbst verfaßte Schilderung** *seines langjährigen Leidensweges* und dessen verschiedene Stationen, weitgehend wortgetreu, wieder:

„Vom 29. V. 1953 bis 28. VI. 1953 *Städtisches Krankenhaus A.*
Diagnose: Gehirnerschütterung, Schock, Trigeminus.

Bis 28. VII. 1953 dortselbst noch in ambulanter Behandlung.

Zum *Hausarzt* überwiesen, der *zunächst mit Bestrahlungen* sein Glück versuchte, was jedoch *ohne Erfolg* auf meine Kopfschmerzen blieb.

Derselbe Hausarzt gab mir eine *Überweisung zu einem Nervenfacharzt.* Bei diesem war ich von Juli 1953 bis Juli 1956 in Behandlung. Er hatte *Anfangserfolge mit Einrenken des Genickes sowie Streckversuchen in der Glissonschlinge.* Diese *Erfolge* waren jedoch *nicht von langer Dauer.*

Auf Veranlassung dieses Nervenarztes unterzog ich mich einer *Zahnsanierung,* weil man jetzt die Ursache meiner dauernden Kopfschmerzen und meines allgemein schlechten Gesundheitszustandes in kranken Zähnen suchte. Leider ließ ich mir damals einen *Backenzahn ziehen, der verdächtig erschien, mit dem Erfolg, daß ich einen gesunden Zahn los war und die Kopfschmerzen genauso stark waren wie vordem.* Dies war im Winter 1955 auf 1956.

Mein Zustand verschlechterte sich laufend. Ich litt *zunehmend an Platzangst.* Am wohlsten fühlte ich mich in der Einsamkeit. Die *Schlaflosigkeit,* die sich nach dem Unfall eingestellt hatte, wollte der Arzt mit *Brompräparaten* beseitigen. Dieselben konnte ich jedoch nicht nehmen, da die Hauptreaktion erst am nächsten Tag eintrat. *Man probierte Spritzen, Medomin, Baldrian* und so weiter, *alles ohne Erfolg.* Ich ging trotzdem — bis zu meinem Zusammenbruch am 19. VII. 1956 — zur Arbeit, obwohl mir gesagt wurde, ich würde sehr krank aussehen.

Vom 19. VII. 1956 bis 30. IX. 1956 *Chirurgische Abteilung* des Städtischen Krankenhauses B (Prof. A). *Diagnose: Retroperitoneale* Blutung, dann bis 19. IX. 1956 auf der *Inneren Abteilung* (Prof. B). *Diagnose: Erschöpfung.* Ich bekam *Bürstenmassagen,* um das Kribbeln in den Beinen zu vertreiben. Trotzdem wurde dasselbe *immer schlimmer.* Nach Hause entlassen mit dem Vermerk, das Städtische Krankenhaus sei nicht in der Lage, mich weiterzubehandeln.

Ich versuchte nun unter allen Umständen nach C. zu kommen. Dort hatte man am 30. X. 1956 ein Bett frei. Ich war vom 30. X. bis 12. XI. 1956 in der

Chirurgischen Klinik (Prof. C). Nach gründlicher Untersuchung wurde ich am 12. XI. 1956 entlassen. *Diagnose: Ureter-Störung.* Ich hatte mich damals über diese Entscheidung beim Stationsarzt beschwert, fühlte ich mich doch weiter sehr krank. Dieser stellte mich dem *Oberarzt vor, der mir erklärte, die Krankheit, die ich hätte,* hätten sehr viele Menschen. Er würde mir gerne noch *vierzehn Tage Schonung* gewähren. *Dann solle ich aber die Arbeit wieder aufnehmen.* Es wären *im wesentlichen nur Verwachsungen,* die ich hätte, und die *würden sich bei der Arbeit lösen.* Ich fand darin einen Funken Hoffnung und folgte dieser Anordnung, leider mit negativem Erfolg. Nach zehn Tagen brach ich erneut im Geschäft zusammen und war der Verzweiflung nahe.

Durch meinen Hausarzt wurde ich zum zweiten Male nach C. überwiesen. Die Chirurgische Abteilung nahm mich nicht auf und schickte mich zur *Inneren Abteilung. Dort stellte man alle möglichen Untersuchungen an und probierte Bäder und Spritzen aus.* Nach neun Wochen wurde ich dann bei der Chefvisite (Prof. D.) Herrn Dr. E. zur Untersuchung vorgestellt."

Dieser stellte dann zusammen mit einem andern Herrn *der psychosomatischen Klinik* die Diagnose, die den Patienten in unsere Behandlung führte. Entlassung am 13. III. 1957. Vom 4. IV. bis 2. V. 1957 in *Heilstätte D.*

Vom 15. V. bis 28. VI. 1957 *in unserer Behandlung.* Es folgt unser **abschließender Bericht** an den überweisenden Arzt:

„Sehr geehrter Herr Kollege!

Herr L. beendete am 28. VI. 1957 seine Behandlung hier, die am 15. Mai begonnen wurde. Sie hat insgesamt sechs ganze und 31 halbe Stunden benötigt. Den Rest seines Urlaubs wird L. zusammen mit seiner Frau genießen und dann, Mitte Juli, die Arbeit in der Fabrik wieder aufnehmen.

Ihre Annahme, daß es sich bei L. um eine schwere *posttraumatische Neurose* handelte, besteht durchaus zu Recht. *Wäre bereits einer der zahlreichen früheren Untersucher, Gutachter und Behandler zu dieser Einsicht gekommen, wäre dem L. selbst, seinen Arbeitskollegen und den Kostenträgern viel erspart geblieben.* L. hätte nicht immer wieder krank geschrieben werden müssen. — Er war, als er herkam, fast ein Jahr arbeitsunfähig gewesen und eine Invalidisierung würde überhaupt nicht infrage gekommen sein. Aber *statt auch an die Möglichkeit der Psychogenese seiner jahrelangen Störungen zu denken, hat man stets nur die — relativ unbedeutenden — körperlichen Momente untersucht und diskutiert,* nämlich eine leichte Wirbelverschiebung im Bereich der Halswirbelsäule und eine Leukopenie.

Ich wiederhole kurz die Leidensgeschichte des L.: Am 29. Mai 1953 wurde er, als er mit dem Fahrrad zu seiner Arbeit fuhr, durch einen angetrunkenen LKW-Fahrer von rückwärts überfahren. Die Gehirnerschütterung und die Schultergelenksverletzung, die er dabei erlitt, sind auch in den Spätfolgen, wie aus allen Untersuchungen und Begutachtungen hervorgeht, überwunden. Nicht jedoch die psychischen Auswirkungen des Schocks. L. hat dies Erleben bis heute noch nicht ganz verarbeitet.

Versuchen wir im Sinne biographischer Krankengeschichten einfühlend zu verstehen, was dem L. am 29. Mai 1953 widerfuhr: Der Patient wurde durch das plötzliche Überfahrenwerden von hinten nicht nur realiter-physisch, sondern auch sinnbildlich im wahren Wortsinn „aus der Bahn geworfen". Bis dahin hatte er ein kleines, penibel-gewissenhaftes Berufsdasein geführt, in dem ein Tag war wie der andere, wo es nur darauf ankam, brav seine Pflicht zu tun. Alles war bestgeordnet und über Jahr und Tag voraussehbar. 30 Jahre in derselben Firma war er dabei auch gut vorwärts gekommen und hatte es zu einer relativ gehobenen Stellung gebracht. Ebenso verlief sein Familienleben mit der Ehefrau und den zwei gutgeratenen Kindern, so wie es sich in solchen (geradezu altmodisch) ordentlichen Kreisen gehört. Ernstlich krank war er nie gewesen. Da erfuhr er durch seinen Unfall nicht nur körperliche Schmerzen und Schädigungen, sondern — völlig unerwartet — trat das Leben in nie gekannter Form an ihn heran: Es „überfuhr" ihn. Eine solche Möglichkeit lag völlig außerhalb des bisherigen Weltbildes des L. Auch heute noch ist er — mit seinen 44 Jahren — innerlich ein großes Kind. Daß die Welt und die Menschen anders sind, als es sich dieser 30 Jahre in der gleichen Firma tätige Mensch vorgestellt hatte, war für ihn in dieser Plötzlichkeit einfach nicht assimilierbar.

Er war groß geworden in einem festen Ordnungsgefüge, in dem alles korrekt und genau zugehen mußte, wie die strenge väterliche Erziehung es ihm eingeprägt hatte, wie er auch seine chemischen Arbeiten im Labor gewissenhaft erledigte. Geht es aber nicht so zu, dann erlebt L. derartiges als „Ungerechtigkeit", die es nicht geben darf. Außerstande zu akzeptieren, daß vieles in dieser unserer Welt hart und oft häßlich ist, daß Recht und Gerechtes seltener geschieht als das Gegenteil, neigt er dazu, alle derartigen Widerfahrnisse als persönliche Kränkungen zu buchen (dies natürlich weitgehend unbewußt). Von daher bedeutete auch der Unfall für L. in sehr verständlicher Weise eine ohne weiteres nicht zu verarbeitende Erschütterung seiner inneren Existenz. Damit wurde er aber zu einer Quelle seiner sich in der Folgezeit langsam entwickelnden Psychoneurose.

Zu ihrer Vertiefung trugen sodann — wie das ja leider nicht so ganz selten ist! — *mehrfache iatrogene Traumata* bei. Das ging ungefähr so zu: *Die konsultierten Praktiker* und Klinikärzte, *psychotherapeutischer Kenntnisse bedauerlich bar, dachten gar nicht an die psychogenetischen Möglichkeiten der Beschwerden. Sondern, da ja alles seinen „Grund" haben muß, konnte dieser für sie nur in einer noch unbekannten körperlichen Ursache liegen, nach welcher nun — jahrelang und sorgfältig — gefahndet wurde. Das weckte in dem einfachen Mann,* der von Haus aus schon ängstlich ist, *mehr und mehr die sorgenvolle Vorstellung, er müsse wohl sehr schwer krank sein, wenn nicht einmal anerkannte Ärzte, ja Universitätsprofessoren, finden konnten, was ihm fehle.* Es kamen *manche unvorsichtige Äußerungen* hinzu („innere Blutungen" usw.). Ja, einer der vorbehandelnden Kollegen, ein Oberarzt, tat vor Mitarbeitern des L. die *unverzeihliche Bemerkung, L. sei „arbeitsscheu"* (was dem L. alsbald hinterbracht wurde). Diese Äußerung spielt auch heute noch eine Rolle in dem Denken des L., indem er Angst hat, wieder am Arbeitsplatz erscheinend, werde er dem schmählichen Verdacht begegnen, er habe sich ein Jahr lang nur gedrückt.

Ein *weiterer ursächlicher Faktor* in dem gegenwärtigen Zustandsbild des L. *ist in seinen bis heute prozessual umstrittenen Ansprüchen an die Haftpflichtversicherung des LKW-Fahrers zu suchen.* Es geht da um alle möglichen Punkte. Mit der zuvor erwähnten Neigung des L., alles auf sich persönlich zu beziehen und als ihm privat angetanes Unrecht zu buchen, hat er sich mehr und mehr in die Vorstellung hineinverbissen, das ihm durch den Unfall zugefügte „Unrecht" müsse durch erhebliche Zahlungen wiedergutgemacht werden. Mir scheint, dies ist ein besonders gewichtiger Punkt in dem neurotischen Gefüge des L.! Denn leichtverständlicherweise führt das Sichhineinvergraben in solche Gedankengänge — unbewußt! — zu einer steten Wiederbelebung der ganzen Vorgeschichte und intensiviert auf diesem Wege die Symptome (Weizsäckers „Rechtsneurose"!).

Als kleines Beispiel für diese Artung des L. darf ich eine Beobachtung aus seinem Aufenthalt hier anführen: er war bei einem Praktiker zur Kontrolle des Blutbildes gewesen. Die Mitteilung des Befundes zog sich länger hin. L. mußte mehrfach anmahnen, hatte lange zu warten und dergleichen. Und schließlich hatte er auch noch eine ungewöhnlich hohe Liquidation zu begleichen. In dieser Woche, in der sich L. ganz ungebührlich aufregte und ärgerte, exazerbierten seine sämtlichen Symptome — aufgrund eben jener zuvor geschilderten Reaktionsweise — in erstaunlichem Grade. Dies ließ sich nicht lediglich durch den Verdruß über die Bummelei des Doktors erklären — L. hatte hier ja wieder gar nichts zu tun. Vielmehr kam er in fast paranoider Art immer wieder darauf zurück: das sei auf ihn persönlich gemünzt; ihm besonders werde das angetan; es sei ein Zeichen der Mißachtung ihm gegenüber und so weiter: ein für die Wesensart des L. typisches Geschehnis, das in der Behandlung selbstverständlich zur Aufklärung L.s verwendet wurde.

Soviel zur Vorgeschichte. Nun kurz der Verlauf der Arbeit hier. Als L. erschien, kam er angeschlichen wie ein Veteran von anno 1870, mühsam am Stock, steifbeinig, unendlich vorsichtig und ängstlich sich dahinbewegend. Ich betone aber, daß er nie irgend etwas mit dramatischen, „hysterischen", theaterhaften Übertreibungen vortrug. Er war ehrlich ein „gebrochener Mann", völlig erfüllt von der Überzeugung, er würde nie im Leben wieder etwas leisten können. Glücklicherweise ließ sich bald ein nettes Vertrauensverhältnis herstellen (bzw. L. übertrug das bereits von Ihnen erworbene Vertrauen auf mich).

Die ärztlichen Gespräche lassen sich als Aufklärung, als Persuasion und Suggestion bezeichnen. Eine eigentliche Analyse fand nicht statt. Lediglich einige brauchbare Träume wurden besprochen. Vor allem galt es, die Einstellung L.s zur Welt langsam zu modifizieren, womit sich auch seine Einstellung zum Unfall änderte. Ich ergänzte dies mit Nervenpunktmassage sowie Atem- und Summübungen. Ferner leitete ich das Autogene Training ein.

Die Atem-Ton-Übungen bewährten sich besonders. L. summt jetzt, wenn ihn eine seiner alten Störungen anwandelt, vor sich hin oder in sich hinein. Damit verschwindet allermeist das Symptom.

Ebenso nahm ich einige Haltungskorrekturen vor und brachte ihm an Stelle seines Invalidenganges eine bessere Form des Dahinschreitens bei. Das hat speziell auf die früher erheblichen Kopfschmerzen günstig eingewirkt.

Die Nervenpunktmassagen (die ich in solchen psychogenen Fällen der Bindegewebsmassage vorziehe) beseitigten die anfangs massiven Verkrampfung des Mannes. Bis auf einen Verkrampfungsknoten links im Nacken ist jetzt so gut wie alles o. B. Der Schwindel ist fast ganz verschwunden, kommt nur bei inneren Aufregungen noch einmal wieder, ist aber durch Summen (siehe oben) stets zu beheben. Der Schlaf ist noch etwas kurz. Bezeichnenderweise verschlechterte er sich in der letzten Woche bei dem Gedanken an die Rückkehr in seine Arbeit, wo er immer noch die *Folgen jener unbedachten Äußerung des Oberarztes* fürchtet. (Ich habe dem durch einen Bericht an seinen wohlmeinenden Chef vorzubeugen versucht.)

L. hat hier große Wanderungen gemacht. Er hat auch in der Landwirtschaft mitgeholfen (Heumachen in der heißen Sonne!). Er hat ferner sein heißgeliebtes Gitarrespiel wieder aufgenommen. Ich halte das für ungemein wesentlich. Denn so „ein Stiller im Lande" braucht solche den Musen gewidmeten Stunden unbedingt als sein seelisches Vitamin. Auch das Aquarellieren nahm er wieder auf — L. hatte in seinen Leidensjahren sämtliche Liebhabereien liegen gelassen. Er fertigte harmlose Pinseleien nach der Natur und nach Vorlagen. Dies tat ihm sehr gut und muß weiterbetrieben werden.

Für weiterhin erscheint mir vordringlich wichtig, die möglichst baldige Beendigung des Streites mit der Versicherung. Ich rate ärztlich, lieber mit kleinen Entschädigungen abzuschließen, als in der Hoffnung auf größere Gewinne weiterzuprozessieren! Ich war bemüht, L. auch darauf einzustellen.

Er muß vorerst noch etwa zweimal die Woche massiert werden. Für die ersten vier Wochen attestierte ich ihm Schonungsbedürftigkeit. Die Gestaltung seines Tagesablaufs und der Freizeit haben wir genau entworfen.

Jetzt muß sich zeigen, ob das in sechs Wochen Erreichte genügt. Länger zu behandeln hätte keinen Zweck gehabt. Es war meines Erachtens der rechte Moment, erst einmal das Erarbeitete zu realisieren. Eventuell kann man nach gewisser Zeit noch einmal nachfassen und restliche neurotische Schwierigkeiten aufarbeiten.

Ich möchte nicht unerwähnt lassen, daß sich mit dem hochanständigen, bescheidenen und durchaus intelligenten Mann angenehm arbeiten ließ. *Man mußte ihn gerngewinnen. — Und das hat zu dem schönen Erfolg zweifellos mitbeigetragen.*"

Nachtrag

Nunmehr nach 1³/₄ Jahren ist L. ohne Arbeitsunterbrechung tätig und gesund geblieben. Sein Prozeß ist befriedigend beendigt.

12. Erfrierungen des rechten Armes
Fehldiagnose: „Hysterische rechtsseitige Armlähmung"

Von H. March

Vorgeschichte nach Aktenlage

Frau Bettina M. (53 Jahre) klagte vor dem Sozialgericht um die Gewährung einer KDB-Rente. Sie hätte sich auf der Flucht im Januar 1945 „Erfrierungen, eine Nervenentzündung und eine funktionelle Lähmung des rechten Armes" zugezogen.

Im Sommer 1951 lag sie zwei Monate zur stationären Behandlung in einem *Berliner Krankenhaus*. Hier hatte sie zur **Vorgeschichte** angegeben:

Eigentlich habe sie schon von jeher im Winter an Frost in den Händen gelitten. Besonders schlimm wäre dies aber auf ihrer Flucht im Januar 1945 gewesen. Bis zur Währungsreform im Jahre 1948 habe sie in der Ostzone noch von ihrem ersparten Geld gelebt. Dann wäre sie genötigt gewesen, im Dorf zu arbeiten. Doch hätte sich bald bei ihr eine „Sehnenscheidenentzündung in der rechten Hand" bemerkbar gemacht, durch die sie arbeitsunfähig geworden wäre. Nun bezog sie seit 1949 Invalidenrente, zusätzlich begründet durch eine „allgemeine Schwäche, eine Herzschwäche und eine Blutarmut". Im Sommer

1950 siedelte Frau M. vom Lande nach Westberlin über. Bis November 1950 betätigte sie sich hier ein wenig im Haushalt von Bekannten. Sonst lebte sie bisher nur von der Sozialrente.

Als wesentliche Klagen brachte Frau M. in dem oben erwähnten Krankenhaus ihre „Schmerzen in der Schwiele der rechten Hohlhand“ seit der besagten „Sehnenscheidenentzündung“ vor. Auf den *Einwand des Stationsarztes, daß sich in der rechten Hohlhand ja gar keine „Schwiele“ fände,* meinte Frau M., daß es wohl gerade deshalb so weh täte, „weil da nicht genug rausgekommen“ sei. Die Hand sei immer etwas geschwollen, und ein beständiger Schmerz strahle bis in den Unterarm aus. Diese Beschwerden hätten allmählich so zugenommen, daß sie ab November 1950 gänzlich arbeitsunfähig geworden wäre. Heute säße der Hauptschmerz im rechten Oberarm und strahle in die Brust und den Rücken aus. Alle bisherigen Behandlungsversuche mit Heißluft, Kurzwellen, Tabletten, Röntgenbestrahlungen, Massagen wären bis dahin erfolglos gewesen. Außerdem klagte Frau M. im Krankenhaus noch über Herzschmerzen sowie über Taubheitsgefühl in den beiden letzten Zehen des rechten Fußes.

An den inneren Organen der Frau M. erhob man keinen wesentlich krankhaften Befund. Der rechte Arm wurde von ihr „in halber Flexion an den Körper fiixiert“ gehalten. Der Unterarm fühlte sich kühler an als der linke. Beide Kleinfinger zeigten geringe Versteifungen im Mittelgelenk (rheumatisch?), sämtliche Finger der rechten Hand waren blau und etwas ödematös geschwollen. Die rechte Hand und der rechte Oberarm wurden als äußerst druckempfindlich bezeichnet, desgleichen die rechte Schulter, von der das Schulterblatt ein wenig abstand. Aktiv war der rechte Arm nach allen Richtungen gut beweglich. Ein Faustschluß konnte wegen starker Schmerzhaftigkeit nicht ausgeführt werden. Überhaupt war die *motorische Kraft wegen angeblicher Schmerzhaftigkeit nicht sicher zu prüfen. Sichere Paresen waren aber im rechten Arm nicht nachweisbar. Die Sensibilität ließ sich wegen unsicherer Angaben der Patientin nicht mit Sicherheit beurteilen.* Eine Röntgenaufnahme der rechten Schulter und des rechten Armes ergab keinen pathologischen Befund. — *Psychisch* wirkte die Patientin mit den Worten des Krankenhausarztes „*ganz und gar leidend, körperlich und seelisch gleichsam am Ende ihrer Kräfte.* Dabei bot sie eine *deutliche Antriebsverminderung*“. *Alle Behandlungsbemühungen blieben erfolglos. „Die Patientin sperrte sich deutlich dagegen und äußerte stets übertriebene Schmerzen.*“

Der Arzt des Krankenhauses faßte seinen *Eindruck* dahin zusammen: Sicher läge bei Frau M. eine „Neuralgie (Neuritis) im Bereich des rechten Plexus brachialis vor, deren morphologischer Ursachenzusammenhang sich im Augenblick nicht ganz sicher klären“ lasse. „*Auf jeden Fall* ist in der Krankengeschichte der Patientin seit dem Januar 1945 *ein psychosomatisches Geschehen in deutlicher Weise sichtbar, wenn nicht sogar ausschlaggebend beteiligt.*“

Ein seinerzeit konsiliarisch hinzugezogener *Orthopäde* äußerte den „Verdacht auf einen periostalen, allergisch entzündlichen Prozeß mit beginnender Kapselveränderung im Bereich des rechten Schulter- und Armgelenkes“ und riet aus diesem Grunde dringend zu einer stationären *Behandlung auf einer orthopädischen Fachabteilung.*

Es folgen in den Akten zwei *eidesstattliche Versicherungen,* die bezeugen, daß Frau M. wegen „Erfrierungen an beiden Händen“, die sie sich im Jahre 1945 auf ihrer winterlichen Flucht aus dem Wartegau auf einem

Pferdewagen zugezogen hätte, „nicht einmal in der Lage war, sich selbst eine Scheibe Brot abzuschneiden".

Im Jahre 1953 stellte Frau M. einen *Entschädigungsantrag beim Versorgungsamt.* Daraufhin wurde sie durch einen *Facharzt für Chirurgie und Orthopädie* untersucht. Bei dieser Gelegenheit berichtete sie *zu ihrer Anamnese:* Nach den Erfrierungen an beiden Händen im Jahre 1945 hätten Militärärzte beinahe die rechte Hand abnehmen wollen, da diese blauschwarz gewesen wäre. Bis 1947 habe sie nicht gearbeitet und in der Folgezeit nur gelegentlich bei Bauern bei der Kartoffelernte und im Moor geholfen. Wegen der Verschlechterung des Armes hätte sie nach 1948 keine Arbeit mehr aufgenommen, zumal sich eine entzündete Schwiele auf der Beugeseite der rechten langen Finger eingestellt hätte, und die rechte Hand geschwollen gewesen wäre.

Der Vertrauensarzt schilderte sodann das Verhalten und den ärztlichen Befund der Frau M. wie folgt: „Sie ließ den rechten Arm hängen und bewegte ihn nicht. Hand und Finger waren blaurot, etwas geschwollen und ebenso wie der ganze rechte Arm druckempfindlich. Der Faustschluß erfolgte nur langsam. Dabei zitterten die Hände. Fremdtätig ließ sich die Hand ganz einschlagen, wobei die Patientin laut stöhnte. Passiv waren sonst auch die anderen Armgelenke frei beweglich. Bei einem Versuch, das rechte Schultergelenk zu bewegen, gelang es kaum, den Arm von der Brustwand abzuheben. Passives Armheben nach vorn gelang nur um wenige Grade. Die Armreflexe ließen sich nicht sicher prüfen, da die Patientin schon bei leisem Beklopfen heftige Schmerzen äußerte." Da diesmal eine Röntgenaufnahme beider Schultergelenke wieder keinen pathologischen Befund ergab, äußerte dieser Begutachter nun vollends den *„Verdacht auf eine hysterische Lähmung".*

Wenige Monate später erfolgte noch eine *versorgungsärztliche Untersuchung* der Frau M. *durch einen Neurologen.* Auch dieser kam auf Grund seines Befundes und des Verhaltens der Patientin zu dem Schluß, zwar sei der *Frostschaden der rechten oberen Extremität als wahr anzunehmen, doch* würde er von der Patientin *lediglich zur Repräsentation eines körperlichen Schadens entsprechend einer Konversionshysterie ausgewertet. Die Verfärbung und Kühle der rechten oberen Extremität führte er auf die Zwangshaltung zurück, die sich die Patientin, zumindest im Beisein dritter Personen, auferlegt hätte.* So lehnte auch dieser Gutachter das Bestehen eines VL ab.

Eine schließlich im Januar 1954 noch durchgeführte *internistische Untersuchung* ergab lediglich: Eine geringe Schilddrüsenvergrößerung, ausgesprochene Krampfaderbildung beider Unterschenkel und in geringem Maße des rechten Oberschenkels sowie einen mittelgradigen Bluthochdruck. Diese Veränderungen wurden jedoch nicht als VL angesehen.

Schließlich zeigte eine elektrodiagnostische Untersuchung der Frau M. im Mai 1954 völlig reguläre Erregbarkeitsverhältnisse im Bereich des rechten Armes sowohl bei direkter wie indirekter elektrischer Reizung durch den faradischen und galvanischen Strom, so daß damit *eine neurogene Lähmung des rechten Armes mit Sicherheit auszuschließen* war, zumal sich auch keine sonstigen Anhaltspunkte für eine Neuritis finden ließen. *Die geringen Durchblutungsstörungen im Bereich der rechten Hand* wurden von dieser Stelle aus im Sinne des Vorgutachters ebenfalls als *durch die „seit Jahren bestehende Inaktivität" bedingt* angesehen.

Aufgrund all dieser Befunde wurde demgemäß der Rentenantrag der Frau M. vom Versorgungsamt abgelehnt.

Gegen diesen Beschluß erhob nunmehr der *Verband der Kriegsbeschädigten Einspruch beim Landesversorgungsamt* mit der Begründung: Der rechte Arm der Frau M. sei im Gefolge ihrer auf der Flucht erlittenen Gesundheitsstörungen nicht mehr gebrauchsfähig. „Die zeitweise recht heftigen Schmerzen wirkten sich bei ihr auf den ganzen Körper aus." Und dieser Zustand bestünde unverändert seit 1945.

Er fügte diesem Einspruch noch die *Bescheinigung des Arztes* aus dem Dorf bei, in dem Frau M. nach ihrer Flucht im Jahre 1945 zunächst landete, datiert vom 24. VI. 1954, aus der zu ersehen ist, daß Frau M. im Frühjahr 1945 tatsächlich wegen schwerer Erfrierungen der rechten Hand und des rechten Armes in dessen Behandlung gestanden hatte und desgleichen, daß seinerzeit zeitweise wirklich ernsthaft eine Amputation des Armes erwogen worden wäre.

Ähnliches war aus einer *Bescheinigung eines anderen Arztes,* ausgestellt am 23. VI. 1954, zu entnehmen, in der es heißt: Frau M. sei 1945/46 von ihm „wegen einer chronischen Nervenentzündung des rechten Armes und einer chronischen Entzündung des rechten Schultergelenkes behandelt" worden. „Der rechte Arm war praktisch nicht leistungsfähig." Dieser Zustand hätte sich „im Anschluß an eine schwere Frostschädigung im Januar/Februar 1945 entwickelt. Vorher wäre der rechte Arm völlig gebrauchsfähig gewesen" ... Kriegseinwirkungen seien demnach für diese Leiden durchaus anzunehmen.

Gleichwohl wies das *Landesversorgungsamt* den Einspruch der Frau M. als nicht zureichend begründet zurück.

Daraufhin erhob der *Verband der Kriegsbeschdigten Klage beim Sozialgericht,* in der auf die beiden, von mir zuletzt angeführten ärztlichen

Atteste hingewiesen wurde, und beantragte die Gewährung einer Rente in Höhe von 50 %.

Als Anlage fügte der Verband jetzt noch eine *ärztliche Bescheinigung* eines Herrn *Dr. A.* vom 15. IV. 1955 bei, in welcher dieser ausführte, trotz intensiver Behandlung sei „das rechte Schultergelenk völlig versteift, die rechte Hand geschwollen und bläulich verfärbt", und Frau M. müsse „wegen erheblicher Schmerzen ständig schmerzlindernde Mittel einnehmen". Infolge der Lähmung des rechten Armes und einer gleichzeitig bestehenden Schilddrüsenüberfunktion sei sie um 80 % erwerbsgemindert. Der Zusammenhang „der Armnervenentzündung, der Versteifung des rechten Schultergelenkes und der Frostschäden der rechten Hand mit kriegsbedingten Schädigungen auf der Flucht" sei mit hoher Wahrscheinlichkeit anzunehmen, da Frau M. bis zu diesem Zeitpunkt völlig gesund gewesen wäre.

Das *Landesversorgungsamt* sah aber auch diese Ausführungen als nicht geeignet an, eine andere Entscheidung als die von ihm getroffene herbeizuführen.

Vom *Sozialgericht* wurde nun zunächst am 23. IV. 1956 noch eine *Zeugin* vernommen, die aussagte, daß Frau M. bis zum Jahre 1945 keinerlei Störungen und Beschwerden von Seiten des rechten Armes geklagt habe.

In der gleichen Sitzung wurde darüber hinaus beschlossen, daß ein *weiteres fachärztliches Gutachten* darüber eingeholt werden solle, welche Gesundheitsstörungen an der rechten Hand, am rechten Arm und an der rechten Schulter der Klägerin vorlägen und ob diese mit Wahrscheinlichkeit auf Erfrierungen im Jahre 1945 zurückzuführen seien.

Mit der Erstattung dieses Gutachtens wurde ich betraut.

Bei der **Untersuchung durch mich** am 13. IX. 1956 machte Frau M. folgende Angaben zu ihrer *Anamnese:*

In der Familie wären Nerven- oder Geisteskrankheiten nicht beobachtet worden. Der Vater hätte ein Schuhwarengeschäft im Warteland gehabt und sei im Jahre 1905 an einer Lungenentzündung gestorben. Die Mutter verstarb 1925 im 59. Lebensjahr ebenfalls an einer Lungen- und Nierenentzündung.

Frau M. selbst war die Jüngste von drei Geschwistern. Sie entwickelte sich angeblich normal. Bis auf die üblichen Kinderkrankheiten konnte sie sich an ernstere Krankheiten nicht erinnern. In der Schule will sie gut gelernt haben. Nichts Epi-Verdächtiges, keine Enuresis. Menarche im dreizehnten Lebensjahr, Menses waren stets regelmäßig.

Nach der Schulzeit habe sie zunächst eine Handelsschule besucht und dann im elterlichen Geschäft geholfen, bis sie im Jahre 1923 geheiratet hatte. Der Mann war beim Finanzamt tätig. Zwei Kinder, eine Fehlgeburt. Eine venerische Infektion wurde negiert. Der Mann wäre im Frühjahr 1945 von den Russen umgebracht worden.

Im Januar 1945 flüchtete Frau M. mit ihrem jüngsten Sohn aus ihrer Heimat nach einem Ort in der Priegnitz. Damals wäre sie vierzehn Tage lang bei Schnee und starkem Frost in einem Treck auf der Landstraße unterwegs gewesen; dabei hätte sie sich eine Erfrierung zugezogen. Besonders wäre der rechte Arm betroffen gewesen. Die rechte Hand wäre ganz blau gewesen. Auch hätten sich „Vereiterungen" an der rechten Hand eingestellt, so daß die Militärärzte schon beabsichtigt hätten, ihr den rechten Arm abzunehmen. In der Folgezeit hätte sie ständig wegen der „Erfrierungen" in der rechten Hand und im rechten Arm in Behandlung gestanden. Sie hätte „furchtbare Schmerzen" im ganzen Arm gehabt, die bis in die rechte Schulter ausgestrahlt hätten. Dadurch habe sie nicht arbeiten können, obwohl sie immer wieder den Versuch gemacht hätte. Ihre Arbeiten beim Bauern (Kartoffellesen und ähnliches) hätte sie mit der linken Hand ausgeführt.

Aufgrund der früheren Tätigkeit ihres Mannes hätte sie eine Angestelltenrente ihres Mannes erhalten. Diese sei jedoch so gering gewesen, daß sie nach Berlin zu ihrem jüngsten Sohn übergesiedelt sei. Hier hätte sie noch Sozialunterstützung neben der Witwenrente bezogen. Bis zum heutigen Tage habe sie wegen ihres Armes nicht mehr arbeiten können. Bis auf eine Rippenfellentzündung nach der Flucht habe sie andere ernsthafte Krankheiten im Verlauf der ganzen Jahre nicht durchgemacht.

Heute klage sie unverändert über Schmerzen im rechten Arm. Diese trügen einen reißenden Charakter und strahlten von den Fingerspitzen der rechten Hand bis in das rechte Schultergelenk aus. Nie sei sie ohne Schmerzen. Vor lauter Schmerzen könne sie den rechten Arm nicht heben. Seit sie in Westberlin lebe, stünde sie ständig in Behandlung des Herrn Dr. A. Von ihm erhalte sie schmerzstillende Tabletten, Bestrahlungen und so weiter. Es sei schon alles mögliche angewandt worden.

Mein Befund

Hirnnerven: o. B.

Arme:

Rechtsseitiger Tonus nicht zu prüfen, da Patientin bei den geringsten passiven Bewegungen heftige Schmerzen äußert und jeglichen Bewegungsversuchen Abwehrspannung entgegensetzt. Gleichwohl sind Hand, Finger und Ellbogengelenk nicht in der aktiven Bewegung eingeschränkt. Nur eine Bewegung im Schultergelenk ist, „durch Schmerzen bedingt" nicht möglich. Bei der Prüfung der groben Kraft rechtsseitig werden nicht die geringsten Innervationsimpulse gezeigt.

Reflexe: RPR und TSR rechts = links o. B.

Sensibilität: Im gesamten rechten Arm wird eine Hyperaesthesie angegeben. Die rechte Hand ist bläulich verfärbt, etwas ödematös und fühlt sich deutlich kühler an als die linke.

Der Vergleich eines Oszillogramms beider Arme wies einen Befund auf, der eindeutig im Sinne peripherer Durchblutungsstörungen im Bereich des rechten Armes sprach.

Beine:

PSR rechts = links, ASR beiderseits fehlend, hochgradige Knick-Plattfuß-Bildung, Gang dadurch behindert bzw. unbeholfen.

Psychisch:

Die Patientin wirkte in ihrer Gesamthaltung tatsächlich recht klagsam, auf der anderen Seite antwortete sie jedoch ruhig und geordnet, ohne daß man den Eindruck gewinnen konnte, daß sie gerade ihre Schmerzen im rechten Arm in stärkerem Maße aggravieren oder simulieren würde, vielmehr wirkte ihr diesbezügliches Verhalten und ihre Schmerzäußerung durchaus glaubhaft.

Erörterung und Beurteilung

Sowohl aus den persönlichen Angaben der Frau M. als auch aus den Zeugenaussagen sowie schließlich aus den Bescheinigungen der Ärzte, die Frau M. schon seit langem kannten und behandelten, geht eindeutig hervor, daß sie bis zum Jahre 1945 nie ernster krank war und auch sonst in seelischer Beziehung in keiner Weise auffällig war.

Des weiteren läßt sich aus allen vorliegenden Unterlagen entnehmen, daß sich Frau M. tatsächlich auf ihrer Flucht im Januar 1945 schwere Erfrierungen besonders der rechten Hand und des rechten Armes zugezogen hat. Auch dies wird von einem der früheren Ärzte ausdrücklich bestätigt. Die Erfrierungen des rechten Armes müssen offenbar so schwer gewesen sein, daß man bereits eine Armamputation erwog. Zwar berichtete Frau M. im Jahre 1951 während ihres Krankenhausaufenthaltes hiervon nur am Rande und sprach lediglich von einer „*Sehnenscheidenentzündung*", die sie arbeitsunfähig gemacht hätte. *Vermutlich* handelte es sich jedoch hierbei nur um die *Wiedergabe einer Fehldiagnose.* In der Folgezeit ließ sie — auch mir gegenüber — darüber keinen Zweifel, daß der rechte Arm bereits seit der Erfrierung im Jahre 1945 und durch dieselbe nicht mehr gebrauchsfähig war. Hierüber liegen ebenfalls Zeugenaussagen vor.

Bis zuletzt wurden bei Frau M. noch *die verschiedensten abwegigen Diagnosen* gestellt: „*Plexusneuralgie*", „*Neuritis*", „*Schultergelenkversteifung*", „*periostaler, allergisch-entzündlicher Prozeß mit beginnender Kapselveränderungen im Bereich des Schulter- und Armgelenks*" *und zuletzt sogar* „*funktionelle bzw. hysterische Lähmung*". *Insbesondere die Gutachter des Versorgungsamtes haben eine solche angenommen, da sie weder neurologisch noch chirurgisch, noch orthopädisch einen* „*objektiven*" *Befund erheben konnten. Und dementsprechend folgten sie dem Satz:* „*Was man nicht objektivieren kann, das sieht man als hysterisch an.*" Aus diesem Grunde wurde bisher stets der Antrag der Frau M. auf eine KDB-Rente abgelehnt.

Nun stellten aber doch sämtliche bisherigen Gutachter die nicht zu bestreitende bläulich-livide Verfärbung der rechten Hand, eine zweifelsfreie ödematöse Schwellung derselben und die nicht zu ignorierende Tatsache fest, daß sich die rechte Hand kühler als die linke anfühle; immerhin doch einige wirklich „objektive" Befunde. Wenn von einem Gutachter dieser eindeutige Sachverhalt trotzdem mit schlichten Worten als *„durch jahrelange psychogen-hysterische Schonhaltung des rechten Armes"* *bedingt angesehen wurde, so läßt sich dies wohl nur aus einer, wie auch immer bestimmten, Blickeinengung, möglicherweise aus einer subjektiven Voreingenommenheit, erklären.* Vielleicht, daß diese Fehlbeurteilung auch durch das Verhalten der Patientin selbst ausgelöst wurde oder — auch in diesem Fall — einer *Unkenntnis und daher einer unzureichenden Berücksichtigung der realen Verhältnisse, unter denen sich die Flucht unserer Volksgenossen aus den Ostprovinzen zu Beginn des Jahres 1945 vollzog,* entsprang. (Man lese hierzu nur noch einmal das Buch von Jürgen THORWALD: „Die große Flucht" / Stuttgart.)

Ich lehnte jedenfalls die Deutung des gegenwärtigen Symptombildes der Frau M. als „rein hysterisches" auf das entschiedenste ab. Bei einer „hysterischen Lähmung" findet man wohl kaum jemals derartige hochgradige — auch oszillographisch nachweisbare — Störungen im Bereich des Gefäßsystems. Ebenso wird ein Hysterischer kaum über so hartnäckige, Tag und Nacht unverändert bestehende, schmerzhafte Sensationen in dem befallenen Gliede klagen. Schließlich sieht der Gesamtaspekt einer „hysterischen Schonhaltung" gänzlich anders aus. Endlich scheint mir außerordentlich unwahrscheinlich, daß ein derartiges Symptombild, wie es Frau M. bietet, ausgerechnet nach einer objektiv vorausgegangenen schweren Erfrierung hysterisch entartet und nunmehr psychogen seit Jahren in seinem Fortbestand unterhalten wird. Kurz und gut: Eine Symptomatik, wie sie hier vorliegt, geht über ein rein zweckneurotisches, das heißt ideogenes Verhalten hinaus.

Vergegenwärtigt man sich *zusammenfassend* noch einmal, daß Frau M. absolut glaubhaft nach ihrer Flucht in den strengen Wintermonaten 1945 eine schwere Erfrierung der rechten Hand bzw. des rechten Armes erlitten hat, so spricht aber auch nichts gegen die Annahme, daß es hierbei — wie gesagt auch durch das Oszillogramm objektiviert — zu irreversiblen Gefäßschädigungen mit einer Beteiligung des sympathischen Systems unter dem Bilde einer Kausalgie gekommen ist. Einer „psychogenen Überlagerung" mag man gegenwärtig bei den von Frau M. geklagten Beschwerden durchaus eine gewisse Begleitrolle beimessen. Aber wie viele Menschen gibt es nicht, die auf jahrelange Schmerzen und schmerzhafte Bewegungsbehinderungen nicht ähnlich reagieren und nicht ebenfalls klagsam würden. Unter diesem Gesichtspunkt wird man gerechterweise im Falle der Frau M. der psychogenen Komponente nur eine untergeordnete Bedeutung beimessen müssen. Besteht doch nach der ganzen Anamnese und dem derzeitigen objektiven Befund nicht der geringste Zweifel daran, daß ihrem gegenwärtigen Krankheitsbild ein auf der Flucht in den Wintermonaten 1945 erlittener schwerer organischer Erfrierungsschaden zugrunde liegt. Damit wäre auch dieses Leiden unbedingt als KDB-Leiden anzuerkennen. Ich schätze die Höhe der hierdurch bedingten Erwerbsminderung auf 70 %.

13. Paroxysmale Tachykardie und vegetative Epilepsie nach Gesichtsschädel-Durchschuß

Gutachter: „Verdacht auf psychogene Überlagerung"

Von H. MARCH

Vorgeschichte nach Aktenlage

Herr Anton N. (33 Jahre) stellte am 25. VIII. 1950 beim Versorgungsamt Antrag auf Rente wegen einer Kriegsdienstbeschädigung. Als solche gab er eine Ischiaticuslähmung links und einen Gesichtsdurchschuß mit nachfolgender Taubheit auf dem linken Ohr an. Diese Verletzung habe er am 18. II. 1945 bei einem Fliegerangriff in der Nähe von Stargard erlitten.

Laut *Bescheinigung des staatlichen Versehrten-Krankenhauses A.* vom 28. VIII. 1950 hatte man dort als Verwundungsfolgen eine Versteifung des linken Kiefergelenkes und die bereits erwähnte Taubheit auf dem linken Ohr durch Gesichtsverletzung festgestellt. Desgleichen bestätigte man dortselbst das Vorliegen einer Ischiaticus-Schädigung mit Lähmung des N. Peronäus und Tibialis als Folge einer Bombensplitterverletzung im Bereich des linken Oberschenkels. Nebenbei wird noch erwähnt, N. hätte im Krankenhaus mehrfach Klagen über periodisch auftretende Herzbeschwerden begleitet von Übelkeits-, Angst- und Beklemmungsgefühlen, gelegentlichem Herzjagen und teilweise auch Pulsverlangsamung geäußert.

Über sie wurde in einer *Krankenblatteintragung* vom 31. III. 1949 die Vermutung ausgesprochen, die Herzsensationen des N. wären „eher als eine Folge des Kopftraumas anzusehen", als daß sie „auf einen bestehenden Herzfehler bezogen werden" könnten.

In einer anderen Eintragung vom 27. V. 1950 heißt es dann jedoch, nach Schilderungen des N. würden die Anfälle meistens von einem eigenartigen

Traum oder von plötzlichen, völlig ausgefallenen Gedankengängen eingeleitet". Es handele sich also *„aller Wahrscheinlichkeit nach doch wohl um rein psychogene Beschwerden bei einem reichlich phantastischen jungen Mann, der auch sonst leicht psychopathische Züge aufweist"*.

Ähnlich lautet eine Eintragung vom 5. VII. 1950.

Zur weiteren Klärung der Herzsymptomatik wurde N. jedoch am 4. IX. 1950 noch in einer *Medizinischen Universitätsklinik* eingehend internistisch untersucht. Auch dort konnte von Seiten des Herzens kein organischer Befund erhoben werden. Die geklagten Herzanfälle wurden hier als *Anfälle einer paroxysmalen Tachycardie* beurteilt und ebenfalls *zum mindesten* eine *psychogene Überlagerung* angenommen, das Vorliegen einer Wehrdienstbeschädigung für diese Erkrankung jedenfalls verneint.

Am 25. IX. 1950 wurde N. von dem erstgenannten *Versehrtenkrankenhaus* auf eine *orthopädische Abteilung zur Durchführung weiterer operativer Maßnahmen verlegt.* Wir entnehmen dem Überweisungsbericht, daß bei N. bereits

im Anschluß an seine Oberschenkelverletzung am 10. III. 1945 im Lazarett eine Naht des N. Ischiaticus durchgeführt wurde. Weitere Verwundungen im Bereich des linken Fußes hätten zudem eine Amputation der fünften Zehe des linken Fußes erforderlich gemacht. Im übrigen fand sich bei der Entlassung aus dem Versehrtenkrankenhaus das linke Fußgelenk teilweise versteift. Im Bereich des N. Tibialis und Peronäus bestand eine Hypalgesie sowie elektrisch eine Entartungsreaktion. Die MdE wurde durch Ischiasschädigung und Taubheit links auf 70 % geschätzt.

Am 13. X. 1952 wurde N. durch den *Ärztlichen Dienst des zuständigen Versorgungsamtes* erstmalig eingehend nachuntersucht. Bei dieser Gelegenheit machte er über seine Verwundung etwas detailliertere Angaben: Er könne sich an Einzelheiten derselben nicht mehr erinnern, da er nach seiner Verwundung etwa zehn Tage lang bewußtlos gewesen sei. Wieder brachte er seine bereits früher angeführten Klagen über periodisch auftretende Herzbeschwerden verbunden mit Schwindelgefühl, Übelkeit und Schweißausbruch vor und vertrat die Überzeugung, daß auch sie in einem ursächlichen Zusammenhang mit seiner Kriegsdienstbeschädigung stünden.

Doch ergab die Kontrolluntersuchung auch diesmal keinen wesentlich krankhaften Befund von Seiten der inneren Organe. Insbesondere fanden sich die Herzgrenzen regelrecht, die Töne waren rein, das EKG zeigte keinen Anhalt für einen Herzmuskelschaden.

Eine *Hals-Nasen-Ohren-ärztliche Untersuchung* bestätigte am 9. III. 1953 nur den bereits früher erhobenen Befund: Taubheit auf dem linken Ohr nach Gesichtsdurchschuß mit einer MdE von 10 %.

Am 5. VII. 1953 erfolgte eine *erneute internistische Untersuchung.* Jetzt gab N. noch an, er habe bei Wiederkehr seines Bewußtseins, zehn Tage nach seiner Verwundung — zwischendurch sei er kurzfristig aufgewacht — nicht mehr gewußt, wie er hieß und wo er war. Auch habe er Wortfindungsstörungen gehabt. Ungefähr ein Jahr lang habe er in der Schläfengegend bei Erschütterungen und Wetterwechsel ziehende Schmerzen empfunden.

Dann aber hätten sich — allerdings erst ein halbes Jahr nach der Granatsplitterverletzung — zu den bisherigen Beschwerden die Angst- und Beklemmungsgefühle über der Brust mit Blässe des Gesichtes, unregelmäßigem Puls, anschließendem Herzjagen und Schweißausbrüchen eingestellt. Er merke das Kommen dieser Anfälle Sekunden vorher, dann seien sie aber auch schon da. Auch nachts träten derartige Zustände aus dem Traume heraus auf. Schon ein oder zwei Tage vorher fühle er sich nicht so leistungsfähig wie sonst und im ganzen interessenlos. Gleichzeitig bestünde Stuhlverstopfung. Nach dem Anfall fühle er sich abgespannt. Bei den Anfällen käme es jedoch nicht zu Einnässen oder Zungenbiß.

In dem *Befundbericht des Internisten* heißt es dann: „N. beachtet sich sehr, macht viele Notizen und Versuche wegen seiner Zustände." Auch dieser Gutachter äußerte internistischerseits den „Verdacht auf eine zentralnervös ausgelöste, jedoch *psychogen überlagerte, Rhythmusstörung des Herzens* etwa *im Sinne einer paroxysmalen Tachykardie,* da N. zweifellos vegetative Stigmata aufweist". Wie die Vorgutachter verneinte aber auch er diesbezüglich das Vorliegen eines Versorgungsleidens. Doch stellte er zur Klärung der Frage, ob es sich hierbei doch um postcommotionelle Ausfallserscheinungen handele, eine neurologsiche Zusatzuntersuchung und -begutachtung anheim.

Eine *Röntgenaufnahme des Schädels* vom gleichen Tage zeigte lediglich eine geringe posttraumatische Umformung des linken Kieferköpfchens mit sekundärer Arthrose im Gelenk, darüber hinaus jedoch keine Veränderungen am übrigen Gesichts- und Hirnschädel. Ja, der Röntgenologe zweifelte bei dem geringen röntgenologischen Befund sogar an einem Durchschuß des Gesichtes in querer Richtung. Er vertrat vielmehr die Ansicht, daß die Narben beider Seiten von verschiedenen Traumen herrühren.

Die *Hirnstromuntersuchung* am 6. X. 1953 ergab einen Grenzbefund.

Schließlich führte auch die vom Vorgutachter angeregte *neurologische Untersuchung* am 15. VI. 1954 nur zu dem Ergebnis: Lähmung des Schienbein- und Wadenbeinnerves links nach Verletzung des N. Ischiaticus. Außer diesem bereits als V. L. anerkannten Zustands stünden lediglich vegetative Störungen im Vordergrund, für deren Anerkennung weder das

EKG noch die Schädelröntgenaufnahme noch die psychiatrische Untersuchung eine verwertbare Handhabe liefere. *Die vegetativen Störungen* seien jedenfalls *nicht Folgen eines schweren Schädeltraumas, sondern hätten* andere, *in der Persönlichkeit des N. begründete Ursachen.* Denn *fraglos* fänden sich *psychogene Überlagerungen.* Auch neige N. etwas zur Wichtigtuerei, rede viel und schnell unter Benutzung zahlreicher medizinischer Fachausdrücke. Trotzdem stellte dieser Gutachter dem Versorgungsamt anheim, eventuell noch die vegetativ-neurotischen Symptome als Traumafolgen anzuerkennen.

Das *Versorgungsamt* folgte diesem Vorschlag jedoch nicht und setzte nunmehr die Gesamt-MdE auf 60 % fest.

Gegen den obigen Rentenbescheid meldete der *Verband der Kriegsbeschädigten* am 22. XI. 1955 *beim Versorgungsamt Widerspruch* an. In der Begründung führte der Verband aus: N. hielte sich für benachteiligt, insofern seine Herzerkrankung, die sich in zeitweise auftretenden Extrasystolen oder in kurzen Anfällen von paroxysmaler Tachykardie äußerten, nicht als Versorgungsleiden anerkannt worden sei. Vor seiner Verwundung sei er von Herzbeschwerden jeglicher Art frei gewesen. Anläßlich mehrfach vorgenommener internistischer Untersuchungen sei auch ein kombinierter, wenn auch vollkompensierter Mitralklappenfehler festgestellt worden. Demgegenüber wären versorgungsärztlicherseits für die von N. immer wieder vorgebrachten Klagen keine Ursachen gefunden worden. Man habe lediglich vermutet, daß es sich bei ihm um *psychogen überlagerte cardiovasculäre Störungen* handeln müsse. Aber selbst wenn dies zutreffen sollte, müsse darauf hingewiesen werden, daß *auch solche Symptombilder durchaus anerkennungsfähig im Sinne des BVG seien, sofern nämlich die psychogene Überlagerung ursächlich auf einen Tatbestand zurückgeführt werden könne, dessen Folgen bereits in erheblichem Umfange Gegenstand einer Anerkennung wären. Im übrigen sei der Begriff und der Krankheitswert „psychogener Überlagerungen" in der wissenschaftlichen Praxis immer noch recht umstritten. Jedenfalls könne man die Dinge nicht einfach damit abtun, daß man ein Verhalten als demonstrativ bezeichnet und damit praktisch zum Ausdruck brächte, daß ein bewußtes Täuschungsmanöver des Patienten zum Zwecke einer Rentenerschleichung vorliege.* Im Falle des N. sei zumindest — wenn auch ein vollkompensierter — kombinierter Mitralklappenfehler diagnostiziert worden. Die Vorstellung des Patienten, daß demzufolge auch eine Herzinsuffizienz bestünde, mag zwar irrig sein, zeitige aber subjektiv empfundene Beschwerden, die nur nicht objektiv in ein klinisches Krankheitsbild eingeordnet werden könnten. Die *subjektiven Sensationen seien hierbei nicht so ohne weiteres Einbildung, sondern für den Patienten durchaus Realität.* Und auch *rein ideogene Beschwerden seien die gleichen wie bei einem klinisch faßbaren Krankheitsbild.* Sie müßten daher auch die gleiche Anerkennung finden. Dementsprechend wurde angeregt, N. nochmals durch einen erfahrenen Facharzt für Neurologie und Psychiatrie untersuchen zu lassen.

Das *Versorgungsamt* wies jedoch diesen Widerspruch am 19. X. 1956 als unbegründet zurück.

In der *Akte des Versorgungsamtes* taucht sodann am 1. IV. 1957 erstmalig auf dem *Antragsformular für einen Bundesversorgungsschein* des N. die Diagnose „Dämmerzustand mit anschließender retrograder Amnesie" auf.

Eine *Hirnstromkontrolluntersuchung* auf der versorgungsärztlichen Untersuchungsstelle ergab diesmal (1. IV. 1957) folgenden EEG-Befund: frequenzlabiles EEG. Kein Herdbefund, keine für Epilepsie typischen Wellenformen. Die Frequenzlabilität spricht für cerebrale Durchblutungsstörungen. Epilepsien, insbesondere auch Dämmerzustände rufen nicht immer verwertbare EEG-Veränderungen hervor.

Daraufhin wurde am 25. VI. 1957 die MdE auf 70 % erhöht.

Der *Verband der Kriegsbeschädigten* erhob nunmehr *beim Sozialgericht Widerspruchsklage.* Es müsse ausdrücklich darauf hingewiesen werden, daß die Bezeichnung „Herzbeschwerden" oder „Herzerkrankung" zwar in dem letzten Zusatzantrag von N. angegeben worden sei. Ob es sich dabei aber tatsächlich um Beschwerden aufgrund eines Herzschadens handele, sei eine Frage, die medizinischerseits noch geklärt werden müsse. Die Herzzustände und -anfälle, die bis zur Grenze der Ohnmacht führten, seien kurze Zeit nach der Verwundung aufgetreten, so daß man schon hieraus schließen müsse, daß sie in einem ursächlichen Zusammenhang mit irgendwelchen Schädigungsfolgen stünden. Und zwar ließen sie sich nur auf die erlittene Kopfverletzung zurückführen. Dafür spräche insbesondere der Umstand, daß N. gleich nach der Verwundung mehrere Tage bewußtlos gewesen sei.

Auch aus der Versorgungsakte sei zu ersehen, daß das Versehrtenkrankenhaus wohl von einem vollkompensierten Herzklappenfehler gesprochen habe, die „Anfälle jedoch in einem ursächlichen Zusammenhang mit der Kopfverletzung" gebracht habe. Aus dieser Sachlage ginge hinreichend hervor, daß *die bisherigen versorgungsärztlichen Beurteilungen lückenhaft* seien, da, wie bereits erwähnt, die diesbezüglichen von N. geklagten Herzanfälle als Folgezustände seiner Verwundungen nicht berücksichtigt worden seien. Im übrigen sei N. lediglich daran interessiert zu erfahren, worauf letztlich seine Gesundheitsstörungen zurückzuführen seien.

In einer *fachinternistischen Stellungnahme* vom 2. XI. 1957 vertrat demgegenüber das Versorgungsamt die Überzeugung, *die von N. behaupteten*

Herzanfälle seien *bisher niemals ärztlich beobachtet oder durch zuverlässige Zeugen belegt* worden. Somit fehle jede Möglichkeit, sich von der Art dieser Anfälle auch nur ein ungefähres Bild zu machen, um sich medizinisch wenigstens ein einigermaßen sicheres Urteil über ihre Natur bilden zu können. Unter diesem Gesichtspunkt wurde daher der Vorschlag gemacht, N. entweder nochmals auf der Beobachtungsstation des vertrauensärztlichen Dienstes mit allen zur Verfügung stehenden Methoden der Kreislaufdiagnostik usw. oder durch einen anderen qualifizierten Kreislaufspezialisten untersuchen zu lassen.

Mit dieser Untersuchung wurde der *Dozent für Innere Medizin*, Dr. A., *vom Sozialgericht betraut.* Dieser bat mich darum, noch einmal als Neurologe und Psychiater zu der Frage Stellung zu nehmen, ob und wie weit die von N. geklagten Anfälle (Herz?) möglicherweise tatsächlich ursächlich auf eine Kopfverletzung zurückgeführt werden könnten.

Zur Vervollständigung des aus den Akten zu entnehmenden Sachverhaltes trage ich nur noch kurz *aus dem Krankenblatt des Reservelazarettes*, in welches N. am 20. II. 1945 eingewiesen wurde, nachdem er am gleichen Tage durch Bombensplitter im Gesicht und am linken Oberschenkel verwundet worden war, nach, daß dasselbe nicht den geringsten Vermerk darüber enthält, N. wäre, wie er immer wieder in seinen amnestischen Angaben behauptet hatte, bei der Einweisung bewußtlos gewesen. Vielmehr gab er schon bei der Aufnahmeuntersuchung an, er könne den Mund nicht ganz öffnen, der linke Unterkiefer sei druckempfindlich, und er könne auf dem linken Ohr nichts hören.

Bei der **Untersuchung durch mich** am 2. VIII. 1958 machte N. die folgenden *Angaben zu seiner Vorgeschichte:*

In der Familie seien Nerven- oder Geisteskrankheiten nicht beobachtet worden. Beide Eltern lebten noch, die Mutter im 72ten, der Vater, von Beruf Ingenieur, im 67ten Lebensjahr. N. selbst war einziges Kind. Er will sich normal entwickelt haben. Von Kinderkrankheiten gab er Masern und Windpocken an. Sonst berichtete er weder von Bettnässen, noch von andern epilepsieverdächtigen Erscheinungen. Die Schule verließ er mit dem Abitur.

Mit 17 Jahren wurde er als Infanterist eingezogen. Am 18. II. 1945 sei es dann zu seiner Verwundung gekommen. Anschließend will er (wie er jetzt berichtete) fünf Tage bewußtlos gewesen sein und erst in dem oben erwähnten Reservelazarett wieder zu sich gekommen sein. Die Verwundung habe in einem Oberschenkel-Bombensplitter-Steckschuß und einem Gesichtsdurchschuß bestanden, Einschuß in Höhe des linken Kiefergelenkes, Ausschuß hinter dem rechten Ohr. 1946 wäre dann eine Nervennaht gemacht worden. Danach habe sich wieder eine geringe Funktion im Bereich des N. Tibialis eingestellt. Durch den Gesichtsdurchschuß sei es zu einer Ertaubung auf dem linken Ohr gekommen.

Bis September oder Oktober 1950 habe er noch jeweils längere Zeit in verschiedenen Krankenanstalten gelegen, zuletzt vorwiegend wegen eines trophischen Ulcus cruris. Nachdem im gleichen Jahr noch eine Amputation der fünften Zehe und des fünften Mittelfußknochens links vorgenommen worden sei, wäre schließlich das Ulcus abgeheilt. Nach seiner endgültigen Lazarettentlassung habe er eigentlich studieren wollen, doch sei ihm dies nicht geglückt. Von 1952 ab bis vor einem Jahr hätte er als Mechaniker in einer Apparate-Firma gearbeitet. Nach Auflösung derselben wäre er nunmehr bei Siemens tätig.

Seit Dezember 1955 verheiratet, kein Kind, venerische Infektion negiert. Während der Militärzeit habe er noch einmal Scharlach gehabt, sonst sei er aber im Leben nicht ernster krank gewesen. Seinem Wesen nach wäre er gesellig. Alkohol und Nikotin kaum.

Als *gegenwärtige Beschwerden* gab N. neben seiner linksseitigen Taubheit und seiner Gehbehinderung an: Seit etwa 1947 litte er an „Schwächeanfällen". Diese träten überwiegend aus dem Schlaf heraus auf. Er erwache dann mit einem plötzlichen Angstgefühl und ringe einige Augenblicke nach Luft. Voraufgehende Träume werden nicht erinnert. Die Dauer dieser Zustände wird mit einigen Minuten angegeben. Gelegentlich käme es auch am Tage dazu. Dazu sei es im vergangenen Jahr erstmalig zu einem Anfall mit Bewußtlosigkeit gekommen. Er sei plötzlich vom Stuhl gefallen, habe sich jedoch keine Verletzungen beim Sturz zugezogen. Tonisch-klonische Erscheinungen seien hierbei nicht beobachtet worden. Er soll nach dem Bericht seiner Frau sehr bleich gewesen sein und die Augen etwas verdreht haben. Am Abend des gleichen Tages habe sich ein derartiger Anfall wiederholt, während er im Wartezimmer seines Arztes, Herrn Dr. B., gesessen hätte. Derartige größere Anfälle seien seit Juli vergangenen Jahres nicht wieder aufgetreten, sondern nur noch die kleineren Anfälle. Der letzte Anfall dieser Art wäre im April dieses Jahres gewesen. Am 2. Februar des vorigen Jahres habe er einmal sein „Erinnerungsvermögen verloren". Er habe damals mit der Straßenbahn zu seinem Werk fahren wollen, doch habe er sich plötzlich nicht mehr zurechtgefunden. Ähnliche Zustände hätten sich bis in die letzte Zeit hinein gelegentlich wiederholt. Es gelingt nicht, von N. noch eine präzisere Schilderung dieser „Anfälle" zu erhalten. Irgendwelche Störungen der Merkfähigkeit oder des Gedächtnisses hat er bisher in seinem alltäglichen Leben und in seinem Beruf angeblich nicht beobachtet. Der Schlaf sei ungestört, die Stimmung eher etwas zu optimistisch, reizbar will er nicht sein.

N. bemerkt noch zum Schluß der Exploration, er erstrebe eigentlich keine Erhöhung seiner anerkannten MdE von 70 %, sondern in erster Linie nur die Anerkennung seines Anfalleidens ebenfalls als Versorgungsleiden, damit seine Angehörigen für den Fall, daß er plötzlich in solch einem Anfall fortbleiben sollte, als Versorgungsberechtigte entsprechend entschädigt würden. Übrigens meint er, in der Universitätsklinik gehört zu haben, daß man dort „ein Blutgerinsel im Gehirn festgestellt" hätte.

Neurologischer Befund

Hirnnerven: o. B.

Arme: Tonus und Reflexe seitengleich.

BDR: In allen Quadranten auslösbar.

Beine: PSR r. eine Spur lebhafter als l. ASR r. erhalten, l. nicht auslösbar, Hypaesthesie im Bereich der Außenseite des l. Unterschenkels.

Gang: Durch Deformation des l. Fußes behindert.

Romberg: Negativ.

Psychisch: Redselig, äußerst sichere arrogante Gesamthaltung, weiß über alles aufs beste Bescheid, zückt bei jeder Frage einen Notizkalender, in dem er sich die verschiedenen Anfallsarten aufnotiert hat. In diesem seinen Verhalten erinnerte N. entfernt an die pedantisch-zwangsneurotische Wesensart eines epileptischen Chartkters. Der Vorschlag einer Luftenzephalographie wurde von ihm auf das entschiedenste abgelehnt, könne doch kein Arzt die Garantie für deren Folgen übernehmen.

Erörterung und Beurteilung

Aus den anamnestischen Angaben des N. ist zu entnehmen, daß in seiner Familie keine Nerven- oder Geisteskrankheiten beobachtet wurden. Er selbst will ebenfalls bis zu seiner Militärzeit nie ernster krank gewesen sein.

Nach den Akten und den eigenen Angaben des N. wurde er am 18. oder 20. II. 1945 bei Stargard durch Bombensplitter am Gesichtsschädel und am linken Bein verwundet und noch am gleichen Tage in ein Reservelazarett eingeliefert. Die Oberschenkelverletzung führte zu einer Ischiaticusschädigung mit nachfolgender Lähmung des Nervus Perenäus und Tibialis, der Gesichtsdurchschuß zu einer linksseitigen Taubheit. Zuletzt wurde bei ihm eine MdE von 70 % anerkannt.

Während seiner verschiedenen, zum Teil langdauernden, Krankenhausaufenthalte, äußerte N. darüber hinaus mehrfach Klagen über „periodisch auftretende Herzbeschwerden begleitet von Übelkeit, Angst und Beklemmungsgefühlen, gelegentlichem Herzjagen und teilweise auch Pulsverlangsamung“. Man konnte jedoch bisher nie einen hinreichenden internistischen Befund zur Erklärung seiner „Herzsensationen“ und „-anfälle“ erheben. Die *Universitätsklinik* beurteilte sie als *„zeitweise auftretende Extrasystolen oder als kurze Anfälle von paroxysmaler Tachykardie“*, äußerte *jedoch* den *Verdacht, daß sie auch „psychogen überlagert“* wären. Die gleiche Vermutung war bereits vorher im Versehrtenkrankenhaus und späterhin von den verschiedenen Gutachtern zum Ausdruck gebracht worden. Doch blieb die Frage nach ihrer eigentlichen ursächlichen Bedingtheit bis in die letzte Zeit hinein im Grunde ungeklärt. Ihre Beantwortung wurde bisher vorwiegend von Internisten erwartet, führte jedoch immer wieder zu einem negativen Ergebnis. Nur flüchtig war einmal die Möglichkeit erwogen worden, ob die „Herzanfälle" nicht vielleicht auch in einem ursächlichen Zusammenhang mit dem erlittenen Schädeltrauma des N. stehen könnten. Ein derartiger Zusammenhang wurde jedoch durch einen *Neurologen* im Jahre 1954 verneint. Vielmehr vermutete auch er bei den *„vegetativen Störungen"* eine *„psychogene Überlagerung bei einer psychopathischen Persönlichkeit"*.

Ich bin nun gebeten worden, gleichfalls als Neurologe noch einmal die *Zusammenhangsfrage: Herzanfälle — Schädelverletzung* zu überprüfen. Dazu muß ich ehrlicherweise vorweg betonen, daß es sich sowohl anhand der vorliegenden Krankenblätter als auch aufgrund der persönlichen Angaben des N. nachträglich nur noch schwer beurteilen läßt, welches Gewicht diesem Schädeltrauma zuzumessen ist. Fest steht lediglich, daß N. bald nach seiner Verwundung mit Bombensplitterverletzungen im Gesicht und am linken Oberschenkel in ein Reservelazarett eingewiesen wurde. In dem dortigen Krankenblatt und allen späteren Untersuchungsprotokollen ist stets auch nur von einem „Gesichtsdurchschuß" die Rede, Einschuß in Höhe des linken Kiefergelenkes, Ausschuß hinter dem rechten Ohr. Dabei wurde durch einen Röntgenologen im Jahre 1953 allerdings angezweifelt, ob es tatsächlich bei der fraglichen Verwundung überhaupt zu einem Durchschlagen des Gesichtsschädels in querer Richtung gekommen ist und ob nicht vielmehr die Narben auf beiden Seiten von verschiedenen Traumen herrühren könnten.

Ein weiterer *Unsicherheitsfaktor* für die Beurteilung der Frage, ob es bei der Gesichtsschädelverwundung überhaupt zu einer hirntraumatischen Schädigung gekommen ist, erwächst aus der *Diskrepanz zwischen gewissen Angaben des N. und den Eintragungen in den Krankenblättern des Reservelazaretts.* Während hier mit keinem Wort von einer Bewußtlosigkeit oder von sonstigen etwaigen postcommotionellen Erscheinungen auf seiten des N. bei seiner Einlieferung die Rede ist, behauptete er allen bisherigen Untersuchern gegenüber, er wäre nach seiner Verwundung tagelang bewußtlos gewesen, ja, er hätte sogar nach der Wiederkehr des Bewußtseins nicht mehr gewußt, wie er hieße und wo er wäre. Auch habe er „Wortfindungsstörungen" gehabt.

Nehmen wir den *Aufnahmebefund des Reservelazaretts* vom 20. II. 1945 als den glaubwürdigsten Bericht, so lassen sich die dem entgegenstehenden Angaben des N. durchaus entweder als Erinnerungstäuschungen, als Angebereien, oder bewußter, als rentenneurotische Aggravationen deuten. Die Art, wie er seine „Herzbeschwerden" nicht nur während seiner früheren

Krankenhausaufenthalte, sondern auch vor sämtlichen Gutachtern zu schildern pflegte, dazu noch sein ganzes sonstiges Gehabe, scheint dann auch immer wieder diesen Verdacht nahegelegt zu haben, so daß seine diversen gewichtig vorgetragenen Klagen über seine Herzzustände bisher vorwiegend als „psychogene Beschwerden" eines jungen Mannes, „der dem Eindruck nach leicht psychopathische Züge aufweist", beurteilt wurden. Nur einmal wurde die entfernte Möglichkeit eines ursächlichen Zusammenhanges mit der Schädelverletzung ventiliert. Auch ich konnte mich aufgrund der Verhaltensweise des N., die er mir gegenüber ebenfalls zur Schau trug, zunächst nicht des Verdachts auf eine Psychogenie erwehren.

An dieser Stelle sei nur kurz eine Bemerkung des Verbandes der Kriegsbeschädigten in dem Schriftsatz vom 22. XI. 1955 ergänzt, wenn es darin heißt, psychogene Funktionsstörungen brauchten ja nicht mit einem „bewußten Täuschungsmanöver des Patienten zum Zwecke einer Rentenerschleichung" identisch zu sein. — Bisweilen handelt es sich durchaus um bewußte Täuschungsmanöver. *In der Mehrzahl der Fälle entspringen jedoch solche „Funktionsstörungen" tieferen, weitgehend unbewußten Persönlichkeitsschichten und -strebungen. Dann aber haben sie mit Betrugsversuchen nichts zu tun.* Doch sehen wir von einer weiteren Erörterung dieses Problemkreises ab.

Im Falle des N. wurde ich erst im Laufe der durch mich erhobenen Anamnese bei den Angaben des N. stutzig, daß er im vergangenen Jahr erstmalig einen Anfall gehabt hätte, der mit Bewußtlosigkeit einhergegangen sei, bei dem er plötzlich vom Stuhl gefallen und nach dem Bericht seiner Frau bleich ausgesehen und etwas die Augen verdreht hätte. Am Abend des gleichen Tages hätte sich ein derartiger Anfall im Wartezimmer seines Arztes wiederholt.

Ich habe mich daraufhin mit diesem Arzt, dem Chefarzt einer größeren neurologischen Abteilung, Herrn Dr. B., in Verbindung gesetzt, der mir den Verlauf des besagten Anfalles als durchaus organisch anmutend schilderte. Nachträglich übersandte er mir noch die Abschrift einer ärztlichen Bescheinigung, datiert vom 12. XII. 1957. Ich zitiere aus derselben nur die folgenden Sätze: Herr N. befände sich seit dem 26. III. 1957 in seiner Behandlung. Es wären bei ihm „Anfälle einer psychomotorischen Epilepsie" aufgetreten. Wenn es sich bei dem seinerzeitigen Schädeldurchschuß auch keineswegs um eine direkte Hirnverletzung gehandelt hätte, so sei doch sehr zu erwägen, ob es nicht mittelbar durch eine Contusio zu einer Gehirnschädigung gekommen sei, die nun die epileptischen Anfälle (Absenzen und Dämmerzustände) zur Folge hätte, so daß das Leiden des N. als durch Kriegsverletzung verursacht angesehen werden müsse. Nervenärztlich sei jedenfalls zu fordern, daß der Patient zur Klärung der Sachlage einer nochmaligen klinischen neurologischen Untersuchung mit Luftencephalogramm und so weiter unterzogen würde. Zu dieser Untersuchung ist es dann durch mich gekommen.

N. berichtete mir weiter, in der Zwischenzeit hätten sich derartige große Anfälle nicht mehr wiederholt. Doch habe er seit dem Februar vergangenen Jahres noch andere Zustände beobachtet, bei denen er sein „Erinnerungsvermögen" verlöre. So habe er sich zum Beispiel einmal auf dem Wege zu seinem Werk plötzlich nicht mehr zurechtgefunden.

Diese Angaben veranlaßten mich vollends, noch einmal die nunmehr bereits seit vielen Jahren von ihm behaupteten und immer erneut internistisch durchforschten „Herzanfälle" von einem gänzlich anderen Aspekt aus zu durchleuchten. Zu diesem Zweck blende ich zurück. Nach den Angaben des N. sind die zur Debatte stehenden Anfälle erstmalig etwa ein halbes Jahr nach seiner Verwundung, vielleicht auch etwas später, aufgetreten. Sie werden dann auch 1950 im Versehrten-Krankenhaus als „Klagen über periodisch auftretende Herzbeschwerden in Form von Übelkeit, Angst- und Beklemmungsgefühlen, gelegentlichem Herzjagen und teilweise auch Pulsverlangsamung" erwähnt. Der ärztliche Dienst weist allerdings mit Recht darauf hin, daß sie lange Zeit nie durch einen Arzt beobachtet worden seien. (In der Zwischenzeit wurden sie ja nun von einem Arzt beobachtet.) Sonst könnte dieser Umstand meines Erachtens auch dadurch begründet sein, daß sie bis dahin vorwiegend nur nachts auftraten und sehr schnell wieder vorüberzugehen pflegten. Allein schon aus dieser Tatsache ließe sich folgern, daß sie nicht situationsgebunden sind und daher wohl auch nicht aus zweckgerichteten neurotischen Tendenzen „rein" psychogen demonstriert werden.

Betrachten wir unter diesem Gesichtspunkt weiter die verschiedenen Verlaufsschilderungen der Anfälle, wie sie in den Krankenblättern und Gutachtenprotokollen wiedergegeben sind: Schon in den Aufzeichnungen der Krankengeschichte des Versehrtenkrankenhauses vom 27. V. 1950 heißt es: „Die Anfälle werden meistens von einem eigenartigen Traum oder einem plötzlichen, völlig ausgefallenen Gedankengang eingeleitet." Gelegentlich der internistischen Untersuchung vom 5. VII. 1953 schildert N. den Anfallsverlauf wie folgt: Ein bis zwei Tage vor dem Anfall fühle er sich schon nicht mehr so leistungsfähig wie sonst und im ganzen interesselos. Sekunden vor Beginn des Anfalls kämen ihm oft noch Gedanken an den Anfall, und dann wäre er auch schon da. Anfälle am Tage äußerten sich in Angst und Beklemmungsgefühlen über der Brust, unregelmäßigem Puls, anschließendem Herzjagen und Schweißausbruch. Auch nachts aus dem Traum heraus stellten sich derartige Zustände ein. Nach den Anfällen fühle er sich abgespannt. Die Beschreibungen, die N. auch mir gegenüber von seinen Anfällen machte, deckten sich im wesentlichen mit den obigen Angaben. Hier fügen sich nun die letzten Angaben des N. über seinen „großen Anfall“ vor einem Jahr ein, deren Richtigkeit mir von seinem behandelnden Arzt bestätigt wurde, ebenso seine Angaben, daß es bis in die letzten Jahre hinein auch zu gelegentlichen dämmerartigen Zuständen gekommen sei.

Derartige Erscheinungsbilder lassen sich kaum mehr als von einer Herzfunktionsstörung herrührend erklären. Vielmehr legen sie tatsächlich die Vermutung nahe, daß es sich bei ihnen nicht um „Herzanfälle“ handelt, wie es bisher immer wieder angenommen wurde, sondern um „vegetative Anfälle“ (DELIUS) bzw. um Äquivalente einer „vegetativen Epilepsie“ (LAUBENTHAL). Und da die umstrittenen „Anfälle“ nicht etwa bald nach der Verwundung des N. und dazu offenbar in keiner Weise demonstrativ vor aller Augen auftraten — wie dies bei einem hysterischen bzw. „psychogenen“ Geschehen in der Regel der Fall zu sein pflegt —, sondern erst in einem gewissen zeitlichen Intervall von mehreren Monaten, würde auch ich mich dem Gedanken des Nervenarztes Dr. B. anschließen, daß die Möglichkeit eines ursächlichen Zusammenhanges zwischen dem Anfallsgeschehen und der Kopfverletzung des Herrn N. im Sinne einer traumatischen Epilepsie nicht mit hinreichender Sicherheit auszuschließen ist.

Mögen anfangs auch keine sicheren Symptome vorgelegen haben, aus denen man eine traumatische Hirnbeteiligung hätte folgern können, so ist damit durchaus nicht eine solche zu verneinen. Muß doch die Bombe im Februar 1945 in ziemlicher Nähe von N. explodiert sein und nicht unerhebliche Detonationswirkung entfaltet haben. In dieser Richtung spricht neben den sonstigen Verletzungen des N. die unmittelbar seit der Schädelverletzung bestehende Taubheit auf dem linken Ohr. N. mag tatsächlich auch nach seiner Verwundung vorübergehend bewußtlos gewesen sein, nur daß er dann späterhin die Dauer seiner Bewußtlosigkeit übertreibend als wesentlich länger angegeben hat. Schließlich wäre es noch denkbar, daß damals die Versorgung der äußerlichen Verletzungen am Gesichtsschädel und am linken Bein alle Aufmerksamkeit der Ärzte auf sich gezogen haben.

Aus all diesen Erwägungen heraus würde ich *die vom Sozialgericht an mich gestellte Frage,* ob die von N. geklagten Anfälle mit Wahrscheinlichkeit auf seine Kopfverletzung zurückzuführen seien, in bejahendem Sinne beantworten. Es handelt sich bei ihnen meines Erachtens um Symptome einer posttraumatischen vegetativen Epilepsie. Als solche wären auch sie nachträglich als KDB anzuerkennen.

Die Minderung der Erwerbsfähigkeit möchte ich jedoch mit den Herrn N. bereits zugesprochenen 70 % als abgegolten ansehen, zumal er seit 1952 in fester Stellung voll berufstätig ist.

Kommentar

Durch den Fall des Herrn N. wurde ich — ebenso wie durch den vorausgehenden Fall M. — wieder einmal an die Erfahrungstatsache gemahnt, daß man als Arzt und Gutachter, durch irgendein hysterisch anmutendes oder laut krankheitsbetontes Gebaren eines Patienten veranlaßt, nur zu leicht in Gefahr steht, bei ihm auch noch vorhandene, unter Umständen seine Leiden wesentlich mitbestimmende organische Grundlagen zu übersehen. Wie häufig führt gerade dieser Sachverhalt — zumal im Beginn gewisser organischer Krankheiten (man denke nur an die multiple Sklerose) — zu groben Fehldiagnosen.

14. Ein Schädeltrauma und eine diagnostische Kettenreaktion

Von H. March

Vorgeschichte nach Aktenlage

Am 10. VI. 1954 nachmittags um 15.30 Uhr erlitt Frau O. (46 Jahre) dadurch einen *Unfall,* daß ein Bauarbeiter zum Aufrichten eines Gerüstes einem anderen das Ende einer Haltekette zuwarf, an dem ein Schäkel hing. Durch eine nicht mehr feststellbare Ursache löste sich derselbe, fiel zunächst auf einen darunter hängenden Beleuchtungskörper, glitt von diesem ab und traf im weiteren Fall Frau O. am Hinterkopf.

Diese suchte sofort den *Unfallarzt* auf, der bei seiner Erstuntersuchung den folgenden Befund erhob: „Schürfwunden und Haematom-Bildung von etwa Pflaumengröße am Hinterkopf. Kein Anhalt für Schädelfraktur. Pupillen reagieren prompt auf Licht und Convergenz, Herzaktion regelmäßig. Kein Druckpuls. Keine Blutung der Nase, Mund oder Ohren, kein Brillenhaematom. Patientin ist zeitlich und örtlich orientiert, hat keine retrograde Amnesie. Klagt über Kopfschmerzen, Schwindelgefühl und leichte Übelkeit. Diagnose: Schürfwunden am Hinterkopf, Commotio cerebri." Es wurde am gleichen Tag stationäre *Einweisung in ein Unfallkrankenhaus* veranlaßt.

Nach der Entlassung der Frau O. aus demselben erfolgte am 9. VII. 1954 *unfallärztliche Nachuntersuchung.* Bei dieser Gelegenheit klagte sie über diffusen Kopfschmerz in einem handflächengroßen Bezirk des Hinterkopfes. Auch beim Hochspringen angeblich Kopfschmerzen. Keine Gleichgewichtsstörungen.

Da Frau O. jedoch beim Abwärtsblicken und bei Erschütterungen durch Laufen ein „Unscharf- beziehungsweise Doppelsehen" angegeben hatte, wurde sie am 29. VII. 1954 zusätzlich *augenärztlich* untersucht. Dabei ließen sich Doppelbilder als Ausdruck einer etwaigen Augenmuskel-Lähmung nicht nachweisen. Die abschließende augenärztliche Diagnose lautete lediglich: „Beiderseits beginnende Alterssichtigkeit, verborgenes Einwärtsschielen geringen Grades ohne hierdurch bedingte MdE."

Einige Monate später, am 26. I. 1955, richtete Frau O. an die Berufsgenossenschaft ein *Beschwerdeschreiben.*

Im Unfallkrankenhaus hätte man sie auf eine *„unrichtige" Station* gelegt. Dort sei sie *„nicht individuell, sondern wie eine orthopädisch Erkrankte behandelt* worden. *Viele Unterlassungssünden* wurden begangen. ..." *„Nie* wurde *ein Eisbeutel* verabreicht, und es wurde auch *keine Röntgenaufnahme* der Aufschlagstelle des Kopfes gemacht. Meine diesbezüglichen Vorstellungen und Hinweise wurden nur oberflächlich und ohne Abhilfe zu schaffen, akzeptiert." „Bemerken möchte ich noch, daß ein Arzt anläßlich einer Visite eine Eintragung auf meiner Krankentabelle über dem Bett überkleben ließ mit dem Bemerken: ‚Das kann uns mal viel Geld kosten!' ... Bei meinen ersten Gehversuchen nach zweieinhalbwöchiger Liegezeit stellten sich erstmalig Sehstörungen ein. Gegenstände sah ich weniger plastisch und zeitweilig wie durch einen Nebel. Mit diesen Sehbehinderungen wurde ich nach vierwöchigem Aufenthalt im Krankenhaus zur ambulanten Behandlung dem Unfallarzt überwiesen. Da dieser noch keinen Befund über meine Krankheit hatte, behandelte er mich nach meinen Angaben. Ich mußte auf sein Geheiß sogar rhythmisch-gymnastische Übungen ausführen (Springen, Kniebeugen und dergleichen). Nach diesem wiederholten Durchschütteln wurden die Sehstörungen stärker als bisher. Ich sah nicht nur doppelt, auch der Nebel wurde zeitweilig schlimmer. Und ich bekam unerträgliche Kopfschmerzen, die sich bis zur Übelkeit und einem Brechreizgefühl steigerten. Ich beschwerte mich auch bei dem Unfallarzt darüber, daß weder von ihm, noch im Krankenhaus die sehr notwendige Augenspiegelung vorgenommen worden sei. Über diese Einmischung in seine Kompetenzen empörte er sich derart, daß er mich als Simulantin hinstellte und alle meine Wahrnehmungen als unglaubwürdig bezeichnete." „Alle Bemerkungen des Unfallarztes, mit denen er meine Glaubwürdigkeit anzweifelte, weise ich entschieden zurück, desgleichen auch seine Unbotmäßigkeit, mich als Simulantin herabzusetzen, da ein Augenfehler bereits vor dem Unfall bestanden hätte."

Frau O. nahm sich zur gleichen Zeit einen *Anwalt.* Dieser richtete am 25. II. 1955 *an die Berufsgenossenschaft ein Mahnschreiben,* die Sache seiner Mandantin müsse beschleunigt werden, da sie „außerordentlich dringlich" geworden sei. Durch ihren Unfall wäre Frau O. immer noch arbeitsunfähig. Vor ihren Augen verzerrten sich zeitweilig die Bilder, so daß sie nicht in der Lage sei, die Gegenstände ordnungsgemäß zu erkennen. Hinzu kämen oft unerträgliche Kopfschmerzen. Daneben verwies der Anwalt auf eine *Bescheinigung eines Augenarztes, Prof. Dr. A.,* aus der sich eindeutig ergebe, daß irgendwelche Zeichen einer Augenerkrankung bei Frau O. nicht vorlägen, sondern daß diese Erkrankung auf den am 10. VI. 1954 erlittenen

Unfall zurückzuführen sei ... Die Schädeldecke hätte im übrigen ein Loch aufgewiesen, auch hätte seinerzeit ein erheblicher Bluterguß, sowie eine Gehirnerschütterung bestanden. Der Anwalt beantragte dementsprechend, daß die jetzt noch vorhandenen Beschwerden der Frau O. als Unfallfolge anerkannt werden müßten und daß Frau O. die erforderliche ärztliche Versorgung und sonstige finanzielle Leistungen erhielte.

In Wahrheit war in der oben zitierten ärztlichen Bescheinigung des Prof. A., die den Akten beilag, *nur der Satz* enthalten, *daß er irgendwelche Zeichen einer Augenerkrankung bei Frau O. nicht gefunden* hätte und daß er die von ihr geklagten *Sehstörungen durch Gefäßkrämpfe bedingt* ansähe, die *„nach Angaben der Frau P. auf ihren am 10. VI. 1954 erlittenen Unfall zurückzuführen" wären.*

Am 27. II. 1955 wurde über Frau O. *im Auftrage der Berufsgenossenschaft* zunächst noch ein *neurologisches Gutachten* erstattet. Bei der hierzu erforderlichen Untersuchung ergab sich ein in jeder Beziehung regelrechter Befund. Es fanden sich keinerlei Reflexdifferenzen oder -anomalien. Auch eine von diesem Gutachter veranlaßte Schädel-Röntgen-Aufnahme wies einen völlig intakten knöchernen Schädel auf ohne Zeichen von Frakturen oder Fissuren. Und der Gutachter kam zu dem Schluß, daß irgendwelche Unfallfolgen bei Frau O. nicht mehr vorlägen.

Daraufhin wurde der Anspruch von Frau O. auf weitere Entschädigung aus Anlaß ihres Unfalls abgelehnt.

Nunmehr erhob der *Anwalt* der Frau O. *Klage vor dem Sozialgericht,* in der er abermals beantragte, Frau O. Krankenbehandlung zu gewähren und ihr für die Dauer ihrer Erwerbsunfähigkeit beziehungsweise Minderung der Erwerbsfähigkeit eine vom Gericht festzusetzende Rente zu zahlen sowie die Berufsgenossenschaft zu verurteilen, die Kosten des Rechtsstreites zu tragen.

In seinem diesbezüglichen *Schriftsatz* hatte der Anwalt der Frau O. unter anderem erneut auf die von ihr geklagten Sehstörungen hingewiesen und dieselben wie schon zuvor als Unfallfolgen dekretiert.

Aus diesem Grunde veranlaßte jetzt das *Sozialgericht* eine *augenärztliche Begutachtung* der Frau O. *durch die Universitäts-Augenklinik.* Diese führte zu dem Ergebnis, daß tatsächlich an den Augen keinerlei krankhafter Befund vorlag. Auch die nach dem Unfall durch Herrn Prof. A. erwähnten „Gefäßkrämpfe" waren nicht mehr feststellbar. Es bestünde also *keine unfallbedingte oder sonstige Erwerbsminderung von seiten der Augen.* In Anbetracht dessen *aber*, daß bei Frau O. *eine deutliche Vergrößerung der Schilddrüse* vorläge, *durch die* ihre möglicherweise nach dem Unfall aufgetretene und *noch deutlich bestehende Nervosität erklärt werden könne,* würde eine *internistische Begutachtung* empfohlen, *zumal hier und da wissenschaftlich die Ansicht vertreten würde, daß gelegentlich durch seelische Traumen* oder eine Gehirnerschütterung *Schilddrüsen-Überfunktionszustände* entstünden.

Dieses *Gutachten* wurde am 14. II. 1955 *durch Herrn Prof. B.* erstattet. Derselbe konnte aber *auch an den inneren Organen keinen wesentlichen krankhaften Befund* erheben, insbesondere fand er keinerlei Anzeichen für eine Schilddrüsen-Störung. Doch beurteilte er die *Symptomatik* der Frau O. als *„typisch für eine Neurose geringen Grades"*. Die ganze Art und das Fortbestehen der *Beschwerden* der Frau O. seit dem Unfall und ihre Einstellung zu denselben ließe *„wohl mit Sicherheit"* erkennen, *daß sie durch den Unfall seelisch erschüttert worden* sei. Dabei hätte diese *Erschütterung* sie *in einem Alter* getroffen, das, *kurz vor dem Klimakterium, in besonderer Weise zu nervösen Störungen disponiere.* Herr Prof. B. fährt dann fort: „Ich habe *keinen Zweifel, daß diese nervösen Störungen auf den Unfall zurückzuführen* sind, *da sie* mit geringen Variationen *seit dem Unfall bestehen. Wenn sie auch nicht ohne die Veranlagung der Klägerin entstanden oder zurückgeblieben wären,* so muß doch der Unfall als ihre Ursache gelten, *denn ohne den Unfall wäre es nicht zu den Beschwerden gekommen.*" MdE durch unfallbedingte nervöse Beschwerden 10—15 %.

Nach Vorliegen des Gutachtens fragte das *Sozialgericht* bei dem Rechtsanwalt der Frau O. zurück, ob er beabsichtige, die Klage weiter durchzuführen.

Der *Anwalt* bejahte diese Frage, indem er sich nunmehr darauf berief, daß *nach dem Gutachten des Prof. B. der Unfall die Ursache der Beschwerden der Frau* O. sei und damit die Klageforderung schon dem Grunde nach gerechtfertigt sei. Nur wäre die MdE erheblich größer als dies der Gutachter annähme. Der Zustand ihrer Augen hätte sich in letzter Zeit wesentlich verschlechtert. Frau O. stünde jetzt laufend in Behandlung der Universitätsaugenklinik. Die tiefere Ursache des Augenleidens sei wahrscheinlich kopfbedingt. Es würde daher ein neuerliches *Gutachten eines Neurologen* erbeten.

Antragsgemäß wurde auch ein solches am 4. VI. 1956 erstattet, erbrachte jedoch wie das erste keinen objektiv pathologischen Befund, weder in neurologischer noch in psychiatrischer Beziehung. Das EEG wies keinen Herdbefund auf. Da jedoch die *Röntgenaufnahme der Halswirbelsäule* eine *mäßige Osteochondrose, Spondylosis und Spondylarthrosis deformans* zeigte, führte dieser Gutachter die von Frau O. vorgebrachten Beschwerden auf den obigen Halswirbelsäulenbefund zurück und bezeichnete sie als „cervicales Vertebralsyndrom". *Derartig veränderte Halswirbelkörper reagierten besonders empfindlich auf traumatisch bedingte Einwirkungen.* Oft genüge ein Trauma, um die bis dahin verborgenen Beschwerden in Erscheinung treten zu lassen. Sicherlich sei es auch durch die Hirnerschütterung der Frau O. auf dem Boden einer persönlichkeitsgebundenen vegetativen Überregbarkeit zu einer Aktivierung der vegetativen Störungen gekommen. Abgesehen davon, ließe sich aber *„im Sinne der Wahrscheinlichkeit"* feststellen, daß *die degenerativen Halswirbelsäulenveränderungen durch das Trauma verschlimmert* worden seien. Allerdings wäre es wahrscheinlich, daß sich diese Verschlimmerung nur *über einen Zeitraum von zwei Jahren* erstrecken würde. Demgemäß nahm der Gutachter für einen Zeitraum von zwei Jahren, gerechnet von dem Unfalltage an, eine MdE von 20 % an.

Die *Berufsgenossenschaft* hielt dem entgegen, der Vorgutachter hätte eine degenerative — also unfallfremde — Halswirbelsäulenveränderung festgestellt und vertrete die Ansicht, diese krankhafte Veränderung habe durch ein Unfallereignis, das die Halswirbelsäule überhaupt nicht direkt betroffen hat, eine Verschlimmerung für die Dauer von zwei Jahren erfahren. Gegen diese Auffassung müsse man recht erhebliche Bedenken anmelden. Daher *müsse zu dieser Frage noch ein Orthopäde gehört werden.*

Das *Sozialgericht* schlug nun als *orthopädischen Gutachter Herrn Prof. C. des Unfallkrankenhauses* vor. Doch lehnte der Anwalt der Frau O. diesen Vorschlag ab und beantragte, das Gutachten von einer anderen „wissenschaftlich kompetenten Stelle" erstatten zu lassen, da Frau O. gegen dieses Unfallkrankenhaus voreingenommen sei, weil dort die „Fehlbehandlung ihrer Gehirnerschütterung" ihren Anfang genommen habe.

Daraufhin wurde der *Chefarzt der orthopädischen Abteilung* eines anderen Krankenhauses mit der Erstattung des fraglichen Gutachtens betraut. Dieser kam zu dem Schluß, daß der Zustand der Halswirbelsäule mit Sicherheit nicht durch die lokale Einwirkung des metallischen Gegenstandes verschlimmert worden sei. Die MdE durch die zum Teil unfallbedingten nervösen Störungen und das durch sie ausgelöste Zervikal-Syndrom betrüge allenfalls 15 %. Dabei handele es sich um einen *Dauerzustand.*

Wiederum ergreift der *Anwalt der Frau* O. am 14. II. 1957 das Wort, indem er in einem Schriftsatz ausführt, auch das Gutachten des vorgenannten Chefarztes erkenne einen kausalen Zusammenhang zwischen den Beschwerden der Frau O. und ihrem Unfall an. Er stelle sogar fest, daß es sich um einen *Dauerzustand* handele, *der keine Besserung erwarten ließe. Demgemäß müsse man davon ausgehen, daß mit einer Verschlimmerung zu rechnen* sei. Gleichwohl beschränke sich das Gutachten darauf, eine MdE von nur 15 % anzunehmen. Diese Feststellung sei aber rein hypothetischer Natur und könne nicht als richtig anerkannt werden, hätte doch bereits der Neurologe eine MdE von 20 % angenommen. Es würde daher ein *neurologisches Obergutachten beantragt.* Hierbei müßten endlich auch einmal die näheren Umstände des Unfalls genügend berücksichtigt werden. Denn es habe sich um keinen leichten, sondern um einen schweren Unfall gehandelt, der leider schwerwiegende Beeinträchtigungen nach sich gezogen hätte. Ebenso sei noch ein augenärztliches Obergutachten erforderlich.

Das *neurologische Obergutachten* wurde am 25. V. 1957 *von Herrn Dr. D.* erstattet. Aus seinem Gutachten zitiere ich nur die abschließende Zusammenfassung: „Vom neurologischen Standpunkt aus ist zu sagen, daß es bei Frau O. im Anschluß an den Unfall zu einem traumatisch-vegetativen Syndrom kam, und daß für die Dauer von ein und einhalb Jahren nach Abklingen der akuten Symptome eine Erwerbsminderung von 25 % anzusetzen ist. Was darüber hinaus noch das Allgemeinbefinden und den Gesundheitszustand der Frau O. stört, ist ihre psychische Reaktion auf die zu erwartenden Folgen des Unfalls, für deren Entwicklung die besonderen Lebensschwierigkeiten und die Lebenssituation der Frau O., *möglicherweise auch das beginnende Klimakterium,* verantwortlich zu machen sind."

Die *Berufsgenossenschaft* beanstandete nun wieder ihrerseits das Gutachten des Herrn Dr. D., indem sie besonders darauf hinwies, derselbe sei lediglich Facharzt für Psychiatrie. Daher könnten seine Ausführungen, so weit sie neurologische Fragen beträfen, den Beweiswert eines *Gutachtens eines Fachneurologen* nicht erschüttern.

Somit wurde schließlich ich am 10. XII. 1957 mit der Erarbeitung des neurologischen Obergutachtens betraut.

Bei der **Untersuchung durch mich** machte Frau O. die folgenden *Angaben:*

In ihrer Familie wären Nerven- oder Geisteskrankheiten nicht beobachtet worden. Der Vater war Hofmeister einer Likörfabrik und verstarb 1949 an einem Speiseröhrenkrebs, die Mutter 1942 an einem Herzversagen.

Frau O. selbst war die dritte von sieben Geschwistern. Sie entwickelte sich ohne Besonderheiten. Epilepsieverdächtiges berichtete sie aus der Kindheit nicht. Menarche mit siebzehn Jahren. Seit 1936 verheiratet. Der Ehemann war früher Feinmechaniker und hat heute ein selbständiges Geschäft. Die Ehe ist angeblich harmonisch. Keine Kinder. Keine Fehlgeburt. Venerische Infektion wird negiert. Auch sonst will Frau O. außer einer Blinddarmoperation im Jahre 1937 und verschiedentlichen Grippen bisher nie ernster krank gewesen sein. Ihrem Wesen nach sei sie von jeher gesellig und heiter gewesen und habe „alles so mitgemacht".

Den Unfall vom 10. VI. 1954 schilderte Frau O. wie folgt: Seinerzeit wurde auf dem Glasdach ihres Betriebes Sonnenschutzpapier geklebt. Dabei sei von dem hierzu errichteten Gerüst ein Eisenschäkel heruntergefallen. Von diesem fallenden Schäkel und der daran noch befestigten Kette sei sie am Nacken und Hinterkopf getroffen worden. Sie wisse noch, daß sie sehr geblutet habe. „Der ganze Hinterkopf lag im Bluterguß." Schürfungen gingen bis zum Hals herunter. Sichere Angaben darüber, ob sie seinerzeit bewußtlos gewesen wäre, vermochte Frau O. nicht zu machen. Sie erinnere sich nur noch dunkel, daß alle angelaufen gekommen wären und sie zum Sanitätsraum gebracht hätten. Die Männer hätten sie wohl unter den Arm genommen, weil sie nicht laufen konnte. Aber wie gesagt, Genaueres könne sie über all diese Vorgänge nicht mehr sagen. Man habe ihr das alles später erzählt. Vom Stationsraum aus habe man sie in einen Wagen gesetzt und in das Unfallkrankenhaus gebracht. Dort seien ihr zur Wundversorgung die Nackenhaare fortrasiert worden. Und die Ärztin habe ihr gesagt, sie habe wohl eine „Gehirnerschütterung" und müsse im Krankenhaus bleiben. Blutungen aus Nase, Mund oder Ohr hätten nicht bestanden. Später habe sie auch einmal erbrochen. Im Unfallkrankenhaus habe sie nur liegen müssen. Geröntgt habe man sie nicht. Offenbar habe sie auf einer „verkehrten Station" gelegen. Eigentlich habe sie nur Schlaftabletten bekommen. Eines Tages wäre der Chefarzt empört gewesen, daß man sie (Frau O.) schon habe aufstehen lassen. Gelegentlich habe er auch eine dahingehende Bemerkung gemacht, ihre vorliegenden Papiere müßten entweder durchgestrichen oder überklebt werden, es könnten sonst mal Schwierigkeiten auftreten. Dann seien diese Papiere eines Tages auch verschwunden und durch ganz neue Krankentabellen ersetzt gewesen. Als sie dann schließlich versuchsweise aufstehen sollte, hätten sich „richtiggehende Nebelwände vor den Augen eingestellt".

Nach ihrer Entlassung aus dem Krankenhaus hätten die obigen Beschwerden noch längere Zeit fortbestanden. „Der Nebel ging und kam." Wenn sie etwas gegessen hätte, hätte sie erbrechen müssen. „Das war aber schon nach meiner Entlassung." Außerdem hätte sie unverändert über Kopfschmerzen zu klagen, die sich hin und wieder, „nicht immer", zu heftigen Kopfschmerzanfällen steigerten. Sie könne sich dann überhaupt nicht halten, weil ihr dabei richtiggehend übel würde. Heute träten diese Anfälle allerdings nur mehr sehr unregelmäßig auf. Zeitweise wären sie wochen- und monatelang fortgeblieben. Keine nächtlichen Anfälle.

Nach einem Vierteljahr habe sie dann seinerzeit die Arbeit bei ihrer alten Firma, bei der sie schon seit 1950 tätig war, wieder aufgenommen. Bis zum Unfall war sie Prüferin, jetzt wäre sie mit etwas leichteren Arbeiten beschäftigt. In den ersten Jahren habe sie noch häufiger gefehlt. Vor zwei Jahren hätte sie noch einen „Nervenzusammenbruch" gehabt, bei dem sie sich „vor Schmerzen nicht halten" konnte und viel geweint habe. Danach habe sie neun Wochen mit der Arbeit aussetzen müssen.

Seit etwa zwei bis drei Jahren hätte sie es zudem mit der Leber und dem Darm zu tun, wechselnd Verstopfungen und Durchfälle. Häufig klage sie über Herzschmerzen. Wenn sie sich abends hinlege, stellten sich Schmerzen in den Fingern und Händen ein. Manchmal wäre auch der Nacken ganz gespannt. Wenn sie liege, habe sie das Gefühl, als wären die Glieder schmerzhaft gespannt, und die Hände, besonders morgens, dick geschwollen, so daß sie nichts fassen könne. Das lege sich dann aber wieder. Hin und wieder klage sie noch über Druck in den Augen. Die Hände und die Beine machten ihr gegenwärtig eigentlich am meisten zu schaffen. Der Schlaf sei wechselnd. Wenn die Augen besser seien, wäre auch das andere nicht so schlimm. Seit Januar 1955 stünde sie in Kontrolle der Poliklinik der Universitätsaugenklinik, weil der „Augendruck" zeitweise so hoch wäre.

Bei der *Untersuchung durch mich* bezeichnete Frau O. die Nackenmuskulatur als druckschmerzhaft. Sonst aber war der gesamte *neurologische Befund* — wie bereits bei sämtlichen Vorgutachtern — absolut regelrecht.

Psychisch zeigte sich Frau O. zunächst formal geordnet. Merk- oder Gedächtnisstörungen waren bei ihr nicht nachweisbar. Je mehr sie jedoch bei der Schilderung ihrer „Unfallfolgen" in Fahrt kam, desto zahlreicher wurden die Beschwerden, die sie vorzutragen hatte. Dabei machte sich eine immer deutlichere, unfallneurotisch bestimmte Klagsamkeit bemerkbar.

Erörterung und Beurteilung

Studiert man nach dem allen noch einmal sorgfältig die Akten und die darin dargestellte „Unfall-Leidensgeschichte" der Frau O., so tritt einem darin *in geradezu klassischer Form die Entwicklung einer unfallneurotischen Symptomatik* entgegen.

Fest steht, daß Frau O. am 12. VI. 1954 dadurch einen „Unfall" erlitt, daß sie durch einen fallenden Schäkel am Hinterkopf getroffen wurde. Sie war im Anschluß an dieses Ereignis nicht bewußtlos. Der *Durchgangsarzt* stellte Schürfwunden und ein Haematom am Hinterkopf fest und *nahm lediglich aufgrund der Angaben der Frau O. an, daß sie Kopfschmerzen, ein Schwindelgefühl und eine leichte Übelkeit hätte, und eine Commotio cerebri vorläge.*

Da Frau O. jedoch im Anschluß an ihren Unfall weiter über unscharfes Sehen und über Doppelbilder klagte, wurde sie noch im August 1954 augenärztlich untersucht, ohne daß sich an den Augen ein wesentlich krankhafter Befund erheben ließ.

Dann aber traten *schon in dem ersten Beschwerdeschreiben* der Frau O. vom 26. I. 1955 *sehr deutliche querulatorische Züge* zutage. So, wenn sie sich darüber beklagt, daß sie im Unfall-Krankenhaus „nicht individuell behandelt" worden sei und daß dortselbst auch sonst *„viele Unterlassungssünden"* an ihr begangen worden seien, oder wenn sie schließlich gegen die „Unbotmäßigkeit" des untersuchenden Orthopäden lebhaft protestiert, der sie verdächtigt hätte, sie sei eine „Simulantin".

Der *Anwalt der Frau O. hat* nun *offensichtlich diese* von Anfang an *bestehende unfallneurotische Einstellung der Frau P. erheblich bestärkt.* Dies geht eigentlich aus seinen sämtlichen Schriftsätzen hervor. Schon in seinem ersten Schreiben vom 25. II. 1955 beruft er sich auf das augenärztliche Attest des Herrn Prof. A. Dieser habe unmißverständlich die Erkrankung der Frau O. auf ihren am 10. VI. 1954 erlittenen Unfall zurückgeführt. Tatsächlich aber hatte Herr Prof. A. an den Augen objektiv nicht den geringsten, etwa unfallbedingten krankhaften Befund erhoben und nur erklärt, daß „nach Angaben der Frau O." ihre Augenbeschwerden auf ihren Unfall zurückgingen.

Gleichwohl machte der Anwalt erneut auf die von Frau O. geltend gemachten Sehstörungen aufmerksam, was zu einer *zweiten augenärztlichen Begutachtung durch die Universitäts-Augenklinik* führte. Diese stellte ebenfalls *an den Augen keine erwähnenswerten pathologischen Besonderheiten* fest. Die anfangs erwähnten „Gefäßkrämpfe" ließen sich nicht mehr nachweisen. Doch äußerte die Augenklinik nunmehr den *Verdacht,* daß bei Frau O. *möglicherweise eine „Schilddrüsenüberfunktion" im Gefolge des „seelischen Traumas oder der Gehirnerschütterung"* vorliegen könne.

Also wurde Frau O. am 14. XII. 1955 noch durch *Herrn Prof. B. internistisch* untersucht. Dieser konnte zwar auch an den inneren Organen, insbesondere an der Schilddrüse keine Funktionsstörungen finden, meinte jedoch, daß Frau O. durch den Unfall, von dem sie kurz vor dem Klimakterium, also in einer seelisch labilen Lebensperiode, betroffen worden sei, „seelisch erschüttert" worden sei, so daß er *„keinen Zweifel" hege, daß ihre nervösen Störungen auf den Unfall zurückzuführen* wären. Dieser habe dementsprechend als Ursache zu gelten. Die hierdurch bedingte MdE schätzte Herr Prof. B. auf 15 %.

Damit war für Frau O. ein erster kleiner „Erfolg" in ihrem Rentenstreit gewonnen, indem ihr der *Anwalt nunmehr* vortragen konnte, daß nach dem Gutachten des Herrn Prof. B. ihre Klageforderung jedenfalls schon „dem Grunde nach gerechtfertigt" sei. Nur wäre die MdE der Frau O. erheblich größer, als Herr Prof. B. dies annähme. Der „Zustand der Augen hätte sich auch in letzter Zeit immer weiter verschlechtert".

Nachdem Frau O. am 27. II. 1955 schon einmal *im Auftrag der Berufsgenossenschaft* neurologisch untersucht worden war mit dem Ergebnis, daß eine unfallbedingte MdE bei ihr nicht mehr vorläge, folgte am 4. VI. 1956 eine *zweite neurologische Begutachtung.* Auch diese erbrachte einen absolut regelrechten Tonus- und Reflexbefund. Das EEG wies ebenfalls keinen Herdbefund auf. Nur die Röntgenaufnahme der Halswirbelsäule zeigte eine „mäßige Osteochondrose, Spondylosis und Spondylarthrosis deformans". Daraufhin führte der betreffende Neurologe die von Frau O. geklagten Beschwerden auf diesen Befund zurück, indem er sie einerseits als eine *„Aktivierung vegetativer Störungen" durch den Unfall,* zum anderen als Ausdruck einer *Verschlimmerung „der degenerativen Halswirbelveränderungen durch das Trauma"* deutete, und sprach Frau O. eine unfallbedingte MdE von 20 % zu.

Auf einen Einspruch der Berufsgenossenschaft wurde am 3. XII. 1956 noch ein *orthopädisches Gutachten* beigezogen. Der betreffende Gutachter kam allerdings zu dem Schluß, daß der Zustand der Halswirbelsäule nicht durch die lokale Einwirkung des herabstürzenden metallischen Gegenstandes verschlimmert sein könnte. Gleichwohl schätzte er die *„MdE durch die* *zum Teil unfallbedingten nervösen Störungen" und das durch sie „ausgelöste Zervikalsyndrom"* auf 15 %. Und zwar handele es sich hierbei um einen *„Dauerzustand"*.

Nunmehr versuchte der *Anwalt der Frau O.* in einem Schriftsatz vom 14. II. 1957 auch aus diesem Gutachten Gewinn zu schlagen, indem er sich darauf berief, daß auch der vorgenannte Orthopäde einen kausalen Zusammenhang zwischen den Beschwerden der Frau O. und ihrem Unfall angenommen hätte, ja, daß es sich bei denselben sogar um einen „Dauerzustand" handele, „der keine Besserung erwarten ließe". Man müsse — so meinte jetzt der Anwalt — sogar „davon ausgehen, daß eher eine Verschlimmerung eintreten" würde. Im übrigen sei die Feststellung einer „MdE in *Höhe von 15 % rein hypothetischer Natur", zumal der Neurologe schon eine MdE von 20 % angenommen hätte.* Auch hätte es sich *nicht* um *„einen leichten, sondern um einen schweren Unfall* gehandelt, *der leider schwerwiegende Beeinträchtigungen nach sich gezogen hätte."* Er beantragte daher noch ein augenärztliches und *neurologisches Obergutachten.*

Das letztere wurde zunächst am 25. V. 1957 von Herrn Dr. D. erstattet, der seinerseits für „die psychische Reaktion auf zu erwartende Folgen des Unfalls" und die von Frau O. geklagten Beschwerden für die Dauer von ein und einhalb Jahren nach Abklingen der akuten Symptome noch eine MdE von 25 % ansetzte.

Diesmal beanstandete die Berufsgenossenschaft die Beweiskraft des Gutachtens des Herrn Dr. D., weil dieser „lediglich Facharzt für Psychiatrie" wäre.

So kam es zu der *Begutachtung der Frau O. durch mich, nunmehr dem vierten Neurologen — es fällt mir schwer, die Frage zu unterdrücken: „wer soll das bezahlen?"* — und ich faßte das **Ergebnis meiner Untersuchung** wie folgt zusammen:

„Von keiner Seite wurde bisher bei Frau O. ein objektiv und einwandfrei unfallbedingter Befund erhoben. Nach meinem Dafürhalten hat sie bei ihrem „Unfall" am 10. VI. 1954 nicht einmal eine Commotio cerebri erlitten. Sie wurde lediglich durch den fallenden Schäkel am Hinterkopf getroffen und trug dabei Hautabschürfungen und ein Haematom in diesem Schädelbereich davon. Möglicherweise war sie durch dieses Ereignis und den dabei erlebten Schreck vorübergehend ein wenig benommen und taumelig. Doch möchte ich meinen, daß dieses Trauma kaum ein so schweres gewesen war, daß es an sich auch nur eine nachhaltige seelische Gleichgewichtsstörung hätte nach sich ziehen können. Frau O. war keinen Augenblick bewußtlos, noch bot sie irgendwelche andere Zeichen einer Gehirnerschütterung. Alle *ferneren Beschwerden* wurden dann, wie sich dies sehr eindrucksvoll aus unserer obigen Zusammenstellung ersehen läßt, *teils durch die hypothetischen Annahmen der verschiedenen Gutachter — nicht weniger als elf Gutachter der verschiedenen Disziplinen wurden um Frau O. bemüht! (zwei Unfallärzte, drei Augenärzte, vier Neurologen, ein Internist, ein Orthopäde!) — teils durch den tatkräftigen Einsatz ihres Anwaltes, wenn nicht erst provoziert, so doch zum mindesten bei ihr unfallneurotisch fixiert.*

Die von Frau O. bis zum heutigen Tage geklagten angio-neurotischen Störungen im Sinne einer Brachialgia nocturna paraesthetica, möglicherweise auch einer Migraene cervicale lassen sich durchaus auf den Halswirbelsäulenbefund, aber keineswegs ursächlich auf den Unfall zurückführen. Es mag auch sein, daß Frau O. an verschiedenen Symptomen einer vegetativen Dystonie leidet, doch können diese nur als klimakterisch bedingt angesehen werden. Abgesehen von diesen Beschwerdekreisen trat jedoch bei der psychiatrischen Untersuchung der Frau O. durch mich *ganz unverhüllt ihre unfallneurotische Klagsamkeit* zutage, in die sie — wie bereits oben betont wurde — *sicherlich in erheblichem Ausmaß durch ihre Unfallentschädigungsklage, durch ärztliche Gutachter und ihren Rechtsanwalt hineingesteuert wurde.*"

Somit beantwortete ich *die spezielle vom Sozialgericht an mich gerichtete Frage* wie folgt: „Der Unfall, den Frau O. am 10. VI. 1954 erlitt, hat keinerlei erwerbsmindernde Folgen in rentenberechtigendem Grade hinterlassen. Von der etwaigen Anordnung eines nochmaligen augenärztlichen Obergutachtens — das wäre (man denke!) ebenfalls das vierte — sollte man nach meinem Dafürhalten, da durch nichts begründet, absehen."

15. „Multiple Sklerose" (?)
Wehrdienst und dreizehn verschiedene Gutachter

Von H. March

Vorgeschichte nach Aktenlage

Herr Alexander P. (48 Jahre) stellte am 17. VIII. 1951 einen *Antrag auf Gewährung von Versorgungsbezügen* wegen einer Kriegsdienstbeschädigung. Als Gesundheitsschaden führte er einen *„Sehnervenschwund beiderseits,* links mehr als rechts" und eine „organische Nervenerkrankung" an. Leiden, die er sich während seines Kriegseinsatzes in Jugoslawien im Jahre 1941 zugezogen hätte. Sie hätten sich seit 1945 verschlimmert.

In einem *Schriftsatz* vom 6. II. 1951 führte er aus, er sei von der Wehrmacht im Jahre 1942 mit Versehrtenstufe I entlassen worden. Sein Leiden habe sich in der Folgezeit so verschlimmert, daß er bei einer *Nachuntersuchung durch die Krankenversicherungsanstalt* im Jahre 1946 als 50 % erwerbsgemindert anerkannt worden sei.

Ein *Augenarzt* bescheinigte Herrn P. am gleichen Tage, dieser befände sich bei ihm seit 1942 in Beobachtung. Es bestünde bei ihm ein beiderseitiges zentrales Scotom und eine linksseitige temporale Ablassung der Papille. Die Sehschärfe sei auf beiden Seiten herabgesetzt.

Laut *Meldung der Deutschen Dienststelle für die Benachrichtigung von Angehörigen* hatte P. im April 1941 wegen einer „Neuritis retrobulbaris" in einem Kriegslazarett gelegen.

Desgleichen besagt ein *wehrmachtsärztliches Zeugnis* vom 10. IX. 1941, daß bei P. in dem besagten Lazarett eine *Sehnervenatrophie als Ausdruck einer retrobulbären Entzündung* gefunden wurde. Dabei wurde jedoch ausdrücklich vermerkt, daß sich *„sowohl nerven- wie augenärztlich eine multiple Sklerose oder Hirngeschwulst ausschließen"* ließe. Die Arm- und Beinreflexe waren seitengleich, „gesteigert", sonst aber o. B.

Weiter heißt es: „P. wurde am 27. VIII. 1939 eingezogen. Es finden sich keinerlei Anhaltspunkte für erhebliche Sehstörungen vor dieser Zeit. Bis Ende März 1941 hat er mehrfache Feldzugunternehmungen mitgemacht, was dafür spricht, daß er bis dahin auch sonst gesund gewesen ist, zumal er als Melder verwendet wurde. *Im April 1941* machten sich *erhebliche Sehstörungen* bemerkbar, *die subjektiv von starken Kopfschmerzen begleitet waren. Dadurch wird die entzündliche Natur des Krankheitsgeschehens wahrscheinlich* gemacht, so daß das zuletzt behandelte Lazarett eine *Schädigung durch Wehrdiensteinflüsse als gesichert* annahm." P. wurde daraufhin als a. v. durch WDB angesehen.

Der *Untersuchungsbefund der Versicherungsanstalt,* auf den sich P. oben berief, ist datiert vom 29. V. 1946 und enthält als Ergebnis einer augenärztlichen Untersuchung die Diagnose: Zustand nach beiderseitiger Neuritis nervi optici, ausgesprochene Atrophie links, partielle Atrophie rechts. Diplopie.

Diesem Untersuchungsbefund ist noch eine Fotokopie „aus dem *Rentenbescheid des Versorgungsamtes* vom 30. VI. 1942" beigeheftet, nach dem seinerzeit „für den Sehnervenschwund eine Wehrdienstbeschädigung und Beschädigung bei besonderem Einsatz im Sinne der Entstehung" anerkannt worden war.

Entsprechend diesen Vorgängen wurde auch am 31. VII. 1951 durch den Ärztlichen Dienst der Versorgungsstelle ein *augenfachärztliches Kurzgutachten* über Herrn P. ausgestellt, aus dem ich nur die wesentlichen Befunde hervorhebe: Motilität der Augen nach allen Richtungen frei, *kein Endstel-*

lungsnystagmus. Augenhintergrund rechts keine temporale Ablassung, links ausgesprochene Ablassung des Sehnerves. Das Gesichtsfeld zeigte beiderseits eine konzentrische Einengung. Aufgrund dieses Befundes wurde die MdE durch VL von seiten des Versorgungsamtes ebenfalls auf 50 % geschätzt.

In einem Schriftsatz vom 4. IX. 1952 erhob jedoch P. dagegen *Einspruch,* daß „nur sein Augenleiden-Sehnervenschwund beiderseits mit einer MdE von 50 % bewertet" worden sei. Es müsse wohl der Aufmerksamkeit des Landesversorgungsamtes entgangen sein, daß er sich „im Kriege auch ein Nervenleiden zugezogen habe, wodurch das Geruchs- und Geschmacksempfinden sowie das Gehör linksseitig erheblich gemindert sei". Er bäte daher darum, den Prozentsatz der Erwerbsminderung entsprechend zu erhöhen.

Einige Monate später machte P. das Landesversorgungsamt ergänzend darauf aufmerksam, daß es sich bei seinem vorgenannten Schreiben nicht um einen Verschlimmerungsantrag handele, obwohl sich sein Leiden seit 1945 „erheblich verschlechtert" habe. Er bäte lediglich darum, auch sein „Nervenleiden" bei der Festsetzung der Erwerbsminderung zu berücksichtigen. Gegen seinen früheren Rentenbescheid, der von seinem Augenleiden spräche, hätte er keinen Einspruch eingelegt, weil er der Annahme gewesen wäre, daß seinem Nervenleiden in einem gesonderten Bescheid Rechnung getragen würde.

Kurz darauf reichte P. noch ein *privatärztliches Attest* seines Nervenarztes ein, der darin nicht nur die obigen Angaben des P. bestätigte, daß bei ihm außer dem Sehnervenschwund noch eine Herabsetzung des Geruchs-, Geschmacks- und Gehörsinnes vorläge. Vielmehr bestünde bei P. darüber hinaus noch eine Schwäche des linken Beines, so daß er zeitweise beim Gehen das Bein nachschleppe. Dieses Symptom, so bescheinigte der betreffende Nervenarzt, sei tatsächlich, wie die anderen, ein Zeichen des organischen Nervenleidens, das auf Kriegsdienstbeschädigung zurückzuführen sei. Unter Berücksichtigung dieses Sachverhaltes sei aber der Grad der Kriegsdienstbeschädigung wesentlich höher als 50 %.

Demgegenüber wurde P. mit einem *Schreiben* vom 8. V. 1953 *vom Versorgungsamt* darauf hingewiesen, daß der anerkannte Gesundheitsschaden „Sehnervenschwund" und so weiter bereits auf die organische Nervenerkrankung im Kriegseinsatz in Jugoslawien zurückgeführt worden sei.

Mit dieser *Erwiderung* gab sich P. jedoch nicht zufrieden. Er habe ausdrücklich in seinem Antrag als Versorgungsleiden 1.) „Sehnervenschwund", 2.) „organisches Nervenleiden" angegeben. Für das erste Leiden habe er einen Bescheid erhalten, über das zweite Leiden sei jedoch bisher noch nicht befunden worden. Er sei der Meinung, daß es sich bei ihm tatsächlich um zwei Leiden handele. Zwar sei es richtig, daß der Sehnervenschwund durch das organische Nervenleiden bedingt sei. Nur sei bisher nicht beachtet worden, daß dasselbe noch andere Folgeerscheinungen gehabt habe, nämlich die Behinderung des Geruchs- und des Geschmacksempfindens, des Hörvermögens links und die linksseitige Beinbehinderung.

Am 27. X. 1953 wandte sich P. in einem *persönlichen Schreiben* auch noch direkt *an den Direktor des Landesversorgungsamtes* mit der Bitte, zu veranlassen, daß über seine Anträge nun doch baldigst entschieden würde.

Daraufhin kam es am 22. XII. 1953 bzw. 13. I. 1954 zu der ersten *neurologischen Untersuchung* des P. von seiten des Versorgungsamtes. Hier berichtete er folgendes über den *Beginn seines Leidens:*

Im Herbst 1940 hätten „alle in Ostrolenko etwa zwei bis drei Wochen lang enorm viel Chinin schlucken müssen und zwar auf nüchternen Magen, da es plötzlich hieß, sie kämen nach Afrika". Er (P.) habe das Chinin nicht vertragen und stets sofort nach der Einnahme würgen müssen. Trotzdem habe er es unter Beaufsichtigung durch den „Spieß" weiter einnehmen müssen. Im Februar oder März 1941 habe er sich dann auf der Revierstube gemeldet, weil er damals täglich Kopfschmerzen gehabt habe. Dagegen habe er vom Truppenarzt Tabletten erhalten. In der gleichen Zeit hätte sich auch Flimmern vor den Augen und „Doppelsehen" eingestellt, so daß er sich zeitweise ein Auge habe zubinden müssen. Er hätte sich damals mit seinem Truppenteil auf einem anstrengenden Marsch befunden, pro Tag durchschnittlich 60 Kilometer. Die Verpflegung sei schlecht gewesen. Es war Sommer und es herrschte glühende Hitze. Und sie hätten kaum etwas zu trinken bekommen. Auch bei den Kampfhandlungen im Einsatz habe er dauernd Schmerzen und Beschwerden gehabt. Von einem Assistenzarzt, dem er dieselben vorgetragen habe, sei ihm erwidert worden: „Quatsch!" Hierüber habe er sich beschwert. Daraufhin sei er sofort in ein Lazarett gekommen, wo man ihn umgehend unter anderm mit Spritzen behandelt habe. In der Folgezeit sei er nicht mehr zur Truppe zurückgekommen.

Als *Klagen* brachte P. *bei der nervenärztlichen Untersuchung* vor: starkes Flimmern vor den Augen, so daß er zeitweise gar nichts sehen könne, Kopfschmerzen, die zuweilen anfallsartig aufträten und einige Minuten anhielten. Dann ginge es meist wieder besser, zumal wenn er Tabletten einnehme. Auch klagte P. über Ohrensausen links (angeblich seit der Zeit, als er während des Krieges nach Rumänien kam). Dazu habe er ein komisches Gefühl im linken Bein und in der ganzen linken Seite. Nach langem Laufen würde das Bein müde und matt, so daß er sich hinsetzen müsse. Mit dem rechten Bein ginge es, aber geringe Störungen beobachte er auch hier. Daneben sei linksseitig sein Geschmack und sein Geruchsvermögen herabgesetzt. Das ganze Leiden behindere ihn jedenfalls so stark, daß er vielfach mittags schon fertig sei und überhaupt nicht mehr richtig arbeiten könne. Mitunter „lispele" er auch.

Die *neurologische Untersuchung* ergab: Pupillen nach längerer Belichtung rechts erheblich weiter als links, links mittelweit. Prompte und ergiebige

Licht- und Konvergenzreaktion. Kein Nystagmus. Keine artikulatorische Sprachstörung. Bauchdeckenreflexe sehr lebhaft und tadellos seitengleich. Arm- und Beinreflexe seitengleich auslösbar. Keine Pyramidenzeichen. Nadelberührung wird auf der linken Seite stärker und am linken Bein etwas schwächer empfunden. Arm- und Beintonus seitengleich. Geringe Unsicherheit beim Zeigefinger-, Nasen- und Knie-Hacken-Versuch. Unsicherer Gang bei geschlossenen Augen, aber nicht charakteristisch.

Von diesem Gutachter wurde zum ersten Male der „Verdacht auf eine multiple Sklerose (VL?)" geäußert. Und zwar spräche in Richtung dieser Diagnose die Entwicklung der Beschwerden, das Doppelsehen, die gelegentlichen Sprachstörungen, die halbseitige Leistungsinsuffizienz beim Gehen, gewisse Störungen der Oberflächensensibilität und die Blasen-, Mastdarm- und sexuellen Störungen. *Gegen die Annahme einer multiplen Sklerose spräche allerdings die Tatsache, daß abgesehen von dem Sehnervenschwund objektive neurologische Ausfälle nicht vorlägen.* Zu einer abschließenden Beurteilung empfahl daher der Gutachter noch eine stationäre Beobachtung und eine Lumbalpunktion.

Ein *Hals-Nasen-Ohrenarzt,* der ebenfalls von dem Versorgungsamt mit einer Begutachtung des P. betraut war, kam am 26. III. 1954 zu dem Ergebnis, daß bei P. rechts eine mittelgradige reine Innenohrschwerhörigkeit bestünde und das linke Ohr praktisch taub sei. Herr P. hätte angegeben, daß diese Schwerhörigkeit 1941 gleichzeitig mit der Abnahme seines Sehvermögens und den Geruchsstörungen während des Jugoslawienfeldzuges aufgetreten sei. Dem stünde allerdings ein Untersuchungsbefund vom August 1941 entgegen, in dem beiderseits ein ungestörtes Hörvermögen festgestellt worden sei.

Aufgrund der langen Vorgeschichte und des nunmehr erhobenen Befundes könne ohrenärztlicherseits wohl eine Geschwulst, jedoch nicht eine multiple Sklerose ausgeschlossen werden. Zum Beleg einer solchen Möglichkeit zitiert der Gutachter aus dem „Handbuch der Hals-Nasen-Ohren-Heilkunde", Band 6 (1926) eine Äußerung von O. Beck, nach der man als differentialdiagnostisch wichtiges Zeichen bei der vulgären Form der multiplen Sklerose gelegentlich eine „transitorische Octavusausschaltung" beobachten könne. Unter diesem Gesichtspunkt empfahl auch der hals-nasen-ohren-ärztliche Gutachter eine mehrtätige klinische Beobachtung des P., damit weitere Funktionsprüfungen vorgenommen werden könnten. Die angegebenen Geruchs- und Geschmacksstörungen seien nur gering. Der Gutachter schließt dann: „Sollte P. mit einer stationären Beobachtung nicht einverstanden sein, wären ohrenärztlicherseits die Störungen seitens des Gehörs und der Nase nicht als Versorgungsleiden anzusehen, da sie laut fachärztlichem Untersuchungsbefund, bei der Entlassung des P. aus der Wehrmacht nicht bestanden haben."

Die nunmehrige *klinische Durchuntersuchung* des P. sollte am 23. III. 1954 beginnen. Wieder berichtete er zu seiner *Anamnese:*

daß sich schon in der Zeit, in der sich seine Sehstörungen eingestellt hätten, ein Taubheitsgefühl in der linken Gesichtsseite und im linken Bein bemerkbar gemacht hätte. Vorübergehend hätte Kribbeln bestanden. Irgendwelche Lähmungen habe er zunächst noch nicht beobachtet. Und auf das Gehör und das Geruchsvermögen habe er anfangs gleichfalls nicht geachtet. Erst etwas später hätten „schon damals" Kameraden festgestellt, daß er links nicht hören und auch nicht mehr riechen könne. Eine Besserung all dieser Symptome sei seither nicht eingetreten, im Gegenteil glaube er, daß sich das Leiden verschlechtert hätte.

Als *Klagen* brachte P. diesmal vor: mindestens zweimal am Tage Auftreten von starken Kopfschmerzen in der Stirn- und Augengegend. Ein leichtes Druckgefühl im Kopfe habe er ständig. Nach Wegen schon von einer halben Stunde würde das linke Bein lahm und taub. Darauf, daß er dann beim Gehen das betreffende Bein nachschleife, sei er erst von anderen aufmerksam gemacht worden. Diese Erscheinung hätte etwa 1945/46 begonnen. Zeitweise habe er dazu Schmerzen unter dem linken Rippenbogen. Das Wasserlassen sei ebenfalls erschwert. Hin und wieder träten Gleichgewichtsstörungen auf. Weiter machten sich in den letzten Wochen noch ziehende Schmerzen im Nacken und linken Arm bemerkbar. Geruchs- und Geschmacksvermögen hätten erheblich nachgelassen. Mit der Sprache habe er auch Schwierigkeiten, indem er manchmal stottere. Da nun alle diese Störungen und Beschwerden zugenommen hätten, mache er sich oft *Gedanken, es könne mit ihm immer schlechter werden. Stimmungsmäßig* sei er *sehr niedergeschlagen.* Er müsse sich sehr zusammennehmen, um nicht zu verzweifeln, zu allem anderen wäre er leicht erregbar, streitsüchtig und jähzornig geworden.

Entsprechend den Angaben des P. fand auch der Untersucher: Sprache gelegentlich etwas stotternd-verwaschen mit erschwerter Artikulation. Beim Armhalte-Versuch Schweregefühl links, leichter Tiefstand rechts. Physiologische Armreflexe lebhaft, vielleicht rechts etwas besser als links. Trömner beiderseits verdächtig, aber nicht sicher positiv. BDR in allen Quadranten lebhaft. PSR und ASR sehr lebhaft, keine deutliche Seitendifferenz, keine Pyramidenzeichen. Die Bewegung des linken Fußes nach dorsal und plantar etwas eingeschränkt (wird nur wenig innerviert). Lageempfindung links erheblich gestört. *Angaben jedoch wenig glaubhaft.* Gang unbehindert. Fußsohlen rollen nicht richtig ab. Hyperaesthesie der linken Rumpfseite, des linken Armes und Beines, Tiefensensibilität im ganzen unsicher, links stärker ausgeprägt als rechts. Psychisch: gesteigerte Affektivität mit lebhaftem Redefluß und leichter Reizbarkeit. *„Die Angaben über die völlige Aufhebung des Geruchs- und Geschmacksvermögens erscheinen nicht ganz glaubhaft.* Auch sonst war *nicht überzeugend, daß die vorgebrachten Be-*

schwerden in gleichem Maße schon zu Beginn der Erkrankung bestanden haben sollen ... Die Vornahme der Lumbalpunktion wurde von P. energisch abgelehnt mit der Begründung, daß ihn der Augenarzt im Lazarett 1941 dringend davor gewarnt hätte, da sonst eine Verschlimmerung zu befürchten sei." P. verließ schließlich gegen ärztlichen Rat am Abend desselben Tages die Klinik unter dem Vorwand, er sei auf seiner Dienststelle im Entschädigungsamt unabkömmlich.

Der Gutachter kam dann zu dem *Schluß:* allein aufgrund des neurologischen Befundes ließe sich die Diagnose einer organischen Nervenerkrankung im Sinne einer disseminierten Encephalomyelitis nicht mit Sicherheit stellen. Gleichwohl könne man im Zusammenhang mit den subjektiven Angaben des P., dem ohrenärztlichen Befund und den, wenn auch nicht sehr massiven Veränderungen im neurologischen Befund (Reflexsteigerung, verdächtige spastische Fingerzeichen, verwaschene Sprache, geringe Koordinationsstörungen, behauptete Blasenstörungen, psychische Labilität), das Vorliegen einer MS als wahrscheinlich ansehen. Und zwar schiene die Annahme berechtigt, daß es sich um einen schubweise progredienten Krankheitsverlauf handele. Nur wären die jetzt gezeigten Krankheitssymptome nicht mehr mit dem nötigen Maß der Wahrscheinlichkeit als Folgeerscheinung der Verhältnisse des Wehrdienstes 1941 anzusehen.

Als *Versorgungsleiden* wurde lediglich, wie bisher, der beiderseitige Sehnervenschwund (links mehr als rechts) mit einer MdE von 50 % anerkannt, jedoch ein schubweise fortschreitendes organisches Nervenleiden (etwa im Sinne einer disseminierten Encephalomyelitis), sowie die mittelgradige, reine Innenohrschwerhörigkeit rechts, die praktische Taubheit links, der fast völlige zentrale Funktionsausfall des Gleichgewichtsapparates beiderseits und die Geruchs- und Geschmacksstörungen als Versorgungsleiden abgelehnt.

Dementsprechend wurde P. am 31. V. 1954 vom Landesversorgungsamt beschieden.

Gegen diesen Bescheid erhob Herr P. am 28. VI. 1954 unter Zitierung eines Artikels aus der Zeitschrift „Kriegsopferversorgung" *Einspruch.* In diesem Artikel hieß es: *„Für die Anerkennung einer Gesundheitsstörung als Folge einer Schädigung genügt die Wahrscheinlichkeit des ursächlichen Zusammenhanges. Dies ist der Fall, wenn nach der gültigen ärztlichen wissenschaftlichen Lehrmeinung mehr für einen ursächlichen Zusammenhang als gegen einen solchen spricht."*

Dazu reichte P. am 6. VII. 1954 ein *weiteres privatnervenärztliches Gutachten* nach, in dem auch dieser Arzt die Überzeugung des Herrn P. bestätigte, daß es sich bei dessen Leiden um die Erscheinungen eines organischen Nervenleidens handele, dessen Verursachung durch den Kriegsdienst nicht mit Sicherheit abgelehnt werden könne". Der Grad der Erwerbsminderung sei erheblich höher als mit 50 % zu bewerten.

Ebenfalls auf Ersuchen des Herrn P. erstattete noch ein *dritter Privat-Nervenarzt* am 21. VII. 1954 über Herrn P. ein fachärztliches Gutachten. Diesem gegenüber gab P. nun zu seiner *Anamnese* an:

Während des anstrengenden Vormarsches eines Tages Auftreten von Kopfschmerzen, Augenflimmern und taubes Gefühl der linken Körperseite. Er habe sich auch fiebrig gefühlt. Fieber sei jedoch zunächst nicht gemessen worden. In diesem Zustand habe er sich etwa drei Wochen lang mit vieler Mühe weitergeschleppt. Am 22. April plötzlich hohes Fieber, mit fast völligem Verlust der Sehkraft. Rückbeförderung in ein Kriegslazarett. Weiterverlegung in ein Augenfachlazarett in Frankfurt/Main. Dort sei auch eine neurologische Untersuchung und SOP durchgeführt worden. Lazarettbehandlung bis August 1941, dann vom Wehrdienst entlassen. Die anfänglich erheblicheren Beschwerden seien durch die Lazarettbehandlung gebessert worden. Außer den Sehstörungen sei jedoch eine Herabsetzung des Empfindungsvermögens (Gehör, Geschmack, Geruch, Getast linksseitig schwächer als rechts) zurückgeblieben. Jetzt Klagen über weitere Verschlechterung, außerdem Gleichgewichtsstörungen und Kopfdruck.

Der letzterwähnte *Neurologe fand* bei P. neben der Opticusatrophie den TSR und RPR links etwas schwächer als rechts, Trömner und Knipsreflex links etwas schwächer als rechts, BDR beiderseits lebhaft, aber links schwächer als rechts, PSR und ASR links ebenfalls schwächer als rechts und beiderseits lebhaft, Fußsohlenreflex rechts lebhafter als links, bei der Sensibilitätsprüfung durchgehende Hypaesthesie und Hypalgesie der ganzen linken Körperseite.

In Abweichung von dem Vorgutachter vertrat dieser Arzt sodann die Überzeugung, daß P. im Jahre 1941 wohl eine Enzephalitis durchgemacht haben müßte, die vorwiegend die Sehnervenkreuzung und Kerngebiete des rechtsseitigen Thalamus geschädigt hätte. Hierfür spräche die durchgehende Beeinträchtigung der linksseitigen sensiblen Funktion, desgleichen der fieberhafte Beginn und die nachfolgende Besserung. Der jetzige neurologische Befund mache die Annahme einer MS unwahrscheinlich, da alle charakteristischen Grundsymptome dieser Erkrankung fehlten. *Die Annahme einer multiplen Sklerose wäre in dem vorliegenden Falle offensichtlich eine „Verlegenheitsdiagnose"*. Es sei vielmehr anzunehmen, daß die in der Folgezeit festgestellte Verschlimmerung auf einen vorzeitigen Degenerationsprozeß der früher einmal betroffen gewesenen Gebiete zurückzuführen sei. Unter diesem Gesichtspunkt sei daher die fieberhafte Encephalitis als Wehrdienstbeschädigung anzuerkennen.

In einem *sehr ausführlichen Schriftsatz* vom 16. VI. 1954 beantragte P. nunmehr unter Berufung auf diese nervenärztlichen Gutachten vor dem Sozialgericht die Zuerkennung einer laufenden Versorgungsrente und einer Kapitalentschädigung, unter Zugrundelegung einer Minderung der Erwerbsfähigkeit von mindestens 75 % seit dem 1. VII. 1950. Dazu trug er vor, der ablehnende Bescheid des Versorgungsamtes ginge zu Unrecht von der Annahme aus, seine Leiden bzw. die jetzigen Erscheinungen wären nicht auf den Wehrdienst zurückzuführen, da sie weder in den Entlassungspapieren noch in den Unterlagen aus der Zeit vor 1945 erwähnt worden seien und daß infolgedessen auch die von ihm (P.) jetzt angegebene Verschlimmerung nicht mehr in einem ursächlichen Zusammenhang mit dem Kriegsdienst stehen könne. Demgegenüber müsse darauf hingewiesen werden, daß er (P.) bei seiner Einberufung zum Wehrdienst völlig gesund gewesen wäre. Im übrigen setze sich das Versorgungsamt durch die Anerkennung des Sehnervenschwundes als Symptom eines organischen Nervenleidens in Widerspruch zu seiner Ablehnungsbegründung. Würde doch mit der Anerkennung der Sehnervenerkrankung zum Ausdruck gebracht, daß das Augenleiden ursächlich mit einer vorausgegangenen kriegsbedingten organischen Nervenerkrankung zusammenhinge. Dann aber müßten auch alle später aufgetretenen organischen Störungen als Schadensfolgen im Sinne des Kriegsopferversorgungsgesetzes anerkannt werden.

Das *Landesversorgungsamt* beantragte jedoch am 10. XI. 1954 Abweisung der Widerspruchsklage des P., da die Klageschrift keine wesentlich neuen Tatsachen enthielte.

Doch verweist P. demgegenüber in einem *Schriftsatz* vom 1. XII. 1954 noch einmal auf *die zwei von uns weiter oben zitierten privat eingeholten nervenärztlichen Bescheinigungen* vom 6. VII. und 21. VII. 1954, *durch welche die vom Landesversorgungsamt gestellte Diagnose eindeutig widerlegt worden sei.*

Jetzt wurde der *Nervenarzt Dr. A. vom Sozialgericht mit einer neurologischen Begutachtung des P. betraut.* Dieser erbat zunächst von Herrn *Prof. B. ein augenärztliches Zusatzgutachten.* Zu diesem Zweck befand sich P. vom 18. X. bis 15. XII. 1954 stationär in einer Augenklinik. Die dort erhobenen wesentlichen Befunde lauteten: links deutliche Abblassung der Papille, der rechte Papillenbefund noch durchaus physiologisch. Gesichtsfeld links hochgradig konzentrisch und rechts beginnend konzentrisch eingeengt. *Die verhältnismäßig geringe Abblassung und sichtbare Atrophie der Sehnerven, besonders rechts, steht in keinem Verhältnis zu der angegebenen Sehschärfe und dem bei wiederholten Prüfungen immer gleich groß angegebenen Gesichtsfeld.*

In dem *abschließenden Gutachten des Prof. B.* heißt es dann: „Da in P.s Anamnese seit 1941 verschiedene Störungen neurologischer Art angegeben werden (Flimmersehen, Hörstörungen, Paraesthesien, motorische Störungen des linken Beines, Gedächtnisschwäche, Schlafstörungen, Potenzverlust), haben wir den Patienten noch ambulant in der Poliklinik der *Neurologi-*

schen Universitätsklinik untersuchen lassen. Von dort wurde, wie schon von anderer Seite, der Verdacht auf das Vorliegen einer multiplen Sklerose geäußert und zur endgültigen Klärung der Diagnose eine Verlegung nach dorthin vorgeschlagen. Herr P. lehnte jedoch eine solche ab." Schließlich meinte noch Herr Prof. B.: *Zweifellos fiele bei Herrn P. noch sein abnormes psychisches Verhalten auf, „so daß wir glauben, einen Teil seines angegebenen schlechten Sehvermögens und der Gesichtsfeldeinschränkung psychogen* erklären zu können."

Gleichwohl bemerkte Herr Prof. B., es bestünde kein Zweifel, daß bei dem Patienten ein schweres Sehnervenleiden vorliege. Die Frage nach der Ätiologie und dem Zusammenhang mit den übrigen Nervensymptomen würde sich vielleicht im einzelnen nicht klären lassen. Immerhin sei ein *Zusammenhang mit einer multiplen Sklerose durchaus möglich, vielleicht sogar wahrscheinlich.*

Das *Gutachten Dr. A.s* ist vom 27. XI. 1955 datiert. Die neurologische Untersuchung des P. ergab diesmal wiederum keinen Nystagmus. „Die Sprache war unauffällig, die Eigenreflexe der Arme seitengleich. Trömner beiderseits nur angedeutet. Meyerscher Reflex fehlt beiderseits. Kein Hinweis auf eine latente Parese im linken Arm, keine Absinketendenz links beim Vorstrecken der Arme. Zeigefinger-Nasen-Versuch kaum auffällig. Bauckdeckenreflex eher lebhaft, Patellar- und Achillessehnen-Reflex nicht wesentlich gesteigert. Überhaupt keine spastischen Anzeichen. *Bei der Gangprüfung Verdacht auf leichte Übertreibung. Blindgang wegen leicht demonstrativen Verhaltens nicht sicher zu verwerten."*

Ich übergehe die weiteren sehr ausführlichen differential-diagnostischen Erwägungen des Herrn Dr. A. und zitiere daraus nur, daß er in seinem Gutachten die Meinung vertritt, sowohl die früher erhobenen neurologischen Befunde, wie auch der jetzige Befund in bezug auf Reflexe, Motilität, Sensibilität sprächen sicher nicht eindeutig für die Annahme einer MS, aber auch nicht gegen eine solche Diagnose. Zum mindesten wäre das Vorhandensein der Bauchdeckenreflexe, wie auch das bei P. festgestellte Fehlen von jeglichen sogenannten Pyramidenzeichen bei einer MS ungewöhnlich, aber kein sicheres Gegenargument gegen eine solche.

Das *Schlußurteil* des Herrn Dr. A. lautet sodann: Da bei P. unzweifelhaft nicht ein gleichmäßig, sondern schubweise fortschreitendes Leiden vorliege und der zweite, hauptsächlich den Gehörs- und Gleichgewichtsnerven betreffende Schub unter Mitbeteiligung der linksseitigen Gefühls- und Bewegungsfunktion erst einige Jahre später dem vorausgegangenen Augennervenleiden folgte, nachdem P. bereits längere Zeit entlassen war, könne auch nur für die Neuritis retrobulbaris eine DB anerkannt werden, nicht aber mehr für die späteren anlagemäßig bedingten Erscheinungen.

Abermals *auf Veranlassung des Herrn P.* fertigte jetzt ein *vierter Nervenarzt,* Dr. C., am 10. I. 1956 ein *eingehendes Gegengutachten,* in dem dieser Arzt wesentlich den Einspruch des P. zum Gegenstand seiner Erörterung macht, *alle bisher tätig gewordenen Gutachter seien bei der Beurteilung seiner Symptomatik von Voraussetzungen ausgegangen, „die die Tatsachen hinsichtlich des bei Beginn des Versorgungsleidens vorhandenen Ausmaßes nicht berücksichtigt hätten."* Auch seien die *Unterlagen der Heeresentlassungsstelle nicht mit ausreichender Objektivität und Genauigkeit* von sämtlichen Vorgutachtern *ausgewertet* worden. Daraus habe sich *eine zweite wesentliche Fehlerquelle* für die Beurteilung ergeben, nämlich der Schluß, es habe sich von Anbeginn an bei P. um ein Augenleiden sui generis, und nicht um ein organisches Nervenleiden gehandelt, von dem die Schädigung des Sehvermögens nur ein Symptom gewesen wäre.

Wenn P. zur Zeit des Auftretens seiner Sehstörungen im Jahre 1941 von möglicherweise auch schon damals bestehenden anderen neurologischen Begleitsymptomen keine Notiz genommen hätte, so ließe sich dies durchaus als Ausdruck einer häufig eine multiple Sklerose begleitenden psychischen Veränderung bewerten. Beobachte man doch gerade bei der multiplen Sklerose sehr häufig eine euphorisch optimistische Einstellung der Leidenden, die in einem auffallend schroffen Gegensatz zu dem objektiven Krankheitsbefund stünde. P. hätte zum Beispiel bei Beginn seiner Krankheit schon schlecht laufen können, weil er neben den Augensymptomen bereits Lähmungserscheinungen der Beine hatte. Auch hätte P. bei einer augenfachärztlichen Untersuchung im Jahre 1946 durch die VAB über Doppelbilder geklagt. Der weitere Verlauf seines Leidens hätte dann die Tendenz zu einer fortlaufenden Verschlechterung des Gesamtzustandes geboten. Als typisches Symptom einer multiplen Sklerose sei heute bei P. auch die skandierende Sprache ausgeprägt.

Unter anderem macht Dr. C. dann darauf aufmerksam, daß *schon in dem Befund der Heeresentlassungsstelle neben dem Sehnervenschwund* von dem untersuchenden Militärarzt *eine „seitengleiche Steigerung der Arm- und Beinreflexe"* festgestellt worden sei. *Damit sei zweifelsfrei ein pathologischer Befund fixiert worden,* den niemand nachträglich aus der Welt schaffen könne. Von einem mehrjährigen Intervall bis zum Auftreten weiterer Symptome neben dem Augenleiden könne daher gar keine Rede sein. *Denn eine Reflexsteigerung bedeute im Gegensatz zu „lebhaften Reflexen" immer eine Schädigung der Pyramidenbahnen.* Kurz und gut — im Falle P. hätte der ganze rasche und eindeutige Verlauf ohne jahrelange Intervalle, sondern kontinuierlich von Krankheitsbeginn an fortschreitend gezeigt, daß es sich hier um eine multiple Sklerose handele. Es wäre *längst an der Zeit, daß das Versorgungsamt in dem Rentenbescheid des P. den diagnostischen*

Oberbegriff für das Krankheitsgeschehen, nämlich: „Organisches Nervenleiden, multiple Sklerose" aufnähme. Die in den bisherigen Beurteilungen des Versorgungsamtes seit 1950 immer wieder erfolgte Beschränkung des Krankheitsgeschehens des P. als „abgrenzbare Verschlimmerung" sei ebenfalls nicht zutreffend. Vielmehr müsse man nach dem Verlauf des Versorgungsleidens eine „richtunggebende Verschlimmerung" annehmen. Dementsprechend schätzte Herr Dr. C. die MdE des P. durch VL auf 70 %.

Darauf erwiderte die *Nervenabteilung der versorgungsärztlichen Untersuchungsstelle* am 22. II. 1956: Die Diagnose MS könne bei P. in keiner Weise mit absoluter Sicherheit gestellt werden, wenngleich manches für eine solche sprechen könnte. Herr Dr. C. meinte, wenn in dem Befund der Heeresentlassungsstelle unter ZNS schon vermerkt worden sei: „Seitengleiche Steigerung der Arm- und Beinreflexe", so wäre dies zweifelsfrei schon ein pathologischer Befund und Ausdruck einer Schädigung der Pyramidenbahnen gewesen. Nur seien heute keine Zeichen einer Pyramidenbahnschädigung mehr vorhanden. Daher erschiene das Argument des Dr. C., bereits bei der Entlassung des P. aus der Wehrmacht sei eine Schädigung der Pyramidenbahnen vorhanden gewesen und deshalb seien die heutigen neurologischen Ausfälle in ihrer Gesamtheit als VL anzuerkennen, nicht stichhaltig. Die Annahme einer richtunggebenden Verschlimmerung wäre auch nur dann möglich, wenn sich bei P. vom Beginn seiner Erkrankung bis zum heutigen Tage tatsächlich eine kontinuierliche — nicht schubweise — Verschlimmerung seines Leidens nachweisen ließe.

Immerhin wurde in einer öffentlichen *Sitzung des Sozialgerichts* vom 14. III. 1956 das Landesversorgungsamt verurteilt, zum mindesten den bisherigen Versorgungsbescheid aufzuheben und ein Versorgungsleiden (multiple Sklerose) im Sinne der abgegrenzten Verschlimmerung anzuerkennen.

Gegen diesen Bescheid erhob nun wieder P. am 5. IV. 1956 *Klage beim Landessozialgericht.*

Mit seiner Vertretung beauftragte er jetzt Herrn Rechtsanwalt *Dr. D.* In seinem ersten, sehr ausführlichen *Schriftsatz* vom 14. VI. 1956 weist dieser zunächst darauf hin,

daß wohl von keiner Seite bezweifelt würde, daß das Leiden des P. nur aufgrund schwerer Strapazen des Krieges zum Ausbruch gekommen wäre. „Dieses Leiden nun willkürlich in Abschnitte zu zerlegen und zu sagen, daß zwar die schwere Sehnervenstörung auf dem Kriegsdienst beruhe, die übrigen Auswirkungen des durch den Kriegsdienst entstandenen Leidens aber mit der Sehnervenerkrankung gar nichts mehr zu tun hätten", sei „eine weder mit der medizinischen Wissenschaft noch mit den Denkgesetzen in Einklang stehende Behauptung". Wenn nicht einwandfrei festgestellt werden könne, wie und woraus die MS entstehe — und dies sei der medizinischen Wissenschaft bis heute noch nicht gelungen —, und wenn andrerseits festgestellt worden sei, daß bei P. nach eineinhalbjährigem Kriegsdienst dieses schwere Nervenleiden zum Ausbruch gekommen sei, dann gäbe es nur eine Folgerung aus diesem Sachverhalt, nämlich die, daß diese Krankheit mit allem, was daraus für den Kläger erwuchs, als Kriegsdienstbeschädigung anzuerkennen wäre und zwar im Sinne der Entstehung. Nur den sogenannten ersten Schub als Kriegsdienstbeschädigung gelten lassen zu wollen die folgenden Krankheitsstadien jedoch nicht, wäre reine Willkür. Gäbe es doch bekanntlich noch andere Krankheiten, die in Schüben aufträten, bzw. verliefen, wie etwa die Syphilis. Und wer wollte etwa in ihrem Fall behaupten, daß lediglich ihre Primärerscheinungen als selbständige Krankheit anzusehen seien, die späteren Erscheinungen des dritten Stadiums aber, die oft erst nach Jahrzehnten aufträten, wie die Paralyse oder die Tabes, keinen logischen Zusammenhang mit der Ersterkrankung besäßen. Im übrigen hätte Herr Dr. C. sehr ausführlich darauf hingewiesen, daß schon von Anfang an weit mehr Symptome vorgelegen hätten als nur das Augenleiden. Und wenn schließlich Herr Dr. A. auf der einen Seite meine, statistische Erhebungen hätten gezeigt, daß sich in Kriegszeiten die Fälle der MS nicht vermehrt gezeigt hätten, gleichzeitig aber zugebe, daß die Entstehungsursache der Krankheit nicht geklärt worden sei, so sei diese Aussage schon kaum noch als eine wissenschaftliche Beweisführung zu bezeichnen. Nach allem müsse das Leiden des Q. als Versorgungsleiden im Sinne der Entstehung anerkannt werden. Wenn in dieser Hinsicht Zweifel bestünden, so beruhten sie einfach auf der Unzulänglichkeit des menschlichen Erkenntnisvermögens. Dies dürfte aber nicht zum Nachteil des Versorgungsberechtigten ausgewertet werden.

Das *Landesversorgungsamt* hielt dem entgegen, daß das *organische Nervenleiden* des P. *auf einer Anlage* beruhe und daß es von daher nur während und wahrscheinlich auch durch den Kriegsdienst mit seinen Strapazen ausgelöst worden sei. Unter diesem Gesichtspunkt sei das organische Nervenleiden nur im Sinne der abgegrenzten Verschlimmerung anerkannt worden.

Der *Anwalt, Herr Dr. D.*, entgegnete auf diese Stellungnahme des Landesversorgungsamtes mit einem weiteren Schreiben des Inhalts:

Das Landesversorgungsamt begnüge sich damit, seine früheren Behauptungen zu wiederholen, ohne sachlich auf die vorgebrachten Einwände des P. einzugehen. Er beruft sich sodann auf ein nervenärztliches Obergutachten des Herrn Prof. E. einer Universitätsnervenklinik, in dem dieser sich in einem anderen Streitfall eingehend mit der Frage: Multiple Sklerose in ihrer Beziehung zum Kriegsdienst auseinandersetzt. In dem besagten Gutachten hätte zwar auch Herr Prof. E. ausgeführt: „Über die letzte Ursache der multiplen Sklerose besteht heute noch immer weitgehend Unklarheit. Möglicherweise spielt eine Anlagestörung im Sinne einer Disposition eine gewisse Rolle. Doch ist die Krankheit multiple Sklerose nachweislich kein Leiden, welches — stets unabhängig von äußeren Einflüssen — schicksalmäßig bestimmte Anlageträger befällt, wie insbesondere Zwillingsuntersuchungen ergeben haben." Jedenfalls seien sich alle wissenschaftlichen Autoritäten gegenwärtig darüber einig, daß bei der Manifestation der multiplen Sklerose eine ganze Reihe von Schädlichkeiten als zusätzliche Ursachen eine beträchtliche Rolle spielen: Überanstrengung, Infektionen, schlechte Ernährung, Kälte- und Nässeeinwirkung, kurzum alle erdenklichen Faktoren, die die Abwehrlage des menschlichen Organismus beeinträchtigen. Wenn also entsprechende Schädigungen stattgehabt hätten und zwischen denselben und dem Auftreten der ersten Symptome ein zeitlicher Zusammenhang bestünde, sei nach dem heutigen Stand der Wissenschaft WDB im Sinne der Manifestationsursache anzunehmen. Ein weiterer bedeutender Kliniker, Herr Prof. F., vertrete im übrigen den Standpunkt, daß die sogenannte retrobulbäre Neuritis nur ein Vorläufer der sich später voll entwickelnden multiplen Sklerose-Erkrankung sei.

In dem von Herrn R. A. Dr. D. herangezogenen Gutachten war Herr Prof. E. dafür eingetreten, daß in dem von ihm begutachteten Falle eine multiple Sklerose als in vollem Umfange mit einer MdE von 100 % als Versorgungsleiden anerkannt werden müßte.

Entsprechend dem Antrag des Anwaltes *forderte das Landessozialgericht nun Herrn Prof. E. auf, ein nervenfachärztliches Ober-Gutachten nach Aktenlage über Herrn P. zu erstatten.* In ihm schloß sich Herr Prof. E. grundsätzlich der Meinung der meisten Vorgutachter an, daß es sich in dem Falle des P. um eine — wenn auch „etwas atypische Form“ — einer multiplen Sklerose handele.

Diese pflege zwar in der Regel weit überwiegend bestimmte untere Rückenmarkabschnitte zu erfassen, während sie sich im Falle des Herrn P. vorwiegend auf die Hirnnerven beschränkt hätte. Die gutachtliche Entscheidung müsse aber, wie stets bei diesem Leiden so auch im vorliegenden Falle, von der Frage nach dem zeitlichen Zusammenhang mit etwaigen außergewöhnlichen Belastungen ausgehen, die als wesentliche Teilursachen für die Entstehung der MS gewertet werden könnten. Diese Voraussetzungen seien zweifellos bei P. gegeben. Doch sei offenbar seine primäre Sehnervenerkrankung heute mit objektivierbarem Effekt abgeklungen. Damit sei die Krankheit des P. zunächst abgeschlossen gewesen, denn eine weitere Verschlechterung des Sehvermögens sei bei ihm nicht eingetreten, wie die objektiven Befunde bis in die letzte Zeit hinein zeigten.

Zur MS gehöre sehr häufig noch ein schubförmiger Verlauf. Nach einem scheinbaren Stillstand oder einer guten Remission käme es nach kürzeren oder längeren Intervallen zu mehr oder weniger schweren Rezidiven. Im vorliegenden Fall habe daher die richtige Diagnose erst aus dem zweiten Schube gestellt werden können, bis zu dessen Beginn immerhin etwa drei Jahre vergangen seien. Aufgrund der immer noch für die MS bestehenden ätiologischen Unklarheiten habe man jedoch in der versorgungsärztlichen Praxis bei typisch schubweisem Verlauf im allgemeinen nur für den ersten Schub eine abgrenzbare Verschlimmerung anerkannt. Die Anerkennung des zweiten Schubes und der weiteren Folgen als D. B. würde voraussetzen, daß eine richtunggebende Verschlimmerung hinsichtlich des ersten Schubes begründet erkennbar sei.

Im Falle P. sei jedoch — wie oben erwiesen — der erste Schub mit einer Defektheilung abgeschlossen gewesen, während der zweite Schub erst einige Jahre später aufgetreten sei. Dieser hätte dann zu einem Defekt in einem anderen System, ebenfalls im Bereich der Hirnnerven geführt. Daher sei *der Gesamtverlauf des Leidens bei P. nicht geeignet, die als Schädigungsfolge angesehene Verschlimmerung als „richtunggebend“ im Sinne des Gesetzes anzusehen.* In dem von P. bzw. seinem Anwalt zitierten Obergutachten hätte es sich um eine völlig andere Verlaufsform einer MS gehandelt, die nach einem chronisch-progredienten Verlauf schließlich zu einer völligen Arbeitsunfähigkeit des betreffenden Patienten geführt hätte.

Nach all dem kommt Herr Prof. E. zu dem *Schluß*, daß die von P. angegebenen äußeren Einwirkungen zwar als wesentlich mitwirkende Teilursachen bei der Entstehung einer MS anzusehen seien, daß sich jedoch *kein Anhalt für die Annahme einer richtunggebenden Verschlimmerung* ergäbe. VL sei daher im Falle des P. nur für den ersten Schub anzunehmen, wie dies von Anfang an geschehen sei. Die dadurch bedingte MdE wurde auch von Herrn Prof. E. — wie bisher — auf 50 % geschätzt.

Der *Anwalt* des Herrn P. erhob in einem *längeren Schriftsatz* vom 28. I. 1958 auch gegen dieses Gutachten des Herrn Prof. E. *kritische Einwände*, wobei er sich, wie früher schon P., auf die Hinweise und Feststellungen der im Vorausgehenden bereits auszugsweise zitierten nervenärztlichen Privatgutachter des P. beruft. Und wieder trägt er vor, aus der ganzen Verlaufsgeschichte ginge eindeutig hervor, daß bei dem gegenwärtigen Krankheitsbild des P. eine einheitliche Entwicklung vorläge und nicht etwa ein selbständiger zweiter Schub angenommen werden könne, der in keinem Zusammenhang mit dem anfangs festgestellten Defekt stünde. P. beanspruche daher, daß seine Wehrdienstbeschädigung von Anfang an im Sinne einer richtunggebenden Verschlimmerung anerkannt würde. Zur weiteren Klärung des Streitfalles beantragte Herr Rechtsanwalt Dr. D. noch ein Obergutachten von Herrn Prof. F. oder von mir einzuziehen.

Zwar *forderte das Gericht* noch von dem den Herrn P. behandelnden *Augenarzt, Herrn Dr. G.*, und seinem *behandelnden Nervenarzt nähere Auskünfte* über den Verlauf des Krankheitsbildes des P. während der Behandlung durch die genannten Ärzte an.

Der betreffende *Nervenarzt* beantwortete die an ihn gerichteten Fragen dahingehend, daß Herr P. erstmalig im Februar 1944 bis Januar 1945 und seit 1950 laufend wegen eines organischen Nervenleidens, wegen beiderseitigen Sehnervenschwundes, Schwerhörigkeit links, Gleichgewichtsstörungen und einer Schwäche des linken Armes und Beines bei ihm in Behandlung gestanden hätte. Im Laufe der Behandlungszeit hätten sich sämtliche aufgeführten Leiden allmählich verschlimmert, besonders die Sehfähigkeit, die Gleichgewichtsstörungen und die Schwerhörigkeit links. All diese Leiden hätten jedoch schon seit 1941/1942 bestanden.

Und der *Augenarzt Dr. G.* beantwortete die gleichen vom Gericht an ihn gestellten Fragen zunächst dahingehend, daß P. vom *März 1942 bis Juni 1957* von ihm *wegen einer Sehnervenerkrankung (Atrophie) behandelt* worden sei. *In dieser Zeit hätte sich das genannte Leiden des P. nicht verschlimmert.* Darüber, wie lange die Erkrankung des P. schon vor Behandlungsbeginn bestanden habe, könne er objektiv keine Aussagen machen. *Drei Wochen später teilte Herr Dr. G. — seinen vorigen Bericht berichtigend — dem Landessozialgericht mit, daß sich das Leiden des*

Herrn P. während der gesamten Behandlungszeit, also von 1942 bis jetzt, *doch allmählich verschlimmert habe.* Das Sehvermögen sei schwächer geworden, insbesondere sei das Gesichtsfeld konzentrisch eingeschränkt.

Dem Vorschlag des Anwaltes Dr. H. entsprechend wurde ich mit der Erstattung des **Obergutachtens** über Herrn P. betraut. Bei der Untersuchung durch mich machte er die folgenden *Angaben zu seiner Anamnese:*

In der Familie seien Nerven- oder Geisteskrankheiten nicht beobachtet worden. Der Vater war Tischlermeister und verstarb 1943 im 52. Lebensjahr, die Mutter 1936, mit 54 Jahren an einem Herzleiden.

P. selbst war der vierte von sieben Geschwistern. Seine Entwicklung verlief ohne Besonderheiten, insbesondere ohne ernstere Krankheiten. Epilepsieverdächtige Erscheinungen wurden von P. nicht erinnert. Aus der Schule habe er immer sehr gute Zeugnisse mit nach Hause gebracht. Auch sportlich sei er stets „sehr auf der Höhe“ gewesen. Nach Beendigung der Schulzeit ging er in die Tischlerlehre. Anschließend besuchte er, nachdem er drei Jahre als Geselle gearbeitet hatte, 1938 die Meisterschule.

Am 27. August 1939 sei er zum Kriegsdienst eingezogen aber bereits im Juni 1942 wieder vom Militärdienst entlassen worden, nachdem er die Feldzüge in Frankreich und Jugoslawien als Meldegänger mitgemacht hätte. An Verwundungen erlitt er nur einen belanglosen Streifschuß am Knie.

Etwa 1941 hätten sich die ersten Erscheinungen seiner heutigen Krankheit bemerkbar gemacht. Es hätten sich Schwindel, Kopfschmerzen, Doppelbilder sowie eine allgemeine Mattigkeit eingestellt, und er sei wie ein Besoffener herumgelaufen. Gleichwohl habe er den jugoslawischen Feldzug noch weiter mitgemacht. Er habe endlich Marscherleichterung erhalten. Vom Truppenarzt, dem er seine Beschwerden vorgetragen hätte, habe er nur Tabletten erhalten. Gegen Ende des Jugoslawienfeldzuges hätten sich jedoch seine Beschwerden immer mehr verstärkt. Es hätte sich ein Zittern eingestellt. Schließlich habe er kaum mehr sehen können. Als er sich deswegen wiederum beim Truppenarzt gemeldet hätte, sei er mit den übelsten Ausdrücken belegt worden. Wenn er daran denke, kämen ihm heute noch die Tränen. Der Kompaniechef habe sich dann für ihn eingesetzt und dafür gesorgt, daß er mit einem Lazarettzug in ein Lazarett bei Sofia transportiert worden sei. Nach drei oder vier Tagen sei er von dort weiter nach Frankfurt/Main transportiert worden. Dort habe er sieben oder acht Monate gelegen. Er sei mit Vitaminen und vor allen Dingen mit sehr guter Verpflegung behandelt worden. Bei der Entlassung aus dem Frankfurter Reservelazarett habe er sich im ganzen etwas stabiler gefühlt. Als er jedoch zu Hause angelangt sei, wäre es wieder aus gewesen. Er habe eine neuerliche Untersuchung beantragt, die jedoch abgelehnt worden sei.

Von 1939 bis 1942 verheiratet. Seine Frau habe sich dann scheiden lassen, „vermutlich wegen meiner Kriegsbeschädigung“. Ein Kind aus dieser Ehe, keine Fehlgeburt der Frau, venerische Infektion negiert.

Nach der Entlassung vom Militär habe er einen Umschulungslehrgang als Industriekaufmann durchgemacht, sei dann zunächst Geschäftsführer der Tischlerinnung gewesen, bis er 1945 vom Magistrat übernommen worden sei, wo er seit vielen Jahren beim Entschädigungsamt tätig sei.

Bei Beginn seiner beruflichen Tätigkeit sei sowohl sein Sehvermögen, als auch sein Allgemeinbefinden bedeutend besser gewesen, als während seiner Lazarettzeit Im Laufe der folgenden Jahre wäre jedoch alles wieder zunehmend schlechter geworden. Vor etwa drei Jahren hätte er vorübergehend wegen seiner Augen in stationärer Behandlung gestanden. Andere Krankenhausbehandlungen hätten jedoch nicht mehr stattgefunden. Er stünde in laufender Behandlung bei einem Nervenarzt. Die Behandlung bestünde vorwiegend aus Verordnungen von Tabletten.

Als *vorwiegende Klagen* nannte P. mir auch heute noch sein schlechtes Sehvermögen. Gegenstände vor seinen Augen verschwänden ihm plötzlich, so daß er sie erst suchen müsse. Wenn er angestrengt sehen müsse, stellten sich Augenschmerzen ein. Ganz besonders setzten ihm aber Gleichgewichtsstörungen zu. Anfallsweise stelle sich ein Kribbeln, vor allen Dingen in der ganzen linken Körperseite, ein. Dann könne er plötzlich gar nicht mehr richtig denken. Wenn er aufstehe, wäre er wie ein Besoffener. Dauer dieser Zustände einige Minuten. Während dieser Anfälle und auch hinterher habe er Kopfschmerzen in der Stirngegend und im Nacken. Wenn er länger laufen müsse, erlahme das linke Bein. Auf dem linken Ohr höre er etwas schlechter als rechts. Ohne Tabletten könne er unmöglich schlafen. Vor dem Einschlafen schrecke er häufig auf und wäre dann wieder voll wach. Träume werden nicht erinnert. Der Appetit sei wechselnd, die Stimmung sehr labil, vom Wetter abhängig. Bei Regen oder feuchtem Wetter sei er besonders reizbar und ginge er allen Menschen aus dem Wege. Eigentlich schwermütig sei er nicht. Der Stuhlgang sei obstipiert. Harnfunktionsstörungen werden nicht angegeben. Die Parästhesien in der linken Körperhälfte wären nicht konstant. Im ganzen will er sehr vergeßlich geworden sein, ebenso hätte sein Konzentrationsvermögen nachgelassen. Die Arbeit fiele ihm „verflucht schwer". Doch wolle er nicht auf der Straße liegen.

Er erhielte eine Grundrente von 50 %, jedoch nur aufgrund seines Augenleidens. Das übrige Nervenleiden, so habe man ihm bisher immer gesagt, sei anlagebedingt. Und es ginge ihm nun darum, daß auch dieses Nervenleiden als Versorgungsleiden anerkannt würde.

Neurologisch fand ich

Hirnnerven: Pupillen rechts = links, reagieren prompt auf Licht und Konverganz, Augenbewegungen frei, kein Nystagmus. Augenhintergrund: beiderseits Sehnervenatrophie. Cornealreflexe beiderseits nicht auslösbar. — Facialis, Hypoglossus o. B., Sprache ungestört. Keine artikulatorischen Sprachstörungen oder Anzeichen einer skandierenden Sprache.

Arme: Tonus und Reflexe vielleicht links eine Spur schlaffer als rechts (psychogen?). Meyer'scher Reflex beiderseits negativ, Knipsreflex ebenfalls. Im linken Arm wird geringe Hypaesthesie angegeben.

BDR in allen Quadranten lebhaft, bis auf rechts unten (Appendektomie-Narbe). Im Bereich des ganzen linken Rumpfes wird ebenfalls Hypaesthesie angegeben.

Beine: Tonus nicht sicher different. PSR rechts = links, ASR links vielleicht eine Spur schwächer als rechts. KHV beiderseits etwas unsicher. Hypaesthesie im linken Bein.

Gang: etwas breitbeinig, aber ohne paretische Erscheinungen und Seitenabweichungen bei Gang mit geschlossenen Augen.

Romberg: negativ.

Psychisch: im ganzen unauffällig. Gelegentlich hat man den Eindruck einer emotionellen Schwäche. P. meint jedoch hierzu, daß er nur etwas rührselig würde, wenn er an bestimmte Erlebnisse, z. B. an die Untersuchung durch den Stabsarzt im Jahre 1942, denken müsse.

Erörterung und Beurteilung

Die besondere Schwierigkeit einer Urteilsfindung in dem vorliegenden Fall tritt schon darin zutage, daß bisher *insgesamt zwölf nervenärztliche, zum Teil ziemlich umfangreiche Gutachten, Bescheinigungen oder Stellungnahmen* über ihn vorliegen, *davon sechs erstattet von Privatärzten und sechs von Amtsärzten, bzw. gerichtlich bestallten Neurologen. Mein Gutachten ist damit also das siebente gerichtlich angeforderte neurologsich-psychiatrische Gutachten (in der Gesamtzahl das dreizehnte Gutachten!).*

Des weiteren erhält der vorliegende Entschädigungsfall noch durch die *große Zahl der sehr ausführlichen Schriftsätze des P. bzw. seines Anwaltes ein meines Erachtens recht charakteristisches Gepräge;* ihnen allen merkt man eine äußerst große Versiertheit an, sei es in der versorgungsgerichtlichen Praxis, sei es in der Beurteilung des von P. vorgetragenen „Nervenleidens“. Hierbei wird man nicht außer acht lassen dürfen, daß Herr P. selbst, nach dem Urteil seiner Vorgesetzten zu schließen, seit langem offenbar sehr erfolgreich im Entschädigungsamt als Sachbearbeiter tätig ist. Ich glaubte diese, die ganze Problematik und Kompliziertheit der mir vom Landessozialgericht zur Beurteilung vorgelegten Klage besonders beleuchtenden Umstände meinen nachfolgenden Erörterungen vorausschicken zu müssen.

Aus dem eingehenden Studium der Akten ergibt sich sodann der folgende *Sachverhalt:* Im Verlauf des Feldzuges in Jugoslawien, während dem Herr P. als Melder eingesetzt war und zeitweise erheblichen, sei es klimatischen, sei es andersartigen kriegsbedingten Belastungen ausgesetzt war, erkrankte er an sich in relativ kurzer Zeit entwickelnden Sehstörungen. Nach gelegentlichen Äußerungen des P. in seinen Schriftsätzen wären diese in ihrem Beginn von starken Kopfschmerzen, ja sogar von „hohem Fieber“ begleitet gewesen. Eine daraufhin erfolgte militärärztliche Untersuchung stellte nun bei ihm das Bestehen einer Neuritis retrobulbaris fest. Nach Deutschland zurücktransportiert, befand er sich mehrere Monate in einem *Kriegslazarett (Frankfurt/M.).* Hier wurde P. unter anderem auch neurologisch untersucht und bei ihm auch eine Suboccipitalpunktion vorgenommen. Das Ergebnis der Liquoruntersuchung liegt mir leider nicht vor. Doch hat man jedenfalls seinerzeit *keine neurologischen Ausfälle bei P. finden können, die den Verdacht auf eine multiple Sklerose oder einen Hirntumor nahegelegt hätten.* Wie man sich damals die Neuritis retrobulbaris erklärte, läßt sich aus den Aktenunterlagen nicht ersehen. Vermutlich hat man sie als eine isolierte Neuritis retrobulbaris auf entzündlicher Grundlage beurteilt.

Einer der privatärztlichen Begutachter des Herrn P. glaubte zwar aus der Tatsache, daß in dem Heeresentlassungsbericht des P. als neurologischer Befund *„gesteigerte Arm- und Beinreflexe“* angeführt worden seien, die Folgerung ziehen zu können, daß schon damals, neben der Opticusatrophie nach einer Neuritis retrobulbaris andere Anzeichen für das Vorliegen eines organischen Nervenleidens vorgelegen hätten und daß dieser Umstand von den späteren Begutachtern nur nicht gebührend beachtet worden wäre. — Meines Erachtens kann dieser Schlußfolgerung kaum ein bindendes Gewicht beigemessen werden. Denn es wird *in der neurologischen Praxis sehr häufig von „gesteigerten Reflexen“ gesprochen, womit man im Grunde nur lebhafte Reflexe meint, die durchaus bei bestimmten Persönlichkeiten, insbesondere bei Neurasthenikern, noch im Rahmen des Physiologischen* liegen können. Dies trifft *vor allem dann* zu, *wenn bei den betreffenden Patienten sonstige spastische bzw. Pyramidenzeichen fehlen,* als da sind: eine Hypertonie der Arm- und Beinmuskulatur oder Reflexe aus der Babinskigruppe. Bei Herrn P. aber sind bisher von keinem Gutachter eindeutig und sicher derartige Befunde erhoben worden.

Der gleiche, im Voraufgehenden zitierte Privatgutachter des Herrn P. trägt sodann zur Stützung seiner These vor, Herr P. hätte seinerzeit auch schon an Gleichgewichtsstörungen, Paraesthesien und Lähmungserscheinungen im linken Bein gelitten. Herr P. hat dies jedoch erst in einem relativ späten Zeitpunkt seines Entschädigungsverfahrens angegeben. Die Glaubwürdigkeit seiner diesbezüglichen Angaben wurde dementsprechend schon von einem anderen Gutachter angezweifelt. Und ich halte es meinerseits auch für unwahrscheinlich, daß derartige Beschwerden des P. während seines monatelangen Aufenthaltes im Kriegslazarett Frankfurt/Main unbeachtet geblieben sein sollten.

Doch der benannte Privatgutachter meint, möglicherweise hätte P. diesen Symptomen 1941/1942 nur keine Beachtung geschenkt, weil eine *multiple Sklerose häufig auch zu psychischen Veränderungen* des Betroffenen führt, die durch eine *euphorische Kritiklosigkeit* gekennzeichnet sei, *aus der heraus Kranke dieser Art selbst grobe körperliche Behinderungen gar nicht leidend wahrnähmen.* Vermutlich hätte also bei Herrn P. schon damals auch eine solche für eine multiple Sklerose charakterische Wesensänderung vorgelegen.

Diese Annahme erscheint mir nun vollends ausgesprochen gezwungen, willkürlich und durch nichts begründet. Denn einmal beobachtet man derartige psychische Alterationen in der Regel erst in fortgeschrittenen Fällen einer multiplen Sklerose. Und dann pflegt sie sich nur selten zurückzubilden. Das ganze Wesensbild des P., das uns aus den Akten, seinen Schriftsätzen, ebenso aus den gutachtlichen psychiatrischen Befunden nun schon über viele Jahre entgegentritt, läßt aber auch nicht die geringsten Züge eines organischen Psychosyndroms, hier also einer euphorischen Kritiklosigkeit und Indolenz, wie man sie bei meiner multiplen Sklerose anzutreffen pflegt, erkennen.

Im Jahre 1950 stellte P. seinen Antrag auf Gewährung einer KDB-Rente, „wegen eines Sehnervenschwundes und eines organischen Nervenleidens". Doch erst im September 1952 wies er darauf hin, daß bei ihm auch Geruchs- und Geschmacksstörungen sowie eine Herabminderung seines Hörvermögens links vorlägen. Bei der Persönlichkeitsstruktur des Herrn P. ist kaum anzunehmen, daß er diese Symptome nicht auch schon in seinem ursprünglichen Versorgungsantrag erwähnt hätte, wenn sie damals bereits bestanden hätten. Das gleiche läßt sich wohl von den erstmalig im Jahre 1953 von ihm erwähnten „Schwächeerscheinungen im linken Bein" sagen.

Tatsächlich ließen sich die von Herrn P. in den letzten Jahren hierüber immer wieder vorgetragenen Klagen eigentlich von keinem der bisherigen Gutachter, etwa durch einen spezifischen Reflexbefund als einwandfrei organisch bedingt objektivieren. Niemals wurden bisher an den Arm- und Beinreflexen sicher pathologische Reflexe gefunden, niemals ließen sich Babinskizeichen usw. nachweisen. Lediglich gab Herr P. bei den neurologischen Untersuchungen eine Hypaesthesie, gelegentlich auch einmal eine Hyperaesthesie der ganzen linken Seite an. Doch muß sich der Untersucher bei derartigen „Befunden" völlig auf die subjektiven Angaben des jeweiligen Patienten verlassen. Bei dem Fehlen sonstiger pathologischer neurologischer Stigmata vermag ich für diesen „Befund" im Falle des P. jedenfalls auch kein sicheres organisches Korrelat zu finden. Unter diesen Umständen sind die Angaben einer total halbseitig begrenzten Gefühlsstörung schon fast als hysterisches Symptom zu werten.

In dieser Richtung wird auch schon in dem nervenärztlichen Befund des Versorgungsamtes vom 23. III. 1954 zwar schon eine erhebliche Störung der Lageempfindung links vermerkt, jedoch hinzugefügt, daß die Angaben des P. „wenig glaubhaft" seien.

Auch Herr Prof. B. bemerkt als Augenarzt im November 1954, daß er glaube, daß ein Teil des angegebenen schlechten Sehvermögens und der

Gesichtsfeldeinschränkung durchaus psychogen erklärt werden könne. Und der Nervenarzt, Dr. A., äußert im November 1955: „Bei der Gangprüfung Verdacht auf leichte Übertreibung. Blindgang wegen leicht demonstrativen Verhaltens nicht sicher zu verwerten.“

Damit taucht aber ein Gesichtspunkt auf, den man bei der Beurteilung des gegenwärtigen Krankheitsbildes des P. nicht unberücksichtigt lassen darf. *Ich möchte* es nämlich *fast für zwangsläufig halten, daß ein Mensch, der nun fast zehn Jahre so hartnäckig wie Herr P. um die Anerkennung seiner Kriegsdienstbeschädigung kämpft, in eine rentenneurotische Haltung hineingerät und von daher über ein bei ihm bestehendes organisches Leiden hinaus ideogene Symptome vorträgt und entwickelt.* Dies ist um so näherliegend, wenn er dazu noch, wie ebenfalls P., beruflich laufend mit der Bearbeitung von Entschädigungsfällen zu tun hat, dadurch auf diesem Gebiet umfangreiche Erfahrungen sammeln kann und schließlich noch im Verlauf seines eigenen Rentenverfahrens anhand der zahlreichen über ihn erstatteten, zum Teil voneinander abweichenden Gutachten Einblick in die ganze Problematik und Lückenhaftigkeit ärztlicher Diagnostik und Urteilsbegründung gewinnen konnte. So kann ich mich in Übereinstimmung mit den von mir zuletzt zitierten Gutachtern nicht ganz des Verdachtes erwehren, daß auch Herr P. — unbewußt — ein wenig einem rentenneurotischen Teufelskreis verfallen ist.

Abgesehen von diesen Erwägungen geht jedenfalls aus allen Unterlagen das eine eindeutig hervor, daß lange Jahre hindurch bei Herrn P. als wirklich objektiv nur das Vorliegen einer Sehnervenatrophie festgestellt wurde und zur Debatte stand.

Erst im März 1954 wurde bei Herrn P. ohrenärztlich rechts eine mittelgradige reine Innenohrschwerhörigkeit und linksseitig praktisch eine Ertaubung gefunden. Erstmalig hatte P. — im September 1952 — in einem Schriftsatz auch auf das Bestehen dieses Ohrenleidens und auf eine Herabsetzung des Geruchs- und Geschmacksempfindens aufmerksam gemacht. In einem anderen Zusammenhang gab er, auch erst etwa zur gleichen Zeit an, daß diese Symptome bereits seit seinem Kriegseinsatz in Rumänien bestünden und sich im Laufe der Zeit langsam verschlechtert hätten. Demgegenüber wurde jedoch im August 1941 noch beiderseits ein ungestörtes Hörvermögen gefunden. Und zu den Geruchs- und Geschmacksstörungen bemerkte der hals-, nasen- und ohrenärztliche Gutachter des Jahres 1954, diese seien „offenbar nur gering“. So kommen wir hinsichtlich dieses Symptomkomplexes nicht um die Annahme herum, daß es sich mit großer Wahrscheinlichkeit hierbei um ein wesentlich später, möglicherweise unabhängig von der Sehnervenerkrankung aufgetretenes Leiden handeln muß.

Vorwiegend nur auf die Angaben des P. begründet, daß gleichzeitig mit seiner Sehnervenerkrankung im Jahre 1941 auch die Lähmungserscheinungen im linken Bein, die Gefühlsstörungen in der ganzen linken Seite, die Geruchs- und Geschmacksstörungen, das Nachlassen des Hörvermögens eingesetzt hätten, äußerte dann *zuerst im Jahre 1954 der Neurologe des Versorgungsamtes den „Verdacht auf eine multiple Sklerose“, auch wenn sichere neurologische Ausfallserscheinungen, die noch in dieser Richtung sprechen könnten, bei P. nicht vorlägen.* Und diese Diagnose wurde dann *in der Folgezeit* mehr oder weniger *von allen Gutachtern diskutiert* und letzten *Endes auch übernommen.*

Dabei fällt jedoch eigentlich bei sämtlichen Gutachtern, ausgenommen den durch Herrn P. persönlich herangezogenen Privatgutachtern, die *große Unsicherheit ihrer differential-diagnostischen Überlegungen* auf. Immer wieder begegnen wir dem Sinne nach den gleichen Formulierungen, *daß sich allein aufgrund des neurologischen Befundes die Diagnose einer allgemein organischen Nervenerkrankung im Sinne einer disseminierten Encephalomyelitis nicht stellen ließe,* sondern daß man eine multiple Sklerose nur als wahrscheinlich annehmen könnte. So meinte etwa der Nervenarzt Dr. A.: zum mindesten wäre „das Vorhandensein der Bauchdeckenreflexe, wie auch das bei P. immer wieder festgestellte Fehlen von jeglichen sogenannten Pyramidenzeichen für eine multiple Sklerose ungewöhnlich, allerdings aber auch kein sicheres Gegenargument gegen eine solche“. Unzweifelhaft aber läge bei P. ein gleichmäßig fortschreitendes Leiden nicht vor. Selbst Herr Prof. E. kam, allerdings nur aufgrund des Aktenstudiums und der verschiedenen in den Akten enthaltenen gutachtlichen Äußerungen zu dem Schluß, daß es sich im Falle des P., wenn überhaupt, so um eine „ausgesprochen atypische Form einer multiplen Sklerose“ handeln müsse, wobei man dann die Sehnervenerkrankung im Jahre 1941 als ersten Schub, das spätere Befallenwerden der Gehörsnerven als zweiten Schub ansehen könne. Allerdings bezeichnet er es als besonders ungewöhnlich, daß sich im vorliegenden Falle dieser zweite Schub vorwiegend nur auf die Hirnnerven beschränkte, während in der Regel im Verlauf einer multiplen Sklerose vorwiegend bestimmte untere Rückenmarksabschnitte mitergriffen zu werden pflegten.

Im Verlauf meiner nunmehr über dreißigjährigen umfangreichen außerklinischen und klinischen neurologischen Tätigkeit ist mir bisher keine „multiple Sklerose“ mit einer so ausgefallenen Symptomatik begegnet, wie sie bisher bei Herrn P. gefunden wurde. Auch in der von mir daraufhin durchstudierten Fachliteratur fand ich nirgends eine solche ungewöhnliche Symptomatik einer multiplen Sklerose beschrieben.

Überblicken wir alles in allem noch einmal nüchtern und unvoreingenommen das Bemühen sämtlicher Vorgutachter um eine diagnostische Klärung des Krankheitsbildes des P., so sehen wir eigentlich überall nur ein Rätselraten und können uns nicht ganz der Richtigkeit der *Bemerkung des einen Privatgutachters des Herrn P.* verschließen, daß die *Annahme einer multiplen Sklerose* bei ihm *„eine offensichtliche Verlegenheitsdiagnose"* wäre. Tatsächlich fehlen auch nach meinem Dafürhalten in dem Falle des Herrn P. die für eine jede multiple Sklerose, selbst wenn sie in Schüben verläuft, jegliche typischen Kriterien eines langsam progredienten Verlaufes. Und lediglich aus der Erkrankung zweier verschiedener Hirnnervensysteme, dazu noch in einem zeitlich relativ großen Abstand, eine so gewichtige Diagnose zu stellen, wenn diese dann noch auf so hypothetischen Füßen steht, wie im Falle des P., erscheint mir zum mindesten unter dem Gesichtspunkt gutachterlicher Schlußfolgerungen nicht angängig. Allenfalls ließe sich diese Frage erst durch eine Obduktion verifizieren und wissenschaftlich diskutieren.

Nach alledem beantwortete ich **zusammenfassend** die vom Landessozialgericht Berlin an mich gerichtete Frage wie folgt: „Ich kann mich nur der am 22. I. 1956 von der Nervenabteilung der Versorgungsärztlichen Untersuchungsstelle vertretenen Ansicht anschließen, daß im Falle des P. die Diagnose multiple Sklerose bis zum heutigen Tage in keiner Weise als gesichert angesehen werden kann.

In Abweichung von sämtlichen Vorgutachtern wage ich sogar nicht einmal davon zu sprechen, daß trotz Fehlens aller sonst für eine multiple Sklerose charakteristischen neurologischen Ausfälle, immerhin der ganze bisherige Krankheitsverlauf „mit großer Wahrscheinlichkeit" auf das Vorliegen einer multiplen Sklerose bei ihm deute. Sofern in den bisherigen Gutachten immer wieder diese *„Wahrscheinlichkeits"-Diagnose* gestellt wurde, so doch stets nur mit der größten Zurückhaltung und ganz offenbar nur — ich wiederhole — *aus Verlegenheit. Damit fehlt ihr aber das für eine gutachtliche Schlußfolgerung erforderliche Wahrscheinlichkeitsausmaß.*

Dementsprechend vermag ich auch nur die Neuritis retrobulbaris mit ihrer nachfolgenden Sehnervenatrophie als VL im Sinne einer Entstehung bzw. abgrenzbaren Verschlimmerung anzuerkennen. Für die Annahme, daß es sich hierbei um einen ersten Schub einer multiplen Sklerose gehandelt haben könnte, fehlen jegliche hinreichende Kriterien. Irgendwelchen auch nur einigermaßen gesicherten Brückensymptomen, die auf einen ursächlichen Zusammenhang zwischen der Augennervenerkrankung des Herrn P. im Jahre 1941 und seinen erst viel später vorgetragenen Hörstörungen und sonstigen nervösen Beschwerden als einen zweiten Schub einer multiplen Sklerose hinweisen könnten, bin ich bei der Durcharbeitung der Akten nirgends begegnet. Die über die erst im Jahre 1954 objektiv nachgewiesene Innenohrschwerhörigkeit hinaus von P. geklagten Lähmungserscheinungen im linken Bein und Gefühlsstörungen in der ganzen linken Seite beruhen weitgehend auf subjektiven Angaben des P. und lassen sich meines Erachtens für die Begründung der Diagnose multiple Sklerose und daraus etwa erwachsende gutachtliche Weiterungen nicht verwerten.

Das Landessozialgericht ersuchte mich noch, „die Bescheinigung des Augenarztes, Herrn Dr. G., und des P. behandelnden Nervenarztes, sowie das wehrmachtsärztliche Zeugnis mit dem bisher von den Gutachtern zum Teil übersehenen Zungenbefund besonders zu berücksichtigen". Abgesehen von dem wehrmachtsärztlichen Zeugnis fand ich unter den angegebenen Blatt-Bezeichnungen keinerlei diesbezügliche ärztliche Feststellungen. Ich vermute jedoch, daß damit der kurz gefaßte Zungenbefund auf der Rückseite eines Blattes der Versorgungsakte aus dem Jahre 1941: „Zunge weicht beim Herausstecken bogenförmig nach links ab", gemeint ist. Aus dem Inhalt der nachgereichten beiden Arztberichte — sie enthalten ja in Wahrheit nur telegrammstilartig die Beantwortung einiger vom Gericht gestellter Fragen — vermag ich keine neuen so gewichtigen Gesichtspunkte zu entnehmen, durch die ich genötigt würde, zu anderen gutachtlichen Schlußfolgerungen als den von mir entwickelten zu kommen. Das gleiche läßt sich von dem „bisher übersehenen Zungenbefund" sagen. Herr P. bzw. sein Anwalt glaubte, noch auf diesen aufmerksam machen zu müssen. Gerade die absolut krampfhaft und spitzfindig anmutende Heranziehung noch dieses letzteren als Beweis für das Vorliegen eines schweren organischen Nervenleidens in Richtung einer multiplen Sklerose scheint mir vollends schlaglichtartig die ganze Problematik und Fragwürdigkeit des um die Entschädigungsansprüche des Herrn P. entstandenen „Gutachterstreites" zu beleuchten".

Die Antwort auf mein obiges Gutachten war ein sieben Seiten langer Schriftsatz des Anwaltes des Herrn P., Herrn Dr. D., an das Landessozialgericht. Aus Raumgründen muß ich mich leider auf die Wiedergabe von einigen markanten Einwänden gegen meine Ausführungen beschränken.

Als gewichtigstes Argument gegen mein Gutachten trug Herr D. D. vor, *ich hätte „dem Kläger mit einer erkennbaren Voreingenommenheit" gegenübergestanden. Von daher wäre das ganze Gutachten schon anfechtbar.*

Weiter meint der Anwalt u. a., ich hätte die Hauptfrage des Gerichtes, „nämlich die Frage, leidet der Kläger an multipler Sklerose oder welches andere Leiden liegt vor, nicht beantwortet".

„Unrichtig" sei ferner mein Zitat aus der Beurteilung des P. durch Herrn Prof. B., wonach dieser in seinem Gutachten erklärt haben solle, ‚ein Teil des schlechten Sehvermögens und der Gesichtsfeldeinschränkung des Klägers könne durchaus psychogen erklärt werden'. Diese Äußerung sei „in dem von Prof. B. unterzeichneten Gutachten nicht enthalten".

Über den Hinweis des Privatgutachters Dr. C., daß schon in dem Untersuchungsbefund der Heeresentlassungsstelle neben dem Sehnervenschwund eine „seitengleiche Steigerung der Arm- und Beinreflexe" festgestellt worden sei, wäre ich „mit Achselzucken hinweggegangen".

Allerdings müsse leider festgestellt werden, daß die Ansichten der in diesem Verfahren zu Wort gekommenen Sachverständigen sehr auseinandergingen, indem von ihnen „die multiple Sklerose des Klägers teils für möglich, teils für wahrscheinlich, teils für unwahrscheinlich, teils für unmöglich gehalten" würde. Doch sei „der Kläger der Auffassung, daß der Streit um die diagnostische Einordnung seines Leidens, insbesondere um die Frage, ob es sich um eine multiple Sklerose handele oder nicht, für die Entscheidung nicht maßgebend" sei.

Mit Entschiedenheit müsse sich aber der Kläger „gegen die Auffassung zur Wehr setzen, daß seine Krankheitsgeschichte in Schüben verliefe", vielmehr habe er „eine ständige und unausgesetzte Verschlechterung seiner Gesundheit an sich feststellen müssen und zwar nicht nur in dem Sinne, daß etwa ein Organ nach dem andern erkrankte, sondern in dem Sinne, daß sich der Zustand des gesamten erkrankten Organs — hier also des Nervensystems — während der vergangenen achtzehn Jahre kontinuierlich, das heißt allmählich, immer mehr verschlechterte".

Im übrigen lägen dem Kläger irgendwelche rentenneurotischen Ziele gänzlich fern. Er müsse sich daher dagegen verwahren, wenn ich ihn als „Rentenjäger" hinstellte und „ihm unlautere Motive bei der Verfolgung seiner Versorgungsansprüche unterschieben" würde. P. habe „zur Zeit noch kein unmittelbares Interesse an der Zuerkennung einer Versorgungsrente", sei er doch *„glücklicherweise noch in der Lage, seinen Dienst im Entschädigungsamt zu versehen,* wenn er auch häufig genug von seinen Beschwerden geplagt wird". Es ginge ihm nur um die Sicherung seiner „Lebensgrundlage" für den Fall einer etwaigen weiteren Verschlechterung seines Gesundheitsschadens.

Mit Schreiben vom 19. VI. 1959 wurde ich vom *Landessozialgericht* ersucht, zu diesem oben auszugsweise wiedergegebenen Schriftsatz des Rechtsanwaltes des Herrn P. Stellung zu nehmen, bzw. zu etwaigen in meinem Gutachten nicht hinreichend beantworteten Fragen ein **Ergänzungsgutachten** zu erstatten. Dieses hatte den folgenden Wortlaut:

„Der Vorsitzende des zuständigen Senats des Landessozialgerichtes macht mich in seinem Anschreiben zunächst darauf aufmerksam, „daß die Kenntnis des Versorgungs- bzw. Entschädigungsrechts einem Kläger nicht zum Vorwurf gemacht werden könne, wenn er wegen dieser Kenntnis seinen Anspruch mit größerer Intensität verfolge, als ein Rechtsunkundiger, es sei denn, er wiche von der Wahrheit ab". Ich möchte hierzu bemerken, daß ich wohl an keiner Stelle meines Gutachtens dem Herrn P. aus dieser Sachlage einen „Vorwurf" gemacht habe. Nur bin ich von der Überzeugung ausgegangen, daß sich aus ihr fast zwangsläufig auch gewisse psychologische Faktoren in der Haltung eines Klägers ergeben könnten, die in einem Gutachten nicht ganz unberücksichtigt bleiben dürften.

Auf das erste Argument, mit dem der Prozeßbevollmächtigte des Herrn P., Herr Dr. D., die Beweiskraft meines Gutachtens in Frage zu stellen sucht, indem er meint, ich hätte dem P. „mit einer erkennbaren Voreingenommenheit gegenübergestanden“, kann ich nur erwidern, daß ich mir dessen nicht bewußt bin. Offenbar zieht Herr Dr. D. diese Folgerung daraus, daß ich in meinem Gutachten aufgrund einer ganzen Anzahl von Hinweisen die Möglichkeit miteinbeziehen zu müssen glaubte, daß bei P. auch gewisse begehrungsneurotische Motive eine Rolle spielen. Daß sich P. bzw. sein Anwalt hiergegen aufs entschiedenste verwahrt, ist durchaus verständlich, sagt aber nichts gegen mein rein sachliches Bemühen um eine fundierte Urteilsfindung. Meine ganze Gedankenführung, ganz abgesehen von dem Umfang meines Gutachtens, sollte ein solches Bemühen eigentlich hinreichend beweisen. Und *es geht wohl kaum an, einen Gutachter, der sich berechtigt glaubt, in einem Gutachtenfall begehrungsneurotische Züge eines Klägers anzunehmen, schlankweg als „voreingenommen“ abzulehnen.*

Im übrigen scheint es mir immerhin beachtenswert, daß der Prozeßbevollmächtigte des Herrn P., Herr Dr. D. — gewiß im Interesse seines Mandanten — vor mir bereits Herrn Prof. E. dem Gericht als unvoreingenommenen Gutachter vorgeschlagen hatte, um jedoch nach Vorliegen dessen Gutachtens sogleich kritische Einwände gegen seine Schlußfolgerungen zu erheben, weil diese offenbar nicht den Erwartungen des Prozeßbevollmächtigten entsprachen.

Es war wiederum Herr Dr. D., der daraufhin mich als neuen Gutachter vorschlug, vermutlich doch nur, weil auch ich ihm als gewissenhaft und unvoreingenommener Gutachter bekannt war. Nachdem nun auch mein Gutachten nicht ganz seinen Konzeptionen entsprach, sucht er auch dieses, nur mit etwas anderen Argumenten als das Gutachten des Herrn Prof E., anzufechten. — Soviel zu den persönlichen Einwänden des Herrn Dr. D. gegen meine Persönlichkeit.

Zu den wesentlichen ärztlichen Argumenten, die Herr Dr. D. sodann gegen mein Gutachten vorbringt, ist zu sagen, daß sie offensichtlich weitgehend darauf zurückgehen, daß Herr Dr. D. *mein Gutachten nicht mit der erforderlichen Sorgfalt durchstudiert hat.* Wie mir dies ein jeder auch nur einigermaßen unbefangene Leser bestätigen wird, habe ich mich zum Beispiel gründlich mit „allen bereits in den Akten vorhandenen medizinischen Gutachten und Äußerungen“, darunter auch mit denen der von Herrn Dr. D. benannten behandelnden Ärzte des P. auseinandergesetzt und sehr eingehend zu einer jeden von diesen vorgetragenen Ansicht über das Leiden des P. Stellung genommen. Daher sah ich auch keine Veranlassung, mich nun darüber hinaus noch einmal persönlich mit den betreffenden Herren in Verbindung zu setzen.

Herr Dr. D. beanstandet des weiteren an meinem Gutachten, daß ich die „Hauptaufgabe des Gutachters, nämlich die Befunderhebung und die Stellung einer objektiven Diagnose nicht erfüllt hätte". Mein Befund läßt sich jedoch ohne Schwierigkeiten aus meinem Gutachten entnehmen. Neurologisch ergibt sich daraus wesentlich nur das Vorliegen einer Opticus-Atrophie. — Eine Innenohrschwerhörigkeit war bereits früher ohrenärztlich festgestellt worden. — Damit waren also auch die „Diagnosen" gestellt.

Weiterhin meint Herr Dr. D., ich hätte in meinem Gutachten in keiner Weise die Frage behandelt, ob P. an einer multiplen Sklerose litte oder welches andere Leiden bei ihm vorläge. Aber wiederum geht wohl aus meinem ganzen Gutachten völlig eindeutig hervor, daß ich bei P. nach der ganzen Entwicklung und der gegenwärtigen Symptomatik eine multiple Sklerose für denkbar unwahrscheinlich halte. Für die Entstehung der Opticus-Atrophie hatte man übrigens laut wehrmachtsärztlichem Zeugnis bereits 1941 eine isolierte entzündliche Erkrankung verantwortlich gemacht. Und in ähnlicher Richtung äußerte sich im Jahre 1954 auch schon ein Privatgutachter des Herrn P., indem er ursächlich für sie eine voraufgegangene Encephalitis annahm.

Daß bei P. neben den durch seine sonstigen organischen Leiden (Innenohrschwerhörigkeit) bedingten Ausfälle noch gewisse psychogene Überlagerungen vorlagen, wurde ebenfalls schon von anderen Vorgutachtern bemerkt (man lese wieder sorgfältig mein Gutachten!), so auch von dem Augenarzt Herrn Prof. B. Wenn Herr Dr. D. gerade zu letzterem bemerkt, das von mir gebrachte Zitat aus dessen Beurteilung, „ein Teil des schlechten Sehvermögens und der Gesichtsfeldeinschränkung des P. könne durchaus psychogen erklärt werden", wäre „unrichtig und nicht in dem von Prof. B. abgefaßten Gutachten enthalten", so möge er nur dieses Gutachten im Wortlaut in den Akten durchlesen. In einer nachträglichen persönlichen Rücksprache mit Herrn Prof. B. bestätigte dieser mir im übrigen voll und ganz die Richtigkeit der von mir vertretenen Erfahrungstatsachen, daß es durchaus eine Neuritis nervi optici mit nachfolgender Opticus-Atrophie auf der Grundlage einer entzündlichen Erkrankung dieses Nerves gibt, daß also eine Opticus-Atrophie keineswegs absolut eindeutiges Symptom einer multiplen Sklerose zu sein braucht. In diesem Zusammenhang verweise ich noch auf die persönlichen anamnestischen Angaben des P., daß seine Sehnervenerkrankung seinerzeit im Verlauf einer fieberhaften Erkrankung auftrat.

Von einem früheren ohrenärztlichen Gutachter wurde an die Möglichkeit gedacht, daß die sich im Jahre 1951/52 erstmalig bemerkbar machende Innenohrschwerhörigkeit des P. durchaus Symptom einer multiplen Sklerose sein könnte. Er beruft sich dabei auf einige Ausführungen im Handbuch der Hals-Nasen- und Ohrenheilkunde von A. Denker und O. Kahler. Die benannte Arbeit erschien im Jahre 1926! Ich bin auch dieser Frage nachgegangen, konnte jedoch in der ganzen später herausgekommenen Literatur keinerlei neuerliche Hinweise auf derartige Zusammenhänge mehr ausfindig machen. Doch steht fest, daß es ebenso wie eine isolierte Opticus-Atrophie auch eine isoliert auftretende Innenohrschwerhörigkeit auf entzündlicher bzw. degenerativer Grundlage gibt.

Über den Hinweis eines Privatgutachters des Herrn P., daß schon im Untersuchungsbefund der Heeresentlassungsstelle aus dem Jahre 1941 neben dem Sehnervenschwund bei P. eine „seitengleiche Steigerung der Arm- und Beinreflexe" festgestellt worden sei, bin ich in keiner Weise „mit Achselzucken hinweggegangen", wie Herr Dr. D. dies behauptet. Man lese auch hierzu meine Erwägungen in meinem Gutachten.

Schließlich führt Herr Dr. D. in seinem Schriftsatz aus, daß sich P. „mit Entschiedenheit gegen die Auffassung zur Wehr setze, daß seine Krankheitsgeschichte in Schüben verliefe". Vielmehr hätte er eine „ständige und unausgesetzte Verschlechterung seiner Gesundheit an sich feststellen müssen". — Gerade der Umstand aber, daß eigentlich keiner der bisherigen gerichtlichen Gutachter irgendwelche neurologischen Symptome bei P. aufweisen konnte, die für eine kontinuierliche Progredienz, wie man sie bei einer multiplen Sklerose in der Regel im Laufe der Jahre zu beobachten pflegt (Auftreten von Nystagmus, Schwinden der Bauchdeckenreflexe, Auftreten von Extremitätenspasmen und sonstigen Pyramidenzeichen), war ja der Grund, daß auch sie alle letztlich hinter die Diagnose: „multiple Sklerose" ein großes Fragezeichen setzten. Es lassen sich somit die Angaben des P., sein Zustand und sein Leiden hätte sich im Laufe der Jahre zunehmend verschlechtert, nur als subjektive Angabe bewerten, auf die man, da sie bisher objektiv durch keine der oben angeführten neurologischen Ausfallerscheinungen bestätigt wurden, keine gutachtlichen Schlußfolgerungen aufbauen kann.

Die Formulierung, daß es sich in dem vorliegenden Falle bei der immer wieder auftauchenden Vermutungsdiagnose: „multiple Sklerose" fraglos um eine Verlegenheitsdiagnose handele, stammt im übrigen nicht von mir, sondern von einem Privatgutachter des Herrn P., der schon im Jahre 1954 — genau wie ich jetzt — die Annahme vertrat, daß die Sehnerven-Atrophie des P. mit großer Wahrscheinlichkeit auf eine isolierte entzündliche Erkrankung des Sehnervs und nicht auf eine multiple Sklerose zurückzuführen sei.

Ich fasse somit noch einmal das *Ergebnis meines Gutachtens* vom 27. I. 1959 zusammen, das mir durch die Einwendungen des Herrn Dr. D. nicht erschüttert zu sein scheint. Bei Herrn P. liegt heute vor:

a) Eine beiderseitige Opticus-Atrophie, entstanden auf entzündlicher Grundlage.

b) Eine Innenohrschwerhörigkeit, ebenfalls entstanden auf entzündlicher (oder degenerativer?) Grundlage.

c) Von diesen beiden Leiden ist die Opticus-Atrophie als VL anzuerkennen und bereits anerkannt. Die erst im Jahre 1951/52 festgestellte Innenohrschwerhörigkeit steht in keinem ursächlichen Zusammenhang mit dem Versorgungsleiden, sondern ist als selbständiges Leiden zu beurteilen.

d) Irgendwelche neurologisch objektiv nachweisbaren Befunde, die mit hinreichender Wahrscheinlichkeit als Brückensymptome die Annahme rechtfertigen könnten, daß bei Herrn P. eine kriegsbedingte multiple Sklerose vorliege, sind bis zum heutigen Tage nicht in Erscheinung getreten.

IV.

Der Stellenwert psychischer Faktoren

„Wie entfernt hält uns das moderne Wissen auch der besten Naturforscher von der Persönlichkeit des Kranken! In erster Linie unzweifelhaft deswegen, weil eben die Naturforschung der Gegenwart das Seelische entweder vernachlässigt oder rein ‚naturwissenschaftlich', d. h. nach den herrschenden Anschauungen ebenfalls wesentlich mechanisch zu betrachten pflegt, unseres Erachtens ein vollendeter Irrtum — zumindesten ein Verfahren, das den Bedürfnissen des kranken Menschen in keiner Weise gerecht wird."

L. v. Krehl

16. Ein erfolgreich operiertes Bronchial-Karzinom und die Frage der Erwerbsunfähigkeit unter verschiedenen Aspekten

Von L. Delius

Vorbemerkung des Herausgebers

Der folgende Fall wurde von Herrn Professor Delius *in seinem Vortrag, gehalten auf der Therapie-Woche 1960, als ein Beispiel unter vielen in der Reihe von „Problemen internistischer Begutachtung" kurz angeführt. Auf meine Bitte stellte er mir dankenswerterweise die folgende eingehendere Schilderung des Sachverhaltes zur Verfügung.*

„In einem *Sozialgerichtsverfahren* war der 60jährige Richard Q. zu beurteilen, der in drei Vorgutachten bei anerkannter Berufsunfähigkeit übereinstimmend als „erwerbsfähig für drei bis vier Stunden täglicher Arbeit" erklärt worden war. Man hatte ihm 1956 nach einer fast zufälligen Schirmbild-Untersuchung wegen eines apfelgroßen Bronchial-Karzinoms den Ober- und Mittellappen der rechten Lunge reseziert. Das Operationsresultat war tadellos, ich habe kein besseres gesehen. Außer einem Zwerchfellhochstand ließ sich selbst die Narbe am rechten Scapular-Rand nur mühsam entdecken. Soweit war — wenigstens vom morphologischen und Organbefund her — die Beurteilung in Ordnung und im Recht. Selbst die Berufsfähigkeit als Schlosser und Kleinhändler mit Fahrrädern wäre in diesem Zustand noch diskutabel gewesen. Es bestand aber ein ausgeprägter Arbeitsgewöhnungsverlust im funktionellen Bereich. Die Lungenfunktions- und Kreislaufbelastungsproben ergaben unbefriedigende Resultate, auch geringe Dauerleistungen konnten nicht mehr ausgeführt werden.

Die *Vorgutachter* hatten das teilweise ebenfalls berücksichtigt. Und der Mann war *schon zweimal zu einem Heilverfahren verschickt* worden. Einmal hatte man ihn dabei ausschließlich nach Kneipp, das andere Mal ebenso orthodox und noch passiver nur mit Wannenbädern behandelt. Eine Atemübungs- und Bewegungstherapie, *vor allem irgendeine psychologische Beeinflussung hatten jedoch nicht stattgefunden.* In den vorangehenden Gutachten war von Empfehlungen in dieser Richtung auch nichts zu finden. Darüber waren nun fünf Jahre vergangen. Der Trainingsverlust mit allen Folgeerscheinungen hatte sich eindeutig fixiert.

Unter diesen Umständen habe ich mich nicht dazu entschließen können, die vom organologischen Standpunkt aus vorhandene, beschränkte Erwerbsfähigkeit in das Gesamt-Urteil zu übernehmen oder ein nochmaliges Heilverfahren zu fordern, vielmehr habe ich Erwerbsunfähigkeit anerkannt. *Die Aussichten, nach zweimal versäumter Gelegenheit einen 60jährigen Mann mit dem Bewußtsein und dem Krankheitsgefühl eines Krebs-Operierten noch erfolgreich „aufzutrainieren“, hielt ich für zu gering.*

Ich gestehe dabei ganz offen, daß ich in solchen Fällen einige, über einen ganz streng sachlich-abstrakten Sachverständigenstandpunkt hinausgehende Überlegungen in meine Urteilsfindung einbeziehe, ohne sie freilich in der Urteilsbegründung expressis verbis anzuführen. So habe ich in diesem Falle berücksichtigt, daß bei der *bloß routinemäßigen Anordnung und Durchführung der Heilverfahren ärztliche Fehlleistungen* vorlagen und daß es mir außerdem vom sozialen Standpunkt aus kaum zumutbar erschien, einen Mann, der fast 30 Jahre selbständig gewesen war, nach fünfjähriger Pause nun noch einmal auf eine untergeordnete Hilfstätigkeit zu verweisen. Daß sich weiterhin selbst unter den heutigen Verhältnissen kaum ein Arbeitgeber findet, der einen 60jährigen Krebs-Rekonvaleszenten für eine drei- bis vierstündige Arbeitsleistung einstellt, war ein Randmotiv meiner Überlegungen.

Hiergegen erhob die *Landesversicherungsanstalt* durch ihren ärztlichen Referenten Herrn Obermedizinalrat Dr. A. beim zuständigen Sozialgericht *Einspruch.* Er bestritt das Vorliegen einer Erwerbsunfähigkeit bei dem Patienten mit der Begründung, *die von mir als meine Entscheidung wesentlich mitbestimmenden Faktoren seien völlig unbeachtlich, da sie „außerhalb des Rahmens einer medizinischen Begutachtung“ lägen.*

Das *Gericht* richtete daraufhin an mich die Frage, ob auch „abgesehen von der psychologischen Komponente“ Erwerbsunfähigkeit bei dem Patienten anzunehmen sei. Ich verneinte in meiner gutachtlichen Stellungnahme diese Frage, um jedoch zugleich richtigstellend hinzuzufügen, daß es *überhaupt nicht möglich sei, den seelischen Anteil des gegenwärtigen Krankheitsbildes des betreffenden Patienten von dem organischen abzutrennen und nur den letzteren bei der Frage nach der Erwerbsminderung zu berücksichtigen.* Die gleiche Antwort galt auch dem Einwand des Herrn Obermedizinalrates Dr. A.

In Anlehnung an das „Neurose-Gutachten“ des Ministeriums für Arbeit und Sozialwesen aus dem Jahre 1959 ordnete ich das Zustandsbild des Patienten in die Bilder: „Psychoreaktive Persönlichkeitswandlungen nach extremen Erlebniskonstellationen“ ein, hier bedingt durch das Wissen darum, nur noch eine halbe Lunge zu haben, an Krebs zu leiden und somit nach Kenntnis des schicksalhaften Verlaufs dieser Krankheit letzten Endes ja ein Todeskandidat zu sein. Dieses Wissen aber — so führte ich aus — habe bei dem jetzt 60jährigen Patienten, ohne daß bei ihm ein bewußtes oder unbewußtes Rentenbegehren vorgelegen hätte, zu einer völligen Lähmung seines Gesundheitsbewußtseins und Lebenswillens geführt. Die beiden früher durchgeführten Heilverfahren wären für eine anfänglich vielleicht noch mögliche Rehabilitation gänzlich ungeeignet gewesen. Unter diesem Gesichtspunkt müsse daher der Patient entgegen der Ansicht des Herrn Obermedizinalrates Dr. A. auch weiterhin als erwerbsunfähig angesehen werden.

Kommentar

In seinem eingangs erwähnten Referat schließt Herr Professor Delius dieser Falldarstellung noch folgende beachtenswerte Betrachtung an: „Wenn ich die Lehren dieses Beispiels verallgemeinere, so *habe ich den Eindruck, als ob im internistischen Begutachtungswesen die zu starke Beachtung eines Befund-Ausschnittes, hier etwa des Röntgenbildes, recht oft den Blick auf den ganzen Menschen und seine Situation versperrte und daraus der Leerlauf langer Prozeßketten vielfach mitentstünde.*"

Nachtrag des Herausgebers

Herr Professor Delius bat auch mich, zu dem obigen Fall noch einige kurze Bemerkungen hinzuzufügen. Ich meinte dazu:

Die Argumentation der LVA, die von Herrn Professor Delius in dem zur Debatte stehenden Gutachtenfall mitberücksichtigten *„psychischen Faktoren gehörten nicht in den Rahmen einer medizinischen Begutachtung"*, schiene mir symptomatisch für die Mentalität und Methodik nicht gerade vereinzelter Vertreter von Versicherungsbehörden, unter Umständen auch sachlich begründete Rentenanträge abzulehnen, so versucht man zu diesem Zweck immer wieder, durch eine apodiktische Formulierung, ein wesentliches Teilmoment — besonders gern, wie im vorliegenden Fall, die seelische Komponente — einfach aus der Beurteilung eines Krankheitsbildes auszuklammern. Dabei ist es *heute zur Genüge bekannt, daß es keine Krankheit, keinen organischen Defekt oder keine sonstige organische Funktionsstörung an sich gibt, sondern daß stets der ganze Mensch auch in seinen seelisch-geistigen Bereichen mitbetroffen ist.* Ja, das *letztere* ist für die Beurteilung eines Gutachtenfalles *nicht selten sogar das Ausschlaggebende.* Eine Nichtberücksichtigung dieses Sachverhaltes dünkt mich nach dem heutigen Stand der Wissenschaft erheblich anfechtbar. Ein Gericht aber sollte eigentlich dazu verpflichtet sein, wegen seines fehlenden oder unzureichenden Sachverständnisses gegebenenfalls auch einen solchen unsachlichen Einwand zur Stellungnahme an den Vorgutachter zurückzureichen.

17. Eine habituelle Tachycardie, ihre ärztlichen Fehlinterpretationen und deren Auswirkungen

Von L. Delius

Vorgeschichte

Familienanamnese
nach den Angaben des Patienten Ernst R. (52 Jahre).

Der Vater verstarb mit 79 Jahren an einer Blasenkrankheit. Die Mutter ist jetzt 79 Jahre alt und gesund. Ein Bruder starb als Kleinkind, ein anderer Bruder fiel im Krieg. Angaben über Erb- oder Geisteskrankheiten in der Familie wurden nicht gemacht, insbesondere wird das Vorkommen auffälliger Herzerkrankungen in der Familie verneint.

Eigenanamnese

Kinderkrankheiten nicht erinnerlich. Bis zum Wehrdienst angeblich immer gesund gewesen. Kurz vor Ausbruch des Krieges „Nierenvergiftung", will dabei Krämpfe gehabt haben. Keine weiteren Krankheiten vor dem Kriege.

1936 wurde R. von der Polizei zur Wehrmacht übernommen. Im Kriege, etwa 1942, habe er sich beim Liegen unter einem Kraftwagen mit laufendem Motor eine „Vergiftung" zugezogen. Seinerzeit sei er erst wieder im Lazarett aufgewacht. Das Zustandsbild sei damals als eine „Bleivergiftung" deklariert worden. Anschließend habe er mit Unterbrechung mindestens dreiviertel Jahre in den verschiedensten Lazaretten gelegen, unter anderem in der Universitätsklinik A. Hier sei sechsmal der Grundumsatz bestimmt worden. Mit welchem Ergebnis, kann R. nicht mehr sagen.

Bei einem Urlaub während dieser Zeit will er einmal auf der Straße zusammengebrochen sein. Es sei ihm danach gesagt worden, er habe vermutlich eine „Herzinnenhautentzündung". Anschließend, ab 1943, wurde B. nur noch im Innendienst verwendet und kam nicht mehr an die Front. 1945, noch während des Krieges, erneute Einweisung in ein Lazarett. Vierzehn Tage später wurde er als dauernd untauglich von der Wehrmacht entlassen. Seitdem nicht mehr akut krank gewesen, habe jedoch dauernd unter seinem Herzen zu leiden.

Nachdem R. 1953 *von einem Dr. A. begutachtet* worden war, wurde er als Beamter rückwirkend pensioniert. Im Januar/Februar 1959 erfolgte eine erneute *Begutachtung in einem bekannten Herzbad B.* Hier fand man — nach einem nachträglich von uns beigebrachten Bericht — bei R. ein Glanzauge, ein Stellwag'sches-, Möbius'sches- und Graefe'sches-Zeichen. Darüber hinaus stellte man bei ihm noch eine Tachykardie fest, während röntgenologisch die Thorax-Organe und das EKG keinen wesentlich krankhaften Befund aufwiesen. Da aber eine Grundumsatzuntersuchung eine Erhöhung von + 31 % ergab, wurde das Vorliegen einer Hyperthyreose für wahrscheinlich gehalten. Während dieses Kuraufenthaltes wurde R. zunächst mit Digimerck und später mit Favistan und Luminaletten behandelt. Trotz der spezifischen antithyreotoxischen Therapie kam es jedoch zu keiner Besserung der Beschwerden und zu keiner Senkung der Pulsfrequenz, die immer um 100 min lag.

Krankheitsverlauf an Hand der Versorgungsakten

Danach wurde R. bereits 1938 in einem *Standortlazarett C.* wegen seines Magens untersucht, da er seit einem Jahr über Sodbrennen und saures Aufstoßen sowie über Druck auf dem Magen klagte. Die Untersuchung ergab eine leichte Hyperacidität und röntgenologisch einen Reizmagen ohne Anhalt für Ulcus. Am Herzen stellte man eine respiratorische Arrhythmie fest, sonst aber beurteilte man den Herzbefund als „normal".

Nach einer Fotokopie des Röntgenkontrollbuches eines anderen Standortlazarettes D. wurde R. am 3. X. 1939 auch in diesem wegen seines Herzens untersucht. Es findet sich über den dort erbrachten Befund folgende Eintragung: Keine Verdrängung. Thoraxorgane o. B., Tachykardie, Herzfigur unauffällig.

Aus einer weiteren, den Akten beiliegenden Fotokopie ist zu entnehmen, daß R. dann am 20. I. 1940 in ein *Reservelazarett E.* unter der Diagnose bzw. Verdachtsdiagnose: „Herzmuskelschwäche" eingewiesen und von dort am 5. II. in das *Reservelazarett F.* verlegt wurde. Die Diagnose lautete jetzt: „Thyreotoxikose". Am 22. IV. 1940 abermalige Verlegung mit der Diagnose „Hyperthyreose" (Herz). Von dort wurde R. wieder zur Truppe entlassen.

Eine *Krankengeschichte* aus dem Jahre 1945 führt an sonstigen Erkrankungen des R. während seiner Dienstzeit nur die bereits erwähnte Kraftstoffvergiftung aus dem Jahre 1940 und einen „Nervenzusammenbruch" an. Auf die Frage danach, wie sich denn dieser geäußert habe, habe R. lediglich erwidert: „Herzgeschichten".

Bis auf eine Pulsfrequenz von 120 wurde der körperliche Befund des R. in dieser Krankengeschichte als regelrecht bezeichnet. Nur zeigte R. sich *psychisch im ganzen gedrückt und weinerlich, depressiv und verlangsamt*". Überhaupt machte er einen frühzeitig gealterten und verbrauchten Eindruck. Während einer Untersuchung kam es zu einem *„großen hysterischen Theater"*. Aufgrund dieser Feststellungen wurde R. *wegen vorzeitigen Altersabbaues und hysterischer Symptome dauernd w. u.* geschrieben und als Berufssoldat entlassen. Versehrtenstufe 2 wurde angenommen, jedoch WDB abgelehnt.

Unmittelbar nach seiner Entlassung hatte R. zunächst keine Wehrdienstbeschädigung geltend gemacht. Erst am 4. XI. 1945 stellte er Antrag auf

Gewährung von Fürsorge und Versorgung wegen eines Herzleidens, hervorgerufen durch Kraftstoffvergiftung.

Das erste *versorgungsärztliche Zeugnis* vom 5. XI. 1945 enthält als Diagnose „Herzmuskelschaden". Jetzt wird doch eine WDB angenommen, die zu einer 70 %igen MdE geführt hätte. Als Befund sind angeführt: 1. Ton über der Spitze paukend, keine Geräusche, Frequenz 120—140, Blutdruck normal, Atmung in Ruhe beschleunigt, leichte Lippenzyanose.

Ein ähnlicher Befund wurde bei einer *Nachuntersuchung* am 17. XI. 1947 erhoben. In diesem Zusammenhang wird ausgeführt, daß R. öfter bettlägerig sei und mit Strophantin und Cardiazol behandelt würde. Er habe Atemnot, Herzklopfen und gelegentlich Oedeme. Die Pulsfrequenz betrug bei der Untersuchung 120. WDB mit einer 70 %igen MdE wird weiterhin angenommen.

Ein Befund vom 7. XI. 1951 unterscheidet sich wiederum nicht wesentlich von den früher erhobenen. Die Pulsfrequenz schwankt zwischen 110/140. Im Gutachten ist vermerkt, daß eine „Dyspnoe mit laut hörbarer Atmung" bestünde, *dahinter ist das Wort „funktionell" mit einem Fragezeichen* gesetzt. Röntgenologisch ergab sich am Herzen und an den Lungen auch diesmal kein krankhafter Befund, das EKG ist nicht näher beschrieben. Der Gutachter führt aus, daß es ambulant nicht zu entscheiden sei, ob der Tachykardie eine nennenswerte Bedeutung zukäme und hält eine klinische Begutachtung für erforderlich.

Auch bei der daraufhin am 19. II. 1952 durchgeführten *stationären Untersuchung* wurde bis auf eine Tachykardie um 120 und mehrfache Extrasystolen, die im EKG registriert und supraventriculären Ursprungs sind, ein annähernd normaler Herzbefund erhoben. Röntgenologisch lag das Herz lediglich etwas breit auf, war jedoch sonst nicht verformt, auch nicht vergrößert. Das EKG lag uns vor und zeigte nach heutigen Beurteilungsmaßstäben weder in Ruhe noch in Belastung sichere Anhaltspunkte für eine Myocardbeeinträchtigung.

Obwohl im Befund ausdrücklich vermerkt ist, daß eine Strume nicht sicher zu tasten war, wird in der Beurteilung ausgeführt, daß eine leichte Schilddrüsenvergrößerung mit verstärktem vegetativen Zeichen festgestellt worden sei und daß diese offenbar die Ursache der beobachteten Tachykardie wäre. Eine andere Ursache konnte nicht gefunden werden. In der Beurteilung wird auch diesmal Herzmuskelschaden bei beschleunigter Herzschlagfolge als WDB mit einer 70 %igen MdE anerkannt.

Bei einer *Untersuchung im Jahre 1955* ist der Herzbefund im wesentlichen unverändert. Es besteht nach wie vor eine Tachykardie von 125/min mit 4—5 Extrasystolen bei sonst jedoch normalen Verhältnissen. Lediglich nach Belastung und nach Aufstehen kommt es zu einer Abflachung von T und I und II, so daß von einer pathologischen Steh- und Belastungsreaktion gesprochen werden kann. In der Beurteilung ist ausgeführt, daß die Untersuchung hinsichtlich des anerkannten Versorgungsleidens aufs ganze gesehen keine neuen Ergebnisse gebracht hätte, die eine andere als die bisherige Beurteilung erforderlich gemacht hätte.

In einer *Bescheinigung des Hausarztes* vom 27. III. 1956 wird ausgeführt, daß Herr R. an einer Herzschwäche und an chronischen Magen- und Verdauungsbeschwerden litte. Daneben bestünden bei ihm nervöse Störungen vegetativ-dystoner Art.

Im gleichen Jahr führte R. eine Badekur durch. Von dem Badearzt Dr. B. wurde er als für *weitere zwei Jahre arbeitsunfähig* erklärt und entlassen *mit dem dringenden Rat, er solle nach Möglichkeit ganztägig liegen, da das erkrankte Herz absoluter Ruhe bedürfe.*

Sonst stand Herr R. in ständiger Behandlung bei seinem Hausarzt wegen seiner Atemnot, Herzstichen und Tachykardie. Als Diagnose wird Herzinsuffizienz ausgeführt.

Herr Dr. C. stellt in seinem *Gutachten* vom 13. X. 1960 bei R. die Diagnose: Sinustachykardie, Coxarthrose links, Osteochondrose und Spondylose der Wirbelsäule, leichte Magenschleimhautentzündung.

In seinen *Erörterungen* führt er aus, daß die *Herz- und Kreislaufverhältnisse* des Herrn R. *außerordentlich schwer zu beurteilen* seien. Die elektrokardiographischen Veränderungen wären dergestalt, daß sie allein durch den raschen Herzrhythmus bedingt sein könnten. Anzeichen für eine Herzinsuffizienz ließen sich jedenfalls nicht feststellen. Auffällig sei allerdings das Verhalten der Puls- und Atemfrequenz vor und nach Belastung. Da er (Dr. C.) jedoch die Ursache der beschleunigten Herztätgikeit nicht habe objektivieren können, nehme er an, daß es sich bei der Symptomatik des R. um eine *„weitgehend gepflegte Herzneurose“* handele, die *vermutlich auf die beim Militär erlittene Auto-Abgase-Vergiftung zurückzuführen* sei. Nach allem bestünde von daher durchaus die *Möglichkeit einer Rentenneurose.* Durch die Tachykardie wäre die Leistungs-, Berufs- und Erwerbsfähigkeit des R. sicherlich gemindert. Auch wenn man annähme, daß dem Krankheitsbild eine Neurose zugrunde liege, könne man nach so langer Zeit kaum mehr eine Heilung erwarten.

Das letzte Gutachten vom 2. VIII. 1961 kommt schließlich zu einem ähnlichen Ergebnis. Auch diesmal fand man außer einer Tachykardie mit gelegentlichen Extrasystolen das Herz klinisch normal, nur der Blutdruck war gegenüber früher leicht erhöht. Röntgenologisch: Herz nach Lage, Größe und Form regelrecht, Aortenkopf etwas vorspringend. Das EKG zeigte, wie schon bei früheren Untersuchungen, eingestreute supraventriculäre Extrasystolen, im übrigen aber keine Veränderungen.

Angesichts dieses Sachverhaltes wurde nunmehr zum ersten Male die Frage aufgeworfen, ob die Anerkennung des Herzmuskelschadens als WDB im Jahre 1945 zu Recht erfolgt sei und die Vermutung ausgesprochen, daß es wohl nicht zu einer Berentung gekommen wäre, wenn dem ersten Gutachter sämtliche inzwischen beigebrachten Unterlagen zur Verfügung gestanden hätten, sei doch ein sicherer Anhalt für das Vorliegen einer organischen Myocardschädigung nicht nachweisbar.

Daraufhin wurde ich vom Versorgungsamt ersucht, zu folgenden Fragen **Stellung** zu nehmen:

1. Kann mit einer hinreichenden Sicherheit gesagt werden, daß die im Jahre 1945 erfolgte Anerkennung eines Herzmuskelschadens mit einer MdE von 70 % im damaligen Zeitpunkt tatsächlich und rechtlich unrichtig gewesen ist?
2. Wenn diese Frage verneint werden muß: Liegt der früher festgestellte Herzmuskelschaden überhaupt noch vor? Wenn ja, ist zwischen der letzten maßgebenden Begutachtung im Jahre 1955 und jetzt eine wesentliche Besserung eingetreten, so daß eine andere Einschätzung der MdE erfolgen muß?

Zur Klärung dieser Fragen wurde R. sehr eingehend von mir untersucht. Aus Gründen der Raumersparnis sehe ich hier von einer Wiedergabe der einzelnen Untersuchungsmaßnahmen und -ergebnisse ab, zumal sie in unserer nachfolgenden Beurteilung weitgehend Erwähnung finden.

Zu seinen *Beschwerden* trug R. uns vor, ihr Charakter hätte sich seit 1942 nicht wesentlich verändert. Seit damals habe er einen hohen Pulsschlag, der zeitweise bis zu 190/min betragen hätte. Darüber hinaus klage er über Schwindel, viel Kopfschmerzen und Summen im Kopf. Häufig bestünde eine ausgesprochene Ohnmachtsneigung und Ohrensausen, so „als wenn man Wasser in den Ohren hätte“. Weiter litte er an krampfartigen Schmerzen in der linken Brustseite, die in den linken, weniger in den rechten Arm ausstrahlten, dabei stolpere das Herz, und dies sei mit starken Angstgefühlen verbunden. Dazu wäre er in den letzten Jahren zunehmend vergeßlich geworden. Im unteren Teil des Rückens habe er Schmerzen, die zwar in ihrer Stärke wechselten, jedoch ständig vorhanden wären. Bei gewissen Körperstellungen nähmen diese Schmerzen zu. So könne er nichts mehr heben. Auch habe er starke Schmerzen in der linken Hüfte, die bis in das Knie zögen. In der letzten Zeit habe er auch in der rechten Hüfte geringe Schmerzen bemerkt. Nachts könne er schlecht schlafen. Er schliefe mittelhoch gelagert, brauche jedoch kein Wasser zu lassen. Gelegentlich stellten sich Schwellungen der Beine besonders stark im Bereich des linken Knöchels ein. Schwere Speisen könne er nicht vertragen, vor allem keine

Kohlarten, keine Süßspeisen, keinen Wein. Der Stuhlgang sei eher verstopft. Er schwitze häufig, am stärksten am Kopf. Nach wie vor sei er leicht aufgeregt. — Auf genaueres Befragen gibt R. noch an, daß die zeitweilig von ihm geklagte Atemnot, ebenso wie die Herzschmerzen, auch unabhängig von Anstrengungen aufträten.

Im übrigen fiel bei der ganzen Untersuchung auf, daß irgendwelche exakteren Angaben über Lokalisation, Charakter, Beschwerden und so weiter von R. nur schwer zu erhalten waren. Alle seine diesbezüglichen Schilderungen waren immer sehr allgemein gehalten.

Meine Beurteilung lautete

Nach den von uns erhobenen Untersuchungsbefunden stimmen wir hinsichtlich der Diagnose im wesentlichen mit den im voraufgehenden erwähnten Gutachten vom 13. X. 1960 und 2. VIII. 1961 überein. Danach bestehen bei dem 52jährigen R.

1. eine Sinustachykardie wechselnden Ausmaßes,
2. eine deutliche Coxarthrose links mit Behinderung der Gelenkfunktion und
3. degenerative Veränderungen an der Wirbelsäule, vorwiegend in Form einer Osteochondrose und Spondylosis deformans der Halswirbelsäule.

Für die Beantwortung der mir gestellten Fragen ist jedoch lediglich eine *Diskussion über die Natur des „Herzleidens“* des Herrn R. von Bedeutung.

Aus allen Angaben des R. läßt sich entnehmen, daß er bis 1938 vollständig gesund gewesen ist. Dann aber weisen die Akten aus, daß er erstmalig 1939 in einem Lazarett wegen seines Herzens untersucht wurde. Hier wurde eine Tachykardie festgestellt. Röntgenologisch und im EKG wurde jedoch kein krankhafter Befund erhoben. Vom Januar bis April 1940 befand sich R. in verschiedenen Lazaretten mit der Diagnose „Herzmuskelschaden“ oder „Hyperthyreose (Herz)“. Offenbar war überall die Tachykardie das Hauptsymptom. Schließlich wurde R. wieder zur Truppe entlassen. Daraus muß gefolgert werden, daß seinerzeit die obigen Diagnosen nicht bestätigt wurden.

Bei einer erneuten Untersuchung des R. im Jahre 1945 fand man wiederum, bei sonst regelrechtem körperlichen Befund, nur eine Tachykardie. Da man jedoch gleichzeitig eine beschleunigte Atmung und eine leichte Lippenencyanose feststellte, wurde ein halbes Jahr später WDB wegen eines Herzmuskelschadens mit einer MdE von 70 % anerkannt.

Bei allen späteren Untersuchungen des R. wurde eigentlich immer nur eine Sinustachykardie mit vereinzelten Extrasystolen gefunden, ohne daß sich das Herz seit 1945 verformt oder vergrößert hätte. Im EKG bestanden, abgesehen von geringen Tachykardien, nie Zeichen einer Myocardbeeinträchtigung. Es fehlten auch in der Folgezeit irgendwelche Zeichen einer latenten oder manifesten Dekompensation.

Das gleiche Bild bot sich bei der Untersuchung des R. durch mich. Auch wir fanden das Herz weder klinisch noch röntgenologisch verformt oder vergrößert. Lediglich der Aortenbogen war etwas prominent. Die sich im EKG zeigenden geringfügigen Störungen der Erregungsrückbildung sahen auch wir hinreichend als durch die Tachykardie begründet an. Dem widerspricht nicht das Fortbestehen der Störung bei der durch Carotissinusdruck erzwungenen langsameren Frequenz, da eine erneute Frequenzsteigerung sehr schnell wieder einsetzte. Die Arterienpulskurven boten ein normales Bild, und die Berechnung der hämodynamischen Zeiten ergaben normale Werte. Die Venenpulskurven waren desgleichen nicht verändert. Ebenso ergab die Ergospirometrie, daß eine — wenn auch nur gering bis mittelgradige — Leistungsanforderung vom circulatorischen und respiratorischen System noch durchaus normal erfüllt wurde. Es ließ sich kein spirographisches Sauerstoffdefizit bei Belastung mit 60 Watt nachweisen, und der Atemgrenzwert ward nicht erreicht.

In seinem Antrag auf Versorgungsbezüge vom Jahre 1945 führt R. sein Herzleiden auf eine Kraftstoffvergiftung zurück, die er sich im Jahre 1942 zugezogen haben will, als er bei laufenden Motoren in geschlossener Garage ohnmächtig geworden und erst im Lazarett wieder aufgewacht sei. Die Akten enthalten hierüber keine Unterlagen. Nach der Art des geschilderten Vergiftungsvorganges kommt allenfalls eine CO-Vergiftung in Frage, während die Möglichkeit einer Bleivergiftung, wie sie R. gelegentlich erwähnt, ausscheidet.

CO-Vergiftungen können mitunter durchaus zu direkten Schäden am Herzmuskel führen, indem durch die vorliegende „Kapazitäts-Störung" des Blutes die Sauerstoffversorgung des Myocards unzureichend wird. Es zeigen sich dann elektrokardiographisch Bilder von Innenschichtschädigungen, die von „echten" Coronarinsuffizienzen nicht zu unterscheiden sind. In der akuten Phase kann eine solche Vergiftung auch zu Tachykardien führen. Jedoch sind diese in der Regel, ebenso wie die elektrokardiographischen Veränderungen, vollkommen reversibel, sofern nicht ein Herzinfarkt eintritt (FRIEDBERG).

Weiter wäre noch die Möglichkeit einer zentral ausgelösten Tachykardie bei Stammhirnschädigung nach CO-Vergiftung in Erwägung zu ziehen. Von R. sind jedoch nie irgendwelche Symptome einer cerebralen Schädigung beschrieben worden. Im übrigen sind nach WEDLER länger anhaltende Herzmuskelstörungen und vor allem Tachykardien bei Stammhirnverletzten nicht bekannt geworden. Während der mehrfachen Lazarettaufenthalte des R. ist offenbar die Frage einer CO-Vergiftung auch nie in Betracht gezogen worden.

Gelegentlich wurde die Tachykardie des R. als Zeichen einer Hyperthyreose aufgefaßt. Für das Vorliegen einer solchen wurden aber keine eine solche wirklich beweisenden Befunde beigebracht. Auch wir fanden sie nicht. Der leicht erhöhte Grundumsatz ist für sich nicht spezifisch. Und andere klinische Zeichen, wie eine Gewichtsabnahme, Erhöhung des systolischen Blutdrucks, Vergrößerung der Schilddrüse, Augensymptome und andere fehlen. Die dazu jetzt von uns eindeutig beobachteten Pulsfrequenzen um 80 nach 0,1 Luminal stellen noch ein weiteres Gegenargument gegen die Annahme einer Schilddrüsenüberfunktion dar.

Nach allem halten wir es auch für das Wahrscheinlichste, daß die Tachykardie des Herrn R. Zeichen einer erheblichen, vorwiegend kreislaufbetonten vegetativen Regulationsstörung ist. Möglicherweise handelt es sich dabei um eine sogenannte konstitutionelle oder habituelle Tachycardie. Ob andere Familienmitglieder an den gleichen Symptomen gelitten hatten, war R. allerdings nicht bekannt (SPANG). Die Annahme, daß es sich bei der Symptomatik des R. um eine vegetative Regulationsstörung handelt, wird noch durch einige spezifische Untersuchungsbefunde gestützt. So fanden wir bei ihm einen ausgeprägten Dermographismus ruber, ein Zungenwogen, feuchtkalte Hände und eine Akrocyanose. Desgleichen beobachteten wir bei R. tetanieforme Zuckungen sowie eine erhebliche Hyperventilation mit der erstaunlichen Atemfrequenz von 81/min, die erst nach der Belastung einsetzte. Auch diese Erscheinungen deuten auf funktionelle Störungen hin. Zeichen einer vegetativen Regulationsstörung wurden übrigens schon in allen Vorgutachten beschrieben.

Wir möchten nun weiter meinen, daß es sich bei all diesen Erscheinungen im Falle des Herrn R. *beherrschend um funktionelle Syndrome eines psychosomatischen Geschehens* handelt. Für diese Annahme spricht unter anderem die Tatsache, daß es trotz der bei ihm seit etwa zwanzig Jahren nachweisbaren Tachykardie bisher zu keiner Strukturänderung des Herzmuskels gekommen ist. Allenfalls könnte man heute bei den Störungen der Erregungsrückbildung im EKG und den Extrasystolen an das Bestehen einer Aortensklerose und an den zusätzlichen Einfluß von altersbedingten Gefäßveränderungen denken.

Nun aber beschränken sich die vegetativen Regulationsstörungen bei R nicht nur auf Herz und Kreislauf, vielmehr machen auch das Verhalten der Atmung mit der selbst in Ruhe hohen Frequenz und die über dem Soll liegenden Atemminutenvolumina das Vorliegen eines sogenannten nervösen Atemsyndroms äußerst wahrscheinlich, zumal von R. noch entsprechende Schmerzen in der Herzgegend geäußert werden (siehe MECHELKE und CHRISTIAN). Da dieses Syndrom häufig mit Herz- und Kreislaufstörungen einhergeht, wurde von DELIUS mit einem cardio-respiratorischtetanieformen Symptomenkomplex oder einem cardio-respiratorischen Syndrom gesprochen. Im Rahmen einer solchen Störung kann dann auch eine leichte Grundumsatzsteigerung lediglich durch die Hyperventilation erklärt werden (V. EIFF).

Bei R. wird diese *vegetative Fehlsteuerung sicherlich durch eine neurotische Komponente mit unterhalten.* Für das Vorliegen einer solchen spricht unter anderem, daß er 1945 wegen „Hysterie" aus der Wehrmacht entlassen wurde. Und wenn im Gutachten vom 13. X. 1960 von „Herzneurose" gesprochen wird, so meinte man damit vermutlich, „herzbetonte somatische Manifestationen einer Neurose im Sinne des Begriffes Organneurose" (MECHELKE und CHRISTIAN), bei der organische — und wie wir meinen auch funktionelle — Krankheitsbilder subjektiv verstärkt werden, es also zu einer sogenannten „neurotischen Symptomverstärkung" kommen kann.

Wir gehen von der Annahme aus, daß der Beginn dieses neurotischen Mechanismus bei R. in dem Erlebnis seiner CO-Vergiftung zu suchen ist. Dann aber haben ihn *jahrzehntelange ärztliche Fehlurteile* (als besonders krasses Beispiel siehe den Kurbericht des Dr. B.) chronifiziert und sehr wesentlich dazu beigetragen, daß die objektiven Erscheinungen der funktionellen Tachykardie im Laufe der Jahre zu einem *völligen Trainingsverlust,* damit *zu zunehmenden subjektiven Rückwirkungen auf das Leistungsbewußtsein* des R. und schließlich von daher zu einer so weitgehenden Minderung seiner Leistungsfähigkeit geführt, daß *seine „Neurose" heute fraglos einen nicht unerheblichen Krankheitswert besitzt.* Und für den etwas einfach strukturierten R. dürfte es gegenwärtig (nach zwanzig Jahren!) nur noch äußerst begrenzt möglich sein, eine neue Einstellung zu seinem Leiden und zu einer etwaigen Arbeit zu finden.

Ob möglicherweise in früheren Jahren vorübergehend ein organischer Herzschaden (z. B. eine Myocarditis) vorgelegen hat, läßt sich aufgrund der dürftigen Untersuchungsbefunde aus den Kriegsjahren und den Jahren 1945 bis 1950 gegenwärtig nicht mehr mit an Sicherheit grenzender Wahrscheinlichkeit sagen.

Abschließend werden die an uns gestellten Fragen wie folgt beantwortet:

1. Ob die im Jahre 1945 erfolgte Anerkennung einer MdE von 70 % im damaligen Zeitpunkt tatsächlich und rechtlich unrichtig gewesen ist, kann nicht mit einer jeden vernünftigen Zweifel ausschließenden Sicherheit gesagt werden.

2. Der bei der Erstanerkennung festgestellte bzw. angenommene Herzmuskelschaden liegt heute nicht mehr vor. Die gegenwärtigen Störungen sind beherrschend funktioneller Natur, aber als solche so erheblich, daß

ihnen ein echter Krankheitswert zukommt. Sie bedingen durchaus eine Behinderung der Leistungsfähigkeit.

Ließe sich die Frage 1. mit Sicherheit bejahen, müßte nach dem heutigen Erkenntnisstand für die bei R. vorliegenden Störungen eine MdE durch DB verneint werden. Da dies jedoch nicht der Fall ist, zudem *jahrelang iatrogene Fehlbeurteilungen das gegenwärtige Leidensbild des R. wesentlich mitgeprägt und fixiert* haben, schlagen wir eine Kompromiß-Lösung in dem Sinne vor, daß eine MdE von 40 % vom Zeitpunkt des jetzigen Obergutachtens an angenommen wird. Dabei gehen wir von der Voraussetzung aus, daß das Leiden des R. an sich harmlos ist, R. erst 52 Jahre alt ist und bei ihm schon früher gewisse tendenz-neurotische Verhaltensweisen festgestellt wurden (siehe auch jetzt sein Verhalten während und nach der spiro-ergometrischen Prüfung!).

Die Zuerkennung einer MdE von 40 %, bedingt durch das „Herzleiden", erscheint uns ein maximales Zugeständnis. Dabei teilen wir auch die Überzeugung, daß schon der Gutachter von 1945 anders entschieden hätte, wären ihm alle Unterlagen zugänglich gewesen, die heute vorliegen.

Eine wesentliche Veränderung der Befunde zwischen der letzten Begutachtung im Jahre 1955 und der jetzigen ist nicht eingetreten.

Kommentar des Herausgebers

Die mindestens graduell unterschiedliche Beurteilung dieser zwei in manchen Punkten ähnlich gelagerten Gutachtenfälle durch Herrn Professor DELIUS begründet er — danach befragt — mit der *verschiedenartigen soziologischen Situation,* in der sich die beiden Personen befanden (hier der sechzigjährige Mann, der bis zu seiner Erkrankung selbständig tätig war und nun genötigt gewesen wäre, irgendeine untergeordnete Angestellten-Stellung anzunehmen, dort ein 52jähriger, dem immerhin noch gewisse — wenn auch begrenzte — berufliche Möglichkeiten offenstehen), zum andern durch *Differenzen der psychischen Grundhaltung angesichts des individuellen Leidenszustandes* (hier der vitale Lebensbruch aus einer krankheitsbedingten Konfrontation mit dem Tode, dort ein nicht zu übersehender — wenn auch iatrogen mit unterhaltener — Anteil eines Wunsches nach einem bleibenden Rentner-Dasein).

Kein Mensch läßt sich mit seiner Krankheit letzten Endes in ein für diese spezifisches MdE-Schema pressen. Ein jeder unterliegt mit ihr eigenen Erlebensgesetzen. Deren jeweils verschiedene gewichtsmäßige Wertung und Berücksichtigung unter gutachterlichen Gesichtspunkten hängt wesentlich von der Enge oder Weite des sachlichen Horizontes des einzelnen Sachverständigen ab und ist dabei *eine Aufgabe, die nicht immer konfliktlos zu bewältigen ist.*

Es mag zum Abschluß interessieren, wie sich die Versorgungsbehörde, die ihrerseits zunächst eine vollständige Aberkennung der MdE durch WDB vorgeschlagen hatte, zu dem Gutachten von Professor DELIUS stellte: Die Behörde hat den Überlegungen des letzteren jetzt insofern zugestimmt, als sie sich für eine — in Ausnahmefällen nach den geltenden Bestimmungen mögliche — Herabsetzung des MdE-Satzes von 70 % auf 40 % unter Beibehaltung der festgesetzten Schädigungsbezeichnung entschied.

18. Eine schwere hysterische Gangstörung und die Frage nach dem Krankheitswert einer Neurose

Von A. Jores

Nach Durchsicht der Akten erscheint es mir überflüssig, Frau S. nochmals einer Untersuchung zu unterziehen, da nicht anzunehmen ist, daß ich aufgrund einer solchen zu einem anderen Urteil komme, als dies in den zahlreichen Vorgutachten bereits getroffen wurde. Aus allem ergibt sich ganz klar, daß *die hier zur Entscheidung stehende Frage darauf hinausläuft, ob unter Umständen eine neurotische Störung Krankheitswert haben kann und dann berentet werden muß oder nicht.*

Schon in dem *Gutachten von Herrn Prof. A.* vom 7. III. 1951 wurde zum Ausdruck gebracht, daß bei Frau S. eine so erhebliche Gangstörung vorliege, daß sie berufsunfähig sei.

In der folgenden *Gerichtsverhandlung* wurde jedoch entschieden: es bestünde bei der Klägerin *eine seelische Fehlhaltung.* Eine solche sei aber *keine Krankheit im Sinne des Gesetzes;* und eine auf einer *neurotischen Fehlhaltung* beruhende Berufsunfähigkeit sei *nicht zu entschädigen.*

Derselbe Vorgang wiederholte sich dann im Jahre 1953. Die diesmal mit der *Begutachtung* der Frau S. beauftragte *Nervenklinik B.* kam aufgrund sehr eingehender Untersuchungen und ausführlicher Erörterungen ebenfalls zu dem Ergebnis, daß bei Frau S. zwar ein organischer Befund nicht zu erheben gewesen wäre, daß aber gleichwohl ihre schwere neurotische Gangstörung ihre Berufsunfähigkeit bedinge. Doch lehnte diesmal auch der *ärztliche Dienst der LVA* das Vorliegen einer Berufsunfähigkeit mit der Begründung ab, *eine Berufsunfähigkeit durch eine Neurose könne nicht als rentenpflichtig anerkannt werden* und verwies auf das oben genannte Urteil des Sozialgerichts vom März 1951.

Wie bereits eingangs von mir hervorgehoben, geht es also in dem von mir erbetenen Gutachten um die Frage, ob eine neurotische Störung Krankheitswert besitzt und ob eine solche bei der Beurteilung der Arbeitsfähigkeit oder Arbeitsunfähigkeit ebenso bewertet werden muß wie eine organische Krankheit. Ich weise noch einmal darauf hin, daß sowohl Herr Prof. A. wie auch die Nervenklinik B. diese Frage in dem vorliegenden Fall eindeutig bejahte.

Meine Stellungnahme zu dem Problem lautet wie folgt: Die heutigen psychiatrischen und insbesondere tiefenpsychologischen Erkenntnisse haben uns gezeigt, daß in der Regel seelische Fehl-Verhaltensweisen eines Menschen bei einer entsprechenden Anlage auf ungünstige Einflüsse, die in der Kindheit auf ihn einwirkten, zurückzuführen sind. Dadurch vermag der Betroffene — unter Umständen zeitlebens — bestimmte Lebenskonstellationen nicht mehr zu meistern. Statt dessen kommt es bei ihm, selbst wenn er schon erwachsen ist, angesichts gewisser existenzieller Konfliktssituationen zu *mannigfachen psychosomatischen Funktionsstörungen*, deren ursächliche Wurzeln in weit zurückliegenden innerseelischen Faktoren begründet sind, damit jenseits des Bewußtseins liegen und *jeglichem willensmäßigen Einfluß entzogen* sind. Dies muß auch in dem vorliegenden Fall ausdrücklich betont werden. Denn *die Ablehnung des Krankheitswertes vieler Neurosen erfolgt immer noch aus der falschen Vorstellung, daß ihre Krankheitserscheinung bei gutem Willen überwunden werden könnte.*

Im übrigen darf in diesem Zusammenhang nicht unerwähnt bleiben, daß die psychosomatische Forschung klar gezeigt hat, daß auch einer großen Zahl bisher als rein organisch bedingt angesehener Krankheiten — ich nenne nur das Asthma, das Ulcus, die chronische Verstopfung und ähnliche — eine neurotische Struktur zugrunde liegt. Daraus folgt aber, daß *eine reinliche Unterscheidung zwischen Organkrankheit und nervöser Krankheit letzten Endes gar nicht möglich ist.* Es ist somit also *völlig unlogisch, Organkrankheiten anders zu bewerten als funktionelle Störungen ohne organisch nachweisbare Veränderungen,* wie in dem vorliegenden Falle.

Das heißt auf unseren Fall angewandt: Wenn die Nervenklinik B. feststellt, daß bei Frau S. eine schwere, hysterisch gefärbte Neurose von Krankheitswert besteht, so ist auch — durch diese bedingt — in genau der gleichen Weise eine Berufsunfähigkeit anzuerkennen, wie es gegebenenfalls bei Krankheiten geschieht, bei denen ein entsprechender Organbefund erhoben werden kann.

19. Ein Unfall, Amputation beider Beine, asthmatoide Bronchitis und vorzeitiger Tod in ihrem ursächlichen Zusammenhang

Von A. Jores

Paul Sch. erlitt in seinem 62. Lebensjahr einen Unfall durch Überfahrenwerden. Es mußte ihm das rechte Bein im Oberschenkel, das linke im Unterschenkel abgesetzt werden. Zunächst überstand er die operativen Eingriffe trotz erheblichen Blutverlustes gut. Im Anschluß daran kam er in eine *Heil- und Schulungsstätte für Körperbehinderte,* wo man ihm zwei Prothesen anpaßte und mit ihm Gehschulungsübungen durchführte. Es wird Sch. dort bescheinigt, daß er diese Übungen mit großem Eifer ausgeführt hätte. Am 17. III. 1952 wird er aus den Heilstätten entlassen. Sein Gehvermögen wird als befriedigend bezeichnet, eine Arbeitsfähigkeit nur für sitzende Beschäftigung angenommen. Es wird bei ihm weiter das Vorliegen einer Pflegebedürftigkeit anerkannt und der Antrag auf Beschaffung eines motorisierten Krankenfahrzeuges gestellt.

Bei sorgfältiger *Durchsicht der Akten* läßt sich ihnen nun entnehmen, daß in der Folgezeit die gesundheitliche Entwicklung des Sch. keineswegs eine erfreuliche war. Unter dem 26. IV. 1952 schreibt seine Frau:

„Mein Mann ist dermaßen nervös, daß man es nicht aushält." Später erfährt man, daß die Prothesen nicht mehr passen. Der motorisierte Krankenwagen wird von der Behörde abgelehnt und an seiner Stelle ein gewöhnlicher Selbstfahrer bewilligt. Nachdem dieser Wagen angekommen ist, meldet die Ehefrau, daß ihr Mann nicht viel damit anfangen könne. Zu einem noch späteren Zeitpunkt passen die Prothesen schon wieder nicht mehr. Unter dem 13. VIII. 1952 wird über eine erneute Prothesen-Korrektur berichtet, da der Stumpf weiter abgemagert sei. Herr Sch. beantragte erhöhte Pflegezulage, da er sich nicht mehr allein helfen könne. Aber die Notwendigkeit einer solchen wird aufgrund eines ärztlichen Hausbesuches abgelehnt. Herr Sch. bittet nun sehr dringend um die Beschaffung einer Parterre-Wohnung; ein Wunsch, auf dessen Erfüllung er schon seit zwei Jahren vergeblich gewartet hat. Dieser Antrag wird ebenfalls abgelehnt. — Sch. wohnte seinerzeit im I. Stock und war nach seinem Unfall nicht mehr in der Lage, allein die Treppen zu steigen. Außerdem lag seine Wohnung am Stadtrand, und die Zufahrt zu seinem Hause war ein Sandweg, so daß er ohne fremde Hilfe nicht in der Lage war, auch mit einem Selbstfahrer diesen Weg zu bewältigen. — „Meine Frau und ich gehen seelisch zugrunde."

Die oben angegebenen Verhältnisse wurden durch einen Krankenbesucher bestätigt. Der gelieferte Wagen bedarf ständiger Reparaturen. Im Abstand von wenigen Monaten wird immer wieder über Achsenbrüche berichtet. Am 19. XI. 1953 wird wiederum eine Korrektur der Kunstbeine beantragt. Unter dem 18. V. 1954 bescheinigt ein Arzt, daß der Gesundheitszustand des Sch. so schlecht sei, daß infolge Kreislaufschwäche für ihn an ein Gehen, selbst mit Prothesen, nicht mehr zu denken wäre. Sch. sei außerdem sehr korpulent und unbeholfen geworden. Es wird noch die Lieferung eines Zimmerfahrstuhles beantragt. Am 16. IX. 1954 erfolgte dann der Tod.

Nach dem allen kann es wohl keinem Zweifel unterliegen, daß der Unfall, den Sch. in seinem 62. Lebensjahr erlitten hat, und durch den er fast völlig gehunfähig wurde, zu einem deutlichen Knick in seiner Lebenslinie geführt hat. Dies zeigt sich eindeutig bei der Betrachtung der von den Vorgutachtern ausführlich wiedergegebenen *Krankheitsgeschichte über die früheren Lebensjahre* des Sch. Über Krankheiten, die sich vor dem Unfall ereignet haben, liegt nur eine *Bescheinigung eines Dr. A.,* vor, daß er Sch. im Januar 1951 wegen einer Bronchitis und im März 1951 wegen Herzbeschwerden und coronarer Durchblutungsstörungen behandelt habe. Objektive Unterlagen über beide Krankheitsdiagnosen sind allerdings nicht vorhanden. Dann erfolgte Anfang 1952 der Unfall. Der *Chirurg des Sozialgerichts* bescheinigte ausdrücklich, daß die Herz- und Kreislauferkrankung des Sch. zumindest damals nicht habe schwer gewesen sein können, da er den Unfall mit starkem Blutverlust und anschließender Operation anstandslos überstanden habe. Auch der *chirurgischen Abteilung* waren zuvor Störungen des Herzens und Kreislaufes nicht aufgefallen, insbesondere wurde seinerzeit kein erhöhter Blutdruck bei Sch. festgestellt.

Aber ab März 1954 machen sich bei ihm in zunehmendem Maße Gesundheitsstörungen bemerkbar. Es stellt sich eine asthmatoide Bronchitis ein. Es entwickelt sich ein Emphysem, eine Myocardschädigung und eine Fettsucht. Im Oktober wird zwar eine Bruchoperation noch gut und ohne Komplikationen überstanden. Dann aber ist im Jahre 1954 ein *zweimaliger Krankenhausaufenthalt* erforderlich, bei dem die oben genannten Diagnosen bestätigt werden.

Von den *Vorgutachtern* wird trotz dieser nicht zu verkennenden Sachverhalte, die ja offenbar auch den behandelnden Hausarzt beeindruckt haben müssen und ihn daher veranlaßten, einen ursächlichen Zusammenhang zwischen Unfall und Tod für denkbar zu halten, eine solche Möglichkeit abgelehnt. Es lägen keinerlei Beweise dafür vor, daß die doppelseitige Beinamputation bei Sch. zu einem Herz- und Kreislaufversagen geführt hätte. Die bestehende Fettsucht wird allenfalls als durch die Bewegungsbehinderung des Sch. mitbedingt anerkannt, sonst aber auch ihr keine wesentliche Bedeutung beigemessen. Im übrigen ergäbe auch die *Statistik, daß cardiovaskuläre Erkrankungen bei Amputierten unter den Todesursachen nicht wesentlich häufiger seien als bei anderen Sckwerverwundeten ohne Amputationen.*

Dies ist sicher *alles richtig* und soll nicht bestritten werden, *wenn man* — wie dies die Vorgutachter tun — *den Menschen als ein mechanistisches Gebilde betrachtet, dessen Kranksein und Sterben sich rein nach den im Leiblichen herrschenden Gesetzen vollzieht.* Doch keiner der Vorgutachter hat es für nötig befunden, auch nur einmal in Erwägung zu ziehen, was ein Unfall wie der des Herrn Sch. für einen 62jährigen Mann wohl seelisch bedeuten könne.

Das *Studium der Akten* vermag uns hierüber ein äußerst anschauliches Bild zu vermitteln. Man erfährt, daß Sch. bis dahin als Gärtner tätig war, anscheinend seinen Beruf liebte und sich in ihm offenbar eines gewissen Ansehens erfreute, da er auch oft von Fernerstehenden angesprochen wurde, die sich von ihm gärtnerischen Rat holen wollten. — Ein solches Gespräch war übrigens auch die indirekte Ursache für seinen Unfall. Der Unfallschock und alles was danach folgte, wird zunächst von Sch. gut überstanden. So ist er auch voller Hoffnung in die Heilstätte gegangen, um dort wieder gehen zu lernen.

Doch diese Hoffnung erfüllte sich nicht. Nach seiner Entlassung aus der Heilstätte beginnt ein Leidensweg für Sch., der von einer Enttäuschung zur anderen führt. Die Prothesen bedürfen dauernder Korrekturen. Die Möglichkeiten, sich mit ihnen selbständig zu bewegen, stellten sich bald als äußerst dürftig heraus. Der motorisierte Selbstfahrer wird abgelehnt, dafür kommt ein mechanischer, der dauernder Reparaturen bedarf. Die Wohnungsverhältnisse sind für seinen Zustand denkbar ungünstig — eine Treppe hoch und Sandwege als Zufahrt. — Trotz verschiedener Anträge wird dem keine Abhilfe geschaffen. Es entwickelt sich zuerst eine asthmatische Bronchitis. Dies scheint immerhin erwähnenswert zu sein, da es heute hinreichend bekannt ist, daß gerade bei asthmatischem Geschehen nervös-seelische Einflüsse eine recht große Rolle spielen. Es entwickelt sich weiter eine Fettsucht als Folge einer emotional gestörten Appetenzregelung.

Dazu muß man begreifen, daß es *für das Leben und die Gesundheit eines jeden Menschen von ungeheuerer Bedeutung ist, ein sinnvoll erfülltes Leben führen zu können. — Aus dem plötzlichen Verlust eines Lebensinhaltes erklärt sich ja auch der so häufig beobachtete Pensionierungstod.* Unter diesem Gesichtspunkt muß man sich einmal vorzustellen versuchen, was es für Sch. bedeutete, durch den Unfall plötzlich aus seiner vollen Arbeitsfähigkeit herausgerissen zu werden. Fortan war es für ihn unmöglich, je wieder seinem geliebten Beruf nachgehen zu können. Alle seine sonstigen Bemühungen, im Leben wieder Fuß zu fassen, schlugen fehl. So berichtet dann auch seine Frau darüber, ihr Mann sei „sehr nervös" geworden. Und Sch. selbst äußert schließlich am 16. IX. 1953: „Meine Frau und ich gehen seelisch zugrunde."

In dem Maße, wie sich seine Entfaltungsmöglichkeiten mehr und mehr einschränkten, nahmen nun auch seine Organkrankheiten an Schwere zu. Es handelt sich dabei sicher um *ein wechselseitiges Geschehen und nicht etwa um eine gegenseitig-kausale Verknüpfung* derart, daß die Einschränkung der Lebensmöglichkeiten allein durch die Organkrankheiten des Sch. bedingt gewesen wäre. Liegen doch aus der Zeit vor seinem Unfall nur geringfügige Hinweise auf das Bestehen solcher bei ihm vor. Der Unfall und die erste Zeit danach werden von Sch. zunächst noch gemeistert. Dann aber entwickeln sich die organischen Störungen bei ihm in so rapider Weise, daß sein Hausarzt bald bescheinigt, daß er ständig behandlungsbedürftig sei.

Somit bin ich der Meinung, daß die Vorgutachter nur begrenzt recht *haben. Denn sie sehen nur eine Seite des Geschehens, aber nicht den Menschen, der in seiner Ganzheit dahintersteht.* Berücksichtigt man aber den

Menschen unter diesem Ganzheitsaspekt, so ist es wohl doch ganz offensichtlich, daß in dem vorliegenden Fall der Verlust beider Beine von dem 62jährigen Gärtner Herrn Sch. innerlich nicht mehr verkraftet werden konnte. Und man wird, ohne den Verhältnissen irgendwelche Gewalt anzutun, mit an Sicherheit grenzender Wahrscheinlichkeit folgern dürfen, daß das schwere seelische Trauma mit allen seinen Folgen, die wir oben schilderten, möglicherweise auch das „anlagemäßige" Leiden des Herrn Sch., von dem die Vorgutachter sprechen, so stark gefördert hat, daß sein Tod mindestens ein Jahr früher eingetreten ist, als es wohl sonst der Fall gewesen wäre.

20. Eine Angstneurose nach Treppensturz und die Bedeutung der prämorbiden Struktur des Betroffenen

Von H. MARCH

Vorgeschichte nach Aktenlage

Der 54jährige Gerhard St., von Beruf Konzertmeister (Cellist eines Opernorchesters), meldete am 12. II. 1954 bei seiner Versicherungsgesellschaft einen *Dienstunfall* an: Beim Betreten des Orchesterraumes wäre er auf den Stufen fehlgetreten, dabei sei er zu Fall gekommen. Er habe sich eine Kopfplatzwunde zugezogen.

Noch am gleichen Tag wurde er durch den *Unfallarzt* untersucht. Dieser stellte bei Herrn St. nur eine oberflächliche Schürfwunde in der Mitte des Scheitelbeines, eine kleine Schürfwunde an der rechten Stirnhaargrenze und eine Prellung an der linken Schulter fest. Da St. jedoch nicht bewußtlos gewesen war, kein Erbrechen und kein Schwindel, somit bei ihm wohl keine Commotio cerebri vorgelegen hatte, wurde er nur vier bis fünf Tage für arbeitsunfähig erklärt. Nebenbei wurde vom Unfallarzt noch vermerkt, daß St. an einem Asthma bronchiale litte.

Ein Jahr vor diesem Unfall war St. in der *Universitäts-Poliklinik für Hals-Nasen-Ohren-Krankheiten* wegen Schwindelanfällen untersucht worden. Hier hatte man bei ihm bei Überprüfung des Vestibularapparates eine Spontannystagmusneigung nach links gefunden, die sich nach Kopfschütteln verstärkte. In gleicher Weise zeigte sich bei der Lageprüfung ein richtungsbestimmter Nystagmus nach links unabhängig von der Seite des Lagewechsels. In Verbindung mit Röntgenaufnahmen beider Ohren nach Stenvers, welche den Verdacht auf eine rechtsseitige Erweiterung des Meatus acusticus internus nahelegten, äußerte man sich dahingehend, es könne sich bei der geklagten Symptomatik um die Auswirkung einer retrolabyrinthären Störung handeln. Allerdings würden derartige Schwindelanfälle auch bei der Menièreschen Erkrankung beobachtet

Im gleichen Jahre wurde St. noch in einer *neurologischen Poliklinik* untersucht, ohne daß sich hier am zentralen oder peripheren Nervensystem sichere pathologische Ausfallerscheinungen feststellen ließen.

Bei der Aufnahme des *Protokolls über den Unfallhergang* auf einer Polizeistation schilderte Herr St. seinen Unfall wie folgt: Er hätte sich an dem betreffenden Tag mit mehreren Kollegen auf dem Weg zum Orchesterraum befunden. Hierzu müsse man einige Steinstufen, die so kurz seien, daß man nicht den ganzen Fuß aufsetzen könne, heraufgehen. Auf der letzten Stufe habe er sein Instrument etwas anheben müssen. Dadurch hätte er das Gleichgewicht verloren und sei rücklings die Steinstufen wieder heruntergefallen. Auch diesmal verneinte Herr St. eine Bewußtlosigkeit. Nur wäre er nach dem Sturz etwas benommen gewesen. Sonst hätte er sich lediglich eine Platzwunde am Hinterkopf zugezogen. Der Unfallarzt habe ihm ambulant einen Verband angelegt und ihn dann mit dem Auto eines Bekannten nach Hause fahren lassen.

Ein *Zeuge des Unfallhergangs* sagte noch aus, St. wäre im Sturz mit dem Kopf auf die Steintreppe aufgeschlagen. Einen Moment sei er benommen gewesen, so daß man durchaus den Eindruck gehabt hätte, er hätte eine Gehirnerschütterung davongetragen. Auf einer Tragbare sei er dann durch einen Unfallwagen ärztlicher Behandlung zugeführt worden.

Schließlich befand sich in den Akten noch eine Bescheinigung des behandelnden Arztes des Herrn St., in der dieser der Versicherungsgesllschaft mitteilte, daß Herr St. sich zwar nicht mehr genau an den Unfallhergang erinnere, ein Zeuge ihm aber berichtet hätte, daß er wohl einen Augenblick bewußtlos gewesen wäre. Im übrigen stünde St. bei ihm seit Jahren wegen eines Bronchialasthmas in Behandlung. Verschiedentlich wären es lebensbedrohliche Anfälle gewesen.

Weiterer Verlauf

Am 4. III. 1954, das heißt drei Wochen nach dem Unfall, erschien Herr St. *in meiner Sprechstunde.* Er berichtete mir von seinem Unfall, und daß er am 15. I.. versucht habe, seinen Orchesterdienst wieder aufzunehmen. Es hätte sich jedoch bei ihm in den folgenden Tagen eine diffuse angstneurotische und agographobe Symptomatik eingestellt, die ihn genötigt hätte, sich wieder krankschreiben zu lassen. — Daß es sich hierbei um unmittelbare Folgen einer Commotio cerebri handeln würde, hielt ich von vornherein für unwahrscheinlich. Vielmehr beurteilte ich das ganze als ein *erlebnisreaktiv-traumatisch ausgelöstes Zustandsbild einer von jeher seelisch labilen Persönlichkeit.* Daher riet ich Herrn St. zu einer Reise nach Westdeutschland aus der Überlegung heraus, er würde möglicherweise schneller Distanz zu dem Erlebten gewinnen und eher sein seelisches Gleichgewicht wiederfinden, wenn er für die nächste Zeit vorübergehend keinen Anforderungen ausgesetzt wäre. Dementsprechend machte er sich auf den Weg zu einem Kuraufenthalt in Badenweiler.

Er brach jedoch, bevor er sein Ziel erreicht hatte, die Reise wieder ab, um am 12. IV. 1954 auf der seinerzeit unter meiner Leitung stehenden *neurologischen Abteilung* eines Berliner Krankenhauses Aufnahme zu suchen. Damals berichtete er mir ein wenig näher seine *Lebens- und Unfallgeschichte:*

Sein Vater starb an Altersschwäche, die Mutter an einem Herzschlag. Diese hätte zu ihren Lebzeiten viel mit Migräne zu tun gehabt. Eine Schwester litt an Heuschnupfen, wie überhaupt in der väterlichen Familie verschiedentlich Allergien mit Neigung zu Asthma und Ekzemen beobachtet worden seien.

Er selbst hätte sich völlig normal entwickelt. Weder habe er an Krampfanfällen, noch an Bettnässen gelitten. An Kinderkrankheiten machte er Masern und Keuchhusten durch. Mit siebzehn Jahren erkrankte er an einer fraglichen Diphterie.

Die Schule verließ er mit dem Einjährigen, um das Musikstudium aufzunehmen. Zwar habe er anfänglich keine allzu große Neigung dazu gehabt, im Laufe der Zeit wäre er aber mehr und mehr in den Musikerberuf hineingewachsen und heute sei er mit Leib und Seele dabei. Bis zum Jahre 1924 war er Cellist an der Dresdener Staatsoper. Seitdem ist er Konzertmeister eines hiesigen größeren Orchesters. Wegen seines Asthmas war er nicht Soldat.

1924 bis 1946 war St. erstmalig verheiratet. Seine Frau, ebenso seinen Sohn hätte er durch eine Lungentuberkulose verloren.

Einige Zeit *vor dieser ersten Ehe,* die er durchaus aus Liebe zu seiner Frau und nicht gezwungen wegen des vorehelich zu erwartenden Kindes geschlossen haben will, hätte sich bei ihm ein *Ekzem am Kinn,* eingestellt. Damals hätte er sich *vorübergehend in einem gewissen Konflikt: berufliche Karriere oder Ehe* befunden. Sein Musiklehrer hätte ihm nämlich ernsthaft von der Heirat abgeraten, da er meinte, durch dieselbe könne er möglicherweise in seinem Fortkommen behindert werden. Denn St. strebte von Anbeginn danach, mindestens Konzertmeister zu werden. Tatsächlich hätte er sich dann auch durch seine Ehe, die sich im weiteren nicht sehr glücklich entwickelt hätte, nicht mehr genügend um die Erreichung dieses Zieles bemüht. Verschiedentlich hätte er versucht, aus der Ehe auszubrechen, doch schließlich aus Rücksicht auf seinen Sohn dieselbe bis zum Tode seiner Frau aufrecht erhalten.

In den ersten Jahren dieser Ehe hätte er *häufig* auch an *Ekzemen an den Händen, Armen und Füßen* gelitten, *die ihn sehr deprimiert hätten,* weil er sich *durch dieselben immer minderwertig gefühlt* hätte. Seit Sommer 1946 wäre er zum zweiten Male verheiratet und mit dieser Frau sehr glücklich.

In den Jahren 1933 bis 1938 war T. eigentlich ganz gesund. Dann stellte sich „eine verschleppte Bronchitis" ein, die Prof. A. auf ein falsches Atmen zurückführte. Einige Monate später bildete sich *„ein richtiges Asthma"* heraus, das 1939 so schlimm wurde, daß T. *fünf Wochen einer stationären Behandlung* bedurfte. Während dieser Zeit sei er getestet worden mit dem Ergebnis, daß bei ihm eine Allergie auf bestimmte Stoffe vorliege. 1939 bis 1940 kam es zu einer *erneuten Krankenhausaufnahme,* bei der ein Pyramidon-Stoß gemacht wurde, der zu einer hohen Eosinophilie bei St. führte (72 %). St. wurde damals deutlich gebessert entlassen.

Sein Asthmaleiden milderte sich dann im Jahre 1941 noch wesentlicher, als er außerehelich die Beziehungen zu seiner jetzigen Frau aufnahm. Stattdessen aber stellte sich in den folgenden Jahren ein fast ständiger Schnupfen ein. 1945 kam es zu einem schweren Asthmarezidiv. Auch wenn dieses weiterhin wieder abklang, wäre er doch bis zum heutigen Tage nie mehr ganz frei von leichten asthmatischen Atembehinderungen geblieben. Daß diese etwa mit irgendwelchen seelischen Aufregungen zusammenhingen, konnte St. nicht mit Gewißheit sagen.

Etwa seit dem Jahre 1939 bildete sich zu allem noch eine zunehmende Schwerhörigkeit auf dem rechten Ohr heraus. Weiterhin traten gelegentlich auch Schwindelanfälle mit Ohrensausen, Übelkeit und Erbrechen auf.

Erstmalig im Herbst 1953 habe er in Verbindung mit einem Schwindelanfall gewisse Angstspannungen beobachtet. Schließlich kam es am 12. II. 1954 zu dem besagten Unfall. Bald nachdem St. seinen Dienst wieder aufgenommen hatte, entwickelte sich bei ihm mehr und mehr die von mir schon eingangs erwähnte diffuse angstneurotische Symptomatik. Zunächst stellte sich während eines Konzertes ein Gefühl des Einschlafens von Händen und Füßen ein, begleitet von starken Angstgefühlen und Herzklopfen. Diese Erscheinungen waren so heftig, daß er öfter seinen Platz im Orchester verlassen mußte. Sobald er jedoch im Freien war und in seinem PKW saß, um nach Hause zu fahren, waren alle Ängste wie weggeblasen, so daß er sich Vorwürfe darüber gemacht hätte, daß er überhaupt hinausgegangen wäre.

Nebenbei berichtete mir Herr St. noch von einer *Begegnung mit einem Arzt* in der gleichen Zeit, *der ihm gegenüber die Frage aufgeworfen hätte, ob sein Unfall nicht mit einer Kreislaufstörung zusammenhängen könnte. Dieser Gedanke habe ihn damals äußerst beunruhigt.* Denn er hätte gerade damals oft davon gehört, wie viele Männer in den besten Lebensjahren aus scheinbar voller Gesundheit heraus von einem plötzlichen Herztod dahingerafft würden. *Danach wäre die Angstvorstellung in ihm aufgetaucht, auch er könne eines Tages so plötzlich vom Stuhl fallen, um nie wieder aufzustehen.* In diesem Zusammenhang meinte Herr St. von sich aus, möglicherweise wäre es zum Einschlafen der Hände und Beine gar nicht gekommen, wenn nicht die obige Angstvorstellung schon vorhanden gewesen wäre. Übrigens wären die Zwischenfälle, in denen er das Orchester verlassen mußte, hauptsächlich während Passagen aufgetreten, die ihm technisch leicht fielen und die er einfach routinemäßig herunterspielen konnte, während im Verlauf von schweren Partien, die von ihm stärkere Konzentration forderten, sich keinerlei Störungen an den Händen und Füßen eingestellt hätten.

Sehr bald aber hätten sich die geschilderten Angstzustände und begleitenden Paraesthesien schon zu Hause eingestellt, wenn er sich gerade auf den Weg zum Orchesterdienst machen wollte. Weiterhin traten die Angstzustände sogar schon auf, wenn es galt, auch nur irgendetwas gänzlich anderes außerhalb des Hauses zu erledigen. Schließlich kam es gewissermaßen zu einer Angst vor der Angst. Treppen konnte er nur noch mit Angst begehen. Er mußte sich am Geländer festhalten, und seine Frau mußte treppauf hinter ihm, treppab vor ihm hergehen. Auch auf der Straße hatte er Angst.

Gemäß meinem Rat wollte St. am 18. III., mit seiner Frau im eigenen Wagen zur Kur nach Badenweiler fahren. Doch wurde er bereits auf der Fahrt dorthin von einer so hochgradigen Angst überfallen, daß er nicht weiter als nach Schlangenbad im Taunus kam. Am dritten Tag seines dortigen Aufenthaltes sprach seine Frau davon, sie wolle in den nächsten Tagen nach Berlin zurückfahren. Bei dem Gedanken, daß er ja dann allein in Schlangenbad zurückbleiben müsse, hätten sich seine Ängste so verstärkt, daß man ihn in ein Krankenhaus in Wiesbaden einweisen mußte. Doch bereits nach vier Tagen war St. beschwerdefrei, um allerdings sofort wieder von schweren Angstzuständen befallen zu werden, als man mit ihm die Frage erörterte, daß er ja nun nach Schlangenbad und seine Frau nach Berlin zurückfahren könnte. Unter diesen Umständen entschloß er sich, lieber umgehend die Heimfahrt nach Berlin anzutreten und ein dortiges Krankenhaus aufzusuchen. Auf der Fahrt fühlte sich St. wieder völlig frei. In Berlin fand er, wie gesagt, *Aufnahme auf meiner Abteilung*.

Immer noch war er von der Angst beseelt, er könne nicht wieder richtig gesund werden. Dabei bedrückte ihn der Gedanke, man würde ihn vorzeitig pensionieren. Sonst aber war weder internistisch noch neurologisch an Herrn St. ein gewichtiger krankhafter Befund zu erheben. *In psychischer Beziehung* fiel an ihm lediglich eine pedantische Grundhaltung, Umständlichkeit und Weitschweifigkeit in seiner Ausdrucksweise auf. Von einer anfangs geplanten Schlafkur nahmen wir Abstand und führten stattdessen neben einer allgemeinen sedativen Therapie Übungen im autogenen Training durch, auf die St. durchaus positiv ansprach.

Im Verlauf seines Krankenhausaufenthaltes berichtete er mir noch, früher hätte für ihn das Wort „Angst" gar nicht existiert. Auch Lampenfieber habe er eigentlich nie gekannt... Die Tatsache, daß er 50 Jahre alt geworden wäre, tangiere ihn überhaupt nicht. Er fühle sich durchaus jünger. Schließlich sei ja auch sein Vater 80 Jahre alt geworden. Am 22. V. 1954 wurde Herr St. mit der Diagnose: Asthma bronchiale, allergische Konstitution, vegetative Dystonie mit Neigung zu psychosomatischen Reaktionen, Angstneurose, wesentlich gebessert, aus dem Krankenhaus entlassen.

Aus der Akte zitiere ich noch die *Bescheinigung des Arztes aus Schlangenbad*, die besagt, daß sich bei Herrn St. am 25. und 26. III. 1954 anfallsweise Kreislaufstörungen und Angstzustände, verbunden mit heftigen asthmatischen Erscheinungen eingestellt hätten, die zu ihrer Klärung, ob kardial oder psychogen eine Krankenhausaufnahme erforderlich machten.

Im *Auftrage der Versicherungsgesellschaft* erstattete am 24. VII. 1954 ein *Dr. B.* über Herrn St. ein fachärztliches *neurologisch-psychiatrisches Gutachten*. Ich sehe von einer Wiederholung der bei dieser Gelegenheit erhobenen Anamnese ab. Sie deckt sich weitgehend mit der oben von mir aufgezeichneten. Unwesentliche Details habe ich bereits in diese mit hineingearbeitet.

Als Klagen brachte Herr St. bei der Untersuchung durch Herrn Dr. B. vor: immer noch stellte sich gelegentlich das Gefühl ein, die Beine und Hände wollten einschlafen. Auch meldete sich in Verbindung damit immer noch der Drang, seinen Platz im Orchester zu verlassen und hinauszugehen, und die ängstliche Vorstellung, er könne von seinem erhöhten Sitz herunterfallen. Darüber hinaus ließe im Laufe des Tages auch seine Sehschärfe nach. Und bei lauten Stellen des jeweiligen Werkes wäre es ihm bisweilen, als könne er das nicht länger aushalten. Er wäre dann immer froh, wenn es wieder leiser würde.

Auch dieser Untersucher konnte neurologisch bei Herrn St. keinen wesentlich krankhaften Befund erheben. Psychisch charakterisierte er ihn als „leicht angstneurotisch", um hinzuzusetzen, „Herr St. war sehr erleichtert, als ihm mitgeteilt wurde, daß ein organischer Schaden bei ihm wirklich nicht vorliege".

In seinen *gutachtlichen Erwägungen* ventilierte Herr *Dr. B.* zunächst die Frage, wie es wohl zu dem Treppensturz des Herrn St. im Februar 1954 gekommen sein könnte. Herr St. konnte sich dieses Vorkommnis selbst nicht erklären, er müsse wohl fehlgetreten sein. Demgegenüber meinte der Gutachter, nach der Vorgeschichte könnte man einmal an einen Kreislaufkollaps denken. Andererseits ließe sich ursächlich noch seine Menièresche Krankheit mit heranziehen. Da aber nach ständiger Rechtsprechung auf jeden Fall die Voraussetzungen für die Anerkennung eines Betriebsunfalles im Falle des Herrn St. gegeben wären, könne die eigentliche Ursache des Geschehens für die Beurteilung außer Betracht bleiben.

Die Annahme eines posttraumatischen Schockzustandes fände in den vorliegenden Unterlagen keine Stütze, ganz abgesehen davon, daß *ein „Zustand nach" noch lange kein „Zustand durch"* sei, und darauf käme es in dem vorliegenden Falle allein an. Ein *ursächlicher Zusammenhang des angstneurotischen Zustandsbildes des Herrn St. mit dem am 12. II. 1954 erlittenen Kopftrauma wäre* auch dann als *unwahrscheinlich* zu bezeichnen, wenn es sich dabei nicht um eine bloße Kopfprellung, sondern um eine Commotio cerebri gehandelt hätte, was keineswegs erwiesen sei. Denn das von Herrn St. geschilderte *angstneurotische Syndrom sei in keiner Hinsicht traumaspezifisch, sondern ausschließlich persönlichkeitsspezifisch.*

Dementsprechend kam Herr Dr. B. zu dem *Schluß,* daß Arbeitsunfähigkeit des Herrn St. durch Folgen seines Unfalles nur bis zur Wiederaufnahme seines Orchesterdienstes vier oder fünf Tage nach dem Unfall bestanden hätte. Von diesem Zeitpunkt an läge auch keine meßbare MdE durch Unfallfolgen bei ihm mehr vor. Heilmaßnahmen wären ebenfalls nicht erforderlich.

In diesem Sinne wurde dann auch Herr St. am 29. IX. 1954 beschieden.

Gegen diesen ablehnenden Bescheid erhob der *Rechtsbeistand* des Herrn St. *Klage beim Sozialgericht.* Er begründete seinen Einspruch damit, St. wäre entgegen der Behauptung der Versicherungsgesellschaft nach dem Unfall dreizehn Wochen völlig arbeitsunfähig gewesen. Daß der Sachverständige der Versicherungsgesellschaft, Herr Dr. B., die Bedeutung des Unfalles des Herrn St. völlig verkannt hätte, ergäbe sich schon daraus, daß ein Fachvertrauensarzt der Krankenkasse des St. unmittelbar nach der Rückkehr von seiner Reise nach Schlagenbad wegen der Unfallfolgen einen Klinikaufenthalt befürwortet hätte. Da nun bezüglich der Beurteilung der Erkrankung des Herrn St. so erhebliche Differenzen bestünden, wurde beantragt, noch einen Obergutachter zur Beurteilung der Krankheitserscheinung und deren Dauer zu beauftragen.

Als solcher erstattete der *Chefarzt der neurologischen Abteilung* eines anderen Berliner Krankenhauses, *Herr Dr. C.*, im Juni 1956 ein *nervenärztliches Gutachten.* Auch dieser vertrat darin die Überzeugung, daß die Symptome, die sich nach dem Unfall des Herrn St. eingestellt hätten, *nicht als direkte Folgeerscheinung der vorher erlittenen Schädelprellung* angesehen werden könnten. *Vielmehr* hätte es sich bei ihnen um *Erscheinungen einer Angsterkrankung, also um ein rein seelisches Leiden* gehandelt. Unter Berücksichtigung der gesamten Vorgeschichte des Herrn St., insbesondere der psychologischen, unterläge es keinem Zweifel, daß es zu dieser *Angstsymptomatik nur aufgrund der besonderen seelischen Struktur* des St. kommen konnte, die *entweder als eine angeborene oder im Verlaufe der Kindheit und späteren Lebensentwicklung erworbene* anzusehen wäre. Sie wäre also — wie bereits Herr Dr. B. angenommen hätte — *nicht unfall-, sondern persönlichkeitsspezifisch.* Dies hieße anders ausgedrückt: *Ohne die besondere psychische Struktur des Herrn St. wäre es nie zum Auftreten der Angstsymptomatik bei ihm gekommen.*

Wahrscheinlich handele es sich hierbei um *das letzte Glied einer psychologischen Kette,* die schon die ganzen letzten Jahre vorbereitet gewesen wäre und nun beim Hinzukommen eines auslösenden Ereignisses zum Auftreten einer neurotischen Symptomatik geführt hätte. Nach Ansicht dieses Gutachters *überwiege* bei Herrn St. *die seelisch abnorme Struktur derartig, daß dem Unfallereignis nicht einmal die Bedeutung einer Teilursache beim Zustandekommen der Angstsymptomatik zugemessen werden könne.* Es wäre *mit Wahrscheinlichkeit* anzunehmen, daß es *auch ohne das Unfallereignis* über kurz oder lang bei St. zum *Ausbruch einer entsprechenden neurotischen Symptomatik* gekommen wäre. Das auslösende Moment sei mehr ein zufälliges.

Abschließend kam demgemäß auch Herr Dr. C. zu der Feststellung, daß der Unfall des Herrn St. über die dreizehnte Krankheitswoche hinaus *keine erwerbsmindernden Folgen* hinterlassen hätte.

Abermals nahm der *Rechtsbeistand* des Herrn St. in einem längeren Schriftsatz *zu diesem Gutachten Stellung.* Dasselbe könne in keiner Weise überzeugen.

Es wirke geradezu befremdend, daß der Gutachter den Sturz, der unerwartet eingetreten sei, völlig bagatellisiere und die seitdem eingetretenen Angstzustände absolut willkürlich und überspitzt auf persönliche Verhältnisse des Herrn St. (wirtschaftliche Sorgen, beruflicher Ehrgeiz und so weiter) zurückführen wolle.

Derartige Probleme und Konflikte können doch wohl kaum die Grundlage für die nach dem Unfall des St. aufgetauchten Angstzustände abgeben. Demgegenüber wären die genannten Erscheinungen doch wohl durchaus verständlich auf die Schockwirkung des unerwarteten Sturzes zurückzuführen. Dabei spielte es gar keine Rolle, ob etwaige Folgen einer Gehirnerschütterung abgeklungen seien oder nicht. Jedenfalls würde die Auffassung des Herrn Dr. B., St. sei nach dem Unfall nur vier Tage erwerbsunfähig gewesen, auf das energischste bestritten, sei doch St. im Anschluß an den Unfall durch seine Angstneurose tatsächlich noch fünfzehn Wochen dienstunfähig gewesen.

In einer *schriftlichen „Zeugenaussage“* schloß ich mich dem Sozialgericht gegenüber dieser Ansicht an, daß die angstneurotische Symptomatik des Herrn St. ohne Zweifel traumatisch ausgelöst worden wäre und bei ihm noch über den 10. V. 1954 hinaus eine MdE von mindestens 20 % bestanden hätte.

Hiergegen wandte wieder die *Unfallversicherung* ein, eine derartige Annahme beruhe offenbar auf einer Verkennung der tatsächlichen Anamnese. Herr St. hätte nicht erst seit dem Unfall an einer angstneurotischen Symptomatik gelitten. Vielmehr wären bei ihm nach seiner eigenen Darstellung bereits im Jahre 1951 Angstzustände aufgetreten, als sich sein Asthmaleiden verschlimmert hätte. Aber auch sonst *ließe meine Behauptung*, es müsse ohne Zweifel bei dem Zustandsbild des St. eine traumatisch ausgelöste Symptomatik unterstellt werden, *die Begründung über den Kausalzusammenhang vermissen.* Ein Arzt dürfe zu einer solchen Beurteilung nur anhand aller Unfallunterlagen einschließlich der bereits vorhandenen Vorgutachten in der Lage sein.

Hierzu machte der *Rechtsbeistand* des Herrn St. geltend, daß ich ja die Krankheitssymptome des Herrn St. ziemlich genau unmittelbar nach seinem Unfall hätte beobachten können, so daß meiner Beurteilung das entscheidendere Gewicht beigelegt werden müsse. Die anderen Gutachter hätten eine Beurteilung erst nach dem Abklingen der eigentlichen Unfallfolgen vornehmen können. Die *Angstneurose, die nach dem Unfall eingetreten* wäre, *müsse daher auch als Unfallfolge bejaht werden.*

In der Zeit vom 23. IV. bis 14. V. 1957 hatte sich Herr St. noch einmal in einer *Universitätsklinik* befunden. In der dort erhobenen Anamnese gab er in Abweichung von seinen früheren Angaben an, er sei nach dem Unfall im Jahre 1954 *doch wohl für kürzere Zeit bewußtlos* gewesen. Sonst wiederholte er seine früheren Aussagen, daß sich seine *Angstzustände erst einige Tage nach Wiederaufnahme seines Dienstes auf die Bemerkung des betreffenden Arztes hin eingestellt hätten, ob es nicht zu dem Sturz durch ein Versagen des Kreislaufs gekommen sei.*

Wenn sich auch seine Ängste mit Hilfe des autogenen Trainings und unter der hypnotischen Behandlung im ganzen gebessert hätten, würden sie sich doch bei geringfügigen Anlässen immer noch in leichtem Grade bemerkbar machen. Früher habe er auch zeitweilig an Menièreschen Schwindelanfällen gelitten. In einem solchen sei er noch vor kurzem während eines Konzertes vom Stuhl gefallen. Doch unmittelbar nach derartigen Schwindelanfällen fühle er sich stets wieder ganz wohl. An seinen künstlerischen Fähigkeiten sei bisher noch von keiner Seite gezweifelt worden. Allerdings habe er das Gefühl, daß sein Platz als Konzertmeister gern von einem anderen Kollegen eingenommen würde und daß man daher vielleicht damit gerechnet hätte, er würde nicht mehr voll einsatzfähig werden. Aus diesem Grunde liege ihm sehr daran, während seines Klinikaufenthaltes seinen Verpflichtungen im Orchester nachzukommen.

Die diesmal auch durch diese Nervenklinik veranlaßte *hals-nasen-ohrenärztliche Untersuchung* ergab eine *praktische Taubheit rechts* mit geringen Hörresten in den oberen Frequenzen bei einer mäßig ausgeprägten linksseitigen kombinierten Schwerhörigkeit. Man fand einen nach links gerichteten, durch Kopfschütteln unwesentlich zu verstärkenden Spontannystagmus und nahm entweder eine intralabyrinthäre Störung im Sinne eines echten Menière oder ein Menièresches Syndrom bei einer retrolabyrinthären Störung an.

Die Untersuchung der inneren Organe ergab keine Besonderheiten. Neurologisch fand sich eine leichte Ptose der Augenlider, etwas verlangsamte Lichtreaktion der leicht entrundeten Pupillen und beim Blick nach links ein feinschlägiger Nystagmus.

In psychischer Hinsicht zeigte sich St. *unauffällig*. Seine *angstneurotischen Syndrome wurden als abnorme Erlebnisrekation* aufgefaßt, *die sich im Anschluß an seinen,* vermutlich durch einen Schwindelanfall verursachten *Unfall* im Jahre 1954 *allmählich entwickelt hätten.* Die *abschließende Diagnose* lautete: *Menièresches Syndrom.*

Mein Gutachten

Im September 1957 wurde nun auch noch ich vom Sozialgericht mit der Erstattung eines Obergutachtens über Herrn St. betraut. Bei dieser Gelegenheit erhob ich von ihm die folgende *Zwischenanamnese:* Nach den Sommerferien habe er seinen Dienst mit gewisser Erleichterung wieder aufgenommen. Ernstere Krankheiten hätte er seitdem nicht mehr durchgemacht. Im ganzen wäre er auch sonst völlig gelöst und beschwerdefrei. Nur nach etwas anstrengenderen Arbeitsperioden hätten sich hin und wieder noch einmal die alten Angstvorstellungen gemeldet, er könne von seinem Solistenpodium herunterfallen. Tatsächlich wäre es auch am 29. VIII. 1956 noch einmal dazu gekommen. Zeitweise hätten sich ebenso noch gewisse agoraphobe Erscheinungen eingestellt, so daß er sich an seine Frau anklammern, bzw. deren Arm nehmen mußte. Nach einigen Wochen, mitunter nach wenigen Tagen, seien diese Ängste jedoch wieder abgeklungen. Zu dienstlichen Ausfällen aufgrund seiner Ängste wäre es jedoch nicht mehr gekommen. Sein Schlaf sei ungestört; das Asthma, an dem er seit 1938 gelitten hätte, hätte sich im ganzen gebessert, das Ohrensausen auf dem rechten Ohr bestünde allerdings in wechselnder Stärke fort. Die Stimmung sei ruhig und ausgeglichen.

Wie bei allen Voruntersuchungen war auch diesmal der *neurologische Befund* in jeder Beziehung *regelrecht. Desgleichen war das psychische Bild,* das Herr St. bot, im ganzen dasselbe wie im Jahre 1954. Er zeigte sich zuvorkommend, ruhig, geordnet, vielleicht ein wenig weich, wie man das jedoch häufiger bei einem Künstler finden kann, *ohne die geringsten begehrungsneurotischen Züge.*

Fassen wir nach allem das im Vorausgehenden ausgebreitete Material zur Krankengeschichte des Herrn St. nunmehr unter *gutachtlichen Gesichtspunkten* zusammen, dann erscheint einem zunächst aus seiner Familienanamnese bemerkenswert, daß seine Mutter an Migräne, eine Schwester an Heuschnupfen litt. Väterlicherseits wurde bei verschiedenen Gliedern eine Neigung zu allergischen Erkrankungen, Asthma und Ekzemen beobachtet. — So liegt bereits in dieser Richtung bei Herrn St. eine erhebliche Belastung vor.

Dies tritt dann auch im Laufe seines Lebens in mannigfacher Weise in Erscheinung: Bereits von Jugend auf zeigte er eine Veranlagung zu allergischen Erkrankungen. 1924 heiratete er erstmalig. Das Eingehen dieser Ehe stellte ihn vor die Konfliktfrage, ob er nicht möglicherweise durch diese Heirat in seinem beruflichen Fortkommen behindert würde. Sein Musiklehrer hatte dieses Bedenken in ihm geweckt. St. entschloß sich gleichwohl — aus welchen Gründen vermögen wir nicht zu beurteilen — zur Eheschließung. Bemerkenswerterweise entwickelte sich damals bei ihm ein Ekzem am Kinn. Hier liegt wohl der Schluß nicht fern, daß es sich möglicherweise dabei um ein psychosomatisches Ausdruckssymptom gehandelt hat, durch das sich auf der Basis der allergischen Disposition das letzten Endes von St. nicht klar gelöste Problem um die beabsichtigte Ehe verriet (Organsprache der Seele). Denn es zeigte sich weiter, daß der Musiklehrer bis zu einem gewissen Grade mit seiner Warnung recht hatte. Wurde doch die Ehe unglücklich. St. versuchte, um seine eigenen Worte zu gebrauchen, verschiedentlich, aus ihr „auszubrechen". Er brachte es aber nur zu ausgebreiteteren Ekzemen an Händen, Armen und Füßen. Dieses neuerliche „körperliche" Leiden führte aber wieder rückläufig bei St. zu Minderwertigkeitsgefühlen und Depressionen. — Schon aus diesem wechselseitigen leib-seelischen Geschehen läßt sich fraglos die seit langem bereits bestehende anlagebedingte Labilität seiner Gesamtpersönlichkeit erkennen. Dies trat dann weiterhin darin in Erscheinung, daß sich bei St. im Jahre 1938 im Anschluß an die „verschleppte Bronchitis" erstmalig ein „Bronchialasthma" einstellte. Nach Bericht des behandelnden Arztes nahmen dabei die Asthmaanfälle gelegentlich so bedrohliche Formen an, daß sie wiederholte Krankenhausaufenthalte erforderlich machten.

Es wurde hier zwar als Ursache für das Asthma „eine Allergie für bestimmte Stoffe" getestet. Wenn man dann jedoch erfährt, daß die Asthmaanfälle des Herrn St. vom Jahre 1941 ab, als er außerehelich seine jetzige Frau kennenlernte und zu ihr nähere Beziehungen aufnahm, erheblich an Intensität verloren, so drängt sich hier die Vermutung auf, daß *auch das „Asthma"* des Herrn St. *nicht allein von einer Allergie her zu erklären ist, sondern wie die früheren Ekzemerkrankungen ebenfalls von ungelösten, diesmal sexuellen Konflikten mitbestimmt wurde,* dem Asthma also *wiederum* der *Ausdruckswert einer psychosomatischen Gleichgewichtsstörung* zuzumessen wäre. Möglicherweise erlebte St. bei der anderen Frau ein größeres Geborgenheitsgefühl als bei der seinen. Dem entspräche auch das Phänomen, daß es, als seine heutige Frau ihn 1954 in seinem Kurort in Westdeutschland allein zurücklassen wollte, zu einem abermaligen schweren Status asthmaticus kam, der jedoch sofort wieder abklang, als er gemeinsam mit ihr die Heimreise nach Berlin antrat. Damit war der diesmalige *„Asthma-Anfall" ein eindeutiges körperliches Syndrom einer Angstneurose.*

Zu diesen verschiedenartigen psychosomatischen Symptomenbildern, den Ekzemen auf der einen Seite, dem Asthma auf der anderen Seite — die, wie wir sahen, schon hinreichend eine tiefverwurzelte Lebensunsicherheit des St. dokumentierten —, entwickelte sich nun noch etwa seit dem Jahre 1939 zunächst eine zunehmende Schwerhörigkeit auf dem rechten Ohr, die langsam zu einer rechtsseitigen Ertaubung führte. Auf der Grundlage dieses Ohrenleidens kam es darüber hinaus bei St. seit 1953 wiederholt zu plötzlichen Anfällen von Ohrensausen, Erbrechen und Drehschwindel. Verschiedene Untersuchungen in der Hals-Nasen-Ohrenklinik der Universität in den Jahren 1953, 1954 und 1956 vermochten zwar nicht völlig die ätiologische Frage zu klären, ob es sich bei dieser Symptomatik um den Ausdruck einer retrolabyrinthären Vestibularisschädigung oder um einen intralabyrinthären Prozeß im Sinne einer Menièreschen Erkrankung handele. Doch wurde keinen Augenblick an ihrer organischen Natur gezweifelt. Damit trat aber in das an sich schon labile Persönlichkeitsgefüge des Herrn St. ein neuer Beunruhigungsfaktor hinzu, von dem aus sein seelisches Gleichgewicht noch um ein weiteres bedroht wurde: die ständige Angst vor einem Menièreschen Schwindelanfall. Wenn nun Herr St. schließlich noch unverholen zum Ausdruck brachte, er hätte seit langem das Gefühl, verschiedene Kollegen beneideten ihn um seinen Platz im Orchester und wünschten im Stillen, daß er verschwinden möge, oder wenn er jetzt schon die Sorge hatte, man könne ihn vorzeitig pensionieren, so wird seine tiefe Lebens- und Existenzunsicherheit vollends offenbar.

Von daher lassen sich nun auch die zur Debatte stehenden ungewöhnlichen Auswirkungen des im Grunde banalen Unfalles des Herrn St. vom 12. II. 1954 erklären. Rein äußerlich betrachtet, fiel er dabei nur beim Betreten des Orchesterpodiums rücklings die Treppe hinunter und zog sich eine Schädelprellung sowie einige oberflächliche Platzwunden zu, die in der Unfallambulanz versorgt werden konnten.

Am 15. II. 1954 nahm er versuchsweise seinen Dienst wieder auf, um sich jedoch bereits am 1. III. 1954 erneut krankschreiben zu lassen. Seine bis dahin nur unterschwelligen Ängste begannen nun — fraglos im Gefolge seines Unfalles — ihn offenbar zu überfluten und über Wochen völlig zu beherrschen.

Dieser Ablauf wurde eingangs von mir eingehend geschildert, so daß ich an dieser Stelle nur noch einmal darauf zu verweisen brauche. *Es hat den Anschein, daß St. seinerzeit in seinem Unfall alle seine bis dahin weitgehend unbewußten Angstvorstellungen und bedrohlichen Lebenssituationen der Realisierung nahe* gesehen hatte.

Der *Gutachter der Unfallversicherung, Herr Dr. B.*, vertrat im August 1954 den Standpunkt, daß eine Arbeitsunfähigkeit des Herrn St. nur bis zum vierten oder fünften Tage nach seinem Unfall bestanden hätte, da bei ihm ja eine Commotio cerebri nicht vorgelegen hätte und *das angstneurotische Syndrom,* das er bald nach dem Unfall entwickelt hätte, in *keiner Hinsicht „trauma-spezifisch", sondern ausschließlich „persönlichkeitsspezifisch"* gewesen wäre. Und der *Gutachter des Sozialgerichts,* Herr Chefarzt Dr. C., folgte im großen und ganzen dieser Beurteilung, wenn er ausführte, bei der *Angsterkrankung* des Herrn St. hätte es sich um *ein „rein seelisches Leiden" gehandelt,* zu dem es nur *aufgrund der besonderen seelischen Struktur* des St. hätte kommen können. Diese aber wäre entweder als *eine angeborene oder im Verlauf der Kindheits- und späteren Lebensentwicklung erworbene* anzusehen. Wahrscheinlich handele es sich hierbei um *das letzte Glied einer psychologischen Kette, die schon die ganzen letzten Jahre vorbereitet gewesen wäre und nur noch eines auslösenden Ereignisses zum Manifestwerden einer neurotischen Symptomatik* bedurft hätte.

Ich stimmte sowohl mit Herrn Dr. B. als auch mit Herrn Dr. C. in dem Punkte überein, daß das angstneurotische Krankheitsbild, das Herr St. über viele Wochen im Anschluß an seinen Unfall im Februar 1954 bot, sicherlich nicht eine trauma-spezifische „Folgeerscheinung der vorher erlittenen Schädelprellung" im Sinne eines postcommotionellen Psychosyndroms gewesen ist. Nur vertrat und vertrete ich in Abweichung von den beiden obengenannten Vorgutachtern die Überzeugung, daß *ein in somatischer Beziehung folgenloses Unfallgeschehen durchaus bei bestimmten Persönlichkeiten einen unter Umständen länger dauernden seelischen Schaden nach sich ziehen könne.* — Übrigens gab Herr Dr. C. mit seinen Erwägungen, daß im Falle des Herrn St. der Unfall als „letztes Glied einer psychologischen Kette" angesehen werden und das angstneurotische Symptomen-Bild bei ihm ausgelöst haben könne, diese Möglichkeit auch selbst zu. Damit bestätigte er letzten Endes meine oben entwickelte Überzeugung.

Sehen wir ganz von Herrn St. ab, so gibt es *überhaupt kein „körperliches Trauma, welches nicht auch ein seelisches wäre"* (V. v. WEIZSÄCKER). Trifft dieser Satz schon für einen jeden gesunden Menschen zu, wieviel mehr erst bei einem leib-seelisch so labilen Menschen, als welchen wir Herrn St. erkannt haben.

Mit dem Argument des Herrn Dr. D., das sich wiederum auch Herr Dr. C. in seinem Gutachten zu eigen machte, die *Angstneurose* des Herrn St. wäre *„nicht unfall-, sondern persönlichkeits-spezifisch", ist nicht das geringste zur Frage der Anerkennung des seelischen Gesundheitsschadens des Herrn St. im Gefolge seines körperlichen Unfall-Traumas ausgesagt. Denn da nun einmal der Mensch ein Subjekt, das heißt auch ein seelisch-geistig jeweils einzigartig bestimmtes Wesen ist, verläuft auch eine jede andere beliebige Krankheit bei ihm niemals „krankheitsspezifisch", sondern stets „persönlichkeitsspezifisch".*

Die *Schlußfolgerung des Herrn Dr. C.,* bei Herrn St. *überwiege die seelisch-abnorme Struktur derartig, daß dem Unfallereignis nicht einmal die Bedeutung einer Teilursache beim Zustandekommen der Angstsymptomatik zugemessen werden könne, vermag ich nach allem, was ich im Voraufgehenden entwickelt habe, einfach logisch nicht nachzuvollziehen. Gerade weil die seelisch abnorme Struktur des Herrn St. schon vor seinem Unfall so überwog, muß man doch die Folgerung ziehen, daß für ihn das Unfallgeschehen einen gänzlich anderen ursächlichen Stellenwert hatte, als bei einer seelisch „normal" strukturierten Persönlichkeit.*

Wie schließlich Herr Dr. C. zu der Behauptung kommen konnte, daß man annehmen müsse, daß es auch ohne das Unfallereignis mit Wahrscheinlichkeit über kurz oder lang bei Herrn St. zum Ausbruch einer entsprechenden neurotischen Symptomatik gekommen wäre, ist mir unerfindlich. Die Tatsache, daß Herr St. seit nunmehr über drei Jahren — wenn auch mit geringen in seiner Persönlichkeit liegenden Schwankungen — seinen Dienst in seinem Orchester wieder voll und ganz versieht, erweist wohl zur Genüge die *Anfechtbarkeit einer solchen prophetischen These.*

Nach dem allen beantworte ich *die vom Sozialgericht an mich gestellten Fragen* wie folgt:

„Ohne Zweifel wurde durch den Unfall des Herrn St. am 12. II. 1954 bei ihm ein angstneurotischer Symptomkomplex ausgelöst, der seine Arbeitsunfähigkeit bis zum Juli 1954 bedingte. Von diesem Zeitpunkt an hat Herr St. zwar ohne Unterbrechungen wieder seinen Dienst getan, doch haben sich nach seinen glaubhaften Angaben bis zum heutigen Tage hin und wieder immer noch — wenn auch kurzfristig — gewisse angstneurotische Phasen, die er allerdings heute beherrschen kann, bemerkbar gemacht. Das heißt, daß seine volle Leistungsfähigkeit nach dem Unfall noch nicht wiederhergestellt ist. Die hierdurch bedingte MdE würde ich wie bereits in dem schriftlichen Zeugnis vom 14. VII. 1956 für eine gewisse Zeit noch mit 20 % veranschlagen.

Der in letzter Zeit von Herrn St. noch einmal beobachtete Schwindelanfall, in dem er von seinem Stuhl fiel, war vermutlich durch einen Menièreschen Anfall bedingt, der in keinem Zusammenhang mit dem Unfall vom Jahre 1954 steht."

21. Eine seelische Entwicklungsstörung nach zweijährigem Kellerdasein in der Kindheit und ein internistisches Gutachten

Von H. March / G. Dahl

Vorgeschichte nach Aktenlage

In der Entschädigungssache des Herrn Joseph T. (28 Jahre) lagen mir folgende Unterlagen vor:

1. Eine *ärztliche Bescheinigung des Herrn Prof. Dr. A.* vom 28. III. 1958 mit dem Wortlaut: „Herr T., der in einem mäßigen körperlichen Entwicklungszustand ist — Gewicht halbbekleidet 53,4 Kilo, Körpergröße 169 cm — klagt über Beschwerden wie Leistungsschwäche, Schwindelgefühl und Herzklopfen, die als Ausdruck schlechter Anpassungsfähigkeit des Kreislaufes anzusehen sind. Die Blutdruckwerte liegen um 100 mHg. — Inwieweit hier Spätfolgen einer ungünstigen körperlich-seelischen Entwicklung in der Jugendzeit durch Unterernährung und chronische Infekte vorliegen, die zur endokrinen Dysfunktion und Kreislauflabilität geführt haben, bedarf weiterer eingehender Untersuchungen."

2. Das *vertrauensärztliche Gutachten im Auftrag des Entschädigungsamtes.* Dieses wurde am 16. III. 1960 durch Prof. Dr. B./Buenos Aires erstattet.

Zur *Familienvorgeschichte* ist in diesem Gutachten aufgezeichnet: „Vater lebt in Deutschland. Schwester lebt in Berlin, 13 Jahre alt. Mutter hatte einen Schlaganfall, ist jetzt gestorben (1958). Diabetes, Tbc nicht bekannt. Herzleiden hatte Mutter."

Über den *beruflichen Werdegang* des T. lesen wir: „In Warschau geboren. Mit 4½ Jahren mit Mutter illegal, sieben Personen in einem Keller in der Nähe von Warschau zwei Jahre gelebt. Nach Befreiung 1945 bis 1947 in Otwock Schule besucht. Dann nach München gegangen. Dort zwei Jahre gelebt und Schule besucht. 1949 nach Berlin gegangen. Dort deutsche Schule besucht. Mechaniker gelernt, aber nicht Ausbildung beendet. Mutter in Berlin gestorben. Er wurde zum Onkel nach Argentinien geholt, lebt seit sechs Monaten hier. Beruflich noch nicht tätig gewesen. Mußte erst spanisch lernen. Besucht in der Berlitz-Schule Abendkurse."

An früheren Krankheiten wurden lediglich Kinderkrankheiten angeführt, im übrigen: „Während der Illegalität unter sehr schweren Verhältnissen gelebt. Alle seien körperlich sehr elend gewesen. Er habe bei der Befreiung vor Schwäche nicht richtig gehen können. Es bestand kein Licht und keine Ventilation im Keller, wo sie wohnten. Von Berlin aus von amerikanisch-deutscher Mission ein halbes Jahr 1955 nach der Schweiz verschickt. Mußte in dieser Zeit die deutsche Sprache erlernen, deshalb anfangs immer um einige Jahre in der Klasse zurück. Ist in Berlin öfter bei Ärzten gewesen. Besonderen Krankheiten kann er sich nicht erinnern."

Als *Beschwerden* gab T. im Jahre 1960 dem Gutachter an: „Bei schnellem Laufen, Treppensteigen oder Tragen von schweren Paketen" werde er leicht müde und schwindelig. Habe oft Stiche in der linken Körperseite. Kein Husten. Kein Auswurf. Hat in der Schule keine Schwierigkeiten."

„Nur in der Schweiz im Sanatorium gewesen, sonst in Berlin zu Schuluntersuchungen gewesen. Hat viel Lebertran genommen, jetzt keine Medikamente."

Aus dem *Untersuchungsbefund* des Prof. Dr. B. führe ich an: Gesamterscheinung des Herrn T. „noch rüstig", Ernährungszustand „gut", Körperbau „mittelkräftig", Haltung „aufrecht", Muskeln „kräftig". Ansonsten erhob Prof. Dr. B. bei T. an den inneren Organen und am zentralen Nervensystem keinerlei krankhaften Befund. Den psychischen Zustand des T. *schildert er als „geordnet, rege, lebendig, spricht perfekt deutsch"*.

In seinem *abschließenden Gutachten führte* Prof. Dr. B. aus: „Der jetzt 22jährige junge Mann lebte als Kleinkind mit seiner Mutter illegal in einem Keller in Warschau." *Es solle „nun festgestellt werden, ob durch diese außergewöhnliche Lebensweise bei dem Kind Störungen auftraten, die sich jetzt noch im Körperbau nachweisen lassen.* Er habe damals bei der Befreiung nicht gehen können, er war sehr abgemagert. „Auch jetzt", so heißt es in dem Gutachten weiter, bestünde „noch eine gewisse Schwäche bei Anstrengungen". Nach Besuch verschiedener Schulen, anfangs in Polen, dann in München und später in Berlin, habe er „ein *ganz perfektes Deutsch er-*

lernt, ist geistig sehr rege. Nachdem er jetzt sechs Monate hier (in Argentinien) ist, beginnt er spanische Sprache in Abendkursen". Es bestünde „kein Zweifel, daß er bald die Landessprache erlernt hat. In seinem Umgang und *in seiner geistigen Struktur ist er als rege und klug anzusprechen*". Es seien *keinerlei Zeichen einer geistigen Leistungsschwäche* zu vermuten. Nach allem sei der Untersuchte als *„körperlich und geistig voll leistungsfähig"* anzusehen. Eine verfolgungsbedingte MdE bestünde daher nicht. Eine gewisse Schädigung im Anschluß an die Befreiung sei bei einem Kinde nicht in Prozenten auszudrücken. Eine Nachuntersuchung sei nicht erforderlich.

3. *Bescheid der Landesrentenbehörde* vom 10. XI. 1960. Darin wird als Verfolgungsschaden eine *„allgemeine körperliche Schwäche" infolge Mangelernährung* mit einer MdE in Höhe von 25 % ab 1. I. 1945 und Anspruch auf Heilverfahren anerkannt. Ab 1. I. 1947 MdE 0 %.

4. *Stellungnahme des ärztlichen Dienstes der Landesrentenbehörde* (Dr. C.) vom 25. I. 1966 zu einem Schreiben vom 1. XI. 1960 mit einem Antrag auf Überprüfung. Ich gebe den Wortlaut der Stellungnahme wieder:

„Wenn nach dem ärztlichen Zeugnis vom 28. III. 1958 (Prof. Dr. A.) noch eine gewisse mangelhafte Anpassungsfähigkeit des Kreislaufes festzustellen war und die Möglichkeit in Erwägung gezogen wurde, daß es sich hier um ‚Spätfolgen einer ungünstigen körperlich-seelischen Entwicklung in der Jugendzeit durch Unterernährung und chronische Infekte' handeln könne — was aber erst nach weiterer eingehender Untersuchung entschieden werden könne —, so hat die vertrauensärztliche Untersuchung 1960 auch *völlig normale Blutdruckwerte* ergeben." *Dies entspräche „auch der Erfahrung an vielen Tausenden von Rußlandheimkehrern"*, die gezeigt hätten, daß eine *dystrophische Dauerschädigung* des Herzens, sofern das floride Stadium der Dystrophie überlebt wurde, nur in ganz seltenen, nicht restlos geklärten Fällen nachweisbar war. Da sich nach 1947 *die körperliche und geistige Entwicklung des T. im wesentlichen völlig normal* vollzogen hätte, könne angenommen werden, daß *nach dieser Zeit ein verfolgungsbedingter Körperschaden*, der eine meßbare MdE zur Folge hätte, *nicht mehr* bestehe. Für eine Änderung des Bescheides vom 10. XI. 1960 bestände daher keine Veranlassung.

5. *Erneuter Bescheid der Landesrentenbehörde* vom 7. II. 1966 im Sinne der obigen Stellungnahme des Dr. C.

Ich erhob am 5. und 16. März und am 6. Juni 1966 von Herrn T. die folgende **Lebens- und Verfolgungsgeschichte.**

Danach wurde er am 17. III. 1938 in Warschau geboren, wo der Vater seinerzeit Inhaber eines Kolonialwarengeschäftes war. Nerven- oder Geisteskrankheiten seien in der Familie nicht beobachtet worden.

Über sich selbst berichtete Herr T., er hätte in der Kindheit lediglich Typhus durchgemacht. Sonst hätte er sich völlig normal entwickelt. Nach der Bombardierung von Warschau sei seine Familie 1940 nach Otwock übergesiedelt. Hier war sie bis 1942 im Ghetto interniert. Als dasselbe aufgelöst wurde, fand die Familie Zuflucht bei einem Polen, der sie in einem Keller seines Hauses versteckte, indem er die Tür zu dem Kellergewölbe zumauerte und zur weiteren Sicherung mit Kohlenvorräten zuschüttete. Auf diese Weise waren hier insgesamt sieben Personen (das Kind Joseph, Vater, Mutter, Großvater, zwei Onkel, eine Tante) auf engstem Raum zusammengepfercht. Die Tante und der Großvater schliefen zusammen in einem Bett, während die übrigen Familienmitglieder auf einem Hängeboden kampieren mußten, der nur über eine Leiter zu erreichen war. Die Beleuchtung des Raumes bestand in einer elektrischen Birne, die man gegebenenfalls ein- oder ausdrehen konnte. Unter diesem Keller befand sich noch ein niedriger Gang, in dem man sich nur in gebückter Haltung bzw. kriechend vorvorwärtsbewegen konnte. Hier verrichteten alle ihre Notdurft. Aus einer der Außenwände des Ganges war ein Ziegel ausgebrochen, durch den man etwas ins Freie spähen konnte und sonst noch ein wenig frische Luft in die dumpfe Höhle der Familie T. eindrang. Sobald die Deckenlampe eingeschaltet wurde, sah man überall an den Wänden und auf dem Fußboden Schwärme von Wanzen und anderem Ungeziefer herumkriechen. Zur Ernährung stand in dem Keller ein Sack voll Zwiebeln. Dazu reichte der Pole durch eine Klappe, die in der zugemauerten Tür angebracht war, hin und wieder noch etwas Essen herein, in der Regel nur Kartoffeln. T. weiß noch, wie er einmal der Tante eine Portion Kartoffeln geklaut hat; gekocht wurde auf einem kleinen Herd, einmal kochte die Tante, ein andermal die Mutter. Ein besonders festliches Ereignis sei es gewesen, als der Pole eines Tages sogar den ganzen Kopf einer Kuh hereingeschoben hätte. — Man durfte sich immer nur ganz leise unterhalten, weil in dem gleichen Hause noch andere Familien wohnten, die von dem Aufenthalt der Familie T. nichts wissen durften. Dennoch sei es. wie kaum verwunderlich, häufig zwischen den einzelnen „Höhlenbewohnern" zu erregten und bisweilen ziemlich lauten Auseinandersetzungen gekommen. Waren hie und da Haussuchungen im Hause des Polen zu befürchten, so ließ dieser der Familie T. eine Vorwarnung zukommen. Dann mußten sich alle flach auf den Boden legen und den Atem anhalten, damit nur ja kein Laut an die Oberwelt drang. Einmal will Joseph T. auch erlebt haben, wie bei einer derartigen Gelegenheit die Wände abgeklopft wurden. Jedenfalls lebte die Familie T. in aller Enge, Not und Bedrängnis ihres Kellergefängnisses monatelang nur in Angst.

Für Joseph bestand die einzige Abwechslung darin, daß er bisweilen heimlich in den kleinen Gang unter dem Keller herunterkletterte, um dort auf allen Vieren entlangzukriechen, was ihm eigentlich verboten war, da er dabei Staub aufwirbelte. (Man vergleiche zu dieser Zeit im Keller noch die Angaben des Joseph T. aus dem beigefügten psychologischen Gutachten.)

Erst im Jahre 1944, das heißt nach zwei Jahren — T. war inzwischen sechs Jahre alt geworden — öffnete sich das Kellerverlies, und T. erlebte nach Monaten, die er in Dunkelheit und Stickluft verbracht hatte, erstmalig wieder Tageshelle und was es heißt, im Freien atmen zu können. In der ersten Zeit konnte er gar nicht mehr aufrecht gehen. T. meint hierzu, seine gebückte Haltung, die er heute noch habe, rühre noch von dieser Zeit her. Zum ersten Male sah er auch wieder Menschen außer seinen Familienangehörigen. Die Mutter und die Tante mußten allerdings noch im Keller bleiben, da sie keine Kleider mehr hatten, bis der Vater solche „organisiert" hatte. Welches Erlebnis war es für T., daß er nach so langer Zeit des Darbens und Vegetierens in einer Konditorei als erstes Kuchen zu essen bekam!

Die Befreier waren Russen. „Das waren Mongolen, und die waren so wild und tanzten herum." T. wohnte dann mit seiner Mutter zusammen in einer Wohnung in Otwock, die der Familie zur Verfügung gestellt worden war. Der Vater war meistens außer Hause, da er bald anfing, etwas Handel zu treiben. „Ich sah ihn nur selten!" Nun mußte T. auch zur Schule. Doch traute er sich nicht allein auf die Straße. Darum mußte die Mutter ihn zur Schule bringen und von dort abholen. Darob wurde er ständig von seinen Schulgefährten gehänselt. In der Schule selbst hatte er zunächst erhebliche Kontaktschwierigkeiten und auch Angst vor den Lehrern. Denn unter den Polen gab es seinerzeit ebenfalls viele Antisemiten, von denen T. oft zu hören bekam: „Du Jude!" Dies alles trug dazu bei, daß es in der ersten Zeit in der Schule recht schlecht ging.

1948 flüchtete die Familie bei Nacht und Nebel vor den Russen. „Wir wurden von zwei Polen gegen Geld in einem Auto abgeholt." Der Onkel trug T. auf dem Rücken durchs Wasser. Man gelangte zu einem Bauernhof, wo man einen Tag lang blieb und überquerte dann die tschechische Grenze nach Deutschland. „Wir bestiegen einen Zug, und ich erhielt die Weisung, ich solle, wenn der Schaffner käme, die Fahrkarte hinlegen und so tun, als ob ich schliefe, da ich nur polnisch sprechen konnte." Die Reise ging nach Stuttgart und hier für kurze Zeit in ein PRV-Lager, von dort weiter in ein Lager in Eschwege und von dort wieder weiter nach München. In München erlitt die Mutter einen Schlaganfall und blieb danach gelähmt. In München besuchte T. keine Schule.

Im Jahre 1950 siedelte die Familie T. endgültig nach Berlin über. Joseph konnte noch immer kein richtiges Deutsch und wollte aus diesem Grunde nach Polen zurückkehren. Doch wurde er entgegen seinem Willen in Berlin-Gatow eingeschult. Aus den Umständen ergab sich, daß er in dieser Schule immer älter als seine Klassenkameraden war. Er war bereits 17 Jahre alt, als er die Schule in der achten Klasse verließ.

Nach seiner Schulentlassung nahm Joseph zunächst eine Beschäftigung in einer größeren Baufirma an, da seine Familie mit deren Inhaber bekannt war. Er mußte irgendwelche Aushilfsarbeiten verrichten. 1957 begann er eine Lehre als Heizungsmonteur. Doch nach sechs Monaten „habe ich es nicht mehr ausgehalten. Der Altgeselle dort hat mich fertiggemacht". 1958 war er vorübergehend als Vertreter in Westdeutschland tätig. Wegen der Krankheit seiner Mutter kehrte er jedoch bereits nach einem Monat wieder nach Berlin zurück. Die Mutter starb dann nach längerem Aufenthalt in einem hiesigen Krankenhaus.

Nach ihrem Tode wurde T. von einer Tante nach Argentinien geholt, die dort verheiratet war, zwei Kinder hatte und einen Großhandel mit Pullovern betrieb. T. wohnte bei dieser Tante und half ihr ein wenig im Geschäft. Aber einmal beherrschte er hier nicht die Landessprache, doch gefiel es ihm auch sonst nicht in Argentinien. Jedenfalls hätte er dort nie ernstliche Arbeit zu verrichten brauchen, zumal ihm die Tante immer gesagt hätte: „Wenn du nicht willst, brauchst du nichts zu tun."

Seit Mai 1965 lebt T. wieder in Berlin im elterlichen Hause. Der Vater hatte inzwischen zum zweiten Male geheiratet und ist jetzt Inhaber eines Nachtlokals. „Lange kann ich mich dort nicht aufhalten. Nach ein oder zwei Stunden muß ich wieder losgehen." Ebenso hielte es ihn zu Hause nie länger. Dann treibt er sich offenbar planlos, zum Teil in Gesellschaft von „Freunden", in der Stadt umher. Selbst im Kino müßte er, auch wenn ihm der Film gefiele, plötzlich aufstehen und das Kino verlassen, da ihn die vielen Menschen beunruhigen würden. Angst habe er im allgemeinen eigentlich keine. Nur daß er manchmal im Schlaf von irgendwelchen Angstträumen, in denen er sich als verfolgt erlebt und die Geräusche von Schritten höre: „Wumm, wumm, wumm!", befallen würde und dann schweißgebadet aufwache. Wer ihn verfolge, könne er sich nicht mehr erinnern. Im Umgang mit anderen Menschen würde er leicht verlegen. Seine Stimmung sei meist traurig. Nur im Kreise seiner Freunde könne er hin und wieder etwas vergnügt sein.

Bis heute hat T. keine ernstere Beschäftigung aufgenommen. Zwar besuchte er in der Zwischenzeit angeblich vier Monate lang dreimal in der Woche einen Fotokurs, den er jedoch wieder aufgegeben hat, weil er wiederum „keine Lust mehr" hatte. Dann war er bis vor kurzem drei

Wochen in Hamburg bei einem Freund, der dort eine Kopieranstalt hat und dem er ein wenig beim Entwickeln half. Jetzt lebt er wieder bei den Eltern in Berlin und vegetiert hier praktisch planlos in den Tag hinein. Er liegt lange im Bett oder auch sonst viel herum. Ab und zu versuche er etwas zu lesen, vorwiegend Illustrierte, höchstens einmal auch ein Taschenbuch, doch zur Lektüre eines umfangreicheren Buches könne er sich nicht aufraffen, das könne er nicht ausdauernd durchhalten. Ein Hobby habe er nicht, allenfalls interessiere er sich etwas für das Fußballspiel. Über seine Zukunft und die Notwendigkeit, daß er doch einmal einen reellen Beruf ergreifen müsse, macht er sich nicht die geringsten Gedanken. In dieser Richtung angesprochen, erwidert er nur, sein Vater sei jetzt in Frankfurt, vielleicht fände er bei Bekannten, die dort eine Pelzkonfektion hätten, eine Beschäftigung für ihn. Aber auch bei dieser Mitteilung zeigte T. nicht im geringsten eine eigene Interessiertheit an einer derartigen Möglichkeit. Die einzigen Klagen, die er mir vortrug, waren seine feuchten Hände und daß er nachts zeitweise überhaupt nicht schlafen könne.

Was sein Verhältnis zu den Eltern anbeträfe, so verstehe er sich mit dem Vater durchaus gut. An seiner leiblichen Mutter hat er offenbar sehr innig gehangen. Als das Gespräch einmal auf diese und ihren Tod kam, traten ihm flüchtig Tränen in die Augen. Ebenso war er im Anschluß an dieses Thema eine ganze Zeitlang nicht mehr in der Lage, auf andere Fragen zu antworten. Nach dem Verhältnis zu seiner Stiefmutter befragt, verstummt er abermals völlig. Und als ich mich im weiteren Verlauf des Gespräches noch einmal danach erkundige, weswegen ihm vorhin wohl die Tränen gekommen wären, bringt er nur hervor: „Weil Sie von meiner Mutti sprachen!" — so bezeichnet er sie durchgehend — um erneut mit den Tränen zu kämpfen.

Ich versuchte noch nähere Angaben über irgendwelche Auffälligkeiten des Joseph T. von seinem Vater zu erhalten, konnte von diesem jedoch nur erfahren, daß Joseph „als Mann mit 28 Jahren keine Entwicklung" hätte. Körperlich sei er „nicht gesund zur Arbeit". Er zeige darüber hinaus nicht die mindesten spezielleren Interessen. So könne man sich auch nur wenig mit ihm unterhalten. Er kapsele sich völlig ab. Meistens schliefe er.

Mein psychiatrischer Befund

Der Vertrauensarzt der Botschaft der Bundesrepublik in Buenos Aires fand T. im Jahre 1960 „noch rüstig, in einem guten Ernährungszustand, seinen Körperbau mittelkräftig, seine Haltung aufrecht". Ganz im Gegensatz zu diesem Befund fand ich die Statur des Herrn T. ausgesprochen unterentwickelt, schmalbrüstig und aufs Ganze gesehen schwächlich. Seine Haltung war eher schlaff und gebeugt. Und ich würde ihn schon nach seinem Körperbau geradezu als zurückgeblieben bezeichnen.

Beim Betreten des Zimmers sah sich T. zunächst etwas ängstlich-scheu und mißtrauisch-sichernd um. Bei der sich anschließenden Exploration fiel besonders auf, daß er über die Erlebnisse im Keller von Otwock, in dem er zwei Jahre seines Lebens als Vier- bis Sechsjähriger mit sechs Erwachsenen zusammen unter jeglicher Beschreibung spottenden unmenschlichen Bedingungen, von Luft und Sonne abgeschlossen und zudem unter den ungünstigsten hygienischen und Ernährungsverhältnissen, eingemauert zubrachte, fast wie ein Junge sprach, der seinen Kameraden von einem ungemein interessanten und aufregenden Abenteuer berichtete, beinahe ein wenig stolz darauf. Dementsprechend verriet auch seine sonstige Art, sich zu geben, korrelativ zu seinem unterentwickelten Körperbau eine hochgradige seelische Retardiertheit, indem er sich als 28jähriger junger Mann ganz sorglos, problemlos und unbeschwert treiben läßt und in den Tag hineinlebt, ohne Leidensgefühl und ohne einen Plan in die Zukunft, nur bestimmt von momentanen Lust- oder Unlustgefühlen.

Bei unserer Unterhaltung über Alltäglichkeiten machte er zwar nicht im geringsten den Eindruck eines gröber Schwachsinnigen, vielmehr zeigte er bei einer von mir flüchtig angestellten Intelligenzprüfung durchaus noch eine, wenngleich begrenzte, so doch gewandte Auffassungsgabe, so weit es sich um Dinge des alltäglichen Lebens handelte. Hierbei trug er meist eine gewisse Pfiffigkeit zur Schau. Vermutlich ließ sich der Vorgutachter, Herr Prof. Dr. B., in seiner psychischen Beurteilung des T. hierdurch täuschen. Die Grundgestimmtheit des T. mutete im ganzen heiter an, lediglich daß es bei dem Thema „Mutti" flüchtig zu tieferen Emotionen kam.

Trotz dieser oberflächlichen Fassade verriet jedoch die gesamte seelische Struktur des Herrn T., vor allem seine Einstellung zum Leben, eine so tiefgreifende Gestörtheit, daß ich eine gründlichere *psychologische Testung* von ihm *durch den Diplompsychologen Dr. Gerhard Dahl* (zur Zeit tätig an der Psychiatrischen Klinik der FU) veranlaßte. Dessen Gutachten sei an dieser Stelle eingefügt, zumal es — gänzlich unabhängig von mir und unbeeinflußt durch mich — voll und ganz, und nur noch mehr objektivierend, das Urteil bestätigt, das ich schon von mir aus von Herrn T. gewonnen hatte.

Das psychologische Gutachten

Datum der Untersuchung: 31. III. und 1. IV. 1966.

I. Fragestellung

Die psychologische Untersuchung soll die Frage nach der Intelligenz- und Persönlichkeitsstruktur des Herrn T. beantworten. Dabei ist besonders zu klären, ob bei Herrn T. eine seelische Entwicklungsstörung und Retardation vorliegt.

Der Beurteilung liegen neben der durch mich durchgeführten Exploration folgende psychodiagnostische Verfahren zugrunde:

HAWIE, Rohrschach-Test, TAT, Zeichentest Baum — Mensch, und Schriftprobe. Die besonderen Testmerkmale werden im Interesse einer verkürzten Gutachtenerstattung nicht im einzelnen mitgeteilt. Die Unterlagen können aber jederzeit im Original eingesehen werden.

II. Zur Person und zum Verhalten in der Untersuchung

Herr T. ist ein 28jähriger, mittelgroßer, asthenischer Mann, der seiner Erscheinung nach aber eher wie ein 18jähriger wirkt; dieser Eindruck wird durch die betont jugendliche Kleidung noch unterstrichen.

In der Untersuchungssituation wirkt er etwas ängstlich und gedrückt. Er spricht mit verhaltener Stimme, vermag dabei aber seine Erlebnisse sehr plastisch zu schildern. Es fällt auf, daß er sich selbst an nebensächliche Kleinigkeiten aus seiner frühen Jugend erinnern kann. — Als das Gespräch auf seine vor acht Jahren verstorbene Mutter kommt, weint Herr T. Im übrigen werden die Erinnerungen sehr sachlich vorgetragen. An keiner Stelle des Berichtes findet sich ein Hinweis auf Aggravation des Erlebten oder gar auf demonstrative Verhaltenszüge.

Auf Zwischenfragen geht Herr T. bereitwillig ein, auch an den anschließenden Tests arbeitet er gut mit. Das Schreiben bereitet ihm allerdings Mühe: er schreibe nicht gern. Beim Schreiben ist zu beobachten, daß Herr T. wiederholt über längere Zeit am Daumen lutscht.

III. Biographische Anamnese

Herr T. wurde in Warschau geboren. Im Alter von zwei Jahren (1940) wurden er und seine Familie in das Ghetto von Otwock eingeschlossen. Zwei Jahre später gelang es ihm, seinen Eltern und vier weiteren Familienmitgliedern, aus dem Lager zu flüchten. Sie kamen zu einem polnischen Bekannten, der sie bei sich im Keller versteckte.

Herr T. kann sich heute noch genau an den Keller erinnern; er fertigte dazu eine Skizze an: Zu sieben Personen, darunter der kranke Großvater, seien sie in einem etwa 4 × 3 Meter großen Kellerraum eingemauert gewesen, so daß kein Licht hineindrang. Unterhalb des Kellers habe sich noch ein kleiner Hohlraum befunden, durch den man sich nur im Staub kriechend habe bewegen können. Hier habe die Familie ihre Notdurft verrichtet. Herr T. kann sich noch erinnern, daß es dort unten gestaubt habe, es sei aber der einzige Ort gewesen, wo er ungestört habe spielen können. Einmal habe er vom Vater Schläge bekommen, weil er Sand im Töpfchen gehabt habe. Dann erinnert er sich, ein großes Geschwür am Mund gehabt zu haben, das aufgeplatzt sei; es sei jedoch kein Verbandszeug zur Hand gewesen, um die Wunde zu verbinden.

In der Wand dieses Hohlraumes (unter dem eigentlichen Keller) sei ein loser Ziegelstein gewesen. „Wir haben nachts alle unten gesessen und rausgeschaut." Es war die einzige Möglichkeit, wenigstens einen kleinen Teil der Außenwelt zu sehen und frische Luft zu atmen.

Verpflegung sei unregelmäßig von dem polnischen Hausbewohner durch eine Klappe in den Keller geworfen worden: Kartoffeln und viel Zwiebeln, die die Mutter auf einem kleinen Ofen bereitet habe: „Manchmal haben wir sieben

Tage kein Essen gehabt. Einmal hat der Pole einen ganzen Kuhkopf reingeschmissen. „Wir haben Lose gezogen, wenn Essen übrig blieb." Sein Vater habe aber oft versucht, die anderen beim Auslosen zu beschwindeln.

Lärm habe man nicht machen dürfen, und wenn der Pole geklopft habe, sei dies ein Zeichen für absolute Ruhe gewesen. Jeder habe sich auch sofort platt auf den Boden legen und die Luft anhalten müssen. Bei solcher Gelegenheit habe Herr T. auch ein Taschentuch im Mund gehabt.

Im Keller habe es Ratten und Wanzen gegeben. Wenn eine Ratte gekommen sei, hätten alle geschrien. Es sei eine Pumpe vorhanden gewesen, so habe man sich wenigstens waschen können. Anfangs nur mit dem Notwendigsten bekleidet, sei die Familie später — nicht zuletzt wegen der Hitze im Keller — nackt herumgelaufen.

In dieser Situation, die so wiedergegeben ist, wie sie von T. berichtet wurde, hat er zwei Jahre bis 1944 zugebracht. Die Familie wurde befreit, als er sechs Jahre alt war: „Zuerst ging Vater raus und hat Kleidung gebracht. Als wir rauskamen, habe ich zum erstenmal Milch getrunken und Kuchen gegessen. Dann kann ich mich noch an die Mongolen erinnern. Die Russen haben uns dann eine Wohnung verschafft; sie haben mir Schokolade geschenkt und auf der Balalaika gespielt."

Bis 1948 habe er in Otwock gewohnt, wo der Vater ein Kolonialwarengeschäft betrieb. 1946 sei eine Schwester geboren worden. Es habe sich bald herausgestellt, daß auch einige Polen antisemitisch waren. Herr T. erinnert sich aus dieser Zeit, einen gleichaltrigen Freund gehabt zu haben, den er (1947) schließlich mit aufgeschnittener Kehle in einer Mühle gefunden habe. Er habe sich nicht mehr allein auf die Straße getraut und sei stets von seiner Mutter zur Schule gebracht worden.

Antisemitismus und Enteignungsmaßnahmen der Russen hätten die Familie schließlich veranlaßt, über Stettin, Prag und Stuttgart nach München zu flüchten. Hier sei Herr T. (elfjährig) von Spielkameraden gehänselt worden: „Weil ich nicht richtig deutsch sprach. Andere hätten sich vielleicht mit Fäusten durchsetzen können. Aber ich ging dann nicht mehr auf die Straße"; er habe sich im Hause mit Briefmarkensammeln beschäftigt.

Von 1944 bis 1948 hat Herr T. in Otwock eine polnische Schule besucht. Er habe jedoch „nur ab und zu" nach der Flucht am Unterricht teilnehmen können, zumal er erhebliche Sprachschwierigkeiten gehabt habe. Denn in seiner Familie wurde polnisch gesprochen. So sei er in München ab 1950 in das Hebräische Gymnasium gegangen, wo indessen ein regelrechter Unterricht nicht stattgefunden habe.

1951 sei er in Berlin, wohin die Eltern aus Geschäftsgründen gezogen seien, in die dritte Grundschulklasse eingeschult worden. Die Mutter habe unterdessen einen Schlaganfall erlitten, dessen Folgen sie weitgehend unbeweglich gemacht hätten. Herr T. habe ihr viel im Haushalt geholfen und sich sonst mit seiner kleinen Schwester beschäftigt. Trotz dieser seiner Beanspruchungen seien seine Schulleistungen einigermaßen gewesen, so daß er auf den technischen Zweig hätte überwechseln können. Nach einem sechsmonatigen Aufenthalt in der Schweiz sei er jedoch in der Schule nicht mehr recht mitgekommen, so daß Herr T. sitzen blieb und 1956/57 die Schule verlassen habe.

Nach dem Schulabgang habe er acht Monate lang „überhaupt nichts mehr getan; nur Mutti geholfen". Dann habe er eine Lehre als Heizungsmonteur begonnen, die er aber nach 6 bis 7 Monaten abgebrochen habe: „Der Altgeselle hat mich am meisten schikaniert. So bin ich eines Tages, ohne etwas zu sagen, einfach abgehauen." Wieder sei er dann eine Weile zu Hause gewesen. Habe zwischendurch nur einmal wieder drei Monate lang bei einer Speditionsfirma geholfen („das war körperlich sehr schwer"), 1958 als Cutter-Gehilfe und schließlich als Zeitungsvertreter in Westdeutschland gearbeitet.

In dieser Zeit sei seine Mutter verstorben: „Die Schwester wohnte bei Bekannten, Vater war oft unterwegs, und ich war allein. Ich habe mich einsam gefühlt." Aus diesem Grunde sei er (1959) nach Argentinien gegangen. Dort habe er einer Tante in deren Strickwarengeschäft geholfen. Aber: „ich konnte wieder nicht (spanisch) sprechen und mich nicht einstellen." Gleichwohl sei er sechs Jahre in Argentinien geblieben, bis der Vater ihn — zur Hochzeit seiner Schwester — 1965 zurückgerufen hätte.

Jetzt besuche er die Lette-Schule, um Fotograf zu werden und einem Freund im Geschäft helfen zu können. Dieser Beruf mache ihm Freude, zumal ihm sein Freund schon eine Stelle angeboten habe.

IV. Symptomatik

Neben den im voraufgehenden geschilderten Verhaltens- und Anpassungsschwierigkeiten klagte Herr T. über folgende Beschwerden: Ständiges Schwitzen der Hände, Schwindelgefühl beim Treppensteigen, Schlafstörungen: „Nach Muttis Tod habe ich nachts Angstträume, wache nachts auf, bin naß von Schweiß." Seit dem Tode seiner Mutter könne er keine Stunde zu Hause sitzen. Er gehe dann ins Kino, aber auch hier halte er es vor innerer Unruhe nicht aus. Auf sachliche Dinge, z. B. Lesen, könne er sich schon gar nicht konzentrieren.

V. Befunde der Testuntersuchung

1. Formale Intelligenz und Denken

Im HAWIE erreichte Herr T. einen Gesamt-IQ von 93. Dieser Wert liegt mit einem Prozentrang von 27 an der unteren Grenze des Normbereichs einer vergleichbaren Altersgruppe. Die verbalen und die mehr handlungsbedingten Leistungen unterscheiden sich nicht voneinander. Die Leistungen entsprechen in beiden Bereichen dem knappen Normdurchschnitt, wobei Sprachschwierigkeiten die intellektuellen Leistungen nicht mehr beeinträchtigen.

Das Denken von Herrn T. läuft relativ langsam und wenig spontan ab. Das zeigt sich besonders dort, wo neue und unbekannte Situationen rasch erfaßt und verarbeitet werden sollen. Sehr oft tritt hier in Verbindung mit ängstlich unsicheren Reaktionen eine Hemmung des Denkablaufes auf, die zumal die Umstellungsfähigkeit und die assoziative Beweglichkeit des Herrn T. beeinträchtigen.

Herr T. sucht, wo es nur möglich ist, sich an bekannte und vertraute Dinge zu halten. Wenn ihm das nicht gelingt, ist er bereit, aufzugeben und vor der fremden Situation gleichsam die Flucht zu ergreifen. Durch Ermunterung gelingt es jedoch, ihn zur Weiterarbeit zu bewegen.

Die Angst und die Unsicherheit allem Neuen gegenüber wirken sich nicht zuletzt auf das Konzentrationsvermögen aus. So bemüht sich Herr T. zwar, die übergeordneten Sinnzusammenhänge einer Problematik zu erfassen, doch beachtet er die Realität nur ungenau. Naheliegende und einfache Lösungen werden daher oft übersehen. Das Denken arbeitet im ganzen oft unzuverlässig. Er ist weniger von den realen Gegebenheiten als von augenblicklichen Stimmungen und Affekten bestimmt, von denen er leicht beeinflußt wird. Dabei neigt Herr T. zum Phantasieren und zu weltfremden Tagträumereien, in denen man noch kindliche Züge und Kindheitserlebnisse finden kann. (Der in der Anamnese erwähnte „Kuhkopf" erscheint auch im Rorschach-Test, mit Hinweis auf Erlebnisse in Polen.)

Die genannten Störungen beeinträchtigen die Quantität ebenso wie die Qualität der Leistungen. In den Tests lassen sich Hinweise dafür finden, daß die intellektuelle Anlage von Herrn T. zumindest im Durchschnittsbereich liegt, die sich infolge affektiver Hemmungen jedoch nicht voll entfalten kann.

2. *Affektivität und Kontakt*

Nicht nur im Bereich der Leistung, sondern auch im emotionalen Bereich zeigen sich Störungen. Die Entfaltungs-Tests (Rorschach, TAT) sowie die Zeichentests (Baum, Mensch) und die Schriftprobe ergeben übereinstimmend das Bild einer vital gestörten, in Aktivität und seelischer Dynamik eingeengten und gehemmten Persönlichkeit. Die Trieb- und Affektentwicklung sind im infantilen Stadium der Abhängigkeit von den Eltern stehengeblieben. Die affektiven Reaktionen sind wie bei einem Kinde noch sehr labil und egozentrisch, z. T. unkontrolliert und unbeherrscht. Die Triebbedürfnisse sind vornehmlich auf (orale) Verwöhnung, auf Schutz und Geborgenheit gerichtet. Eine Versagung dieser infantilen Wünsche kann sowohl Angst als auch feindselige Impulse und depressive Verstimmungen hervorrufen. Bei einem Menschen seines Alters muß diese Reaktionsbereitschaft als eine erhebliche psychische Entwicklungsstörung angesehen werden.

Diese Störung wirkt sich namentlich im Bereich des emotionalen Kontaktes und der affektiven Anpassung aus. Herrn T. fehlt in seiner Verwöhnungshaltung die Fähigkeit, sich in die Belange und Forderungen seiner Umwelt einzufühlen. Die Beziehungen zum Partner sind oberflächlich und ambivalent, sie können ebenso rasch geknüpft wie auch wieder gelöst werden, so daß eine stabile Bindung nicht zustande kommt. Eine solche stabile Bindung ist infolge infantiler Abhängigkeit des Herrn T. von seinen Eltern, insbesondere von der Mutter, auch gar nicht möglich.

Die emotionale Beziehung zur Mutterfigur ist für Herrn T. derart bedeutsam, daß sie sich sogar in der (freien) Menschenzeichnung niederschlägt. Er identifiziert sich offenbar mit dem dargestellten Menschen: „Ein junger Mann, sieht gut aus, gut gekleidet, Blumenstrauß in der Hand. Vielleicht hat seine Mutti Geburtstag, und da geht er jetzt hin."

Im TAT zeigt sich, wie Herr T. seine Mutter und wie er sich selber in der Beziehung zu ihr erlebt. Tafel 3 RM stellt einen vor einer Bank kauernden, erwachsenen Menschen dar. Herr T. erzählt dazu folgende Phantasiegeschichte: „Das Kind weint, hockt am Bettrand. Wahrscheinlich hat es Sachen bekommen wollen und nicht bekommen. Jetzt ist es traurig und weint sich aus. ... Vielleicht wollte es was zum Essen, zum Naschen, und die Mutter konnte es nicht geben. Die versteht das Kind nicht. ... Mutter versucht es zu bekommen, weil sie nicht sehen kann, daß ihr Kind weint. Sie gibt die letzten Pfennige aus und kauft dem Jungen was. Das Kind ist zufrieden, weint nicht mehr. Es lacht. ... Mutter freut sich auch. Sie hätte was anderes kaufen können, aber um das Kind zu befriedigen, hat sie Schokolade und Bonbons gekauft."

An dieser, wie auch an weiteren TAT-Geschichten läßt sich zeigen, daß sich Herr T. selber noch wie ein Kind erlebt, das von seiner Mutter verwöhnt werden möchte und wohl auch verwöhnt wurde. Wenn im Rorschach-Test die Neigung zu depressiven Verstimmungen bei Bedürfnisversagung auffiel, so läßt sich das im TAT bestätigen. Wie ein Kind, das in seinen Bedürfnissen und Spannungen von der befriedigenden und beruhigenden Mutter abhängig ist, so phantasiert Herr T. an anderer Stelle (Tafel 13 B):

„Ein kleiner Junge wartet auf die Eltern, daß sie zurückkommen. ... Er macht ein trauriges Gesicht, vielleicht wartet er, daß die Mutter zurückkommt ..., vielleicht hat er Hunger. Es sieht aus, als ob er geweint hat. ... Wahrscheinlich kommt dann die Mutter von dem Jungen. Dann gibt es Essen, sie legt ihn schlafen, der kleine Junge ist zufrieden."

Wie die Merkmale des Rorschach-Tests und der anderen psychodiagnostischen Verfahren weisen auch die TAT-Phantasien eine erhebliche Störung und Retardierung der seelischen Entwicklung, die sich in Inaktivität und Unselbständigkeit (infantiler Verwöhnungshaltung) ebenso äußert, wie in der Abhängigkeit des psychischen Gleichgewichts und Wohlbefindens von der verwöhnenden und (oral-) befriedigenden Mutter, bzw. dem ratenden und helfenden Vater.

VI. Zusammenfassende Beurteilung

Die für eine gesunde seelische Entwicklung entscheidenden Jahre seines Lebens hat Herr T. im Ghetto und anschließend in einen Keller eingemauert zugebracht. Die Störungen der vitalen Energie, der Durchhaltekraft und der Spontanaktivität im Allgemein- (also auch im Leistungs-)Verhalten, wie sie in der sozialen Entwicklung, sowie in den Tests zum Ausdruck kommen, sind nicht zuletzt auf diesen Umstand zurückzuführen. Er hatte keinerlei Möglichkeit, seine Energien mit Gleichaltrigen zu messen und auszuleben. Die ständige Gefahr einer Entdeckung des Verstecks machte eher eine Unterdrückung jeglicher spontanen Impulse notwendig: Herr T. bekam z. B. ein Taschentuch in den Mund, damit er nicht schreie. Folgen dieser Umstände zeigten sich bald nach der Befreiung in München, wo er sich gegenüber Gleichaltrigen nicht behaupten konnte und sich in die Wohnung seiner Eltern zurückzog.

Hinzu kam der heute noch deutlich haftende Eindruck, daß das Erlebnis der zweijährigen Einkerkerung, des Mordes am Freund und des Antisemitismus bei Herrn T. hinterlassen haben. Zusammen mit der Flucht aus Polen und dem unregelmäßigen, oft unterbrochenen Schulbesuch waren auch diese Erlebnisse geeignet, das Vertrauen eines Kindes in die Umwelt und das Selbstvertrauen nachhaltig zu zerstören. Die Angst und die Bereitschaft zur Flucht vor neuen und fremden Situationen sowie die innere Unsicherheit, die sich heute immer noch in der Persönlichkeitsstruktur des Herrn T. zeigen, sind entscheidend durch die einschneidenden Eindrücke seiner Kindheit bedingt.

Wenn Herr T. in seinen frühen Kinderjahren durch die besonderen Umstände an jeder selbständigen Entfaltung gehindert wurde, so führte dies zu einer um so engeren Bindung an die Eltern. Den Schritt zur Lösung von ihnen — besonders von seiner Mutterabhängigkeit — hat er (infolge der psychischen Reifestörung) nicht vollziehen können. Darauf weisen in aller Deutlichkeit die Testbefunde hin. Sie zeigen durchgehend, daß er in Teilbereichen seiner seelischen Entwicklung auf der Stufe des Kleinkindes stehengeblieben ist. Dabei steht im Vordergrund seiner Bedürfnisse der Wunsch nach Geborgenheit, nach Schutz und Verwöhnung, was ihm als kleines Kind nicht, um so mehr aber nach seiner

Befreiung gewährt werden konnte. So phantasiert er sich heute noch in den Tests — und wohl auch in seinen Tagträumen — als kleines Kind, das in der rauhen Wirklichkeit beruhigt und zufriedengestellt wird. Unbewußt demonstriert das Herr T., wenn er bei der ihn belastenden Schreibarbeit am Daumen lutscht.

Zusammengefaßt kann gesagt werden, daß Herr T. nach dem Testbefund das Bild einer vital gestörten Persönlichkeit bietet, deren Leistungs- und Kontaktverhalten z. T. noch dem eines Kleinkindes entspricht, das in seinen Bedürfnissen von der befriedigenden Mutter abhängig ist. Das Auftreten der Angstsymptomatik und -träume nach dem Tode der Mutter bestätigt diesen Sachverhalt. Aufgrund der Unsicherheit, Unselbständigkeit und Ängstlichkeit im Allgemeinverhalten wird man bei ihm zumal in Krisensituationen immer mit unkontrollierten (auch depressiven) Reaktionen sowie mit einem Versagen der Leistungsfähigkeit rechnen müssen.

Soweit das psychologische Gutachten des Herrn Dahl. Endlich lagen mir noch einige handschriftliche Aufzeichnungen des Herrn T. vor. Leider konnte er mir nicht mehr mit Bestimmtheit sagen, aus welchem Jahre diese stammen. Ich vermute aber, daß sie um das Jahr 1958/59 zur Verwendung zu seinem Entschädigungsantrag niedergeschrieben wurden. Abgesehen von der kindhaften und ausgesprochen unbeholfenen Darstellungsform mit ihren zahlreichen orthographischen Fehlern, verrät diese Handschrift eines 20/21jährigen m. E. auch schon einem graphologischen Laien, wie schwer T. in seinem gesamten Persönlichkeitsniveau damals gestört war und nach seiner ganzen zwischenzeitlichen Entwicklung zweifelsohne auch heute noch ist.

Nach dem *graphologischen* Urteil des Herrn Dahl lassen sich in den gegenwärtigen Schriftzügen des T. dementsprechend auch noch „besonders Störungen im Bewegungsablauf finden, die auf eine Verminderung der Spontanaktivität sowie auf eine Beeinträchtigung des vitalen Durchsetzungsvermögen weisen. Das Formniveau zeigt in seinen Schul- resp. aufgelösten Formen eine noch kindlich-unreife Persönlichkeit an, die wenig belastbar ist und zu unkontrollierten Reaktionen neigt. Im Raumbild schließlich deuten die erheblichen Lageschwankungen auf einen sehr unsicheren und unsteten Charakter, der die Züge von Halt- und Willenlosigkeit aufweist und sich leicht von seiner Umwelt zurückzieht. Stark vergrößerte Zeilen- und Wortabstände lassen an Störungen des Kontaktvermögens denken, die durch die Merkmale der Unreife noch verstärkt werden. Auch das allgemeine Leistungsverhalten ist bei im ganzen undifferenzierter Intelligenzstruktur schwankend und unstet, wobei besonders die geringe Belastbarkeit auffällt.

Erörterung und Beurteilung

Unter der Voraussetzung, daß die von Herrn T. berichtete Verfolgungsgeschichte annähernd der Wirklichkeit entspricht, wird man davon ausgehen müssen, daß er bereits in frühen Kinderjahren, in einem Alter, in dem jede Persönlichkeit für ihr ganzes Leben entscheidend geprägt zu werden pflegt, schwersten seelischen Traumen ausgesetzt war. Man vergegenwärtige sich unter diesem Aspekt nur noch einmal das Kellerdasein des Herrn T. in seinem vierten bis sechsten Lebensjahr. Vermutlich haben ihn daneben noch andere gewichtige, seelisch schwerwiegende Eindrücke und Einflüsse während seines Ghettoaufenthaltes, von seiner Flucht mit den Eltern, aus seinem Aufenthalt in den verschiedenen Schulen, der Verlust seiner Mutter usw. usw. nicht unberührt gelassen, wenn er auch davon nicht viel sprach. Für ihn resultierte jedenfalls aus all diesen Umständen, daß er bis zum heutigen Tage — ich mache mir den Wortlaut des psychologischen Gutachtens zu eigen — „eine vital schwer gestörte, antriebsgehemmte Persönlichkeit" blieb, „deren Leistungs- und Kontaktverhalten zum Teil noch dem eines Kleinkindes entspricht, das in seinen Bedürfnissen von der befriedigenden Mutter (bzw. deren Ersatzgestalten) abhängig ist".

Wenn T. sich auch nach dem Urteil des Vertrauensarztes, Herrn Prof. Dr. B., oberflächlich betrachtet, absolut „geordnet, rege und lebendig" zeigt, muß man ihn doch als durch die Verfolgung in seiner seelischen Entwicklung so schwer geschädigt ansehen, daß man ihm im Augenblick kaum zutrauen kann, daß er noch einmal irgendwie selbständig und unbehütet im Leben und in einem Beruf seinen Mann wird stehen können. Ja, im Augenblick scheinen mir bei ihm alle Voraussetzungen für die Anwendung des § 6 BGB bzw. § 1910 Abs. 2 BGB vorzuliegen. Eine andere Frage ist es, ob und in wie weit ihm noch irgendwelche sozialfürsorgerischen Maßnahmen aus seinem Fehlverhalten heraushelfen können. Zur Zeit schätze ich seine MdE auf 70 %.

Angesichts dieses meines Untersuchungsergebnisses fragt man sich nur, wie es dazu kommen konnte, daß die Landesrentenbehörde in ihrer Stellungnahme vom 25. I. 1966 lediglich unter Berufung auf das Gutachten des brasilianischen Vertrauensarztes, Herrn Prof. Dr. B. aus dem Jahre 1960 noch etwaige nachträgliche eingehendere Kontrolluntersuchungen ablehnen zu dürfen glaubte, obwohl Herr Prof. Dr. A. solche im Jahre 1958 für eine abschließende Beurteilung für erforderlich gehalten hatte. — *Aus dem Umstand, daß T. sechs Jahre vorher als 22jähriger „perfekt deutsch" sprach, und sein „Herzbefund völlig normal" war, läßt sich doch wohl kaum die Annahme hinreichend begründen, daß sich „seine körperliche und geistige Entwicklung im wesentlichen völlig normal vollzog"*. Denn allein schon das, was T. in seiner Kindheit und Jugend durchgemacht hatte, war dazu angetan, dies als äußerst unwahrscheinlich erscheinen zu lassen. Seine weitere leib-seelische, soziale und berufliche Entwicklung beweist dies dann auch zur Genüge. — Und daß der betreffende Referent meint, eine

Parallele mit den „Erfahrungen an vielen Tausenden von Rußlandheimkehrern" ziehen zu können, verrät m. E. vollends, daß er an dem wirklich einmaligen Schicksal des T. mit seinen gesundheitlichen Auswirkungen gänzlich vorbeigegangen ist oder sich nur sehr flüchtig mit ihm beschäftigt haben kann. Hätte er die bereits von Herrn Prof. A. angeregte gründliche Nachuntersuchung des T. doch noch veranlaßt, wäre er gewiß heute zu einem anderen Schlußurteil gekommen.

Nachtrag

Am 6. September dieses Jahres (1966) teilte mir der Anwalt des Herrn T. mit, das zuständige Landgericht hätte die Klage abgewiesen. Dabei hätte sich das Landgericht die Begründung sehr leicht gemacht und lediglich festgestellt, „daß es gesetzlich an die früheren medizinischen Feststellungen gebunden" sei und „der vertrauensärztliche Gutachter Herr Prof. Dr. B./Buenos Aires (Internist) in seinem Gutachten vom 16. III. 1960 zu dem Ergebnis gelangt sei, daß der Kläger an keinen verfolgungsbedingten körperlichen oder seelischen Störungen leide".

V.

Problematische Haltungsstile psychiatrischer Gutachter

> Das traurigste, in vielen aktenkundigen und dokumentierten Fällen sogar beschämendste Gebiet der Fehlurteilsquellen, sind die Sachverständigengutachten. So lange der heute herrschenden Allmacht des amtlichen Gutachters weiter Vorschub geleistet wird, kann es keine Gesundung in diesem so oft ausschlaggebenden Beweisbereich geben.
>
> F. Arnau

22. Vegetativer Erschöpfungszustand nach neunjährigen Zuchthauserlebnissen

Von H. March

Vorgeschichte nach Aktenlage

Frau Toni U. (62 Jahre) stellte am 21. Juli 1954 beim Versorgungsamt Antrag auf Versorgungsbezüge als Opfer des Krieges. Durch Gefangenschaft hätte sie eine „Schädigung des allgemeinen Gesundheitszustandes" erlitten sowie in dieser Zeit eine Tbc, eine Amputation des Daumens und verschiedene Leiboperationen durchgemacht, daneben „Galle, Ruhr, Gelbsucht und ähnliches".

Ein *praktischer Arzt bescheinigte* ihr, daß ihm Frau U. im Lager Buchenwald bekannt geworden sei. Hier habe er sie im Januar 1949 an einem Knochenpanaritium des linken Daumens operiert. Die Erkrankung habe eine Amputation des Endgliedes erforderlich gemacht. Im Anschluß daran sei ein linksseitiges frisches Oberfeldinfiltrat festgestellt worden. Wegen ihrer Tuberkulose sei dann Frau U. bis zu ihrem Transport von Buchenwald in das Zuchthaus Waldheim stationär behandelt worden. Es sei mit Sicherheit anzunehmen, daß die Erkrankung an Tuberkulose durch den Lageraufenthalt bedingt gewesen wäre.

Ebenso bescheinigte ein *Frauenarzt, Prof. A.*, der Frau U., daß er diese im Jahre 1949 im Zuchthaus Waldheim wegen mannskopfgroßer Tumoren im Unterleib behandelt hätte, trotz ihres Lungenleidens habe er sie im April 1951 wegen zunehmender Beschwerden operieren müssen. Dabei fanden sich sehr große Adnextumoren beiderseits, der rechte davon stielgedreht. Er habe zunächst eine abdominale Totalextirpation des Uterus mit beiden Adnexen vorgenommen. — „Infolge der im Bauchraum entstandenen Verwachsungen trat am 2. VI. 1951 ein Strangulations-Ileus auf, der eine weitere Operation erforderlich machte. Die Patientin genas. — Anfang Juli 1951 bildete sich eine Bauchdeckenphlegmone aus, die zu einem großen Abszeß führte und nur sehr langsam abheilte, weil in der weiteren Rekonvaleszenz eine Gallenblasenentzündung mit häufigen und schweren Koliken auftrat. Frau U. konnte daher erst im November 1951 aus dem Lazarett entlassen werden. Infolge ihrer Leiden war die Patientin während der ganzen Zeit ihres Waldheim-Aufenthaltes arbeitsunfähig."

Der *ärztliche Dienst des Versorgungsamtes* stellte dann im September 1954 über Frau U. ein *internistisches Versorgungsgutachten* aus. Bei der zu diesem Zweck unternommenen Untersuchung klagte sie hauptsächlich über: allgemeine Nervosität, Unruhe, Schweißausbrüche und unklare Herzbeschwerden.

Der Gutachter faßte sein *Untersuchungsergebnis* wie folgt zusammen:

1. Krankheitsbezeichnung: VL: Erschöpfungszustand nach über achtjähriger Internierung in ostzonalen Haftanstalten. MdE 30 %. Amputation des linken Daumengliedes nach Infektion in der Haftzeit: MdE 0 %.

Nicht VL: Operative Entfernung der Gebärmutter und Anhangsorgane.

2. Der allgemeine *Erschöpfungszustand*, der sich *besonders im vegetativen Gebiet* äußere, *würde in angemessener Zeit wieder abklingen.* Im übrigen wären durch die internistische Untersuchung an den inneren Organen keine meßbaren Folgen von Haftschädigungen festzustellen.

Dementsprechend wurde Frau U. am 18. III. 1954 beschieden.

Gegen diesen Ersterkennungsbescheid erhob der *Bund Deutscher Kriegsbeschädigter und Kriegshinterbliebener Einspruch.*

Das *Landesversorgungsamt* beantragte demgegenüber, denselben als unbegründet zurückzuweisen.

Einen *erneuten Widerspruch* begründete der *Bund Deutscher Kriegsbeschädigter* im März 1956 damit, es wäre nicht einzusehen, weswegen für den Verlust des linken Daumengliedes nur die unterste Bewertungsgrenze (0 %) angesetzt worden sei. Ebenso sei das anerkannte Versorgungsleiden: inaktive, weitgehend abgeheilte Lungen-Tbc mit der Gleichsetzung einer MdE von 0 % nicht gerechtfertigt, da dieses Leiden an und für sich dauernde ärztliche Behandlung nötig mache und vor allem eine allgemeine Schonungsbedürftigkeit bedinge. Die völlige Negierung der Operationsfolgen wegen Unterleibsgeschwüren stelle eine weitere, noch größere Ungerechtigkeit dar. Desgleichen seien Gelbsucht, Leber- und Gallenblasenentzündung sowie die „Unterleibsgeschwüre" nur als durch die Inhaftierung bedingten Umstände verursacht zu erklären. Wenn zum Beispiel, wie geschehen, nach mehreren Operationen und kurzer damit verbundener Bettruhe der Stuhlgang der Frau U. nicht mehr funktionierte, sei auf Befehl eines VoPo-Wachtmeisters im Zuchthaus Waldheim nicht etwa ein Abführmittel verabreicht worden. Vielmehr wurde die schwerkranke Frau gezwungen, Erbsen mit schwarzem Brot zu essen. Das hätte zwar auch die Wirkung der Abfuhr gehabt, aber auch schädliche Wirkungen hinterlassen. Hiernach entstanden die ersten Gallenkoliken, Gelbsucht und Leberbeschwerden folgten. Das seien die Behandlungsmethoden gewesen, denen Frau U. in Buchenwald bis 1949 und in Waldheim bis 1954 unterworfen war.

Neben den bereits im Voraufgehenden erwähnten Gesundheitsschädigungen *bescheinigte ein Dr. B.* am 16. III. 1956 noch, daß Frau U. über „erhebliche, häufig auftretende Kopfschmerzen, über Herzklopfen und stenocardische Beschwerden, über Zirkulationsstörungen, besonders im linken Bein, über Schwindelgefühl, Ohnmachtsanfälle und Blutunterdruck, über Energielosigkeit, hochgradige Nervosität, Depressionen, Menschenscheu, Kontaktarmut, Hang zur Absonderung, über spastische Obstipationen, Hyperthyreose, Schweißausbrüche, Seh- und Schlafstörungen" klage. Unter Berücksichtigung auch all dieser Symptome sei die MdE durch die erlittene Haft mit mindestens 50—60 % anzusetzen, zumal sich die Beschwerden bis heute nicht wesentlich gebessert hätten, obwohl Frau U. bereits seit zwei Jahren aus der Haft entlassen sei.

Das *Sozialgericht forderte daraufhin von der Chefärztin der Inneren Abteilung eines Westberliner Krankenhauses, Frau Dr. C., ein Gutachten* an. Dasselbe wurde am 23. X. 1957 erstattet. An Klagen brachte Frau U. diesmal vor:

Im Zusammensein mit mehreren Menschen, besonders beim Sprechen stelle sich bei ihr konstant, immer an gleicher Stelle, ein heftiger Schmerz im Hinterkopf, nahe des Haaransatzes, ein. Ihr Schlaf sei sehr unruhig. Begleitet von heftigen Angstgefühlen träume sie häufig, man habe sie bei der Entlassung aus dem KZ vergessen. (Es wird an eine wahre Begebenheit aus dem Jahre 1954 erinnert. Sie hatte 1948, 1950, 1952 erlebt, daß sie von der Haftentlassung zurückgestellt wurde. Auch vor den Entlassungen 1954 wurde sie zunächst nicht aufgerufen. Also hatte man sie wieder vergessen. (Ihre Haftentlassung erfolgte dann jedoch drei Tage später.) Tagsüber litte sie unter den häufigsten Angstzuständen. Ständig habe sie das „Gefühl eines Motors in sich". Nach längerem Stehen versage plötzlich für etwa fünf Minuten das linke Bein, wenn sie es anheben wolle. Beim Gehen über eine leere Straße überfiele sie das Gefühl, sie könne überfahren werden. Sie möchte fröhlich sein, könne aber nicht aus sich heraus. Daneben habe sie Vergiftungsideen. Schon bei der leichtesten Beschäftigung fühle sie sich wie „ausgehöhlt". Häufig quäle sie ein starkes Herzklopfen, besonders in der Ruhe, verbunden mit Zuckungen in den Beinen. In der Lendengegend beim Sitzen und Stehen starke Kreuzschmerzen; vielfach Schweißausbrüche. Durchfälle und Verstopfungen wechselten miteinander.

In ihren *abschließenden Erörterungen* führte Frau Dr. C. aus: „Die Hauptbeschwerden der Frau U. äußern sich in ihrer vegetativen Unruhe und Unausgeglichenheit. Deren Wurzeln aber liegen im Bereich des Psychischen." Es sei daher Sache eines erfahrenen Psychotherapeuten, zu klären, wie weit für die genannten Beschwerden Erlebnisse aus der Haftzeit ursächlich mitverantwortlich gemacht werden könnten oder auf welche Wurzeln sie möglicherweise sonst zurückzuführen seien. *Internistischerseits sei jedenfalls ein sicherer Zusammenhang zwischen dem vorliegenden Symptomenkomplex und den sehr belastenden Erlebnissen während der Internierung nicht aufzuweisen.* Gleichwohl schätzte Frau Dr. C. als Internistin die Minderung der Erwerbsfähigkeit der Frau U. infolge eines nervösen Erschöpfungszustandes auf 30 %.

Im übrigen, bemerkte Frau Dr. C., sei noch nie ein Psychotherapieversuch bei Frau U. gemacht worden. So stünde es noch offen, ob sie nicht durch sachgemäße Behandlung weitgehend von ihren Beschwerden befreit werden könne. Wenn in der Versorgungsakte die Störungen, die Frau U. schildere, unter dem Begriff „Erschöpfungszustand mit Auswirkungen auf das vegetative Nervensystem" zusammengefaßt worden seien, so hätte man damit doch offenbar gemeint: Eine Reihe funktioneller, vegetativer Störungen hätten sich bei Frau U. infolge psychischer Traumen manifestiert und teilweise fixiert. Der *Bund Deutscher Kriegsbeschädigter* reichte zu diesem Gutachten der Frau Dr. C. eine *Gegenäußerung des bereits früher erwähnten Herrn Dr. B.* ein. In einer sehr ausführlich gehaltenen Stellungnahme bemerkte derselbe, da es *„üblich und bekannt sei, daß organisch nachweisbaren Leiden ein größerer Beweiswert zugemessen würde als unsichtbaren seelischen und nervösen Beschwerden"*, wolle er darauf aufmerksam machen, daß den allermeisten der von Frau U. vorgetragenen Klagen heute noch organische Befunde zugrunde lägen.

Im übrigen führte er aus, Frau Dr. C. werfe, trotzdem sie die nervlich-seelischen Störungen durch die übermäßig schweren Hafterlebnisse der Frau U. relativ hoch bewertet hätte, gleichwohl die *Frage* auf, *ob die heutigen Gesundheitsstörungen der Frau U. nicht möglicherweise auf weiter zurückliegende Erlebnisse zurückzuführen seien,* „das heißt also doch wohl auf Kindheits- und Pubertätskonflikte im Sinne Freuds. Herr Dr. B. meint hierzu: „Ich möchte annehmen, daß *die Erlebnisse, die wir alle im Kriege und in der Nachkriegszeit — insbesondere Frau U. — durchgemacht haben, wohl weitaus gewichtiger zu bewerten sind, als weit zurückliegende und allgemein verbreitete Jugendeindrücke. Praktisch ist Frau U. heute ein Wrack,* das der Krieg zurückgelassen hat." Niemand würde mehr als Frau U. selbst wünschen, wieder leistungsfähig zu sein und gesund zu werden. Die Anerkennung ihrer derzeitigen Leiden würde sie sicherlich nicht hemmen, die Gesundheit weiterhin anzustreben.

Bei der **Untersuchung durch mich** im Februar 1959 berichtete mir Frau U. die folgende *Lebens- und Leidensgeschichte:*

Ihr Vater war in früheren Jahren Landwirt in Westpreußen. Von 1913 bis zum Jahre 1931, seinem Todesjahr, lebte er in Berlin und war hier als Hagel-Taxator tätig. Die Mutter verstarb 1933 im 69. Lebensjahr an einem Herzschlag. Irgendwelche Nerven- oder Geisteskrankheiten in der Familie wurden verneint.

Frau U. war die Jüngste von drei Geschwistern, ein Nachkömmling. Ihre Geschwister sind neun und elf Jahre älter. Sie entwickelte sich ohne Besonderheiten. Bettnässen oder andere epilepsieverdächtige Erscheinungen wurden bei ihr nicht beobachtet. In der Schule, einem Lyzeum und Ober-Lyzeum, lernte sie gut. Menarche mit 14 Jahren. Die Menses waren bis zum Jahre 1945 regelmäßig (und blieben dann nach ihrer Inhaftierung im GPU-Keller gänzlich aus).

Nach Beendigung der Schulzeit war Frau U. 1928 oder 1929 als fremdsprachliche Korrespondentin tätig. Dann arbeitete sie einige Jahre freiberuflich. 1933 heiratete sie. Der Mann verstarb 1945 in der Kriegsgefangenschaft. Die Ehe blieb kinderlos. Eine Fehlgeburt. Sonst will Frau U. nicht ernster krank gewesen sein.

Am 31. Mai 1945 geriet sie in sowjetische Gefangenschaft und zwar aufgrund folgender Umstände. Die Russen suchten seinerzeit eine bestimmte Frau. Sie wurden von einer Nachbarin der Frau U. darauf hingewiesen, vielleicht wüßte diese etwas über den Verbleib der Gesuchten. Die besagte Nachbarin nahm sich später das Leben, weil sie sich an der Verhaftung der Frau U. schuldig fühlte. Frau U. wurde nämlich aufgrund der genannten Anzeige zunächst in den GPU-Keller in Lichtenberg gebracht. Hier wurde sie in den folgenden Nächten zahlreichen „Vernehmungen" unterzogen. Dabei wollte man von ihr das Geständnis erzwingen, daß sie dem „Wehrwolf" angehört hätte. Nach zehn Tagen wurde sie in eine andere GPU-Stelle in der Walderseestraße in Kaulsdorf transportiert. Von dort verbrachte man sie wieder in die Sophienstraße in Lichtenberg und noch einmal nach Kaulsdorf. Immer wieder mußte sie Verhöre über sich ergeben lassen. Körperlich mißhandelt sei sie bei diesen Gelegenheiten aber nicht worden, nur daß es einmal harte Griffe, Püffe oder einen Schlag mit einem Stock gesetzt hätte. Und als ein Russe sie ein andermal geschlechtlich zu mißbrauchen suchte, sie sich jedoch dagegen gewehrt habe, hätte er ihr einen Fußtritt versetzt, so daß sie an ein Geländer fiel und kurze Zeit bewußtlos gewesen sein will.

Von Kaulsdorf überstellte man Frau U. weiter in das KZ Hohenschönhausen, von dort nach zehn Tagen nach Selow und schließlich in einem Transport von acht Tagen Dauer im Viehwagen nach Neubrandenburg, fünfzig Frauen in einem Waggon zusammengepfercht. Jeden Tag wurden 25 Frauen aus dem Zug herausgeholt, um in einem Marmeladeneimer Wasser zu holen. Man konnte in dem Waggon nicht liegen, sondern nur eng zusammengedrängt sitzen. Die Latrine befand sich in dem Waggon.

Nach der Ankunft in Neubrandenburg wurden die Frauen und die Männer nach namentlichem Aufruf ausgeladen, an jedem Tag nur eine kleine Anzahl. Es herrschte seinerzeit große Hitze. Die Zurückbleibenden durften am Tage jeweils nur für kurze Zeit die Waggons verlassen auf eine Wiese. Dort starben die Männer wie die Fliegen. Selbst hier konnte man kaum mehr liegen, weil alles vollgemacht war. Menschen, die in der Zwischenzeit in den Waggons gestorben waren, wurden herausgeworfen. Um aber die auf den Listen angegebene Zahl von Gefangenen vollzählig am Bestimmungsort abzuliefern, griffen die Russen zufällig in der Nähe befindliche Arbeiter auf und verluden diese mit in die Waggons.

Im Lager Neubrandenburg-Fünfeichen verblieb Frau U. von 1945 bis 1948. Da sie in der Walderseestraße in Kaulsdorf eine Ruhr durchgemacht hatte, war sie sehr elend. Darum kam sie zunächst in den Kartoffelschälkeller. Hier zog sie sich eine Erkältung und eine Angina zu. Bekanntermaßen war das Lager-Lazarett ein „Todeslazarett"; aus diesem Grunde wagte sie sich nicht krank zu melden: „Man geht zudem auch ungern weg vom Haufen." Doch die Ruhrerscheinungen wollten nicht weichen. Und da Frau U. schließlich nicht auch noch andere gefährden wollte, entschloß sie sich endlich doch, ins Lazarett zu gehen. „Ich war ein Gerippe."

Aber kaum, daß sie im März oder April wieder aus dem Lazarett entlassen worden war, erkrankte Frau U. erneut, jetzt an einer Gelbsucht. Sie konnte einfach nicht mehr weiterarbeiten, war sie doch körperlich immer noch hochgradig geschwächt. Als sie seinerzeit einmal versuchte, ihre Pritsche zu verlassen, versagten plötzlich ihre Arme den Dienst. Nach 24 Stunden bildete sich zwar diese Lähmung zurück. Statt dessen stellten sich, verbunden mit Fieber, heftige Schmerzen in beiden Beinen ein. Wieder mußte sie ein dreiviertel Jahr mit der Diagnose „Nervenentzündung" im Lazarett liegen. Dabei hatte sie ständig eine wahnsinnige Angst davor, sie könne gänzlich siech werden. So kurierte sie sich selbst mit kaltem Wasser.

Ende 1948 wurde Frau U. von Neubrandenburg aus in das KZ Buchenwald überführt, hier wurde sie abermals im Kartoffelkeller mit Entkeimen beschäftigt. Alle Häftlinge litten größten Hunger. Um diesen nur ein wenig zu stillen, schälten sie sich mit Hilfe von Korsettstangen müselig einige Kartoffeln und aßen diese roh. Jetzt entwickelte sich bei Frau U. am linken Daumen ein Knochenpanaritium, das vierzehnmal im Lazarett operiert werden mußte. Doch schließlich war eine Amputation des Daumengliedes nicht mehr zu umgehen. Damit aber immer noch nicht genug. Bei einer Reihenuntersuchung wurde bei Frau U. eines Tages noch eine tuberkulöse Lungenaffektion festgestellt, die nunmehr eine Aufnahme auf der Tbc-Abteilung Buchenwald erforderlich machte.

Im Februar 1950 ging es von Buchenwald weiter in das Zuchthaus Waldheim. Dabei hatte man den Häftlingen bis zum letzten Tag gesagt, sie kämen nach Hause. In Waldheim wurden sie, nun von Volkspolizisten, mit aufgepflanzten Bajonetten empfangen. Dieser Empfang durch eigene Landsleute war einfach nicht zu fassen. Das Brot, das sie in Buchenwald als Proviant mitbekommen hatten, hatte man den Häftlingen kurz vor ihrer Abfahrt mit der Begründung wieder abgenommen, sie bekämen in Waldheim so reichlich zu essen, daß sie das gar nicht nötig haben würden. Stattdessen mußten sie auch in Waldheim nur hungern. Tagesration: 280 Gramm Brot und einen halben Liter Wassersuppe morgens und nachmittags, als „Kaffee" braunes Wasser. Untergebracht waren 200 Frauen in einem großen Saal.

Endlich kam im Juni 1950 für Frau U. und andere Gefangene der Tag des offiziellen Gerichtstermins. Vorher wurden den Betroffenen die Haare abgeschoren. Es gab ein ständiges Hin- und Her-Verlegtwerden, eine Zeit höchster Anspannungen. Dann wurde, als es so weit war, den Häftlingen eine sogenannte Anklageschrift in die Hand gegeben. Danach wurden sie 24 Stunden in eine Zelle gesperrt, um am nächsten Tag mit Handschellen in der „grünen Minna" zur Verhandlung abgeholt zu werden. Diese dauerte nur eine Viertelstunde. Das Urteil für Frau U. lautete auf 25 Jahre Zuchthaus.

Aus der Folgezeit seien nur noch einige besondere Erlebnisse der Frau U. hier wiedergegeben. Als sie eines Tages mitansehen mußte, wie man ein junges Mädchen neben ihr ohne Wimpernzucken sterben ließ, trat sie in den Hungerstreik und hielt dies etwa acht Tage durch. Herr Professor A. redete ihr jedoch gut zu, sie solle vernünftig sein. Im April 1951 führte er dann bei ihr in Waldheim die bereits erwähnte Unterleibsoperation durch, sechs Wochen später kam es zu dem Strangulationsileus, und weiterhin mußte Frau U. noch wegen eines Bauchdeckenabszesses operiert werden. So lag sie acht bis neun Monate auf der Krankenabteilung des Zuchthauses. In dieser Zeit stellten sich bei ihr auch Gallenkoliken ein, und um ihr zum Stuhlgang zu verhelfen, nötigte sie ein Wachtmeister, Erbsen zu essen. Eines Tages protestierte sie auch auf der Lazarettabteilung gegen irgendwelche Schikanen. Daraufhin wurde sie von der Krankenabteilung in das Zellenhaus zu Mördern und sonstigen Kriminellen verbracht. Unter ihnen befanden sich unter anderem auch zwei Lesbierinnen. Trotz dieser nicht gerade erfreulichen Gesellschaft und obwohl die Gallenanfälle nicht nachließen, wollte Frau U. keinesfalls wieder ins Lazarett zurück.

Sie wurde dann auch noch einmal, diesmal in die Frauenstrafanstalt Hoheneck, verlegt. Wie lange hatte nicht Frau U. — nur bisher immer wieder vergeblich — ihre Entlassung ersehnt. Wie groß war daher am 9. VII. 1954 wie so oft wieder einmal ihre Enttäuschung, als einer Zellengefährtin und nicht ihr die Stunde der Freiheit schlug. Am folgenden Tage klagte sie völlig unverhohlen vor der Wachtmeisterin: „Die sagen einem ja nicht, wann die Entlassungen zuende sind. Die ständige Ungewißheit ist auf die Dauer unerträglich!" Und schon fürchtete sie, man würde sie daraufhin wieder in den Bunker bringen, als sich auch für sie endlich die Gefängnistore öffneten.

Seitdem lebt Frau U. wieder in Berlin. Sie habe versucht, sich wieder in der Freiheit zurechtzufinden. Das sei aber nicht so einfach. Anfangs habe sie gar nicht gewagt, allein auf die Straße zu gehen und habe immer nur geweint. Erst sehr langsam habe sie sich wieder ein wenig gefangen.

An *Beschwerden* trug mir Frau U. vor, sie fühle sich „vollständig ausgepumpt". Zwar versuche sie immer wieder, sich auf irgendeine Weise zu beschäftigen, auch durch Übernahme ehrenamtlicher Aufgaben. Doch sei sie dazu einfach nicht in der Lage. Zeitweise empfände sie einen so hochgradigen Schmerz am linken Hinterkopf, der sich bis zur Unerträglichkeit steigere. Dazu stellten sich, wenn sie längere Zeit stünde, Rückenschmerzen ein, mit dem Gefühl, als wäre das Kreuz aus Glas. Seit dem Verlust des linken Daumes hätte sie auch ständig Schmerzen in der linken Hand, die bis in den Arm hineinstrahlten. (Patientin ist Linkshänderin.) Vor allen Dingen aber habe sie überall Angst, besonders wenn sie über die Straße gehen wolle. Sie fürchte dann stets, sie könne angefahren werden, obwohl gar kein Fahrzeug in Sichtnähe sei. Einmal wäre sie beinahe auch wirklich überfahren worden, weil sie mitunter völlig abwesend sei. Unter vielen Menschen, vor allem vor jedem Unternehmen, käme ihr der ängstliche Gedanke: „Wenn ich dem doch bloß aus dem Wege gehen könnte!" Und ohne den geringsten Anlaß wäre sie dann aufgeregt und zittere sie am ganzen Körper. „Manchmal wünsche ich mir, daß keiner mehr eine Anforderung an mich stellen möchte, vielleicht, daß ich dann wieder Kraft bekäme." Alle Menschen sagten zu ihr, sie verstünden es gar nicht, daß sie sich zum Beispiel nicht zum Waldheim-Treffen entschließen könnte. So oft sie einmal jemanden einladen wollte, stünde das wie ein Berg vor ihr; sie würde dann am liebsten wieder auskneifen. Gelegentlich habe sie das auch schon getan. Einzig, wenn sie Radio hören könne, fühle sie sich glücklich. Früher sei sie stets ein äußerst tätigkeitsdurstiger Mensch gewesen. Wie gern würde sie dies auch heute wieder sein. Denn das Leben, das sie im

Augenblick führe, sei doch ein nutzloses Leben. Der Schlaf sei ganz miserabel, häufig erwache sie schon nach fünf Minuten wieder unter schreckhaften Träumen mit Bildern aus der Gefangenschaft.

Psychischer Status

Frau U. schilderte mir absolut geordnet und eingehend, wie oben wiedergegeben, ihr Schicksal und ihre Erlebnisse während der langen Haftjahre. Dabei kam es immer wieder zu lebhaften Gefühlsäußerungen mit Zittern am ganzen Körper und Tränenausbrüchen, ohne daß dies Verhalten die geringsten theatralischen Züge gezeigt hätte. Vielmehr erschien es durchgehend als echter Ausdruck der tiefen und offenbar bis zum heutigen Tage nicht bewältigten Auswirkungen aller ihrer seinerzeit erlittenen seelischen Erschütterungen und Drangsalierungen. Nur gelegentlich und ganz flüchtig traten daneben — wie Trümmerreste — Züge eines einstmals äußerst aktiven und lebenstüchtigen Menschen in Erscheinung.

Erörterung und Beurteilung

Wie die Anamnese der Frau U. ergibt, hat sie tatsächlich während ihrer neunjährigen Haftzeit in Konzentrationslagern und Zuchthäusern nicht nur schwerste körperliche Erkrankungen durchgemacht (Tbc, Gallenblasenentzündung, schwere Gallenkoliken, verschiedene Operationen wegen Unterleibstumoren mit abdominaler Totalexstirpation des Uterus und beider Adnexe, wegen eines Strangulationsileus, einer Bauchdeckenphlegmone, einer Amputation des linken Daumengliedes nach einem Knochenpanaritium), sondern war sie auch allerschwersten seelischen Belastungen ausgesetzt.

Bis zu dem Gutachten der Frau Dr. C. im Oktober 1957 wurde der seelischen Seite der geklagten Beschwerden der Frau U. kaum ein wesentliches Gewicht beigemessen. Im September 1954 wurden sie von dem Internisten des Versorgungsamtes *lediglich als ein Zeichen eines „allgemeinen Erschöpfungszustandes"* angesehen, *der sich „besonders auf dem vegetativen Gebiet"* äußere, aber wohl *„in angemessener Zeit wieder abklingen"* würde. Die hierdurch bedingte MdE wurde, da der sonstige internistische Befund gutachtlich unerheblich war, von diesem Gutachter nur mit 30 % bewertet.

Andererseits wies Frau Dr. C. als Internistin erstmalig darauf hin, daß wohl der Hauptbeschwerdekomplex der Frau U. im Bereich des Psychischen läge. Es wäre daher Sache eines erfahrenen Psychotherapeuten, darüber zu entscheiden, wie weit nicht bei ihr bereits vor ihrer Haftzeit seelisch-nervöse Störungen vorgelegen hätten, die auf weiter zurückliegende

Kindheits- und Jugenderlebnisse zurückgingen und durch die Haftzeit nur richtunggebend verschlimmernd beeinflußt worden wären.

In Anbetracht dessen, daß es *in der Gutachterpraxis üblich und bekannt sei, organisch nachweisbaren Leiden einen größeren Beweiswert beizumessen als nicht objektivierbaren seelisch-nervösen Beschwerden,* bemühte sich demgegenüber Herr Dr. B. in seinem privatärztlichen Gutachten, auf die Vielzahl von organischen Befunden hinzuweisen, die bis zum heutigen Tage noch bei Frau U. zu erheben wären und schon für sich hinreichend den größten Teil ihrer seelischen Klagen erklären würden. Im übrigen hielt er den psychologischen Erwägungen der Frau Dr. C. entgegen, daß die mancherlei schweren Erlebnisse, die wir alle im Kriege und in der Nachkriegszeit durchgemacht hätten, weitaus stärker zu bewerten seien als etwaige frühkindliche seelische Traumen im Sinne FREUDS. Wieviel mehr müsse man das angesichts des Schicksals der Frau U. bedenken.

Was nun die Frage der Bemessung der Erwerbsminderung durch die gegenwärtig bei Frau U. noch vorliegenden internistischen Befunde anbetrifft, kann ich mich nur der gutachtlichen Beurteilung der Frau Dr. C. anschließen.

Bei der Bewertung der bei Frau U. während ihrer Haftzeit gesetzten seelischen Gesundheitsschäden folge ich demgegenüber voll und ganz den diesbezüglichen Ausführungen des Herrn Dr. B. Denn wenn wir unmittelbar und unvoreingenommen das ganze Inferno, das uns Frau U. über diese Jahre nüchtern und glaubwürdig berichtete, nach- und miterlebend auf uns wirken lassen, kann man nur zu dem Schluß kommen, daß diese Erlebnisse hinreichten, auch einen bis dahin seelisch gesunden Menschen zu zerbrechen. Deren seelische Folgewirkungen stehen denn auch meines Erachtens bei dem gegenwärtigen Zustandsbild der Frau U. völlig im Vordergrund.

Ihr *Symptomenbild läßt sich nicht in eines der geläufigen psychiatrischen Krankheitsbilder einordnen.* Mit der Bezeichnung: „Nervöse Erschöpfung mit besonderen Erscheinungen auf dem vegetativen Gebiet“ ist es keineswegs in seiner ganzen Tiefe und Schwere erfaßt. Ein echter „Erschöpfungszustand“ pflegt tatsächlich im allgemeinen „in angemessener Zeit wieder abzuklingen“ — sich aber auch anders zu äußern wie in dem Zustandsbild der Frau U. So weist ihre Symptomatik zum Beispiel unter anderem noch zahlreiche schwere Angstkomponenten auf, die selbst mit der Diagnose „Neurose“ nur unzureichend gekennzeichnet würden.

Für die gutachtliche Beurteilung der Frau U. sollte auch schon die schlichte Feststellung ausreichen, daß wir in ihr einen Menschen vor uns sehen, der durch das Übermaß an schwersten körperlichen Krankheiten, seelischen Ängsten, Nöten, Demütigungen und Vergewaltigungen, die er während seiner langen Haftjahre durchstehen mußte, *bis in die Gründe seines gesamten vitalen Gefüges erschüttert,* heute noch um die Wiedergewinnung seines früheren leibseelischen Gleichgewichtes ringt.

Frau Dr. C. wirft die Frage auf, ob hier nicht eventuell mit einer psychotherapeutischen Behandlung geholfen werden könnte. Nicht zum Wenigsten wegen des fortgeschrittenen Alters der Frau U. möchte ich diese Möglichkeit bezweifeln.

Abgesehen davon kann ich *die vom Sozialgericht an mich gerichteten Fragen* nur wie folgt beantworten:

a) Zweifellos ist das heutige Zustandsbild der Frau U. beherrschend von einer schweren tiefgreifenden leibseelischen Gleichgewichtsstörung bestimmt. Die mannigfachen Klagen auf körperlichem Gebiet sind meines Erachtens nur Randsymptome derselben.

b) Mit an Sicherheit grenzender Wahrscheinlichkeit ist dieser leibseelische Gesundheitsschaden der Frau U. in seiner Gesamtheit einzig und allein unmittelbare Folge ihrer Widerfahrnisse während ihrer langjährigen KZ- und Zuchthaushaft im Sinne der Entstehung.

c) Die durch ihn bedingte MdE schätze ich auf 70 bis 80 %.

Einsprüche

Gegen mein obiges Hauptgutachten erhob zunächst das *Landesversorgungsamt nach Anhören seines ärztlichen Dienstes* beim Sozialgericht *Einspruch: Mein Gutachten* könne für eine Urteilsfindung nicht angewandt werden, da es einmal *„nicht ausreichend wissenschaftlich fundiert"* sei, zum anderen auch *„der herrschenden Lehrmeinung nicht folge"*.

Der *nervenärztliche Referent der versorgungsärztlichen Untersuchungsstelle,* Herr Dr. D., meinte im einzelnen noch zu meinem Gutachten, ich hätte selbst geschrieben, „daß die zahlreichen Klagen der Frau U. auf körperlichem Gebiet nur ganz am Rande eine Rolle spielen würden". (Demgegenüber lautete meine Formulierung: „Das heutige Zustandsbild der Frau U. ist beherrschend von einer schweren, tiefgreifenden leibseelischen Gleichgewichtsstörung bestimmt. Die mannigfachen Klagen auf körperlichem Gebiet sind meines Erachtens wesentlich nur Randsymptome derselben." Das ist wohl etwas anderes!)

Im übrigen stünde — so fährt Herr Dr. D. fort — *meine Auffassung „in krassem Gegensatz zu den Richtlinien des Bundesversorgungsgesetzes"*, *das ausschließlich nur organische Schädigungen des Zentralnervensystems, jedoch keine rein seelischen Vorgänge als VL anerkenne.*

Nach der allgemein vorherrschenden medizinischen Auffassung beruhten aber *die Störungen,* die ich in meinem Gutachten eingehend diskutiert hätte, *in erster Linie auf persönlichkeitsgebundenen Faktoren und einer abnormen Verarbeitung seelischer Erlebnisse.* Sie seien *Ausdruck einer schweren neurotischen Fehlentwicklung. Bei Normalisierung der Lebensverhältnisse klängen derartige Erlebnisreaktionen im allgemeinen im Verlaufe von ein bis zwei Jahren wieder ab. Wenn sie jedoch,* wie im Falle der Frau U., *darüber hinaus* in gleichem Maße, ja progredient *fortbestünden,* sei dies *einzig und allein durch die besonders geartete Persönlichkeitsstruktur der Frau U. und ihre neurotische Krankheitsfixierung begründet.* Wahrscheinlich hätte *das Klimakterium die seelische Fehlentwicklung der Frau U. begünstigt.* — Auf die Frage eines Dystrophieschadens sei ich erst gar nicht eingegangen ... Für eine schwere cerebrale Dystrophieschädigung bestünde aber auch kein Anhalt. Jedenfalls sei nach allem mein Gutachten nicht geeignet, die bisherige versorgungsärztliche Beurteilung zu entkräften.

Auf einen längeren Schriftsatz des Bundes Deutscher Kriegsbeschädigter und Kriegshinterbliebener hin, in dem dieser beantragte, neben der bereits vom Entschädigungsamt bei Frau U. als verfolgungsbedingt anerkannten vegetativen Erschöpfung als weitere Verfolgungsleiden noch eine chronische Gallenerkrankung, eine inaktive Lungen-Tbc mit Zwerchfellverwachsungen, eine Osteochondrose der Lendenwirbelsäule und eine Gastroduodenitis anzuerkennen, sowie unter Zugrundelegung meines Erstgutachtens entschied das Sozialgericht in einer öffentlichen Sitzung vom 12. III. 1959, daß bei Frau U. als zusätzliche Schädigungsfolge noch eine „schwere leibseelische Gleichgewichtsstörung" anzuerkennen sei und ihr eine Beschädigtenversorgung auf der Grundlage einer MdE von 80 % ab 1. VII. 1954 zu gewähren sei.

Auch gegen dieses Urteil legte das *Landesversorgungsamt Berufung* ein mit der *Begründung: Mein Gutachten ließe jede organ-pathologische Grundlage vermissen,* es würden in ihm vielmehr *nur rein neurotische Störungen* beschrieben. Da Frau U. jedoch bisher noch nie durch Fachärzte der versorgungsärztlichen Untersuchungsstelle untersucht worden sei, erschiene eine klinische *Untersuchung auf einer Neurologisch-Psychiatrischen Untersuchungsstelle* unerläßlich. Diese erfolgte in der Zeit vom 25. bis 28. VII. 1960. Diesmal erstattete die Nervenärztin, Frau Dr. E., ein neurologisches Gutachten über Frau U. Ich wurde nun vom Landessozialgericht aufgefordert, gutachtlich zu der Frage Stellung zu nehmen, ob die Ausführungen der Frau Dr. E. eine von meinem Gutachten vom April 1959 abweichende Beurteilung bedingten.

Meine Stellungnahme hatte folgenden Wortlaut: In dem besagten Gutachten hebt zwar Frau Dr. E. zunächst einmal hervor, Frau U. hätte die in meinem Gutachten „sehr ausführlich in allen Einzelheiten erhobene Anamnese" nach Verlesung „voll und ganz bestätigt". Gleichwohl stellte Frau Dr. E., offenbar den Hinweisen des Landesversorgungsamtes folgend, ihr ganzes Gutachten nur darauf ab, ob sich Frau U. während ihrer Verfolgungs- und Haftzeit möglicherweise nicht doch ein organisches, insbesondere ein hirnorganisches Leiden, sei es durch ein Schädel-Hirn-Trauma nach ihrem Sturz gegen das Geländer im Jahre 1945, sei es durch eine Dystrophie zugezogen habe.

Unter diesem Gesichtspunkt fand sie jedoch bei der neurologischen Untersuchung der Frau U. lediglich eine geringe Pupillendifferenz und links einen etwas schwächeren Händedruck als rechts, angeblich bedingt durch dabei auftretende Schmerzen in der Mittelhand, jedenfalls keinen Anhaltspunkt für cerebral bedingte Schädigungen.

Zu dem gleichen Ergebnis kam Frau Dr. E. bei der psychiatrischen Untersuchung der Frau U., bei der sich diese „voll orientiert" zeigte, „ohne Anzeichen einer Verlangsamung oder psychomotorischen Hemmung". Auch seien „bis auf eine zeitweilige leichte Konzentrationsschwäche, indem Frau U. etwa gelegentlich im Satz den Faden verliert und sich unterbricht mit den Worten ‚Was wollte ich doch jetzt sagen?' andersartige Anzeichen einer Hirnleistungsschwäche nicht faßbar zu machen" gewesen. Ebenso bot Frau U. bei der psychiatrischen Untersuchung durch Frau Dr. E. keinen Anhalt für formale oder inhaltliche Denkstörungen oder für Trugwahrnehmungen. Ja, es sei in dieser Beziehung geradezu beachtlich gewesen, daß Frau U. in mitunter längeren Gesprächen keine Zeichen von Ermüdung oder Erschöpfung zeigte. — Während sie auf der einen Seite immer wieder betont hätte, sie sei am liebsten für sich allein, möchte über ihre schlimmen Erlebnisse nicht befragt werden und gehe aus diesem Grunde jeder Gesellschaft aus dem Wege, wäre sie während ihres stationären Aufenthaltes auch in zwanglosen Gesprächen schwer von ausführlichen Berichten über ihre Haftzeit abzulenken gewesen. „Äußerlich" — so schreibt schließlich Frau Dr. E. — „sieht Frau U. bei matten Gesichtszügen häufig blaß aus und wirkt, wenn nicht gerade Gespräche über ihre persönlichen Dinge geführt werden, resigniert und müde."

Im übrigen deckten sich die von Frau U. Frau Dr. E. gegenüber wiedergegebenen „Beschwerden" weitgehend mit den mir vorgetragenen. Ich gebe sie gleichwohl noch einmal im Wortlaut des Gutachtens der Frau Dr. E. wieder:

„Sie fühle sich wie ausgepumpt und ausgehöhlt. Einmal habe sie versucht, ehrenamtlich beim BDKK tätig zu sein, habe dies aber nicht durchgehalten. Bereits nach wenigen Stunden Sitzen bekomme sie Kreuzschmerzen, fühle sie sich völlig erschöpft. Obwohl sie beim BDKK nur zwei bis drei Stunden mit einfacher anspruchsloser Arbeit beschäftigt war, habe sie sich, wenn sie nach Hause kam, sogleich zu Bett legen müssen. Auch sonst müsse sie zu Hause immer sehr viel ruhen. Sie sei gerade von einer überwiegend auf eigene Kosten unternommenen vierwöchigen Kur in Bad Salzuflen zurückgekehrt. Seither fühle sie sich ein wenig erholter. Allerdings habe sie die jetzige Vorladung vom Versorgungsamt wieder geängstigt. Schon nach kleinen Aufregungen könne sie nicht schlafen und fände sie keine Ruhe. Aus diesem Grunde müsse sie Einladungen zu Gesellschaften, bei denen mehrere Menschen zusammen seien, ablehnen. Immer wieder bedränge es sie, wenn sie nach ihren schweren Erlebnissen gefragt würde. Sie gehe dem nach Möglichkeit aus dem Wege. An sich habe sie einen großen Freundes- und Bekanntenkreis hier, der überwiegend aus sehr netten und verständnisvollen Menschen bestünde. Jedoch habe sie sich wegen ihres Zustandes mehr und mehr von diesen zurückziehen müssen. Wenn jemand freundlich zu ihr sei, kämen ihr leicht die Tränen, wenn ihr andererseits jemand hart begegne, rufe dies auch in ihr einen inneren Protest und eine gewisse Härte hervor. Nach Möglichkeit lenke sie sich durch Lesen, Radiohören, insbesondere von Musik, ab. Dagegen vertrage sie nicht Kino-, Theater- oder Konzertbesuche, wegen der vielen Menschen, die zu diesen Anlässen versammelt seien. Sie fände es bei diesen Gelegenheiten immer abscheulich, wenn sich hier jeder nach vorn dränge und bei der Garderobe oder ähnlichem der erste sein wolle. Schon jede körperliche Berührung durch einen anderen Menschen bei einer solchen Veranstaltung sei ihr unangenehm. Dem gegenüber habe sie an sich beobachtet, daß sie rein ästhetische Eindrücke, zum Beispiel das Anhören wertvoller Musik, die Lektüre eines guten Buches, auch die Natur, viel stärker und intensiver beglückend erlebe als früher und als andere Menschen in ihrer Umgebung. Doch trotzdem gelänge es ihr nicht, das Gefühl der Erschöpfung und inneren Schwäche zu überwinden. Zudem litte sie seit dem Verlust des Daumengliedes immer noch unter ziehenden Schmerzen im linken Arm, die von der Hand bis zum Ellenbogen ausstrahlten, oft verbunden mit dem Gefühl, als hätte sich die linke Hand deformiert. Bisweilen versage auch, höchstens für eine Sekunde, das linke Bein. Zeitweilig stelle sich ein Schwindelgefühl ein, und die Umgebung um sie herum verschwömme, so daß sie sich etwas hinsetzen müsse. Diese Erscheinung mache sich meist in einer neuen, ihr fremden Umgebung bemerkbar oder auch, wenn sie aus dem Hellen ins Dämmerige komme, ebenso nach längerem Stehen. Einige Male sei sie auch schon ohnmächtig geworden, vorwiegend in öffentlichen Verkehrsmitteln. Man habe ihr dann gleich einen Platz angeboten, so daß der Zustand schnell vorübergegangen sei. Ständig klage sie über Schmerzen im Hinterhaupt, die sich bei angespannter Konzentration erhöhten. ... Ihr Schlaf sei sehr schlecht. Oft erwache sie schon nach einer Viertelstunde nach schrecklichen Träumen mit furchtbarem Herzklopfen wieder. Sie könne dann nicht mehr einschlafen. — Wasserlassen ungestört, Neigung zur Verstopfung. Zeitweise passiere es auch, daß sie etwas Kot verliere und zwar seit der Darmverschluß-Operation.

Im Rahmen des psychischen Befundes schreibt dann Frau Dr. E. über das Verhalten der Frau U. während ihrer Exploration noch folgendes: „Anfangs berichtete Frau U. ihre Vorgeschichte ruhig und einigermaßen sachlich. Im Laufe der Erörterung der Gefangenschaftserlebnisse erfolgen heftige Tränenausbrüche mit dem Ausdruck des Zornes und Hasses über die miterlebten Ungerechtigkeiten und Grausamkeiten. Dabei betonte Frau U. immer wieder, daß es ihr weniger um sie selbst als um die armen alten Menschen in dem

KZ gegangen sei. Die Darstellungen werden in leidenschaftlichem Tonfall und mit den Gebärden der Verachtung vorgebracht."

Wie dies bereits in dem Protokoll der Untersuchungsergebnisse dieser Gutachterin zum Ausdruck kam — ich wies oben darauf hin —, daß sie nämlich ihr Gutachten beherrschend von der Frage ausgehend erstattete, ob bei Frau U. irgendwelche Anzeichen für eine organische cerebrale Hirnschädigung vorliegen würde — wurde auch ihre abschließende Beurteilung mit der Feststellung begründet, daß für eine solche nach den Befunden keine Anhaltspunkte bestünden. Dementsprechend lehnte auch Frau Dr. E. in Übereinstimmung mit Herrn Dr. D. die Anerkennung der von mir hervorgehobenen leibseelischen Gleichgewichtsstörung als Versorgungsleiden ab, da *das BVG nur körperliche beziehungsweise organische Gesundheitsschäden berücksichtige.*

Zwar gab selbst Frau Dr. E. zu, daß „zweifellos die Erlebnisse der langjährigen Haft, ebenso auch der Verlust des Ehemannes während der Kriegsgefangenschaft, noch keineswegs von Frau U. innerlich verarbeitet und überwunden" wären. Ganz offensichtlich sei in ihr noch *bis zum heutigen Tage „das Gefühl des erlittenen Unrechts lebendig"*. Ebenso hätte Frau U. bei der Wiedergabe all ihrer persönlichen Hafterlebnisse „den *Eindruck einer entwurzelten, in der Tiefe in ihrem Stolz verletzten Persönlichkeit* gemacht, *der eine Welt zusammengebrochen war, an die sie bis 1945 glaubte"*. Und die bei der Erörterung dieser Dinge zutage tretenden *„starken Affektspannungen, das Eingesponnensein in ihre nicht verarbeiteten Erlebnisse"* seien auch mit *der Grund für die negative Lebenseinstellung der Frau U.* Die von ihr geklagten Phobien, allgemeinen Angstzustände, schreckhaften Träume, ihr Herzklopfen und so weiter müsse man ebenfalls als *Folge dieser ihrer „affektiven Fehlhaltung"* ansehen. *Die wesentliche Ursache einer solchen „negativen Erlebnisverarbeitung"* wäre aber *„in der individuellen, besonders gearteten psychischen Reaktionsweise"* der Frau U. selbst zu suchen, *also „wesentlich persönlichkeitsbedingt und nicht Schädigungsfolge* im Sinne des § 1 BVG". Dementsprechend könne auch die von mir hervorgehobene *leibseelische Gleichgewichtsstörung nicht als versorgungspflichtiger Schaden* angesehen werden.

Allenfalls könne man „gelten lassen, daß *auf dem Boden involutiver Vorgänge* — Frau U. befand sich während der Haftzeit in einem Alter, in dem das Klimakterium einzusetzen pflege (tatsächlich war sie seinerzeit erst 40 Jahre alt Dr. M.) — die Restitution funktionell vegetativer Störungen als Folge körperlicher Strapazen und Entbehrungen der Haftzeit verzögert und unvollkommen erfolgt sei. Diese Störungen seien aber bereits internistischerseits in dem als VL anerkannten „Erschöpfungszustand" mitenthalten und bewertet worden. *Vielleicht würde man dem vorliegenden*

Fall jedoch gerechter, wenn man statt „Erschöpfungszustand", der in der Regel abzuklingen pflege, die Bezeichnung „vegetative Leistungsschwäche" wählen würde. Die bisherige MdE-Höhe von 30 % würde sich damit jedoch nicht ändern.

Der *Bund Deutscher Kriegsbeschädigter und Kriegshinterbliebener* meinte in einem neuerlichen *Schriftsatz* hierzu: Mit der Behauptung, daß bei Frau U. eine seelische Fehlentwicklung vorläge, könne der gesamte sonstige Schädigungskomplex nicht ausgeklammert werden, der auf sie während der neunjährigen Haft eingewirkt hätte. Nur sucht dann auch der BdKK, wie dies bereits Herr Dr. B. getan hatte, seine Einwendungen gegen das versorgungsärztliche Gutachten der Frau Dr. E. durch den Hinweis zu begründen, daß ja Frau U. seinerzeit nicht nur psychischen Traumen ausgesetzt wäre, sondern in den betreffenden Jahren noch eine Vielzahl von körperlichen Erkrankungen durchgemacht habe.

Meine Stellungnahme

Wie gesagt, war ich beauftragt, zu dem obigen Gutachten der Frau Dr. E. Stellung zu nehmen. Auf den Einwand des Landesversorgungsamtes beziehungsweise des Herrn Dr. D. gegen mein Gutachten vom April 1959, *mein Gutachten sei „nicht ausreichend wissenschaftlich fundiert* und *folge* zum anderen auch *nicht der herrschenden Lehrmeinung"*, zudem stünde es *„in krassem Gegensatz zu den Richtlinien des Bundesversorgungsgesetzes"*, erwidere ich kurz folgendes: *„Herrschende Lehrmeinungen" sind einem ständigen Wechsel unterworfen. An ihnen ist „vielfach der Wechsel das einzige Beständige!"* (H. STURSBERG). Unter diesem Gesichtspunkt müßten auch die *Richtlinien des Bundesversorgungsgesetzes, nach denen ausschließlich nur organische Schädigungen des Zentralnervensystems, aber keine rein seelischen Vorgänge als VL anerkannt werden können,* als überholt angesehen werden. Gerade *die an Verfolgten des Nazi-Regimes gewonnenen Erfahrungen hätten zu diesem Kapitel entscheidende und grundsätzlich neue Einsichten gebracht* (siehe MARCH u. a.). Danach könne man mit gutem Recht und wohlbegründet sagen, daß *eher die vom Versorgungsamt diesbezüglich immer noch vertretenen Anschauungen nicht mehr den neuesten wissenschaftlichen Erkenntnissen entsprächen.*

Weiter schrieb ich, zu dem Gutachten der Frau Dr. E. sei im besonderen darauf aufmerksam zu machen, daß ja auch sie — genauso wie Herr Dr. D. — im Dienste des Versorgungsamtes stünde und dementsprechend in gleicher Weise die oben von mir bereits apostrophierten „Richtlinien des Bundesversorgungsgesetzes" als allein für ihre Beurteilung maßgeblich und verbindlich erachtet zu haben schiene. Daher wäre auch von ihr kaum eine andere gutachtliche Schlußfolgerung zu erwarten gewesen, als die von ihr gezogene.

Wenn Frau Dr. E. sodann in ihrem Gutachten die Ansicht verträte, bei den von Frau U. geklagten Beschwerden handele es sich beherrschend um den *„Ausdruck einer rein persönlichkeits-, das heißt anlagebedingten abnormen Erlebnisrekation" beziehungsweise „negative Erlebnisverarbeitung"*, so seien dem erneut die diesbezüglich gewichtigen Worte K. SALLERS (bereits zitiert in früheren Gutachten) entgegengehalten. Was hier generell über die *mißbräuchliche Verwendung des Anlagebegriffes* bei der Begutachtung körperlicher Gesundheitsschäden gesagt sei, träfe in gleichem Maße für die Beurteilung rein seelisch bedingter Gesundheitsschäden zu (v. BAEYER, MARCH u. a.).

Im übrigen, so führte ich weiter aus, gäbe es aufgrund umfangreicher Erfahrungen wohl *überhaupt keine „rein-seelischen" Gesundheitsstörungen, die nicht rückläufig auch in das Körperliche hineinzuwirken und hier unter Umständen bleibende Störungen zu hinterlassen vermöchten*, sei es, daß sie sich auch nur in Gestalt mannigfacher vegetativ-neurotischer Symptome auswirkten. Stets geht es hier um korrelative — ich sagte hierzu „leibseelische" — Funktionsabläufe. Immerhin schiene auch Frau Dr. E. von derartigen kausalen Verknüpfungen wenigstens etwas zu ahnen, nur daß sie entweder im Gefolge einer „wissenschaftlichen" oder „Paragraphen"-Befangenheit das nachhaltige Gewicht psychischer Erlebnisse und psychodynamischer Vorgänge jedwedes Krankheitsgeschehens — selbst in einem Falle wie dem der Frau U. — offenbar in keiner Weise gebührend zu sehen, geschweige denn anzuerkennen vermocht hätte.

Bei der Kontrolluntersuchung der Frau U. durch mich hätte sie wie vor zwei Jahren das Bild einer hochgradigen psychischen Gespanntheit und Labilität geboten. Und würde man noch einmal all die Schrecknisse betrachten, die Frau U. während der Jahre im KZ und Zuchthaus hätte durchleben müssen, so reichten diese gewiß voll und ganz aus, ihren nachfolgenden nicht mehr ausgleichbaren Lebens- und Leidensknick ursächlich zu begründen.

Wenn demgegenüber Frau Dr. E. diese Annahme „nicht für hinreichend wissenschaftlich fundiert" hielte, vielmehr den derzeitigen *Leidenszustand der Frau U. auf „involutive-klimakterische Vorgänge" oder gar (moralisierend) auf eine „negative Erlebnisverarbeitung" eines „in seinem Stolz verletzten Menschen"*, das heißt also mit anderen Worten, auf ein persönlichkeitsbedingtes Versagen zurückführen wolle, *so suchte ich in einer solchen „Feststellung" vergeblich auch nur einen entfernten Ansatz zu einem „exakten wissenschaftlichen Beweis"*. Insbesondere die letztere Formulierung mutete angesichts der erschütternden Haftschicksale der Frau U. als geradezu peinlich an. Ich könnte mir derartige Argumentierungen auch nur als den Direktiven des Versorgungsamtes entsprechend erklären, wonach dessen Gutachter selbst heute noch für ihre Gutachten starr und engherzig allein die „Anhaltspunkte für die ärztliche Gutachtertätigkeit im Versorgungswesen" als für sich verbindlich anzusehen hätten, nach denen „ausschließlich nur organische Schädigungen des Zentralnervensystems, jedoch keine rein seelischen Vorgänge" als VL anerkannt werden dürften. Dabei habe man offenbar ganz vergessen, daß es sich bei diesen *„Anhaltspunkten" eben doch nur um „Anhaltspunkte"* handele und daß der Gutachter unabhängig von ihnen den Menschen immer nur so beurteilen dürfe, wie er individuell geschaffen sei (vgl. Anhang / Urteil des BSG vom 11. X. 1959). *Die Frage, ob die Verwaltungsbehörde oder das Gericht seinen Deduktionen möglicherweise nicht folgen würde (oder könne), dürfe dem Gutachter bei der Abfassung seines Gutachtens auch nicht einmal am Rande berühren* (Heuer). Hinzu käme, daß der obige in den „Anhaltspunkten" noch fixierte Standpunkt in seiner Verallgemeinerung nach allen Erfahrungen und wissenschaftlichen Erkenntnissen der neueren Zeit als überholt angesehen werden müsse.

Der Vorschlag der Frau Dr. E., das VL der Frau U. statt wie bisher mit „Erschöpfungszustand" gerechter mit „vegetativer Leistungsschwäche" zu bezeichnen, ebenso die Feststellung, Frau U. sei „nicht Hirnverletzte oder einer Hirnverletzten gleichzustellen", erschiene mir *für die Entscheidung über die Höhe der MdE völlig bedeutungslos, weil weder das eine noch das andere von mir aus an irgendeiner Stelle zur Diskussion gestanden* hätte. Ich hätte einzig und allein die *Überzeugung* vertreten, *daß der seelische Gesundheitsschaden, den Frau U. durch ihre Haftzeit erlitten hätte, seit langem alle übrigen Gesundheitsschäden bei weitem überschattet* hätte und noch überschatten würde. Ich hätte dementsprechend in meinem Gutachten vom 30. IV. 1959 die dadurch bedingte MdE der Frau U. auf 70 bis 80 % geschätzt, indem ich mich der Ansicht von Jores und anderen medizinischen Autoritäten angeschlossen hätte, daß *unter gewissen Umständen auch ein schwerer seelischer Gesundheitsschaden Krankheitswert* habe und als *Krankheit im Sinne des Gesetzes* anerkannt werden müsse.

Nach dem allen würden die kritischen Ausführungen der Frau Dr. E. zu meinem Erstgutachten keine Änderung meiner früheren Beurteilung bedingen.

Nunmehr erkannte das *Versorgungsamt* in einem *Ausführungsbescheid* endlich am 7. X. 1964 als Schädigungsfolgen der Frau U.

1. Chronisch-depressive Persönlichkeitsveränderung (Haftasthenie) im Sinne der Verschlimmerung;

2. Gallenweg- und Gallenwanderkrankung, Reizzustand des Magens und Zwölffingerdarmes;
3. Weitgehend abgeheilte, inaktive Lungentuberkulose;
4. Amputation des linken Daumengliedes nach Infektion in der Haftzeit;
5. Zahnverlust

mit Wirkung vom 1. VII. 1954 und einer MdE in Höhe von 70 % an.

23. Eine Gebrechlichkeitspflegschaft und ihre problematische psychiatrische Begründung

Von H. March

Zur Vorgeschichte

Im Auftrag eines Amtsgerichts sollte von mir in einem *fachärztlichen Gutachten* die Frage beantwortet werden, ob Frau Elisabeth V. (41 Jahre) als geschäfts- und damit prozeßunfähig angesehen werden könne. Als Unterlagen für mein Gutachten lagen mir die Gerichtsakten, das Krankenblatt der Heilstätten A. aus dem Jahre 1959, die Entlassungsberichte über Frau V. aus der Privat-Nervenklinik B. und der Psychiatrischen Klinik C. aus dem Jahre 1960 vor, sowie das ebenfalls im Auftrag des Amtsgerichts im Jahre 1961 erstattete psychiatrische Gutachten eines gerichtsärztlichen Institutes.

Durch mich persönlich wurde Frau V. Anfang des Jahres 1963 in zwei längeren Explorationen eingehend psychiatrisch untersucht.

Zu ihrer Vorgeschichte gab Frau V. mir gegenüber an, Nerven- oder Geisteskrankheiten aus ihrer Familie wären ihr nicht bekannt. Allerdings hätte der Großvater mütterlicherseits aus ihr unbekannten Gründen etwa im 66./67. Lebensjahr Suicid begangen. Ebenso hätte sich die Mutter mit 42 Jahren das Leben genommen. Den Grund hierzu konnte (oder wollte?) Frau V. mir gegenüber zunächst nicht angeben. Nachträglich gestand sie mir aufgrund einer schriftlichen Rückfrage, daß sie sich eines anderen Mannes wegen ertränkt hätte.

Die Mutter hatte sechs uneheliche Kinder. Davon war Frau V. selbst das fünfte und eine zwei Jahre später geborene Schwester das sechste. Vermutlich um wenigstens diesen Kindern einen „ehrlichen“ Namen zu geben, heiratete die Mutter mit 35 Jahren noch einen 74jährigen, das heißt um 39 Jahre älteren Mann, der dann Frau V. und ihre nachgeborene Schwester adoptierte. Ob dieser Adoptivvater möglicherweise nicht auch ihr leiblicher Vater war, konnte Frau V. nicht sagen. Mit der oben genannten jüngeren Schwester stünde sie noch in loser Verbindung. Von den übrigen Geschwistern wisse sie nichts mehr. Nach dem Tode der Mutter seien sämtliche Kinder bei verschiedenen Pflegeeltern untergebracht worden.

Aus ihrer Kindheit konnte mir Frau V. an Krankheiten nur von Masern und Diphterie berichten. Irgendwelche epilepsieverdächtige Erscheinungen habe sie nicht beobachtet. In der Schule habe sie durchschnittlich gelernt. Dabei hätte vor allem ihre Unterbringung bei den Pflegeeltern für sie gewisse Umstellungen mit sich gebracht, wodurch sie in der Schule auch ein Jahr zurückgeblieben sei.

Der Pflegevater der Frau V. war Heizer in einem großen Industriebetrieb. Es gab wenig zu essen. Im übrigen hatten die Pflegeeltern noch drei eigene Kinder. Während diese kaum zu irgendwelchen häuslichen Arbeiten herangezogen wurden, mußte Frau V. selbst im Grunde alle im Hause anfallenden Arbeiten verrichten. Niemand kümmerte sich viel um sie. Und der Pflegevater hätte einmal versucht, sich an ihr zu vergehen.

Menarche mit 16 Jahren, Menopause nach einer Myom-Operation im Jahre 1960.

Nach der Schulentlassung arbeitete Frau V. zunächst zur Ableistung ihres Pflichtjahres auf einem Bauernhof in Pommern, um dann ab 1938 als ungelernte Verkäuferin in einer Bäckerei in Berlin tätig zu werden.

Seit 1942 wäre sie verheiratet. Der Ehemann sei von Beruf Maßschneider und jetzt Bandleiter in der Damen-Oberbekleidung. Aus der Ehe hätte sie zwei Kinder. Zwei Fehlgeburten. Eine venerische Infektion wurde von Frau V. negiert.

An sonstigen Krankheiten nannte Frau V. noch eine Thrombose und eine Lungenentzündung, 1955 eine Rippenfellentzündung und einen Typhus.

Erstmalig habe sie sich von März bis Mai 1959 in den eingangs erwähnten Heilstätten A. befunden, desgleichen noch einmal für vierzehn Tage im November desselben Jahres. Im Januar/Februar 1960 war sie Patientin der ebenfalls von mir schon angeführten Privat-Nerven-Klinik B. Und zuletzt stand sie vom Juni bis September 1960 erneut in stationärer Behandlung, diesmal in der Psychiatrischen Klinik C.

Der Anlaß zu ihren Aufenthalten in den Heilstätten A. wäre beide Male ein Suicidversuch gewesen. In die Nervenklinik B., sowie in die Psychiatrische Klinik C. hätte sie sich nur geflüchtet, da sie seinerzeit keinen anderen Ausweg aus ihren Schwierigkeiten mit dem Ehemann gewußt hätte.

Im Wesen wäre sie früher ein geselliger und heiterer Mensch gewesen. Von irgendwelchen längeren depressiven Stimmungsperioden wüßte sie nichts. Erst im Laufe ihrer Ehe hätten sich solche eingestellt. Angeblich hätte der Ehemann „ständig Freundinnen" gehabt. Er sei gegangen und gekommen, wann er wollte, während sie selbst eigentlich „nur Arbeitstier" gewesen sei. Lediglich der Kinder wegen hätte sie lange Zeit vieles an ihrem Mann übersehen. 1950 hätte er sich schon einmal von ihr scheiden lassen wollen, nachdem er bereits ein Vierteljahr lang bei einer Freundin gewohnt hätte. Frau V. habe jedoch damals noch nicht in die Scheidung einwilligen wollen. Und da der Ehemann keinerlei Scheidungsgründe gegen sie vorbringen konnte, wäre es gar nicht erst zu einem Prozeß gekommen. 1956 sei von dem Ehemann noch einmal die Scheidung ventiliert worden, doch wären inzwischen ja zwei Kinder dagewesen. Außerdem hätte diesmal der Ehemann nicht aus der Wohnung ausziehen wollen. Schließlich hätte ihm ein Scheidungsprozeß auch zu viel Geld gekostet. Aus diesen Gründen hätte er abermals von dem Scheidungsvorhaben Abstand genommen. Auf die Dauer wären jedoch die häuslichen Spannungen und die durch die ständige Untreue des Ehemannes bedingte Konfliktsituation der Frau V. unerträglich geworden. Dies sei dann auch der Grund für ihren ersten Suicidversuch im Februar 1959 gewesen.

Seinerzeit wurde sie zunächst in das Städtische Krankenhaus D. eingeliefert, wo ich Frau V. als damaliger Chefarzt der neurologischen Abteilung persönlich untersuchen konnte. Während dieses kurzen Aufenthaltes zeigte sie sich ausgesprochen ratlos und unruhig. Dazu äußerte sie verschiedene Beziehungsideen. So meinte sie, die Schwestern würden über sie „tuscheln". Und da mir unter diesen Umständen die Suicidgefahr noch nicht gebannt schien, veranlaßte ich im Einverständnis mit Frau V. ihre Verlegung in die Heilstätte A. Hier klang die anfängliche paranoide Symptomatik sehr bald ab. Auch sonst stabilisierte sich in relativ kurzer Zeit das zunächst gestörte seelische Gleichgewicht der Frau V. so weit, daß sie im Mai 1959 völlig ruhig und in jeder Beziehung geordnet wieder aus der Anstaltsbehandlung entlassen werden konnte.

Zum zweiten, diesmal nur vierzehn Tage währenden Aufenthalt der Frau V. in den Heilstätten A., kam es einige Monate später noch im gleichen Jahr (1959) lediglich aus dem Grunde, weil sie von sich aus fürchtete, sie könne sich wieder etwas antun wollen. Diesmal lautete die Entlassungsdiagnose: „Reaktive Depression".

Das gleiche Motiv bewog Frau V. im März 1960, auch angeblich gänzlich freiwillig, zunächst das Städtische Krankenhaus E. aufzusuchen. Auch diesmal wollte sie, so trug sie mir vor, nur der Versuchung vor abermals auftauchenden Suicidimpulsen entgehen. Tatsächlich machte sie dann in diesem Krankenhaus einen — allerdings etwas spielerisch und demonstrativ anmutenden — Suicidversuch mit Glasscherben. Später meinte sie mir gegenüber zu demselben, ihr Ehemann hätte ihr wohl ohne einen sonstigen ersichtlichen Grund seinen Rasierspiegel im Krankenhaus zurückgelassen, damit sie sich mit dessen Scherben umbrächte. Jedenfalls sah man sich im Krankenhaus E. nach diesem Vorkommnis genötigt, Frau V. vorsichtshalber in die Privat-Nervenklinik B. zu verlegen, in der sie sich anschließend noch fünf Wochen befand.

Aus dem Entlassungsbericht dieser Klinik führe ich nur an: „Während der ganzen Zeit der Behandlung war im wesentlichen nur von dem rücksichtslosen Verhalten des Ehemannes die Rede. In keiner Weise konnten Fehlverhaltensweisen seitens der Patientin aufgedeckt und durchgesprochen werden". Im großen und ganzen aber blieb sie bis zuletzt „in ihren Angaben sehr vage und unbestimmt". Eine klare diagnostische Beurteilung des Zustandsbildes der Frau V. ließ sich jedoch dem Arztbericht der besagten Klinik nicht entnehmen.

Wie gesagt befand sich Frau V. zuletzt noch einmal in der Zeit von August bis November 1960 — ebenfalls völlig freiwillig — auf der offenen Abteilung der Psychiatrischen Klinik C. Hier stellte man die Diagnose: „Depressiver Verstimmungszustand bei abnormer Charakterartung im Sinne einer willensschwachen Psychopathie." Dabei bot Frau V. nach dem Krankenblatt während ihres gesamten Aufenthaltes psychisch durchaus ein „geordnetes äußeres Erscheinungsbild. Volle Orientierung über Ort, Zeit und Person. Die Gedanken waren formal geordnet und kohärent". Nur heißt es weiter in dieser Zustandsschilderung: „Gedankeninhaltlich zeigte Patientin eine Fülle seit Jahren bestehender Beeinträchtigungsgedanken und ein ausgesprochenes Scheidungsbegehren, das praktisch den ganzen Umfang ihres Denkens ausmachte." Stimmung: „Erheblich depressiv verändert", „psychomotorischer Antrieb deutlich verlangsamt". „Affektiv war die Patientin jedoch kontaktwarm und zugewandt." „Zum Zeitpunkt der Klinikaufnahme keine deutlich nachweisbare Suicidalität." Vorübergehend reagierte sie „auf Befragen und direktes Ansprechen immer noch mit Angst vor dem Zuhause und vor dem Alleinsein". Bei ihrer Entlassung war „ihr eigentlicher depressiver Verstimmungszustand abgeklungen". Die Prognose wurde jedoch als „sehr dubiös" angesehen, weil man der Ansicht war, die Patientin würde als „willensschwache Psychopathin" und „aus einem offensichtlich deutlich ambivalenten Gefühlsverhalten" „aus eigenem Antrieb keine Lösung der bestehenden ehelichen Problematik finden" können.

Entgegen dieser Beurteilung leitete Frau V. nunmehr im Februar 1961 die Scheidung ein (Antrag des Anwaltes der Frau V. beim Landgericht vom 20. III. 1961). Inzwischen war der *leitende Arzt der Beratungsstelle für Nerven- und Gemütskranke* des zuständigen Gesundheitsamtes, Herr Dr. A., von der Tatsache unterrichtet worden, daß Frau V. ja in den voraufgegangenen Jahren bereits verschiedentlich in Nervenkliniken untergebracht war. Unter Hinweis auf diesen Umstand *beantragte* er am 19. III. 1961 (das heißt einen Tag vor der Scheidungsklage!) die *Errichtung einer Gebrechlichkeitspflegschaft.* Und zwar begründete er die Notwendigkeit dieser Maßnahme damit, *Frau V. litte „an einer cyclothymen Manie" und sei nicht in der Lage, ihre Angelegenheiten ordnungsgemäß zu besorgen*[1]).

Und *aufgrund dieses amtsärztlichen Zeugnisses wurde vom Amtsgericht die Pflegschaftsbedürftigkeit der Frau V. ausgesprochen.* Dabei sollte laut Schreiben des Amtsgerichtes vom 27. III. 1961 der Ehemann V. zu ihrem Pfleger bestellt werden. Zufällig fiel der diesbezügliche Bescheid des Amtsgerichtes der Frau V. in die Hände. Und da sie Schlimmstes für sich befürchtete, eilte sie mit ihm sofort zu ihrem *Scheidungsanwalt,* Herrn Dr. B. Dieser erhob in einem Schreiben vom 29. III. 1961 nicht nur gegen die Errichtung einer Pflegschaft für Frau V., sondern vor allem auch gegen die Einsetzung des Ehemannes zum Pfleger *Einspruch.* An seiner Statt wurde darauf am 3. IV. 1961 Herr R. A. Dr. C. zum Gebrechlichkeitspfleger für Frau V. bestellt mit dem Wirkungsbereich der Aufenthaltsbestimmung und Heilbehandlung. Damit war sie aber gleichzeitig auch noch für geschäfts- und prozeßunfähig erklärt, so daß sie bis zum heutigen Tage weder ihre Scheidungsklage noch ihre Unterhaltsklage gegen ihren Ehemann weiter betreiben konnte.

---

[1]) Diese und die folgenden Fakten und Daten entnehme ich dem Gutachten des gerichtsärztlichen Institutes, das zu dem Antrag des Gesundheitsamtes Stellung zu nehmen hatte. Auf wessen Veranlassung hin der besagte Antrag gestellt wurde, ist aus diesem Gutachten nicht zu ersehen.

Im Augenblick aber fürchtete sie vor allem, ihr Ehemann könne sie jetzt mittels eines Gerichtsbeschlusses ohne große Umschweife erneut in die Heilstätten A. einweisen lassen. Um dem zu entgehen, verließ sie am 2. IV. 1961 schleunigst ihre Wohnung und fand für ein Vierteljahr Aufnahme bei einer Freundin.

Tatsächlich war die obige Befürchtung der Frau V. nicht ganz unbegründet, denn der zuvor bereits in dieser Sache tätig gewesene *leitende Nervenarzt des Gesundheitsamtes attestierte* nunmehr am 4. IV. 1961, also *zwei Tage nachdem Frau V. das Haus ihres Ehemannes verlassen hatte (!)* — diesmal sicherlich *lediglich aufgrund der Angaben des Herrn V.* — Frau V. befände sich seit Mitte Februar wieder *in einer manischen Phase der Cyklothymie,* die mit Schlaflosigkeit, Umtriebigkeit, heiterem Gehobensein, nächtlichem Umherlaufen und Vernachlässigung ihrer mütterlichen Pflichten einherginge. Wie immer *in manischen Phasen* habe sie darüber hinaus auch jetzt *wieder einmal Scheidungsabsichten* geäußert und zwar *allein aus psychotischen Motiven. Mangels Krankheitseinsicht* lehne sie die dringend gebotene nervenärztliche Behandlung ab. Am 2. IV. 1961 habe sie in Verfolgung ihrer *krankhaften Scheidungsabsichten* in Abwesenheit ihres berufstätigen Ehemannes den größten Teil der gemeinsamen Möbel aus der Wohnung abholen lassen. Seit diesem Zeitpunkt sei ihr Aufenthalt unbekannt. „Eine Vermißtenanzeige wurde erstattet." Die Patientin bedürfe, sobald sie aufgefunden würde, unbedingt einer Unterbringung und Behandlung wegen ihrer manischen Phase.

Gemäß der amtsärztlichen Meldung wurde auch dem Pfleger der Frau V., Herrn R. A. Dr. C., am 3. IV. 1961 vormundschaftlich genehmigt, daß er seinen Pflegling in einer geschlossenen Abteilung unterbringe. (Tatsächlich erwies sich eine solche zwangsweise Anstaltsunterbringung bis zum heutigen Tage nie mehr als erforderlich.)

Noch einmal legte R. A. Dr. B. namens seiner Mandantin *gegen die Anordnung der Pflegschaft Beschwerde ein,* diesmal mit der Begründung, *Frau V. sei bisher ja niemals amtsärztlich untersucht* worden.

Dementsprechend wurde am 21. IV. 1961 vom Amtsgericht die *psychiatrische Begutachtung* der Frau V. *durch den Gerichtsarzt, Herrn Obermedizinalrat Dr. D.,* angeordnet. Er *erstattete sein Gutachten schließlich drei Monate, nachdem er Frau V. untersucht hatte!*

Ich führe aus demselben auszugsweise nur den *psychiatrischen Befund* an. „Bei ihrem Erscheinen in dem gerichtsärztlichen Institut befand sich Frau V. in einem *guten Pflegezustand.* Sie war unauffällig und ordentlich gekleidet. Während der Untersuchung verhielt sie sich *ruhig, geordnet, nicht distanzlos. Der Bewußtseinszustand war stets klar, die Kontaktfähigkeit ungestört.* Aufmerksamkeit und *Konzentrationsfähigkeit waren nicht herabgesetzt.* Ihre Intelligenz liegt im Bereich des Durchschnitts . . ." „Vorzeitige Ermüdbarkeit oder Einschränkungen des Gedächtnisses wurden hier nicht beobachtet. In ihrer *Stimmungslage* zeigten sich *keine erheblichen Schwankungen,* jedoch in der *Grundstimmung eine Verschiebung zur depressiven Seite.* Eindeutige Wahnideen oder Sinnestäuschungen waren nicht zu eruieren."

Frau V. erklärte, daß ihre Depressionen lediglich aus den Schwierigkeiten in ihrer Ehe entstanden seien, da ihr Mann häufig Freundschaften mit anderen Frauen unterhielte. Im Jahre 1959 habe er dreimal beabsichtigt, Scheidungsklage einzureichen, aber die eheliche Wohnung nicht verlassen wollen. Und sie habe sich ihrerseits aus finanziellen Gründen und wegen ihrer beiden Kinder nicht zu einer vollkommenen Trennung entschließen können. Auf die Dauer aber habe sie die Gegenwart ihres Mannes nicht mehr ertragen können, daher habe sie die Selbstmordversuche durch Einnehmen von Tabletten und Einatmen von Leuchtgas unternommen.

Nach ihren Entlassungen aus den verschiedenen Kliniken habe sie sich zunächst immer etwa vier Wochen „einigermaßen wohl gefühlt" . . . Doch dann hätten sich die Depressionen wieder eingestellt, denn „das Zusammenleben mit meinem Mann wurde immer unerträglicher für mich" . . . „Frau V. befürchtete zuletzt, ihr Mann würde versuchen, sie erneut in einer Anstalt unterzubringen. Deshalb habe sie sich längere Zeit verborgen gehalten und ihre Anschrift nur ihrem Anwalt mitgeteilt."

Nachdem sie dann von sich aus 1961 endgültig die Durchführung der Scheidung hätte betreiben wollen, habe ihr Mann, sobald er davon erfahren habe, veranlaßt, daß sie unter Pflegschaft gestellt würde. Durch diese Maßnahme fühle sie sich eingeengt. Was könne ihr im übrigen auch ein Pfleger helfen? Allenfalls könne er feststellen, daß ihre Wohnung sauber und ordentlich sei. Er könne aber zum Beispiel nicht verhindern, daß sie, nachdem er weggegangen wäre, den Gashahn aufdrehe. Im übrigen sei es ihrem Mann im Laufe der Jahre gelungen, sie in ihrem ganzen Umkreis „als verrückt abzustempeln". Doch fühle sie sich ihrerseits ganz gesund.

Soweit der von Herrn Dr. D. erhobene psychiatrische Befund und die anamnestischen Angaben der Frau V. Aus allem folgerte der Gutachter: „Zwar sind die Diagnosen nicht einheitlich. Jedoch läßt sich aus den ärztlichen Unterlagen erkennen, daß Frau V. zumindest seit 1959 in ihrer Stimmungslage erheblichen Schwankungen unterworfen ist, die von manischem Verhalten bis zu tiefen Depressionen mit Selbstmordversuchen reichen."

Des weiteren führte er aus: *Zuletzt hätte der leitende Arzt der Beratungsstelle für Nerven- und Gemütskranke* des zuständigen Gesundheitsamtes, Herr Dr. A., festgestellt, „daß Frau V. an einer Cyklothymie (manisch-depressive Erkrankung) leide. Aufgrund unserer eingehenden Untersuchung kommen wir zu dem gleichen Ergebnis, daß bei Frau V. eine vorwiegend anlagebedingte manisch-depressive Erkrankung vorliegt". Da zudem Frau V. „exogene Gründe" für die Suicide ihrer Angehörigen (Großvater und Mutter) nicht hätte nennen können (Frau V. war bei dem Tode ihrer Mutter erst zehn Jahre alt! Dr. March), so wäre wohl schon bei ihnen „eine Neigung zu traurigen Verstimmungen als Motiv und Ursache" für ihre Suicide „zu vermuten". Die eigenen Suicidversuche hätte Frau V. „zwar stets mit ihren *ehelichen Konflikten* begründet, aus denen sie keinen Ausweg zu finden glaubte. *Unseres Erachtens ist diese Motivierung aber sekundär,* das heißt *aufgrund ihrer Depressionen wird sie mit ihren Problemen und Belastungen nicht fertig*". Im Mai 1961 hätte zudem der Nervenarzt Dr. A. ebenso wie nach dessen Bericht der Nervenarzt Dr. E. „ein maniformes Zustandsbild" festgestellt. Aus dem allen und aus der Äußerung der Frau V., daß ein über sie eingesetzter Pfleger sie doch nicht an der Begehung eines Selbstmordes hindern könne, folgerte schließlich der Gutachter, daß bei ihr immer noch „leichte Krankheitsmerkmale" vorlägen, da sie sich „noch mit latenten Selbstmordgedanken" trüge. „Ansonsten wurden *bei der Untersuchung keine gröberen Auffälligkeiten* bei Frau V. beobachtet." ... „Sie ist zur Zeit und zur Person voll orientiert, kontaktfähig. Auch ihr Auftreten war beherrscht, situationsgemäß."

Offensichtlich wohl mit der letzten doch völlig richtigen Bemerkung der Frau V., ein Pfleger könne sie vor einem etwaigen Suicid ja nicht schützen, begründete dann der Obermedizinalrat Dr. D. sein *Schlußurteil:* Zwar sei *„trotz der bei Frau V. zum Zeitpunkt der Untersuchung noch latent nachweisbaren Selbstmordgedanken"* ihre *Anstaltsunterbringung im Augenblick „nicht erforderlich". „Da jedoch das Krankheitsbild einer Cyklothymie wechselt* und es *in den letzten Jahren* bei Frau V. *wiederholt zu schweren Krankheitsphasen* gekommen ist, halten wir die *weitere Aufrechterhaltung der angeordneten Pflegschaft für erforderlich,* um im Falle einer erneuten Selbstgefährdung, sei es durch Verstärkung der suicidalen Tendenzen, sei es durch eine neuerliche manische Umtriebigkeit, sofort ihre Einweisung in eine Nervenklinik durchführen zu können."

Auf eine entsprechende Rückfrage des Amtsgerichtes ergänzte der Gutachter des gerichtsärztlichen Institutes *sein obiges Gutachten sechs Monate nach der Untersuchung* der Frau V. (!), *ohne sie vorher erneut untersucht zu haben,* noch dahingehend, Frau V. *sei „zwar in der Lage, ausreichend sachliche Angaben zu ihrer Vorgeschichte zu machen, auch Fragen hinsicht-*

lich ihrer derzeitigen Situation zu beantworten", *jedoch sei sie „infolge ihrer manisch-depressiven Erkrankung kaum in der Lage, Sinn und Wesen einer erforderlichen Pflegschaft zu verstehen. Insbesondere fehle ihr die Fähigkeit, eine auf vernünftigen Erwägungen beruhende, nicht von krankhaften Gemütsäußerungen beeinflußte Willensäußerung hervorzubringen"*. Der Gutachter war befragt worden, „ob mit Frau V. zur Zeit der Anordnung der Pflegschaft (im März 1961) eine Verständigung im Sinne des § 1910, Abs. 3 BGB möglich war"? Mit der obigen Begründung verneinte er also diese Frage.

Zwischenzeitlich ist über Frau V. noch folgendes zu berichten: Nach ihren Angaben bezog sie, nachdem sie im März 1961 ihre Wohnung verlassen hatte, vorübergehend Sozialunterstützung. Seit Januar 1962 ist sie wieder berufstätig. Eine Zeitlang arbeitete sie als Kettlerin und Handnäherin in der Konfektion, als Stubenmädchen in einem Hotel und als Wäscherin. Vor kurzem hat sie wieder eine Stelle als Stubenmädchen in einem größeren Hotel angetreten. Nur wäre sie durch ständige Venenentzündungen und Neigung zu Thrombosen eigentlich laufend erheblich erwerbsbehindert. Über ihre Kinder berichtete Frau V., ihr 19jähriger Sohn lebe beim Vater, die 9jährige Tochter sei in einem Kinderheim untergebracht.

Mein psychiatrischer Untersuchungsbefund vom 9. I. und 20. I. 1963

Wie bereits zu den psychiatrischen Untersuchungen durch das gerichtsärztliche Institut im Juni 1961, erschien Frau V. ebenfalls bei mir zu den angesetzten Untersuchungsterminen sorgfältig gekleidet. Auch sonst war ihre Gesamthaltung mir gegenüber in jeder Beziehung geordnet, höflich, zuvorkommend, situationsgerecht. All ihre Angaben machte sie sachlich, ruhig, sinngemäß. Abgesehen davon, daß sie sich über ihren Status als Mensch, der nun seit zwei Jahren unter Pflegschaft gestellt ist und dem es dadurch bisher unmöglich gemacht wurde, sein Recht zu verfechten, nicht gerade erfreut zeigte, ließen sich bei ihr nicht die geringsten Anzeichen für das Vorliegen einer etwaigen endogenen Untergrundsdepression oder auf der anderen Seite maniforme Züge feststellen. Ebenso wenig waren ihren Mitteilungen möglicherweise wahnhafte paranoide Beziehungs- oder Beeinträchtigungsideen zu entnehmen. Dabei hatte man nicht den Eindruck, daß Frau V. etwa dissimuliere. Den entsprechenden flüchtigen Symptomen in dieser Richtung aus dem Jahre 1959 im Krankenhaus D. stand sie jetzt klar distanziert und mit Krankheitseinsicht gegenüber. Die Furcht, daß ihr Ehemann im März 1961 ihre erneute Anstaltsunterbringung betreiben wollte, entsprang — wie sich dies aus den Akten ziemlich eindeutig ersehen ließ — nicht so einfach einer wahnhaften Vorstellung. Der seelische Kontakt bei den Explorationen der Frau V. durch mich war, wie dies auch in früheren Krankenblättern geschildert wurde, offen, warm und zugewandt.

In Übereinstimmung mit dem Gutachter des gerichtsmedizinischen Institutes hob auch ich nur hervor, daß es außerhalb meiner ärztlichen Aussagemöglichkeit liege, mich dazu zu äußern, ob und wie weit die von Frau V. gegen ihren Mann erhobenen Vorwürfe und Konfliktgründe real begründet sind. Nach ihren diesbezüglichen Auslassungen hielt ich dieselben jedoch nicht für gänzlich unglaubhaft.

Meine **abschließende Beurteilung** lautete:

Wohl könnte man aus der Familien- und Eigenanamnese der Frau V. folgern, daß sie unter sehr unglücklichen Verhältnissen herangewachsen ist. Jedoch allein aus der Tatsache, daß sowohl ihr Großvater mütterlicherseits als auch die eigene Mutter durch Suicid endeten, wird man wohl kaum hinreichend begründet auf eine erbliche Belastung und Neigung der Frau V. zu einem manisch-depressiven Irresein schließen können, selbst wenn sie persönlich keine „exogenen" Motive für die Selbstmordhandlungen der beiden anzugeben vermochte. Sie war ja seinerzeit noch ein Kind. Beim Tode der Mutter war sie zehn Jahre alt, den Großvater hat sie überhaupt nicht gekannt.

Auf der anderen Seite ist es jedoch absolut denkbar, daß die mannigfachen, Frau V. schon in den Kinderjahren treffenden Schicksalsschläge (offenbar verworrene Verhältnisse im Elternhaus, früher Verlust der Mutter, ungute Erfahrungen bei den Pflegeeltern usw.) bei ihr bereits frühzeitig zu gewissen Lebenshemmungen geführt haben, die sie dann in ihrer späteren Ehe lange Zeit hindurch unfähig machten, die Probleme und Konflikte, denen sie sich hier plötzlich gegenübergestellt sah, ohne fremden Beistand zu bewältigen. Von daher ließe sich dann auch ihr vielfaches Hin- und Hergerissenwerden angesichts der Frage einer möglichen Ehescheidung erklären.

Betrachtet man weiter von diesem Sachverhalt aus unvoreingenommen auch die Anlässe, die in den Jahren 1959 und 1960 zu den verschiedenen Klinikaufenthalten der Frau V. geführt haben, so ergibt sich zwanglos, daß es sich bei ihnen jeweils um rein reaktive Verstimmungs- und Verwirrtheitszustände gehandelt hat, erwachsen aus der Frau V. anders ausweglos erscheinenden Ehesituation. Und das von ihr in den letzten Jahren immer wieder so hartnäckig geäußerte „Scheidungsbegehren" wird man von diesem Gesichtspunkt aus nicht mehr so ohne weiteres als Kennzeichen einer „Psychopathie" (siehe Arztbericht der Psychiatrischen Klinik C.) oder gar als aus „psychotischen Motiven" entsprungen (siehe Zeugnis Dr. A.) bewerten dürfen. Für die Richtigkeit meiner obigen Annahme spricht schon allein die Tatsache, daß Frau V., seit sie sich im Februar 1961 von ihrem

Ehemann gelöst hat, psychiatrisch keinerlei Auffälligkeiten mehr gezeigt hat, die eine nervenärztliche Behandlung erforderlich gemacht hätten. Ja, sie steht seit Beginn des vergangenen Jahres — nur behindert durch ihre zeitweiligen Venenentzündungen — wieder beruflich voll und ganz auf eigenen Füßen im Leben.

Wenngleich ich vom Amtsgericht nicht danach gefragt bin, ob bei Frau V. überhaupt zu irgendeinem Zeitpunkt nach ihrem letzten Klinikaufenthalt die Voraussetzungen für die Anordnung einer Pflegschaft vorgelegen haben, möchte ich an dieser Stelle doch zum Ausdruck bringen, daß dies ernsthaft zu bezweifeln ist.

Selbst *angenommen, Frau V. litte tatsächlich an Phasen einer „manisch-depressiven Erkrankung"*, was ich wie gesagt bestreite, *ließe sich damit nie eine weitere Aufrechterhaltung der Pflegschaft rechtfertigen. Die Begründung*, mit der in diesem Falle das gerichtsärztliche Institut eine solche (wenigstens noch im August 1961) für erforderlich hielt, man müsse nämlich eine Handhabe haben, mit Hilfe derer man Frau V. bei einem etwaigen Rückfall in eine „manische oder depressive Phase" rechtzeitig vor einer Selbstgefährdung sichern könne, war meines Erachtens schon damals *recht problematisch*. Ist es doch weithin bekannt, wie *schwer* es gegenwärtig immer noch ist, *lediglich nach dem klinischen Zustandsbild eine „rein endogene" manisch-depressive Psychose* — sofern es eine solche überhaupt gibt (MATUSSEK, HALBACH, TRAEGER) — *von einem vorwiegend exogenen Reaktionstyp zu unterscheiden*. Selbst wiederholte eigene Suicidversuche, auch gehäufte Suicidversuche oder gar Suicide in der Familie haben an sich noch keinerlei Beweiskraft in Richtung einer Endogenität. Trotz einer solchen ätiologisch mit zahlreichen Unsicherheitsfaktoren belasteten diagnostischen Sachlage könnte (oder müßte) mit dem obigen Argument praktisch jeder Mensch, der an irgendwelchen, wodurch auch immer bedingten, seien es gröber, seien es leichter aktiv „umtriebig" beziehungsweise lebensmüde getönten Stimmungszeiten leidet, einfach aus prophylaktischen Gründen für sein ganzes Leben, selbst in seinen „gesunden" Perioden unter Pflegschaft gestellt werden. Das geht aber wohl doch kaum an!

Nach diesen von mir zusätzlich eingeflochtenen Erwägungen beantworte ich *abschließend* die vom Amtsgericht an mich gerichtete Frage, ob die Klägerin geschäfts- und damit prozeßfähig ist, ohne Einschränkung mit „ja", da bei Frau V. keine der Voraussetzungen für die Anwendung des § 104 gegeben wären. Denn weder läge bei ihr eine Geisteskrankheit vor, noch befände sie sich in einem die freie Willensbestimmung ausschließenden Zustand krankhafter Störung der Geistestätigkeit.

24. Urkundenfälschung auf der Grundlage einer involutiven Depression

Von H. March

Zur Vorgeschichte

Der 53jährige Postbeamte Karl W. wurde im September 1958 *wegen Urkundenfälschung zu drei Monaten Gefängnis mit Bewährung* verurteilt. Dreißig Jahre hatte er bereits im Dienst der Post gestanden, ohne daß er sich bis dahin irgendwelche dienstlichen Verfehlungen hätte zu Schulden kommen lassen. Da wurde er am 1. VII. 1957 in eine kleinere Postzweigstelle versetzt, in der es kurze Zeit später zu den W. zur Last gelegten Verfehlungen kam.

Ich gebe im folgenden zunächst den *Tatbestand* wieder, wie er in der schriftlichen **Begründung des obigen Gerichtsurteils** dargestellt ist:

„Während seiner Tätigkeit bei dem besagten Zweigpostamt fand der Angeklagte beim Suchen nach einem Kasten zur Einrichtung seiner Kartei in einer Kiste in der Paketannahme zufällig einen Karteikasten, welcher mit alten Postsparkarten mit vorschriftsmäßig entwerteten Postwertzeichen noch aus dem Jahre 1955 gefüllt war. Sie hätten an sich nach einer Lagerzeit von sechs Monaten vernichtet werden müssen. Aus welchem Grund dies nicht geschehen war, konnte in der Hauptverhandlung nicht geklärt werden. — Die Postsparkarten werden üblicherweise nach dem Einkleben von Briefmarken im Gesamtwert von DM 15,— an den Postsparkassenschaltern entgegengenommen. Der entsprechende Betrag wird dann nach Entwertung für den Einzahler in seinem Postsparbuch gutgeschrieben. Der Schalterbeamte hat danach auf der Postsparkarte die Nummer des Postsparbuches zu vermerken, in welchem der Betrag gutgeschrieben wurde. Gleichzeitig wird die alte Sparkarte gegen eine neue umgetauscht und in ein entsprechendes Verzeichnis eingetragen. Da die Sparkarten Bargeldwert besitzen, hat der Beamte sie als „Einnahme" in eine Tagesliste aufzunehmen. Bei der Abrechnung am Ende eines jeden Monats entsteht auf diese Weise ein Ausgleich zwischen Aktiv- und Passiv-Posten.

Der Angeklagte nahm sich aus der Kiste der alten Postsparkarten 6 Karten heraus, löste von ihnen mit Wasser eine Reihe der entwerteten Briefmarken ab und klebte diese alten abgelösten Marken in 6 neue von ihm mit fingierten 6 Namen ausgestellte Sparkarten.

Die Personen, auf deren Namen diese neuen Sparkarten ausgestellt wurden, waren dem Angeklagten — bis auf seine Frau — nicht bekannt und damit frei erfunden. Der Angeklagte klebte in jede der 6 von ihm neu ausgestellten Postsparkarten Briefmarken im Werte von je DM 15,—. Hierbei verwendete er zum Teil postfrische Marken aus seinem Schalterbestand und zum Teil die bereits entwerteten Marken, welche er von den alten Postsparkarten abgelöst hatte. Beim Einkleben der entwerteten Marken ging er unter Verwendung von Klebstoff so vorsichtig vor, daß kaum Klebereste über den Rand der Marken hinaustraten.

Im einzelnen klebte der Angeklagte folgende bereits entwertete Marken alter Sparkarten in die nun von ihm angelegten Sparkarten ein:

in die lfd. Nr. 1:	3	Freimarken	zu	je DM	5,—
lfd. Nr. 2:	3	Freimarken	zu	je DM	5,—
lfd. Nr. 3:	1	Freimarke	zu	je DM	5,—
lfd. Nr. 3:	1	Freimarke	zu	je DM	2,—
lfd. Nr. 4:	1	Freimarke	zu	je DM	5,—
lfd. Nr. 5:	2	Freimarken	zu	je DM	5,—
lfd. Nr. 6:	1	Freimarke	zu	je DM	5,—.

Der Gesamtwert der entwerteten Marken beträgt DM 57,—. Der Angeklagte beseitigte dann teils mit einem scharfen Gegenstand und teils mit einem Radiergummi die Entwertungsspuren der bereits gestempelten Marken, jedoch auf zwei Sparkarten so, daß die Fälschung mit bloßem Auge erkennbar war.

Der Gesamtbetrag der von dem Angeklagten aus seinem Briefmarkenbestand am Schalter entnommenen Freimarken zu DM 0,50 und DM 1,— beträgt DM 33,—.

Der Angeklagte entwerte dann mit seinem Tagesstempel sowohl die postfrischen, als auch die früher schon einmal entwertet gewesenen Marken in den sechs Sparkarten und trug bestimmungsgemäß auf den Sparkarten den Vermerk ein, daß die Beträge auf ein Sparbuch eingezahlt worden seien. Ferner versah er sie mit der laufenden Belegnummer und trug diese unter Angabe des Datums in das Verzeichnis der umgetauschten Postsparkarten ein. Die dabei angegebenen Nummern der Postsparbücher sind bis auf die Nummer der auf den Namen seiner Frau laufenden Sparkarte frei erfunden.

In keinem Fall, auch nicht bei seiner Frau, hat der Angeklagte eine Einzahlungsbuchung in einem Postsparbuch vorgenommen. Er hat die Beträge der Postsparkarten auch nicht als „Einnahme" in die Tagesliste aufgenommen. Der Angeklagte radierte außerdem auf der Vorderseite der Sparkarte seiner Frau und einer anderen Kundin teilweise die Tagesstempel aus, die dasselbe Datum wie die Entwertungsstempel in der Sparkarte trugen. Von einer Sparkarte mit der Belegnummer 8, die von seinem Kollegen entwertet wurde und ordnungsgemäß unter dem Datum des 8. VIII. 1957 im Verzeichnis der umgetauschten Postsparkarten gebucht worden war, entfernte er die Belegnummer 17. Dafür schrieb er auf eine von ihm angefertigte Sparkarte die Belegnummer 8.

Diese Manipulationen des Angeklagten wurden schließlich vom Amtsvorsteher des zuständigen Hauptpostamtes anläßlich einer Inspektion des Zweigpostamtes entdeckt. Bei einer Haussuchung des Angeklagten wurden dann noch 25 nicht ausgefüllte Postsparkarten gefunden. Bereits nach seiner ersten Vernehmung bei der Landespostdirektion am 4. IX. 1957 zahlte der Angeklagte den Ausgleichsbetrag in Höhe von DM 57,— an die Post zurück.

Der Angeklagte war seit September 1957 wiederholt in nervenärztlicher Untersuchung und Behandlung. Es handelt sich bei ihm um eine abnorme, stimmungslabile Persönlichkeit, deren Handlungsmotive von Depressionen bestimmt werden.

Dieser Sachverhalt ist in der Hauptverhandlung aufgrund der Einlassung des Angeklagten, soweit das Gericht hier zu folgen vermochte, den glaubhaften eidlichen Aussagen verschiedener Zeugen, des medizinischen Sachverständigen, Herrn Dr. A., und der im Hauptverhandlungstermin vorgelegten Urkunden, insbesondere der gefälschten Sparkarten und der Verzeichnisse der umgetauschten Postsparkarten festgestellt worden."

Das obige Gerichtsurteil hatte zur Folge, daß Herr W. darüber hinaus auch *noch fristlos aus dem Postdienst entlassen wurde.* Seine *Ehefrau bemühte sich nun,* sowohl das strafrechtliche als auch das disziplinargerichtliche *Urteil anzufechten* mit der *Begründung, ihr Mann sei zur Zeit der Tat fraglos krank gewesen.*

Zu diesem Zweck erbat sie von mir ein **psychiatrisches Gutachten.** Dies gründete sich auf die Kenntnis der Krankengeschichten der Nervenklinik B., der Psychiatrischen Klinik C., auf die Kenntnis des dort erstatteten Gutachtens über Herrn W., sowie auf das Ergebnis einer eingehenden psychiatrischen Untersuchung des Herrn W. durch mich.

Bei dieser Gelegenheit berichtete mir Herr W. zu seiner *Anamnese:*

Von Nerven- oder Geisteskrankheiten in seiner Familie wisse er nichts. Der Vater war Arbeiter und starb im Alter von 42 oder 43 Jahren. Die Mutter, 1943 im 61. Lebensjahr verstorben, hat „seltsamerweise" nie mit W. über den Tod des Vaters gesprochen.

Mit einer um drei Jahre jüngeren Schwester wuchs W. unter der Obhut der Mutter heran. Über seine Entwicklung in den ersten Lebensjahren konnte er keine sicheren Angaben machen. Insbesondere wußte er nichts von epilepsieverdächtigen Erscheinungen, Enuresis usw. aus dieser Zeit. Nur habe er viel an Hautkrankheiten gelitten. Er besuchte die Volksschule einer Kleinstadt und will hier immer einer der besseren Schüler gewesen sein. Nach Beendigung der Schulzeit erlernte er das Schuhmacherhandwerk bis zur Gesellenprüfung. Dann trat W. 1928, zunächst als Postfacharbeiter, in den Postdienst. Als solcher kam er 1941 in die besetzten Gebiete und avancierte hier bis zum Postschaffner, bis er im Herbst 1944 zu den Panzergrenadieren eingezogen wurde. Während seiner Militärzeit zog er sich Erfrierungen an den Händen und Füßen zu. Durch einen Streifschuß erlitt er eine Verwundung am rechten Ellenbogengelenk, wodurch er erst Anfang 1946 aus dem Lazarett nach Hause entlassen wurde. Hier trat er gleich wieder in den Postdienst ein, bestand 1950, angeblich durchaus „zufriedenstellend", seine Postassistentenprüfung und war bis 1957 an einem Hauptpostamt tätig. Dabei mußte W. bald „verantwortungsvollere Schalter" übernehmen. Doch schon damals war jede Abrechnung für ihn eine aufregende Angelegenheit. Daß dann etwa 1956 bei ihm ein Fehlbetrag von DM 150,— festgestellt worden sei, hätte ihm „den Rest gegeben".

Wie bereits eingangs erwähnt, wurde W. am 1. VII. 1957 von dem Hauptpostamt in die Zweigstelle versetzt, ohne daß man ihn vorher von dieser Versetzung unterrichtet hätte. Bis heute wisse er nicht, ob es sich bei derselben um eine Strafversetzung oder um eine Beförderung gehandelt hätte. Jedenfalls lag auf ihm auf der neuen Dienststelle eine noch größere Verantwortung. Es stellte sich eine verstärkte Unsicherheit ein, zumal bei den Abrechnungen wiederum Fehlbeträge in Erscheinung getreten wären, die jedoch nachher meistens irgendwie aufgeklärt werden konnten. Jedenfalls hätte er an den Abschlußtagen häufig bis in die Nächte hinein auf seiner Zweigstelle sitzen müssen, um die Arbeit zu erledigen. Verschiedentlich erreichte er gerade noch den letzten Stadtbahnzug für seine Heimfahrt. Dadurch blieben ihm vielfach nur wenige Stunden Nachtschlaf. Schließlich kam es dann zu den ihm zur Last gelegten Verfehlungen, deren Beweggründe er sich bis zum heutigen Tage nicht erklären könne.

Von jeher will W. ein Einzelgänger gewesen sein. Am liebsten war er allein. Er hatte kaum Freunde, keinerlei Liebhabereien und neigte eigentlich immer schon etwas zur Schwermut. Sehr weich veranlagt, leicht verletzlich, nahm er alles sehr schwer. Das Verhältnis zu seiner Frau sei jedoch stets ein gutes gewesen. Seit etwa drei Jahren stünde er in nervenärztlicher Behandlung.

Bei der *psychiatrischen Untersuchung* durch mich zeigte sich Herr W. ruhig und geordnet. Auf alle Fragen gab er bereitwillig Auskunft. Nur wirkte er in seiner Gesamthaltung ausgesprochen initiative-arm, affektiv blaß-depressiv, fast etwas stumpf, hilflos und wie ausgebrannt.

Seine Frau, die einen in jeder Beziehung offenen, lebenszugewandten und in ihren Angaben durchaus glaubwürdigen Eindruck machte, *berichtete mir* ihrerseits über die Persönlichkeit ihres Mannes: Sie kenne ihn seit 1932. Seit 1935 sei sie mit ihm verheiratet und habe von ihm zwei Söhne. Schon vor der Eheschließung sei W. ein stiller und zurückgezogener Mensch, ein Einzelgänger gewesen und ohne Freunde. Nie hatte er irgendwelche Liebhabereien. Weder habe er getrunken, noch geraucht, noch gespielt. Er konnte nur stundenlang dasitzen und den Sternenhimmel betrachten. Kaum sei er mit ihr (Frau W.) einmal in ein Theater gegangen, allenfalls hin und wieder einmal in ein Kino. Doch kam es zu derartigen Unternehmungen nie auf seine Anregung hin. Unter Umständen sprach er mit seiner Familie wochenlang kein Wort.

1944 wurde er zum Militär eingezogen und im Januar 1945 wegen Erfrierungen beider Füße und der rechten Hand in ein Lazarett eingeliefert, aus dem er etwa im Januar 1946 entlassen worden sei.

Nach seiner Rückkehr aus dem Lazarett hätte er sich noch mehr von allem zurückgezogen. „Er habe ja auch während seiner Militärzeit zuviel erlebt“ (Judenverfolgungen usw.). Während er sich vorher immerhin noch gelegentlich mit den Kindern abgegeben hätte, tat er dies jetzt nur noch ganz selten. Und wenn man ihm dies vorhielt, erwiderte er nur kurz: Das habe eben der Krieg bewirkt. Er fand sich eben nicht mehr zurecht. Oft habe er zur Referentin gesagt: „Wir können uns nicht mehr verstehen, ich muß eben allein sein“, nahm sein Rad und fuhr in den nahe gelegenen Wald oder sonstwohin. Besonders habe ihn der Umstand beeindruckt, daß sein Lieblingssohn Fritz im Laufe der Zeit auf die schiefe Bahn gekommen sei. Dieser machte Schulden und kam häufig angetrunken, nicht selten sogar total betrunken nach Hause. Mitunter sei sie und ihr Mann drei Nächte herumgelaufen, um diesen Sohn zu suchen, in der Sorge, es könnte irgendetwas passiert sein. Ihr Mann sei auch „zu lasch und weich" und von daher dieser Erziehungssituation nicht gewachsen gewesen.

In der letzten Zeit sei es jedoch zwischen Vater und Sohn mitunter zu sehr erregten Auftritten gekommen. 1958 sei dann der Sohn Fritz von zu Hause fortgezogen und habe sich in der Zwischenzeit recht ordentlich entwickelt. Der zweite Sohn Paul (jetzt 22 Jahre alt) lebt noch zu Hause (Inspektorenanwärter).

An Krankheiten machte Herr W. 1950 eine Gelbsucht durch und lag deswegen vier Monate in einem Krankenhaus. Am 6. IX. 1957 mußte er erstmalig *im Anschluß an einen Suicidversuch in die Nervenklinik B.* eingeliefert werden. Schon jahrelang vorher hätte er, auch den Kindern gegenüber, wiederholt geäußert, er mache Schluß, er würde mit allem nicht mehr fertig, könne das Leben einfach nicht ertragen und wolle einfach nicht mehr.

Den Anstoß zu dem Suicid-Versuch im September 1957 — verschiedene Suicidversuche seien demselben in letzter Zeit schon vorausgegangen — hätte die „Postaffäre" gegeben, die in diesen Tagen entdeckt worden wäre. Angeblich hatte W. erst kurze Zeit vorher mit den nun aufgedeckten „Veruntreuungen" begonnen. Bis zum heutigen Tage habe er sich jedoch mit keinem Wort der Referentin gegenüber über die Gründe geäußert, die ihn zu diesen Handlungen veranlaßt haben könnten. Auf entsprechende Fragen hätte er immer nur gesagt: er wisse selbst nicht, wie es dazu gekommen sei. Nach Ansicht der Frau W. konnte die ganze Sache mit Geld eigentlich nichts zu tun haben, denn ihr Mann habe erst vier Wochen zuvor eine Gehaltsnachzahlung in Höhe von DM 220,— und ziemlich gleichzeitig eine Summe von DM 450,— vom Lastenausgleich ausgezahlt bekommen. Außerdem habe er gewußt, daß er noch etwa DM 600,— Kindergeld im Oktober zu erwarten gehabt hätte. Im übrigen habe W. sein Gehalt im allgemeinen ganz der Referentin abgegeben und höchstens einige Groschen Taschengeld für sich behalten, von denen er dann noch einen Teil auf ein Sparkonto eingezahlt hätte. Die gelegentlichen Schulden des Sohnes Fritz kämen als Motiv für die Handlungsweise des Mannes auch wohl kaum in Frage, weil diese Dinge stets von der Referentin wieder in Ordnung gebracht worden seien.

Nun aber hörten wir schon: Vier Wochen vor dem infrage stehenden Delikt war W. auf die Nebenstelle eines größeren Postamtes versetzt worden. Hier hatte er elf Jahre lang zur allgemeinen Zufriedenheit gearbeitet, nur daß er einmal im Jahr zuvor einen größeren Fehlbetrag von DM 150,—

in seiner Kasse gehabt habe, den er habe ersetzen müssen. Die Versetzung auf das neue Amt wurde für ihn völlig überraschend angeordnet, nachdem er erst gerade einen Tag aus seinem vierwöchigen Urlaub zurückgekehrt gewesen sei. Und selbstwertunsicher wie W. von jeher gewesen sei, empfand er diese Versetzung — auch nach den Mitteilungen seiner Frau — fast wie eine „Strafversetzung" oder als „Mißtrauensausdruck". Der neue Dienststellenvorsteher habe sich auch seinerzeit dahingehend geäußert, ob W. wohl etwas ausgefressen habe? Anders könne er sich diese plötzliche Versetzung nicht erklären.

Auf der neuen Dienststelle wurde von W. eine größere Selbständigkeit und die Bewältigung eines Mehr von Arbeiten gefordert, denen er aufgrund seiner Persönlichkeitsstruktur nicht gewachsen war. Während in allen größeren Postämtern verschiedene Schalter mit jeweils umschriebenen, spezialisierten Aufgaben eingerichtet sind, gab es hier nur zwei Schalter (einen Sparkassenschalter und einen Hauptschalter), von denen aus sämtliche anfallenden Anforderungen erledigt werden mußten. Dies bedeutete aber offenbar für W. eine Überforderung. Allein dadurch wäre es wohl zu einer seelischen Gleichgewichtsstörung gekommen und zu den Verfehlungen ihres Mannes, die ja für ihn nicht den geringsten geldlichen Vorteil gebracht hätten.

Nach der Entlassung des W. aus der Nervenklinik B. am 9. XI. 1957 sei er eine Zeitlang etwas ausgeglichener gewesen, doch habe er auch weiterhin weder mit den Söhnen noch mit der Frau ein Wort gesprochen. Seine *Einweisung in die Psychiatrische Klinik C.* am 20. I. 1958 *erfolgte, weil er erneut ernsthafte Suicid-Ideen geäußert hatte.* Seit seiner Entlassung von dort war sein Zustand unverändert äußerst wechselnd. Im allgemeinen hielt er sich von seiner Umgebung völlig zurück, er unterhielt sich mit niemandem und grübelte nur vor sich hin. In letzter Zeit klagte er gelegentlich noch über Übelkeit und Atembeschwerden. Schlafen könne er fast gar nicht. Als der Mann nach dem Termin im September 1958 den Gerichtssaal verlassen hätte, habe er nur resigniert seinen Angehörigen gegenüber geäußert: „Nun könnt Ihr Euch mal ansehen, wie ein Verurteilter aussieht!" — Soweit die Zustandsschilderung, die ich von Frau W. über ihren Mann erhielt.

Aus dem *Krankenblatt der Nervenklinik B.* seien folgende Details angeführt:

Klagen bei der Einweisung (9. XI. 1957): „Ich habe das Gefühl, ich falle ins Bodenlose, mir schwirren nur Zahlenkolonnen im Kopf herum, habe kein einheitliches Denkvermögen mehr." Patient konnte sich nicht mehr konzentrieren, die Merkfähigkeit habe nachgelassen, „wie abgeschaltet". Dieser Zustand dauere schon längere Zeit. Während er früher im ganzen geselliger gewesen wäre, habe er jetzt nur das Bestreben, allein zu sein. Sein einziges Hobby sei sein kleiner

Garten. Seine Ehe bezeichnete W. als gut. Er mache sich nur sehr große Sorgen um seinen älteren, leichtsinnigen Sohn.

Aus dem *Untersuchungsbefund:* „W. ist voll orientiert und geordnet, jedoch *schwer zu explorieren,* da er *ausgesprochen gehemmt, depressiv* und *verlangsamt* ist. Obgleich er sich nicht ablehnend zeigt, ist von ihm *über den Grund seines depressiven Verstimmungszustandes kaum näheres zu erfahren.* Über seinen stattgehabten Suicidversuch gibt er keine Auskunft. Über das Depressive hinausgehende, psychotisch anmutende Gedankengänge und Erlebnisse sind nicht zu eruieren."

Aus den *Eintragungen im Krankenblatt* 16. IX. 1957: „Zu den früheren Suicidversuchen gibt W. an, daß er sich schon vor einem Jahr im Walde erhängen wollte, jedoch von seiner hinzukommenden Frau daran gehindert worden sei. *Einleuchtende Gründe für die Suicidversuche* sind auch jetzt *nicht von ihm zu erfahren.* Patient ist *immer noch sehr depressiv, weint teilweise, beschäftigt sich nicht,* steht aber auf."

26. X. 1957 — Angaben des W.: *Unter Depressionen,* derentwegen er ja auch hier sei, *leide er schon seit drei Jahren. Seit dieser Zeit litte er zeitweise unter starken Unruhegefühlen.* „Etwas macht mir auch der große Sohn Sorge, denn der ist ganz aus der Art geschlagen." (Wie die Zukunft?) „Na, da sehe ich vollkommen schwarz, vielleicht fliege ich ganz raus. Das Leben ist mir ja doch verbaut. Ich weiß nicht, was ich dann mache" (Tränenflut). „Äußert, daß es zum Selbstmord doch zu spät sei, das hätte er gleich machen müssen, jetzt helfe er damit niemandem mehr, höchstens daß er dann tot und für ihn alles vorbei sei. Unter Tränen erklärt er: *Vor allem schäme er sich, daß er so etwas habe tun können. Selbst in den schlechtesten Zeiten sei er nie auf den Gedanken gekommen, sich auf unrechtmäßige Weise zu bereichern.*"

8. XI. 1957 — Nochmalige Exploration des Patienten: „Ich muß das durchsetzen! Ich muß doch beweisen, daß ich das Geld nicht herausgenommen habe. Meine Kasse ist ja mit einem Mehrbetrag abgeschlossen worden. Das waren wohl über DM 30,—. Ich begreife das alles nicht. Ich habe doch schon mit so viel Geld zu tun gehabt." Stimmungslage des Patienten noch angedeutet subdepressiv.

9. XI. 1957: *Gebessert nach Hause entlassen.*
Abschließende Diagnose: Vorwiegend endogen bedingte Depression.

Angaben der Ehefrau des W. in der Nervenklinik B. zur Ergänzung meiner eigenen Erhebungen:

Hatte angeblich zu wenig Verständnis für den ältesten Sohn, dessentwegen er sich gelegentlich übermäßig erregte; er soll den Jungen auch schwer geschlagen haben. Ließ dann auf Intervention der Referentin davon ab, schrie und jammerte jedoch weiter und sprach anschließend wochenlang nicht mit der Familie. — Während Referentin Kolleginnen zum Kaffee eingeladen hatte, schloß er sich in sein Zimmer ein. — „Die Familie existierte für ihn tagelang nicht." — Am 4. IX. 1957 seien plötzlich zwei Postbeamte zur Hausdurchsuchung erschienen und hätten W. mit auf die Landespostdirektion genommen. Gegen 22 Uhr sei er zurückgekommen, um aber gleich wieder in den Park zu gehen. Als er schließlich wieder nach

Hause gekommen sei, sei er ins Badezimmer gegangen und habe dort nach einem Gegenstand gegriffen. Referentin habe dann entdeckt, daß er sich eine Rasierklinge eingesteckt hatte, die sie ihm weggenommen hätte. Weinte und jammerte die ganze Nacht. Am nächsten Morgen sei mit der Post ein Abschiedsbrief von ihm gekommen.

Auszug *aus dem Krankenblatt der Psychiatrischen Klinik C.* (20. I. bis 15. III. 1958) — Aus der dortigen *Anamnese:* „Von Kind auf Einzelgänger, litt an Hemmungen. *Seit 1954* litte er an einer *depressiven Verstimmung.* Zunächst seien Atembeschwerden bei ihm aufgetreten. Er habe dann ein Druckgefühl auf der Brust, das Empfinden, als ob die Luft nicht ausreiche. Mußte dann tief Luft holen. Kein Interesse mehr für Radio, Zeitung oder Kino. Habe sich oft mit dem Gedanken beschäftigt, mit dem Leben Schluß zu machen. 1955/56 einige Suicidversuche. Einmal habe er den Gashahn aufgedreht, einmal sei er in den Grunewald gelaufen, um sich das Leben zu nehmen. Doch habe seine Frau ihn noch rechtzeitig ‚eingeholt'. Diese Absicht habe er schon seit langem gehabt, jedoch habe ihn seine Frau nicht aus den Augen verloren. Sein *depressiver Zustand hätte sich verstärkt, als im Frühjahr 1957 die Hausärztin bei ihm ein Lungenemphysem festgestellt* hätte. Er sei gleich *danach sechs Wochen krank geschrieben zu Hause geblieben.*"

„Über sein Delikt befragt, erwiderte W.: Warum er das gemacht habe, wisse er nicht. Vielleicht sei er durch die Arbeit überanstrengt gewesen. Er hätte gewußt, daß er so etwas nicht machen dürfe, jedoch hätten die Marken bei ihm eine besondere Reaktion ausgelöst, ... eine besondere Wirkung gehabt ‚noch heute ist es mir unverständlich, was für eine.' Einen persönlichen Vorteil habe er dabei nicht gehabt. Er sei ein Mensch, der nicht raucht, nicht trinkt und in seinem Leben nie allein eine Gastwirtschaft aufgesucht habe. Er habe keine Passion, die mit Geld verbunden sei. Er könne vielleicht einen Zusammenhang darin finden, daß er im August 1956 einen Betrag von DM 150,— der Postverwaltung zuzahlen mußte, welcher bei der Abrechnung seiner Kasse gefehlt hätte. So könne er sich denken, daß die Furcht, 1957 wieder eine Rückzahlung leisten zu müssen, ihn zu seiner Tat veranlaßt habe. Zwar würde auch diese Erklärung ihn nicht ganz befriedigen.

Nach der Aufdeckung seines Deliktes sei ein Wiedergutmachungsversuch abgelehnt worden, er sei vom Dienst suspendiert und auf halbes Gehalt gesetzt worden. Darauf sei er völlig zusammengebrochen und in die Nervenklinik B. eingeliefert worden. Nach der Entlassung von dort sei sein Zustand vorübergehend gebessert gewesen, doch habe er sich allmählich wieder verschlechtert, weil er von der ganzen Geschichte nicht loskommen kann.

Aus dem psychiatrischen Befund: 50jähriger, vorgealtert aussehender Mann. Psychomotorisch sparsam. Gesichtsausdruck verschlossen, etwas verlegen. Blick ausweichend, mitunter leichtes Erröten. Spricht in bescheidenem Ton, etwas demütig, jedoch gut ansprechbar und verhältnismäßig gut zugewandt. ... „Die Erinnerungen aus den letzten Jahren sind angeblich zeitlich nicht genau lokalisierbar. Inwieweit das organisch oder reaktiv bedingt ist, läßt sich zur Zeit nicht beurteilen. In Anbetracht des senilen Aussehens des Patienten ist eine organische Komponente nicht ohne weiteres auszuschließen ..." Denkfunktion: Inhaltlich Sorgen um das laufende Strafverfahren, angeblich Selbstmordgedanken und hypochondrische Befürchtungen um seine Gesundheit. Intelligenzniveau eher unterdurchschnittlich — Stimmungslage subdepressiv.

Eintragungen im Krankenblatt zum Verlauf

1. II. 1958: „Liegt im Bett, nimmt keinen Kontakt zu seiner Umgebung auf, gibt an, er müsse ständig über seine Angelegenheit grübeln, komme nicht davon los."

20. II. 1958: „Unter der Behandlung geringe Auflockerung in dem psychischen Zustand des Patienten, bleibt jedoch noch weitgehend isoliert und kontaktarm den anderen Patienten gegenüber."

17. III. 1958: Entlassung. *„Durch die Behandlung* wurde *nur eine leichte Auflockerung* erzielt. Beteiligt sich gelegentlich an der Unterhaltung, läßt sich auch zu einem Brettspiel auffordern, fordert aber von sich aus keine anderen Patienten dazu auf."

Abschlußdiagnose: Involutionsdepression

Aus dem Bericht an den behandelnden Arzt: 30. III. 1958: *„Bei der psychologischen Exploration des W. fielen Symptome einer schweren Verstimmung auf:* Die Grundstimmung war bedrückt, der Grundantrieb verlangsamt, das formale Denken schwerfällig, das inhaltliche Denken von Schuldgefühlen und Sorgen praeoccupiert. Der gemütliche Kontakt war bis zum letzten Tag mangelhaft, die Auflockerung spärlich."

Ich trage auch hier wieder die *Schilderung* nach, *die Frau W.* in der psychiatrischen Klinik *über die Persönlichkeit ihres Mannes* gab:

„Mein Mann kam sehr verändert aus dem Krieg zurück, noch verschlossener als vorher. Zeitweilig zeigte er starke Nervosität. Ich hatte es häufig schwer, mit ihm fertig zu werden und ihn zu verstehen. So kam es oft vor, daß er plötzlich, ohne äußerlichen Grund, mit den Worten: „Ich muß allein sein!" aufsprang und fortlief. Oft saß er stundenlang auf seinem Platz und starrte vor sich hin, ohne ein Wort zu sprechen. So war 1948 oder 1949 der Fall eingetreten, daß mein Mann während eines Kartenspieles die Karten hinwarf, davonlief und erst gegen Morgen verstört wiederkam. Dieser Zustand verschlechterte sich insofern, als mein Mann in den letzten Jahren häufig Selbstmordgedanken äußerte. Im Oktober 1955 gab es eine Auseinandersetzung mit meinem Sohn und im Anschluß daran einen Nervenzusammenbruch. Mein Mann sträubte sich stets gegen meinen Vorschlag, einen Nervenarzt aufzusuchen. Er sagte ständig: „Ich bin doch nicht verrückt" Einmal fand ich einen Zettel mit den Worten: „Ich mache Schluß, ich kann nicht mehr, ich komme nicht wieder." ... An diesem und an dem folgenden Tag habe ich meinen Mann abends vom Dienst abgeholt. Einmal kam er sehr aufgeregt vom Dienst, saß lange sehr verstört im Sessel, sprang dann auf und lief aus dem Haus. Ich ahnte nichts Gutes, folgte ihm und holte ihn in Eichkamp ein. Widerwillig kam er mit zurück. Er hatte eine Schnur bei sich. Oftmals sagte er in Gegenwart unserer Söhne: „Ich mache Schluß!" Etwa Ende 1956 kam ich mit zwei Kolleginnen nach Hause. Ich fand die Wohnung verschlossen, auf dem Fußboden lag die Post. Im Laufe der Unterhaltung äußerte eine Kollegin, daß sie Geräusche im Nebenzimmer vernommen hätte. Daraufhin sah ich nach und entdeckte meinen Mann. Meine Worte: „Du bist von allen Geistern verlassen!" regten ihn dermaßen auf, daß er fürchterlich wild wurde und versuchte, die Wohnung zu verlassen. Wir hatten Mühe, ihn wieder zu beruhigen. Seitdem ereigneten sich mehrere Zwischenfälle, in denen mein Mann stets die Absicht eines Selbstmordes äußerte. Oft lagen Zettel da, kaum zu lesen, was darauf stand. Im September vorigen Jahres versuchte er mehrmals, sich die Pulsader aufzuschneiden. Wir mußten alles wegnehmen und verschließen. Er wurde dann auf Anordnung des Arztes in die Nervenklinik B. eingeliefert. Dort war er neun Wochen, dann die Zeit zu Hause war furchtbar. Mein Mann ging nur abends mit mir raus, er mied jeden Verkehr. Wenn ich etwas besorgen mußte, brachte ich meinen Mann rüber zu der Nachbarin, denn ich konnte ihn nicht allein lassen ...»

Aufgrund der bis dahin vorliegenden Unterlagen und klinischen Beobachtungen erstattete die *psychiatrische Klinik C.* am 28. III. 1958 *im Auftrage der Staatsanwaltschaft ein* **psychiatrisches Gutachten** *über die Zurechnungsfähigkeit* des Herrn W.

In demselben wurden noch *einige weitere Zeugen* erwähnt, *die übereinstimmend bekundeten, daß W. schon früher Anzeichen einer Geistesstörung gezeigt* hätte und *wiederholt erklärt* habe, *ihm würde noch einmal etwas passieren, er würde noch verrückt,* und er *würde sich das Leben nehmen.*

Der älteste Sohn des Herrn W., *Fritz, berichtete* über den Vater, dieser sei seit der Rückkehr aus der Gefangenschaft (Lazarett) zunehmend eigenbrötlerischer geworden. „Nie ist er mal rausgegangen. Sonntags rennt er durch die Stube oder stiert aus dem Fenster. Nur abends geht er mal für eine Stunde aus. Vom gesellschaftlichen Leben hat er sich vollständig abgeschlossen. Er hat auch kein Hobby." Seit etwa drei Jahren drohe er häufig mit Selbstmord. Damals hätte es mit einer Auseinandersetzung der Eltern begonnen. Der Vater habe sich über ihn geärgert und ihm eine Ohrfeige gegeben. Dabei sei er auf dem Teppich ausgerutscht und gefallen. Als die Mutter hinzugekommen sei, wäre sie sehr bestürzt gewesen und hätte dem Vater Vorhaltungen gemacht: „Du wirst den Jungen noch totschlagen." Darauf habe der Vater sich sehr erregt und „die ganze Nacht geheult". Seit dieser Zeit liefe er oft von zuhause fort. Die Mutter, der Bruder und er hätten ihre Not, ihn zu suchen und ihn zurückzubringen. Einmal habe die Mutter den Vater am Funkturm „aufgegabelt". Nur widerwillig sei er mit nach Hause gegangen.

Befunde aus diesem psychiatrischen Gutachten: „Der Gesichtsausdruck des W. erscheint depressiv. Blickt während der Exploration zu Boden. Bereitwillig gibt er auf alle Fragen Auskunft. Die *Grundstimmung des Patienten ist ausgesprochen depressiv, die affektive Reaktion ist matt. Es werden noch in unserer Klinik Suicidtendenzen zugegeben.* Auch der *Antrieb* des Patienten ist *beeinträchtigt.* Gewohnheitsmäßige Verrichtungen werden jedoch prompt und pedantisch ausgeführt. Jeden Morgen macht er sehr ordentlich und sorgfältig sein Bett. Die spontane Initiative ist allerdings stark herabgesetzt. Er liest höchstens einmal eine Illustrierte, aber kein Buch. Gelegentlich läßt er sich von Mitpatienten zu einem Brettspiel auffordern, bringt es aber von sich aus nicht fertig, andere Patienten dazu aufzufordern. Die Intelligenz des Patienten zeigt sich bei der psychologischen Exploration durchschnittlich entwickelt. Das formale Denken ist verlangsamt, das inhaltliche Denken erscheint von seinen Schuldgefühlen und Sorgen um die Zukunft praeokkupiert. — Im Verhalten des Patienten fällt besonders seine *schwere Kontaktstörung* auf. Während der ganzen Zeit seiner klinischen Beobachtung bleibt er isoliert. Während die übrigen Patienten mehr oder minder guten Kontakt zueinander finden, bleibt er meist für sich allein. Er geht auf dem Flur auf und ab oder sitzt in einer Ecke des Zimmers. Wie sein Sohn sagte, „stiert er stundenlang aus dem Fenster"."

Bei der augenfachärztlichen Untersuchung fällt eine schnelle Ermüdbarkeit auf.

Der Gutachter kommt dann zu dem *Schluß:* „Die *Depressionen* des W. waren *nicht einfach als eine reaktive Verstimmung auf seine Verfehlung zu verstehen.* Es handelte sich *vielmehr* um *eine schwere, chronische, die ganze Persönlichkeit und ihre Leistungen beeinträchtigende „Untergrunddepression"*, die auch durch die Behandlung nur zu dämpfen, aber nicht völlig zu beheben war.

Ich konnte mich aufgrund meiner Untersuchung des Herrn W. der obigen diagnostischen Beurteilung nur voll und ganz anschließen. *Um so unverständlicher erscheint mir dann aber die forensische Schlußfolgerung des Gutachters, bei W. lägen keine Zeichen einer Psychose* vor, *damit* wären also die *Voraussetzungen für den § 51, Abs. 1 des StGB nicht gegeben.*

Vielmehr handele es sich bei seinem Delikt *lediglich* um *eine „abnorme Reaktion"*, *die* allerdings *eine verminderte Zurechnungsfähigkeit zur Tatzeit „nicht ausschlösse"*.

Meine gutachtliche Erwiderung

Dem ist folgendes entgegenzuhalten: Die ganze Anamnese des Herrn W., alle Zeugenaussagen, sämtliche Ergebnisse der klinischen Untersuchungen und Beobachtungen sprechen doch wohl eindeutig dafür, daß W. zur Zeit seines Deliktes — wenn auch keine schizophrene Psychose — so doch eine schwere endogene Depression, vermutlich auf der Grundlage vorzeitiger Alterungsvorgänge (Involutionsdepressionen) vorgelegen hat. Selbst die psychiatrische Klinik C. hat zunächst diese Feststellung getroffen und ausdrücklich das Vorliegen einer „reaktiven Depression", d. h. einer „abnormen Reaktion" verneint.

Gegen die Annahme einer solchen, wie sie dann gleichwohl in dem forensischen Gutachten der letztgenannten Klinik vertreten wird (aufgrund welcher etwaigen neu hinzugetretenen Gesichtspunkte und Überlegungen ist unerfindlich) spricht unter anderem die Tatsache, daß W. bereits seit seiner Rückkehr aus der Gefangenschaft, beziehungsweise aus dem Lazarett, im Jahre 1946 seiner Umgebung durch depressive Verstimmungen und häufige Suicidäußerungen aufgefallen ist. Er äußerte sich selbst dahingehend, daß er seit 1952 eine Wesensänderung an sich beobachtet hätte, daß er sich seitdem im Gegensatz zu früher leicht aufrege, sich mit Suicid-Gedanken getragen hätte und jegliches Interesse an Gesellschaften, Büchern, Zeitungen, Rundfunksendungen verloren hätte.

Über sein Versagen in der letzten Zeit gab W. noch an: Nach seiner Versetzung habe er auf der neuen Dienststelle sich einfach überfordert gefühlt. Bis dahin habe er regelmäßig nur über eine geringe Anzahl von Positionen abgerechnet, jetzt mußte er mit einem Male über eine große Anzahl von Positionen abrechnen. Diese Anforderungen seien zwar seiner gehobeneren Dienststellung gemäß berechtigt gewesen aber von ihm nicht mehr bewältigt worden. Verschiedentlich seien erhebliche Fehler in der Abrechnung aufgetreten. Schließlich habe er „an jedem Abend gezittert, an dem die Abrechnungen fällig wurden!" Als besondere Belastung sei hinzugekommen, daß er die Fehler nicht mehr am selben Abend habe heraussuchen können, weil er seit seiner Versetzung einen längeren Heimweg gehabt hätte und die letzte S-Bahn habe abpassen müssen. So sei er oft mit schwerer Sorge nach Hause gefahren und habe, ohne ein Wort mit seinen Angehörigen zu sprechen, das Bett aufgesucht oder vor sich hingebrütet. Manchmal hätten sich dann die Fehler nachträglich aufgeklärt, manchmal habe er aber auch Abrechnungsfehler aus eigener Tasche begleichen müssen.

Mir lagen zwar keine Leistungsberichte der früheren Dienststelle vor, auf der W. bis zum Jahre 1957 tätig war, doch scheint mir aus sämtlichen Angaben des W. und seiner Frau — wiederum eindeutig — hervorzugehen, daß bei ihm möglicherweise schon seit seiner Rückkehr aus dem Kriege — zusätzlich zu einer konstitutionellen Untergrunddepression — ein im Laufe der Jahre rasch fortschreitender, organisch bedingter Persönlichkeitsabbau stattgefunden hat, der schließlich rückläufig wieder die depressive Komponente im Wesen des W. zu wachsenden Insuffizienzgefühlen und zu zunehmend kopfloser Ratlosigkeit steigerte. Nur von dieser Grundlage aus lassen sich die Verfehlungen des W. erklären. Sie waren ja auch kaum durch das Motiv bestimmt, sich persönlich bereichern zu können, sondern allein von dem Gedanken, sein wie gesagt nur organisch bedingtes und von W. selbst deutlich empfundenes nachlassendes Leistungsvermögen vor seinen Vorgesetzten zu verbergen.

Zur Kennzeichnung dieses Verhaltens des Herrn W. ist jedenfalls der Begriff der „abnormen Erlebnisreaktion", korrekt gebraucht, nicht anwendbar. Vielmehr hat bei ihm einwandfrei eine depressive Involutionspsychose vorgelegen.

Nach § 51, Abs. 1 StGB ist aber eine strafbare Handlung nicht anzunehmen, wenn der Täter zur Zeit der Tat wegen Bewußtseinsstörungen, wegen krankhafter Störung der Geistestätigkeit oder wegen Geistesschwäche unfähig ist, das Unerlaubte seiner Tat einzusehen *oder nach dieser Einsicht zu handeln.*

Wie im Gutachten der psychiatrischen Klinik mit Recht hervorgehoben wurde, ist eine Bewußtseinsstörung oder eine Geistesschwäche bei W. zur Zeit der Tat nicht nachweisbar. Nach allen von mir oben ausgebreiteten Unterlagen ist aber unzweifelhaft anzunehmen, daß bei ihm *eine krankhafte Störung der Geistestätigkeit* vorlag, *die ihn zum mindesten unfähig machte, gemäß seiner Einsicht in das Unerlaubte seines Tuns zu handeln.* Wie in der Fassung des § 51 StGB bereits zum Ausdruck gebracht, beinhaltet die Zurechnungsfähigkeit ja einmal eine Verstandes- zum anderen eine Willensseite, mit anderen Worten: sie setzt sowohl eine ausreichende Einsichtsfähigkeit (Unterscheidung von Recht und Unrecht), daneben aber auch eine hinlängliche Willensfähigkeit voraus. *Zur Anwendung des § 51 genügt damit bereits die Störung einer dieser beiden Fähigkeiten. So kann also zum Beispiel die Zurechnungsfähigkeit auch bei ungestörter Verstandestätigkeit aufgehoben sein,* in unserem Falle etwa durch das Vorliegen einer schweren depressiven Gehemmtheit oder eines hirnorganischen Abbauprozesses. *Zudem genügen schon begründete Zweifel an der Zurechnungsfähigkeit des Angeklagten für einen Freispruch nach § 51 Abs. 1 StGB* (nach Kloos). Nach der ganzen Vorgeschichte des Herrn W. und sämtlichen psychiatrischen Untersuchungsbefunden ist ein solcher Zweifel wohl in jeder Weise ernsthaft sachlich begründet, dies um so mehr, als man die jetzt zur Debatte stehende Straftat des Herrn W. seiner ganzen charakterlichen Struktur nach als absolut persönlichkeitsfremd ansehen muß.

Nachtrag

Am 16. X. 1960 erhielt ich von Frau W. das folgende Schreiben:

„Am 12. X. war Berufungstermin vor dem Disziplinargerichtshof, und Ihr Gutachten stand zur Debatte. Aber leider *wurde es kaum berücksichtigt.* Dabei wurde geäußert, *mit Ihrem Gutachten würde die Sache nur noch verlängert. Und das Verfahren deswegen auszusetzen, wurde abgelehnt. Aus der Markengeschichte wurde keiner schlau.* Darum wurde auf Sonnabendfrüh vertagt und der Vorsteher des Postamtes geladen. Es ging daraum, ob man aus derartigen Manipulationen Gewinn erzielen könne. Der Vorsteher bejahte dies. Man könne ja auf diese Weise der Kasse Geld entnehmen. Nur konnte niemand beweisen, daß mein Mann derartiges getan hat. Gleichwohl wurde aufgrund dieser Belastung durch den Vorsteher mein Mann aus dem Postdienst entlassen.

Ich bin über den Ausgang völlig niedergeschlagen, von meinem Mannn überhaupt nicht zu reden. Ich muß ihn auf Schritt und Tritt beobachten, weil er Selbstmord begehen will. Und so etwas 14 Tage vor der Silberhochzeit. Deswegen hatte ich auch gebeten, diesen Termin bis nach dem 2. XI. zu verlegen. Ich sehe nun, daß es kein Recht mehr auf dieser Welt gibt. Ich habe den Glauben verloren. Ich bin nicht zu Ihnen gekommen, um irgend etwas zu verbergen und weiß auch, diese Angelegenheit kommt nicht von einem normalen Menschen. Uns ist unrecht geschehen. Aber die Post sagt, es ist eine gut ausgeklügelte raffinierte Sache.“

Der Anwalt des Herrn W. hatte mein Gutachten nicht nur in dem Dienststrafverfahren gegen Herrn W., sondern zugleich in einem Wiederaufnahmeverfahren verwendet. Das zuständige Amtsgericht hat jedoch die Wiederaufnahme nicht gewährt. Die Berufung stand und fiel bei beiden Instanzen mit der Frage, ob dem Herrn W. der § 51, Abs. 1 StGB zuzubilligen wäre, wie dies von mir angenommen und in meinem Gutachten begründet wurde. In diesem Fall hätte nämlich ein Freispruch des Herrn W. erfolgen müssen.

Die *Staatsanwaltschaft beantragte* jedoch, *den Wiederaufnahmeantrag als unzulässig zu verwerfen mit der Begründung:* die *Wiederaufnahme* eines Verfahrens zugunsten eines Angeklagten sei *nur zulässig, wenn neue Tatsachen oder Beweismittel beigebracht würden,* die allein oder in Verbindung mit früher erhobenen Beweisen die Freisprechung des Angeklagten zu begründen geeignet seien (§ 359, Ziff. 5 StPO).

Mein Gutachten knüpfe aber weder an neue Tatsachen an, noch beruhe es auf neuen, von dem gerichtsärztlichen Gutachten abweichenden Erfahrungssätzen, die die bei der Verurteilung als maßgeblich erachteten Erfahrungs-

sätze erschüttern könnten und damit geeignet wären, dem bisherigen Beweisergebnis den Boden zu entziehen.

Ein Vergleich beider Gutachten ergäbe, daß keine der genannten Voraussetzungen erfüllt wären. Beide Gutachten stützten sich in tatsächlicher Hinsicht auf die Krankengeschichte der Nervenklinik B., der Psychiatrischen Klinik C., sowie auf die Aussagen der Angehörigen des Verurteilten und des Verurteilten selbst. Auch hinsichtlich der letztgenannten Aussagen hätten sich keine Widersprüche ergeben.

Meinem Gutachten lägen auch keine neuen Erfahrungssätze zugrunde. Die unterschiedlichen Ergebnisse resultierten lediglich aus der verschiedenen Wertung der gleichen Tatsachen anhand gleicher Erfahrungssätze durch die beiden Gutachter.

Und der Senat des Bundesdisziplinarhofes sah sich „grundsätzlich an die Feststellung des voraufgegangenen Strafverfahrens gebunden, in welchem nur § 51, Abs. 2 zugebilligt worden war." Mit dieser Begründung lehnte er auch eine Wiederaufnahme des Dienststrafverfahrens und eine Revision des darin bereits ergangenen Urteils ab. „Immerhin wurde" — laut Mitteilung des Anwaltes des Herrn W. — „wenigstens der Erfolg erzielt, daß sein Unterhaltsbeitrag um 10 % des verdienten Ruhegehaltes erhöht wurde."

25. Verfolgungsschaden, Veruntreuungen und drei psychiatrische Gutachter

Von H. March / U. Venzlaff

Vorgeschichte

Im Sommer des Jahres 1964 suchte mich erstmals der Rechtsanwalt und Notar Helmut X. (62 J.) in meiner Sprechstunde mit der Bitte um meine ärztliche Hilfe auf. Er bot damals das Bild eines schweren Depressionszustandes. Dabei klagte er über eine zunehmende innere Unruhe und daß er sich durch gewisse familiäre und berufliche Konflikte bedrückt fühle. Daneben trug er als körperliche Beschwerden gelegentliche Kreuz- und Magenschmerzen vor. Aufgrund seiner Gesamthaltung hegte ich schon damals den Verdacht, daß hinter seiner Gesamtsymptomatik wohl vorwiegend ein ganz konkretes existentielles Problem die entscheidende Rolle spielen würde. Ich sprach diese Vermutung auch offen aus. Doch antwortete Herr X. darauf betont ausweichend. Zu einer vereinbarten neuerlichen Konsultation nach acht Tagen erschien er nicht wieder.

Er war mir übrigens bereits einmal im Jahre 1961 im Zusammenhang mit einem größeren Strafprozeß begegnet, in dem er als Verteidiger der Angeklagten und ich als gerichtlich bestallter Gutachter auftrat und wo er mir durch eine befremdliche Lethargie und Lahmheit aufgefallen war, die ich mir bei einem Strafverteidiger nicht so recht erklären konnte.

Erst zu Beginn des Jahres 1965 meldete sich Herr X. abermals bei mir, diesmal, um ein **psychiatrisches Gutachten** von mir zu erbitten. Dabei bekannte er mir jetzt, daß gegen ihn ein Strafverfahren liefe, da er im Laufe der letzten Jahre etwa 200 000 Mark Klientengelder veruntreut hätte.

Die nun folgende *Anamnese* stützt sich zum Teil auf seine mündlichen Angaben, die er mir im Verlauf von mehreren Unterredungen machte und zum anderen Teil auf einige nachgereichte Ergänzungsberichte. Auch lag mir der Entlassungsbericht der Krankenabteilung des Untersuchungsgefängnisses vor, in dem sich Herr X. in der Zeit vom 24. IX. bis 21. XII. 1964 befunden hatte.

Ich gebe zunächst einige *Daten aus seiner Familie* wieder: Der Vater war Arier, die Mutter Jüdin. Eine Schwester der Mutter kam im Zuge der rassischen Verfolgung mit ihren zwei Kindern um, nachdem sie zunächst nach Frankreich ausgewandert war. Ebenso wurde eine Cousine mütterlicherseits mit ihren beiden Kindern von Brüssel nach Auschwitz deportiert und dort vergast.

Der *Urgroßvater* des X. väterlicherseits verstarb mit 54 Jahren an einer unbekannten Gehirnkrankheit. Eine *Schwester des Vaters* verstarb mit 42 Jahren nach einem zwölfjährigen *Aufenthalt in einer Nervenklinik*. Eine *Tochter des Bruders seines Vaters* erlitt im Zusammenhang mit einer schweren Lebensenttäuschung einen „Nervenzusammenbruch", in dessen Verlauf auch sie in eine Nervenheilanstalt gebracht werden mußte. Und es dauerte längere Zeit, bis sie von ihrem Depressionszustand wieder gesundete. Die um ein Jahr jüngere *Schwester des Herrn X.* verübte im Jahre 1953 in New York durch einen Fenstersprung Selbstmord, nachdem sie zuvor schon einige Jahre an schweren seelischen Depressionen gelitten hatte, die ebenfalls, teils für kürzere, teils für längere Zeit eine Unterbringung in einer psychiatrischen Klinik erforderlich gemacht hatten. Sie war mit einem Juden verheiratet, der mit ihr im Jahre 1934 emigriert war. Schließlich beging auch die *älteste Tochter* des Herrn X. 1961 im Alter von 16 Jahren einen ernsthaften Selbstmordversuch, indem sie sich mit einer Rasierklinge die Pulsader öffnete. In der Folgezeit bot sie nach Schilderung des Herrn X. noch monatelang ein fast schizophren anmutendes Zustandsbild, in dem sie auf einem Sessel saß ohne mit irgendeinem Familienmitglied ein Wort zu sprechen. Sie ist dann offenbar verwahrlost. Dabei hat sie zwei uneheliche Kinder, von denen sie das eine in der Pflege der Eltern zurückließ, während sie das andere zur Adoption fortgab.

Der *Vater* des Herrn X., ein rühriger, geordneter Mann, war ursprünglich von Beruf Friseurmeister in Berlin, bis er im Jahre 1912 ein Geschäft seines Schwiegervaters übernahm. 1948 verstarb er im 69. Lebensjahr an einem Herz- und Kreislaufversagen, die *Mutter* ebenfalls im gleichen Jahr, 77 Jahre alt, an einer Kreislaufstörung. Sie soll der eigentlich bestimmende Geist im Elternhaus gewesen sein.

Die *Kindheitsentwicklung des Herrn X.* verlief ohne Besonderheiten. Bis auf die üblichen Kinderkrankheiten war er nie ernster krank gewesen. Sein Verhältnis zu seinen Eltern, besonders zu seiner Mutter und seiner jüngeren Schwester, war stets ein harmonisches. Wesensmäßig war X. von klein auf ein Einzelgänger. Weich und empfindsam veranlagt, hatte er eigentlich nie einen richtigen Freund. „Die leichte Ader der anderen konnte ich einfach nicht ertragen." Von früh auf hätte er alles sehr schwer genommen. Dies hätte sich auch u. a. bei seinen Schularbeiten gezeigt, an denen er stets äußerst penibel und mit einem übergroßen Pflichtgefühl gesessen hätte, so daß seine schulischen Leistungen stets sehr gut gewesen wären. Daneben hätte er oft viele Stunden am Tage am Klavier gesessen, weil Musik letzten Endes sein einziges Hobby gewesen wäre. Dadurch hätte er es musikalisch so weit gebracht, daß er sich auch während seiner Studienzeit durch Klavierunterricht so viel Geld verdienen konnte, um damit sein Studium zu finanzieren. Übrigens sei die ganze Familie sehr musikalisch gewesen.

Nach seiner Schulentlassung mit dem Abitur im Jahre 1942 nahm er sogleich das Studium der Rechtswissenschaft auf, wäre es doch von jeher eine beschlossene Sache gewesen, daß er Jurist werden sollte. Auch hierin sei im wesentlichen die Mutter die treibende Kraft gewesen. Von Anfang widmete er sich auch dem Studium mit ungeheuerem Fleiß, so daß er sich schon nach sechs Semestern, das heißt in der kürzesten Frist, zum Referendarexamen melden konnte.

Im Verlauf der Weltwirtschaftskrise hatten die Eltern ihr Geschäft liquidieren müssen, so daß sie X. geldlich nicht weiter unterstützen konnten. So war er genötigt, sein ganzes Studium, wie oben erwähnt, mit Hilfe von Musikunterricht selbst zu finanzieren. Darüber hinaus nahm er — ebenfalls noch als Student — ein Darlehen auf, um einen Wechsel des Vaters decken zu können.

Nach Ablegung des Referendarexamens im Jahre 1928 nahm X. sogleich neben seiner weiterlaufenden Referendarausbildung eine Tätigkeit im Büro seines um 15 Jahre älteren Vetters, eines Sohnes der Schwester seiner Mutter, des Rechtsanwaltes und Notars Dr. A., auf, um sich auf diese Weise weiter seinen Unterhalt zu verdienen. X. wohnte damals immer noch bei seinen Eltern, die er jetzt von seinem spärlichen Verdienst auch noch unterhielt. Die Ausbildungszeit, die ihn als Referendar beanspruchte, war meistens mittags um 2 oder 3 Uhr beendet. Danach ging er sofort in das Anwaltsbüro seines Vetters und arbeitete dort bis in die tiefe Nacht hinein. Frühestens hätte er das Büro um 23 Uhr verlassen, gelegentlich wäre es aber auch 1 Uhr geworden.

Im September 1931 legte er das Assessorenexamen ab und wurde gleich wieder im Büro seines Vetters tätig, hätte dieser doch schon früh die Arbeitsintensität und Arbeitsleistungen des X. erkannt. Daher hätte er schon während seiner Referendarzeit mit X. vereinbart, daß er nach Ablegung des Assessorenexamens als Juniorpartner bei ihm eintreten solle. Dabei war vorgesehen, daß X. zunächst eine gewisse Zeit gegen eine feste Einnahme, die anfangs 500 Mark betragen sollte, arbeiten sollte. Nach etwa zwei oder drei Jahren war dann eine prozentuale Beteiligung am Reingewinn der Praxis des Dr. A. vereinbart worden. Außerdem war man übereingekommen, daß X. nach seiner eigenen Zulassung als Rechtsanwalt — X. erhielt diese am 4. XI. 1932 — eine eigene Praxis aufbauen und die daraus stammenden Einkünfte für sich behalten dürfte.

Sein erstes Berufsjahr als Rechtsanwalt war gerade abgelaufen, als Hitler an die Macht kam. X. war seinerzeit seit 1926 mit einer Frau befreundet, die seit zwei Jahren Schulamtsbewerberin als Lehrerin war. Und beide waren entschlossen, auch zu heiraten, sobald sie existentiell gesichert wären. Die betreffende Dame war jedoch Arierin. Nun drohten plötzlich rassengesetzliche Eheverbote. So sahen sich Herr X. und seine Verlobte genötigt, dem noch schnell zuvorzukommen und noch im letzten Augenblick, am 26. IV. 1933, die Ehe zu schließen. Frau X. mußte dadurch (Ehe mit einem jüdischen Mischling) aus ihrem Beruf ausscheiden. Aus dieser Ehe gingen drei Kinder hervor.

Am 7. IV. 1933 wurde das Gesetz über die Zulassung von Rechtsanwälten erlassen. Danach konnte die Zulassung von nichtarischen Rechtsanwälten bis zum 30. IX. 1933 zurückgenommen werden. Herr X. als jüdischer Mischling I., ebenfalls sein Vetter Dr. A., der Volljude war, fielen somit unter dieses Gesetz. Bis zur Entscheidung über die weitere Zulassung durften die beiden kein deutsches Gericht mehr betreten. Da der Vetter A. Frontkämpfer des ersten Weltkrieges war, wurde seine Zulassung nicht zurückgenommen. Ebenso erfolgte für X. keine Zurücknahme der Zulassung unter Berücksichtigung des Umstandes, daß auch sein Vater Frontkämpfer war und vor Verdun schwer verwundet war. Immerhin trug die sechsmonatige Unterbrechung seiner eigenen noch im Aufbau befindlichen Praxis dazu bei, daß diese weitgehend zerstört war. Desgleichen war die Praxis seines Vetters innerhalb der sechs Monate aufs äußerste dezimiert. Das hatte zur Folge, daß sich X. damit zufrieden geben mußte, daß zum mindesten die vorgesehene prozentuale Beteiligung an den Praxiseinnahmen seines Vetters entfiel. Dazu verlor Dr. A. 1935 aufgrund der Nürnberger Gesetze sein Notariat, das einen wesentlichen Teil seiner Praxiseinnahmen ausmachte. Hierdurch ging der Umfang seiner Praxis noch weiter zurück und war schließlich eine rein jüdische Praxis geworden. Im Zuge der Kristallnacht wurde er 1938 in das Konzentrationslager Sachsenhausen verbracht, aus dem er nach sechs Wochen zurückkehrte, um im März 1939 nach England auszuwandern.

Die Bemühungen des Herrn X. im Jahre 1938/39, die Praxis seines Vetters Dr. A. weiterzuführen, scheiterten daran, daß durch die 5. Verordnung zum Reichsbürgergesetz aus dem Jahre 1938 zur Beratung und Vertretung von Juden jüdische Konsulenten eingesetzt wurden und Rechtsanwälte zur Vertretung von Juden von Fall zu Fall einer Genehmigung bedurften. Herrn X. wurden angeblich nur fünf Genehmigungen erteilt. Weitere Genehmigungen wurden ihm mit der Begründung abgelehnt, daß es ja nicht Sinn der Ausnahmegenehmigung sei, eine jüdische Praxis fortzusetzen. Damit war praktisch auch die Rechtsanwaltstätigkeit des X. zu Ende. Eine neue Praxis konnte er nicht aufbauen, da er als nichtarischer Anwalt nicht Mitglied des nationalsozialistischen Rechtswahrerbundes werden konnte. Dies wäre aber die Voraussetzung dafür gewesen, daß er sich um neue arische Mandanten hätte bemühen können. Bereits diese seine Diskriminierung als Mensch lediglich wegen seiner jüdischen Abstammung mit allen sonst noch damit verbundenen Selbstwertkränkungen hätte schon damals seelisch schwer auf ihm gelastet.

Ein Vorkommnis aus dem Jahre 1938 sei ihm noch besonders unvergeßlich geblieben. *Ein Zeuge,* Herr B., schilderte den betreffenden Vorgang in der folgenden eidesstattlichen Erklärung. Er verwaltete seit Jahren ein Hausgrundstück in Berlin und hatte in dieser seiner Funktion schon wiederholt Differenzen mit einem Mieter, Fritz C., „in deren Verlauf derselbe sich auf seine Zugehörigkeit zur NSDAP und SS stützte" und damit drohte, „er werde durch diese Organisationen die Angelegenheit in seinem Sinne regeln lassen". Im Laufe der Auseinandersetzungen mit C. kam es im Jahre 1938 vor dem Amtsgericht auch zu einem Prozeß. Im Verhandlungstermin vor dem Amtsgericht vertrat Rechtsanwalt Helmut X. die Grundstückseigentümerin. Weiter heißt es in der besagten eidesstattlichen Versicherung: „Ich war in diesem Termin zugegen, weil es sich um eine einstweilige Verfügung handelte und ich eventuell als Zeuge in Betracht kam. Schon im Laufe der mündlichen Verhandlung vor Gericht benahm sich C. außerordentlich ungehörig gegenüber dem Rechtsanwalt X. und beschimpfte ihn mit antisemitischen Ausdrücken, die ich im einzelnen nicht mehr weiß. Gemerkt habe ich mir nur den Namen „Jordanindianer". Das geschah alles, ohne daß der Richter dagegen einschritt.

Ich weiß zwar nicht mehr, ob C. auch in dem Verhandlungstermin auf seine Mitgliedschaft bei der NSDAP und SS hingewiesen hat, ich erinnere mich nur, daß sein ganzes Verhalten im Termin auf eine Anhängerschaft bei der NSDAP oder SS hindeutete, so daß der Richter dadurch unter Druck gesetzt wurde. Das war auch der Grund, warum der Richter gegen das Verhalten des C. nicht einschritt.

Nach Beendigung der Verhandlung folgte C. dem Rechtsanwalt X. und mir auf den Gang des Gerichtsgebäudes und beschimpfte sowohl ihn wie auch mich ständig, mich u. a. mit dem Ausdruck „Judenknecht". Als wir dann das Gerichtsgebäude verlassen wollten, fiel C. plötzlich unmittelbar vor dem Ausgang des Gerichtsgebäudes über den Rechtsanwalt X. her und trat ihn mit seinen Militärstiefeln mehrfach in die Beine. Ich lief daraufhin aus dem Gebäude des Amtgerichts heraus, um von der Straße einen Polizeibeamten zu Hilfe zu holen. Was sich dann weiter abgespielt hat, habe ich nicht mehr gesehen. Ich traf nur nachher den Rechtsanwalt X. in einer Nebenstraße und nahm ihn in meinem Kraftwagen mit, um ihn nach Hause zu fahren. Ich bemerkte, daß er im Gesicht blutete. Er erzählte mir, daß C. ihn auf der Straße neben dem Gerichtsgebäude noch einmal angefallen und ihm mehrere Faustschläge in das Gesicht versetzt habe." — X. war nach dieser Mißhandlung mehrere Wochen bettlägerig. Und gegen den Täter wurde nichts veranlaßt. Dadurch wurde bei X. das Gefühl nur noch mehr vertieft, daß er ja im Grunde vogelfrei sei. „Denn wenn ich bei meiner Berufsausübung als Rechtsanwalt im Gerichtsgebäude niedergeschlagen werden konnte, ohne daß dagegen etwas unternommen wurde, mußte das zwangsläufig bei mir zu einem schweren Depressionszustand führen."

Noch ein anderes Erlebnis aus diesen Jahren hat sich bei X. unvergeßlich eingeprägt. Als sein Vetter Dr. A. im März 1939 Deutschland verließ, übertrug er X. die Betreuung seiner alten Mutter, die, ebenfalls Jüdin, allein in Deutschland zurückgeblieben war. Sie war bereits 80 Jahre alt, als sie 1941 Selbstmord durch Erhängen beging, kurz nachdem sie zuvor erfahren hatte, daß sie von der GeStaPo abgeholt werden sollte, um nach Theresienstadt deportiert zu werden. Sie hatte einen Brief hinterlassen und darin gebeten, man möchte sofort nach ihrem Tod X. holen, damit dieser die erforderlichen Schritte zur Durchführung ihrer Beerdigung und Regelung der sonst noch erforderlichen Formalitäten in die Hand nähme. So wurde dann X. in der Nacht von der GeStaPo aus dem Bett geholt und ersucht, zusammen mit den Beamten in die Wohnung der Tante mitzukommen. „Diese Sache war für mich fürchterlich und läuft mir mein ganzes Leben lang nach. Ich trat mit den beiden Beamten in das Zimmer, in dem die Tante sich erhängt hatte. Es war, wie gesagt, Nacht und das elektrische Licht war eingeschaltet. Sie hing mit einer Wäscheleine erhängt am Fensterkreuz. Sie sah in einer furchtbaren Weise entstellt aus. Ihre Zunge war furchtbar angeschwollen und hing weit heraus. Der Anblick der 80 Jahre alten Frau, die auf diese Weise umkommen mußte, ist mir für mein Leben unvergeßlich geblieben. Ich habe dann die Leiche zusammen mit den beiden GeStaPo-Beamten abgeschnitten, auf eine Chaiselongue gelegt und weiter ihre Überführung auf den jüdischen Friedhof veranlaßt. Die Wohnung wurde sodann von der GeStaPo versiegelt, das gesamte Mobiliar später abgeholt und versteigert. Den Erlös erhielt der Staat."

Damit nicht genug: „Anfang 1943 wurde meine Mutter, sie war seinerzeit 72 Jahre alt, auf eine besonders hinterlistige Art in Haft genommen." „Man hatte sie von der Kartenstelle zu einer Rücksprache vorgeladen.

Gänzlich arglos ging sie auch dort hin. Dort warteten bereits zwei GeStaPo-Beamte auf sie. Sie wurde in einen Möbelwagen geladen und in eine Sammellager überführt." Durch mühevolles Ablaufen zahlreicher Dienststellen konnte der Vater des X. endlich ihren Aufenthalt in Erfahrung bringen und mit allen Mitteln, u. a. wieder mit dem Hinweis auf seine Frontkämpfereigenschaft im Ersten Weltkrieg und seine schwere Verwundung, die er in der Offensive bei Verdun im Jahre 1916 erlitten hatte, nach einigen Monaten die Entlassung seiner Frau erwirken.

Im Juni 1943 mußte X. seine Anwaltspraxis schließen. Die jüdischen Mischlinge I. wurden damals in Sammellagern zusammengezogen, von denen aus sie der Organisation Todt zur Verfügung gestellt werden sollten. Demgemäß hatte auch Herr X. von der Staatspolizei die Aufforderung erhalten, sich im Sammellager Eichkamp zu melden. Er kam jedoch dieser Aufforderung nicht nach, sondern ging, wie er es formulierte, „auf Reisen", mit anderen Worten in die Illegalität, um nicht in seiner Wohnung angetroffen zu werden. Zuvor hatte er seine Familie in ein kleines Dorf in Schlesien evakuiert.

X. aber pendelte bis kurz vor Kriegsende zwischen fünf verschiedenen Stützpunkten hin und her. An jedem Ort hielt er sich immer nur zwei bis drei Tage auf, — „drei Tage waren schon sehr schwierig", — um dann wieder seine Zufluchtsstelle zu wechseln, nachdem er sich telefonisch dort vergewissert hatte, daß die Luft rein sei und man nicht nach ihm geforscht hätte. So fand er jeweils wenige Tage bei einem bekannten Ehepaar in Berlin Unterschlupf. In Glogau war es ein Hotel. Gelegentlich weilte er kurzfristig auch einmal in Schlesien bei seiner Familie oder in Kontop, einer kleinen Stadt in Schlesien, dann wieder einige Tage in seiner Berliner Wohnung, die damals von seinen Schwiegereltern bewohnt wurde.

Aus den Zeiten dieser Berlin-Aufenthalte lag mir das *Attest eines Berliner Arztes* vor, den Herr X. dann jeweils aufsuchte, weil dieser Arzt bei ihm eine Schilddrüsenüberfunktion festgestellt hatte. Diese äußerte sich meist in Form von schweren Durchfällen, die sich auch durch Medikamente sehr schlecht beeinflussen ließen, und gleichzeitig in Kreislaufbeschwerden, die nach Ansicht des betreffenden Arztes für eine cardiale Insuffizienz sprachen. Im Laufe der Zeit hätte sich seinerzeit die Kreislaufinsuffizienz zu einer Kreislaufdekompensation mit anginösen Beschwerden gesteigert.

Für die erste Zeit seines Reisedaseins hatte ein ehemaliger Mandant des X. diesem eine Art „Wandergewerbeschein" besorgt, auf Grund dessen X. unterwegs bei jeder Kartenstelle Lebensmittelkarten beziehen konnte. Dies ging aber nur einige Monate, da für die Verlängerung dieser Bescheinigung die Vorlage gewisser Unterlagen erforderlich waren, die X. dann nicht mehr beschaffen konnte. In der Folgezeit lebte er noch von der Unterstützung mit Lebensmitteln, die er an seinen „Stützpunkten" erhielt oder von markenfreien Stammgerichten in Gastwirtschaften. Bei Kriegsende wog er mit Wintermantel nur noch 90 Pfund.

„Aus dieser Zeit des Umherreisens", so schreibt Herr X. in einer seiner „Erklärungen", „verfolgt mich noch bis zum heutigen Tag das Bild der ‚Wehrmachtsstreife'. Ich hatte einen Wehrpaß, der Anfang 1943 und zu Beginn des Jahres 1944 noch gültig war. Im letzten Jahr vor Kriegsende benötigte man jedoch zusätzlich zu dem Wehrpaß noch andere Bescheinigungen, so insbesondere einen roten KU-Schein und später noch einen Freistellungsschein vom Volkssturm. All diese Bescheinigungen besaß ich nicht. Die Wehrmachtsstreifen waren ständig unterwegs, um Männer in Zivil zu kontrollieren. Dies geschah besonders auf Bahnhöfen und in Zügen, aber auch auf den Straßen, hier besonders an Verkehrsknotenpunkten. Wäre ich von einer solchen Wehrmachtsstreife gefaßt worden, dann wäre herausgekommen, daß ich dem Einberufungsbefehl zur Organisation Todt nicht nachgekommen war, und man hätte mich zweifellos erschossen. So lebte ich auch in ständiger Todesangst vor diesen Wehrmachtsstreifen. Auf jedem Bahnhof mußte ich darauf achten, ob nicht eine solche den Zug bestieg, in dem ich mich gerade befand. Oftmals, wenn ich dies beobachtete, mußte ich schleunigst aussteigen, dann habe ich mich meist in Toiletten oder Warteräumen versteckt. Niemals konnte ich auf kürzestem Weg einfach einen Bahnsteig verlassen. Immer mußte ich erst abwarten, bis der Menschenstrom verebbt war. Denn auch am Ausgang des Bahnsteiges beziehungsweise an der Fahrkartensperre standen fast immer Wehrmachtsstreifen, um nach verdächtig erscheinenden Männern Ausschau zu halten. Die Angst vor diesen Wehrmachtsstreifen hat sich bei mir derart eingeprägt, daß ich noch heute in der Nacht häufig schreie, weil ich im Traum in irgendeiner Form diese bedrohlichen Gestalten vor mir sehe. Ich wache dann schweißgebadet auf, wenn mich nicht schon vorher meine Frau geweckt hat. Aber auch am Tage fahre ich häufig schreckhaft zusammen, wenn es etwa an der Wohnungstür klingelt. Vor Bombenangriffen habe ich keine Angst gehabt. Aber das Gefühl des Ausgestoßenseins aus meinem eigenen Volk und des schuldlosen und gänzlich schutzlosen Verfolgtwerdens, lediglich wegen meiner Abstammung, haben ein besonderes Angstgefühl in mir hinterlassen."

Gänzlich mittellos und seelisch wie körperlich völlig entkräftet, traf Herr X. im Frühjahr 1945 wieder mit seiner Familie in Berlin zusammen. „Ich bin nach dem Krieg nie wieder froh geworden. Ich kam mir völlig verlassen vor, weil ich meinte, bei niemandem mehr Verständnis zu finden und mit niemandem mehr sprechen zu können, weil ich ja über alles andere Gedanken und Auffassungen hatte wie die Menschen, die nicht der Verfolgung oder irgendwelchen Verfolgungsmaßnahmen ausgesetzt waren. So habe ich mich in der Folgezeit von aller Welt zurückgezogen und isoliert. Den Verlust meiner Wohnung, den Verlust meines Büroinventars und -mobiliars habe ich ohne Beeinträchtigung getragen, was mich aber kaputt gemacht hat, war meine gänzlich schuldlose Verfolgung über einen Zeitraum von 12 Jahren. Das alles habe ich nicht verkraften können, auch nicht mehr in der Nachkriegszeit."

Trotz dieses seines hochgradig geschwächten Gesundheitszustandes meldete sich Herr X. nach dem Waffenstillstand im Amtsgericht Lichtenberg, wo bereits von den Russen ein neuer Amtsgerichtspräsident eingesetzt worden war, sofort zum Wiederaufbau der Justiz. Täglich lief er kilometerweit zum Amtsgericht, weil seinerzeit noch keine Verkehrsverbindungen bestanden, und versuchte, einigermaßen Ordnung in die damaligen Verhältnisse zu bringen. Die Russen wollten X. sogar zum Landgerichtsdirektor deklarieren: „Du, Landgerichtsdirektor!" Da er aber nicht Richter werden wollte, ließ er sich als Notar eine Beglaubigung geben und nahm etwa im Juni 1945 wieder seine Anwaltspraxis auf, nur von dem einen Gedanken beseelt, die zwölf während der Hitlerzeit verlorenen Lebens- und Berufsjahre so schnell wie möglich wieder aufzuholen und seine Familie wieder einigermaßen ernähren zu können nicht zuletzt aber auch um in eiserner Pflichterfüllung dem Ideal des Anwaltsberufes gerecht zu werden. Er nahm noch seine alten Eltern zu sich und sorgte für sie bis zu ihrem Lebensende. So hatte er eine Zeitlang mit seiner Frau und seinen beiden heranwachsenden Kindern für fünf Personen zu sorgen.

Wie in seiner Jugendzeit ging er wieder mit ungeheuerem Kräfteeinsatz an den Neuaufbau seiner Praxis. Die Arbeit schwoll allmählich so an, daß X. längere Zeit fünf bis sechs Angestellte beschäftigte. Nur Grundstücksmakler kamen nicht zu ihm, da er in seiner Eigenschaft als Notar als besonders korrekt bekannt war. Als Frühaufsteher saß er meistens schon morgens um 6 Uhr an seinem Schreibtisch, um sein Büro in der Regel erst abends um 8 Uhr zu verlassen. Bis zum Jahre 1960/61 hatte er sogar noch einen Sonntagsdienst eingerichtet, da er auch an Sonn- und Feiertagen zu arbeiten pflegte. Sein Beruf nahm ihn so völlig in Beschlag, daß er nur selten einmal ausging. Auch sonst gönnte er sich keinerlei Luxus. So hatte er bis zu seinem seelischen Zusammenbruch durchaus ein gutes Einkommen. Nur war dies durch seinen relativ großen Bürobetrieb und seine familiäre Belastung wiederum nicht so hoch, daß es ausgereicht hätte, sich eine genügend große Rücklage zu schaffen, die seiner Familie eine einigermaßen standesgemäße und sorgenfreie Zukunft gesichert hätte.

Aufgrund seiner hochgradigen, durch die Verfolgungsjahre wesentlich vertieften Kontaktstörung fand X. keinerlei Anschluß mehr zu irgendwelchen Kollegenkreisen. Er begründete dies folgendermaßen:

„Von 1945 bis 1948 waren in Berlin die ehemaligen Mitglieder der NSDAP und ihrer Gliederungen nicht als Rechtsanwälte, Richter oder Staatsanwälte zugelassen. Das hatte zur Folge, daß sich nun diese Kreise enger zusammenschlossen, weil sie sich nun ihrerseits verfolgt und ungerecht behandelt fühlten, und sie bezogen nun abermals eine Kontra-Stellung gegenüber denjenigen Rechtsanwälten, die zugelassen waren. Im Dritten Reich stand ich in der Liste der nichtarischen Rechtsanwälte. Diese Liste hatten die Anwaltsbeamten auf den

Gerichten sowie ferner alle Richter und Staatsanwälte. Durch diese Liste war also allen Fachleuten bekannt, daß ich während der Hitlerzeit zur Gruppe der nichtarischen Anwälte gehört hatte. Im Zusammenhang mit der Spaltung Berlins wurden dann 1948 die ehemaligen Mitglieder der NSDAP und ihrer Gliederungen auch wieder Rechtsanwälte, Richter oder Staatsanwälte. Ebenso traten die gleichen Anwaltsbeamten wieder in Funktion, die im Dritten Reich PGs gewesen waren. Daraus ergab sich, daß ich auf dem Gericht genauso scheel angesehen wurde wie zur Hitlerzeit, hielten mich doch jetzt die Anwaltsbeamten, Kollegen und Richter für einen Nutznießer des verlorenen Krieges und ärgerten sich darüber, daß ich schon seit 1945 wieder Rechtsanwalt war, während sie schippen gehen mußten. Diese Kontra-Stellung, die sich aus vielen Verhaltensweisen und Äußerungen erkennen ließ, hat sich bis zum heutigen Tag erhalten. Als Folge meiner Verfolgung als Jude im Dritten Reich war ich so wiederum ausgegliedert und in keine der Positionen eingerückt, die die einstigen nationalsozialistischen Kollegen schon früher innehatten. Der Kreis dieser Kollegen hielt auch weiterhin zusammen, während ich von ihm ausgeschlossen war."

Angeblich im Jahre 1953 fing X. an, zunächst mit wöchentlichen Einsätzen von DM 100,—, Summen, die für seine damaligen Einkommensverhältnisse durchaus als gering angesehen werden konnten, im Lotto und Toto zu spielen. Er gewann auch einmal 1955 50 000 Mark und noch einmal im Jahre 1957 mehrere größere Summen.

Im Jahre 1959/60 will X. dann erstmalig verspürt haben, daß seine Arbeitskräfte nachließen. Er mußte sein Arbeitspensum zunehmend einschränken. Den Sonntagsdienst konnte er nicht mehr innehalten. Er wurde immer unfähiger zum Diktat. Immer häufiger mußte er die Arbeit am Sonnabendnachmittag streichen. Von seiner Arbeit, deren Erledigung er sich an den verbleibenden Wochentagen vorgenommen hatte, blieb eine immer größere Zahl unerledigt liegen. Zwar hoffte er, daß diese Krise nur eine vorübergehende wäre. Aber das Gegenteil trat ein.

In diese Zeit der wachsenden beruflichen Schwierigkeiten fiel dazu im Jahre 1961 der eingangs schon erwähnte Suicidversuch seiner ältesten Tochter. „Das war nun das Resultat meines so überaus arbeitsreichen und qualvollen Lebens für dieses Kind." Durch dieses Vorkommnis sei sein seelischer Zusammenbruch nur noch um ein weiteres beschleunigt worden. Immer übermächtiger wuchs in X. die Vorstellung, daß er sich dem Zeitpunkt näherte, an dem er überhaupt nicht mehr würde arbeiten können. Einen Arzt aufzusuchen, wäre ihm sinnlos erschienen, denn wie hätte ihm ein Arzt in dieser Lage helfen können. Gelegentlich hätte er wohl auch an einen Urlaub gedacht, von dieser Möglichkeit aber wieder abgesehen, hätten doch seine inzwischen immer mehr anwachsenden Arbeitsrückstände von niemandem anders außer von ihm selbst aufgearbeitet werden können. Ein Vertreter hätte ihn wohl formell aber niemals materiell vertreten können, so daß mit Bestimmtheit durch einen Urlaub nur noch größere

Schäden entstanden wären. Der Umfang der Praxis des Herrn X. ging immer weiter zurück und die Zahl seiner Angestellten mußte er langsam immer mehr reduzieren.

Seiner Familie gegenüber hätte er, um sie nicht auch noch zu beunruhigen, seine innere und äußere Lage bis zuletzt verheimlicht. Daraus ergab sich, daß er selbst in ihrem Kreis stundenlang auf seinem Sessel gesessen hätte, ohne ein Wort zu sprechen, selbst am Mittagstisch. Seine Frau hätte ihn deswegen häufiger bedrängt, er solle doch einmal Urlaub nehmen oder sonst etwas für seine Gesundheit tun. Nebenbei hätte sie ihm oft noch Vorwürfe gemacht, daß er so gar keine Zeit für seine Familie hätte. Derartige Vorwürfe hätte er nur so verstanden, daß also auch seine Familie ihn nicht mehr verstünde. Und doch hätte seine Arbeit ja nur in ihrem Interesse gelegen. „Du arbeitest dich tot, und keiner dankt dir dafür!"

Im übrigen sei seine Frau von Natur auch temperamentvoller als er. Dadurch sei es nicht selten von ihrer Seite zu erregten Auftritten gekommen mit Tränenausbrüchen, Schreien und Toben, im Verlauf deren sie sich oft auch auf den Boden geworfen hätte. All diese familiären Umstände hätten ein weiteres dazu beigetragen, sein Verzweiflungsgefühl noch mehr zu vertiefen mit dem Ergebnis, daß er sich von der Familie immer weiter zurückzog und sich auch ihr gegenüber völlig verschloß. So sei er allmählich ein in Schwermut und Hoffnungslosigkeit gänzlich versinkender Mensch geworden, der nicht mehr lachen konnte und jeglichen Kontakt mit seiner Umwelt verlor.

Im Büro saß er jetzt tagelang herum, ohne etwas arbeiten zu können, nur von dem Gedanken an das langsam über ihn hereinbrechende Unglück erfüllt. Die Rückstände mehrten sich. Zunehmend wurden ihm Mandate entzogen. Und wenn er in das Büro gekommen sei, wäre ihm angesichts der unerledigten Aktenberge bis zum Erbrechen übel geworden. Es stellten sich Kreislaufstörungen verbunden mit Schweißausbrüchen ein, bei denen alles vor seinen Augen verschwamm. „Ich hatte das Gefühl, in eine Welt versetzt zu sein, in der ich mich allein befand. Ich hatte eben die Fühlung mit ihr verloren. Der Zustand war grauenhaft!" Häufig hätte er sich mit Gedanken an einen Selbstmord getragen als einzigen Ausweg aus seiner Not. Nur das Verpflichtungsgefühl seiner Familie gegenüber hätte ihn vor diesem letzten Schritt zurückgehalten. Sich beruflich umzustellen, dazu hätte ihm die seelische Kraft gefehlt, abgesehen davon, daß dies ja auch altersmäßig für ihn kaum mehr möglich gewesen wäre.

So etwa sah die innere Verfassung und die berufliche Lage des Herrn X. um das Jahr 1961 aus. „Ich arbeitete nur noch not- und zwangsweise, um die dringendsten Fristsachen zu erledigen oder Fristverlängerungen zu beantragen, soweit das möglich war. Es überfielen mich panikartige Angstzustände, die sehr schwer zu beschreiben sind. Dies alles führte dazu, daß ich meine Einsätze im Lotto und Toto erhöhte, in der Hoffnung, vielleicht doch noch auf diese Weise meinem immer drohenderen beruflichen Schiffbruch zu entgehen." Hätte er etwa ab 1960 damit begonnen, beim Toto und Lotto DM 700,— bis 800,— gelegentlich auch einmal DM 1000,— in der Woche einzusetzen, so spielte er zu diesem Zeitpunkt doch immer noch mit seinem eigenen Geld. Nur hätte er jetzt nicht mehr gewonnen, sondern nur verloren. Und sein seelischer Zustand verschlechterte sich weiter und weiter. Er führte „bis in die letzten Stadien menschlicher Verzweiflung". Seine „Kreislaufstörungen" machten sich immer häufiger bemerkbar. Anfallsweise traten unerträgliche Rückenschmerzen auf, bei denen er sich oft hätte auf den Fußboden legen müssen, wo er sich vor Schmerzen gekrümmt hätte. Immer öfter mußte er sein Büro schon mittags oder am frühen Abend verlassen, um sich ins Bett zu legen. Ein Schmerzanfall jagte den anderen, und Schweißausbrüche wurden von einem stundenlangen Schlucken abgelöst. Schließlich wäre er kaum noch in der Lage gewesen, richtig zu laufen und hätte er sich nur noch mit Mühe und Not aufrechthalten können.

Aus dieser Verfassung heraus sei es gekommen, daß er etwa seit 1962 damit begonnen hätte, auch Gelder seiner Klienten im Lotto und Toto einzusetzen, seit Beginn des Jahres 1964 bis zu DM 6000,— wöchentlich. Die Jahre 1962 bis 1964 wären für ihn nur noch eine einzige Kette der Qual gewesen. Die Erkenntnis, daß ihm die Erfüllung seines Lebens versagt geblieben wäre, hätte ihn fast zum Wahnsinn gebracht. „Ich wußte nicht mehr, was ich tat, ich handelte nur noch unter einem seelischen Zwang." Heute wäre es für ihn unfaßbar, daß ausgerechnet er im Laufe der Zeit Beträge in Höhe von insgesamt DM 200 000 unterschlagen hätte.

Aus der Erkenntnis heraus, daß es so nicht weitergehen könne, hätte er sich schließlich von sich aus entschlossen, sich auf dem Kriminalamt zu melden und dort Strafanzeige gegen sich selbst wegen Unterschlagung bzw. Veruntreuung zu stellen. „Eine Strafanzeige gegen mich von anderer Seite lag zu diesem Zeitpunkt nicht vor." Der zuständige Amtsgerichtsrat, der den Haftbefehl gegen X. erließ, ordnete seine sofortige Überführung in das Haftkrankenhaus des Untersuchungsgefängnisses an, da er befürchtete, daß X. Selbstmord begehen könnte. Seit dem 21. XII. 1964 befände er sich wieder auf freiem Fuß.

Die obigen Schilderungen des X. über seine Verfassung in den letzten Jahren wurden durch die eidesstattlichen Versicherungen seiner Familienangehörigen und seiner langjährigen Sekretärin als glaubwürdig bestätigt.

Aus dem Entlassungsbericht des Haftkrankenhauses

(Aufenthalt 24. IX. bis 21. XII. 1964) ergibt sich, daß man dort anfänglich kardiologisch im EKG einen gestörten Erregungsrückgang im Bereich des linken Ventrikels wie bei einer Coronarinsuffizienz fand. Dieser Befund besserte sich jedoch wesentlich im Laufe der Behandlung. Die Stimmungslage des X. war ausgesprochen depressiv. Dabei äußerte er anfänglich ernste Suicidideen, die jedoch nach wiederholten Aussprachen mit dem Anstaltspsychiater langsam aufgegeben wurden. Entlassungsdiagnose: Depressionen mit Selbstmordabsichten, coronare Durchblutungsstörungen, Ischialgie.

Bei den durch mich anfangs des Jahres 1965 durchgeführten *psychiatrischen Untersuchungen* trug mir Herr X. als beherrschende Klagen vor: Bei den geringsten Aufregungen stellte sich bei ihm immer noch eine starke Kurzatmigkeit ein, bei ernster begründeten Aufregungen auch seine Rückenschmerzen, die dann mitunter, wie schon in früheren Jahren, so heftig würden, daß er sich auf den Boden legen müsse. Sein Brustkorb wäre bei diesen Anfällen wie zusammengeschnürt. Dabei käme es — ebenfalls wie früher — zu starken Schweißausbrüchen. Ebenso litte er unverändert und unabhängig von Aufregungen unter einem stundenlangen Schluckkrampf. In letzter Zeit hätten sich zu allem anderen häufig noch sehr starke Kopfschmerzen gesellt, verbunden mit Übelkeit und Brechreiz. Dauer dieser Anfälle ein bis zwei Stunden. Seine Merkfähigkeit und sein Gedächtnis hätten deutlich nachgelassen und seine Stimmung sei unverändert schwer depressiv.

Psychiatrischer Befund

Über meinen ersten flüchtigen Eindruck, den ich von Herrn Rechtsanwalt X. im Jahre 1961 in Erinnerung behielt, sprach ich schon. Ebenso schilderte ich kurz sein Zustandsbild vom Sommer 1964. Als er mich nunmehr zu Beginn des Jahres 1965, kurz nach seiner Entlassung aus dem Haftkrankenhaus, aufsuchte, um mir seine seit Jahren wachsende Not mit seinem schließlichen Delikt zu offenbaren und mich um das vorliegende Gutachten bat, betrat er wie ein gebrochener Mann, gebückt und nur zögernd, mein Arbeitszimmer, als träte er auch vor mich wie vor einen Richter. Erst langsam taute er auf, um dann allmählich mit seiner ganzen inneren und äußeren Bedrängnis herauszukommen. Dabei verriet er immer wieder ein tiefes Schamgefühl und eine hochgradige Ratlosigkeit darüber, wie es bei ihm, dem doch früher immer so überaus korrekten und fast zu einem übertriebenen Pflichtgefühl neigenden Menschen zu diesen seinen Vergehen kommen konnte.

Während er sich in den weiteren Stunden der Exploration ausgesprochen darum bemühte, seine Vorgeschichte und den ganzen Verlauf der für ihn so verhängnisvoll endenden Handlungsweise zu rekapitulieren, stellte sich zeitweise bei ihm eine geradezu bedrohlich anmutende Kurzatmigkeit und Luftknappheit ein, wie sie einem in der Regel nur bei schweren dekompensierten organischen Herz- und Kreislaufstörungen zu begegnen pflegen. Angesichts dieser Symptomatik hatte ich wiederholt den Eindruck, daß eine Fortführung unseres Gespräches, die ja zwangsläufig mit einer Wiedererweckung aller so lange verdrängten Angstaffekte und Emotionen verbunden war, Herrn X. nicht zumutbar und in ihren gesundheitlichen Auswirkungen bedenklich sein könnten. Diese Besorgnis sprach ich Herrn X. gegenüber auch verschiedentlich aus. Doch erwiderte er mir stets darauf, er müsse und wolle die notwendige Klärung seiner Verhaltensweise nun einmal zu Ende führen und durchstehen. Und da schließlich nach den Untersuchungsergebnissen des Haftkrankenhauses ein organisches dekompensiertes Vitium cordis nicht diagnostiziert wurde, interpretierte ich dieses oben von mir geschilderte Symptom nur als einen anderen, hier psychosomatischen Ausdruck der in X. beim Rekapitulieren des Vergangenen immer noch lebendigen, nur lange Zeit verdrängten, Beklemmungszustände. Er bemühte sich dann auch weiterhin um eine möglichst wahrheitsgemäße Schilderung des Ablaufes der Dinge. Niemals ließen sich dabei Zeichen beobachten, daß X. dieses oder jenes Verhalten bagatellisieren oder verheimlichen wollte.

Ein anderer Zug schien mir an der Gesamthaltung des X. noch besonders bemerkenswert. In seiner ersten mir vorgelegten ausführlichen schriftlichen Darstellung seiner Lebens- und Krankheitsgeschichte hat er *den fraglos nicht unerheblichen seelischen Belastungen und Ängsten, denen er bereits von Anbeginn der Nazizeit und insbesondere während der Zeit seines illegalen Lebens als Mischling ausgesetzt war,* kaum Erwähnung getan Ich mußte diesbezüglich Einzelheiten erst von ihm erfragen und ihn bitten, sie mir noch einmal schriftlich darzustellen. Auf eine Frage von mir, ob er wohl inzwischen beim Entschädigungsamt auch einen Antrag auf eine Entschädigung für einen etwaigen verfolgungsbedingten Gesundheitsschaden gestellt hätte, meinte er, daß er zwar im Grunde bis in die Gegenwart hinein seine damalige Diffamierung, Deplazierung und Deformierung als Mensch niemals verwunden hätte. Doch wäre ja niemals all das, was man ihm angetan hätte, mit Geld wieder gutzumachen. „Ich hatte einen Ekel vor einem entsprechenden Antrag und hielt eine etwaige geldliche Entschädigung nur für ein Schandgeld."

Zum anderen hätte er sich auch gleich nach Beendigung des Krieges mit seinen letzten verfügbaren Kräften wieder in seine Arbeit gestürzt, um die vielen versäumten Jahre seines Lebens so schnell wie möglich mit eiserner Energie wieder aufzuholen und auf diese Weise sein ja von jeher labiles und durch die Erlebnisse der Nazizeit vollends zerbrochenes Selbstwertgefühl an seiner eigenen Leistung wieder ein wenig aufzurichten. — Meiner Überzeugung nach verrät sich auch hierin ein sehr charakteristischer Wesenszug des Herrn X. zur Erklärung seiner nach 1945 bis an die physischen Grenzen gehenden Arbeitsintensität.

In diesem Zusammenhang scheint mir noch eine weitere nachgereichte „Erklärung" des Herrn X. bemerkenswert, aus der einem ebenfalls in selten eindrucksvoller Weise seine ganze ihn bis zum heutigen Tage beherrschende Konfliktslage und Problematik entgegentritt. So, wenn er in derselben auf der einen Seite ausdrücklich betont, daß man für all das, was in der Nazizeit mit den Juden geschehen wäre (Konzentrationslager, Vergasungsanlagen usw.) keinen einzelnen Menschen verantwortlich machen könne, da es sich ja hierbei um eine reine Aktion des Staates gehandelt hätte, und die Regierung des Dritten Reiches wäre eine legale, durch wiederholte Wahlen durch das deutsche Volk bestätigte Regierung gewesen. Danach bestünde kein Zweifel daran, wer die Verantwortung und Schuld für diese Geschehnisse hätte. Auf der anderen Seite führt dann X. wieder aus, daß keiner „aus dem deutschen Volk aufgestanden" sei, „diese Schandtaten zu verhindern oder auch nur dagegen zu protestieren. Also hätte jeder einzelne Mensch des deutschen Volkes einen Teil der Schuld zu tragen". „Ja", so fährt X. fort, *„ich bin selbst ein Angehöriger des deutschen Volkes und habe mich als solcher gefühlt. Deshalb fühle ich mich genauso schuldig an den Verbrechen, die an den Juden begangen wurden,* wie jeder andere Deutsche, weil auch ich zu denjenigen gehöre, die nichts dagegen unternommen haben, daß diese Verbrechen begangen wurden." Dieser Sachverhalt wäre ein weiterer Grund für seine Abkapselung nach dem Kriege gewesen, der zu der völligen Deformierung seiner Persönlichkeit geführt hätte.

Schließlich fragt man sich, wenn man in der gleichen „Erklärung" liest, daß man ihn bereits bald nach 1948 bis zum heutigen Tage von allen Seiten — seien es nun Richter, Staatsanwälte oder Anwaltsbeamte — als „Nichtarier" nach wie vor scheel ansehen würde und ihn aus diesem Grunde in seinem beruflichen Fortkommen nicht gefördert hätte, ob sich nicht auch in dieser generellen Mißtrauenshaltung seiner Umwelt gegenüber ein weiteres Symptom seiner tiefen seelischen Gestörtheit verrät? Gröbere Merk- oder Gedächtnisstörungen konnte ich im Verlauf meiner psychiatrischen Explorationen an Herrn X. nicht wahrnehmen.

Auf meinen Rat ließ Herr X. noch ein **graphologisches Gutachten** unter Vorlage von Schriftproben aus den Jahren 1959 bis 1964, also schon aus der kritischen Zeit, von einem namhaften Institut für Schriftpsychologie anfertigen. Ich gebe im folgenden das Ergebnis auch dieses Gutachtens wieder:

„Als Hauptbefund läßt sich aus den eingereichten Unterlagen eine starke seelische Erschütterbarkeit des Schrifturhebers feststellen, die weit aus dem Normalen herausfällt. Offensichtlich handelt es sich bei ihm um eine hochlabile Persönlichkeit, die zum mindesten während der kritischen Phase den Erlebnissen und inneren Stimmungsschwankungen nahelos wehrlos ausgesetzt war, sich leicht erregte und schwer wieder beruhigte, was naturgemäß sein gesamtes Verhalten beeinflußte. Dies ist um so mehr der Fall, als es dem Schreiber seinerzeit weitgehend an einem ausgeglichenen Selbstgefühl fehlte. Auch hier lag damals eine deutliche Unausgewogenheit vor.

Nach den uns zur Verfügung gestellten Proben war der Schreiber in der fraglichen Zeit zwar nicht ständig von Minderwertigkeitsgefühlen gequält, sondern er kannte auch mindestens Augenblicke der Gehobenheit und Zuversicht, expansiver Impulse und optimistischer Illusionen. Aber diese hielten nie vor und wurden alsbald wieder von Enttäuschung und Mutlosigkeit abgelöst. Was ihm immer wieder neuen Auftrieb gegeben haben dürfte, war sein Wunsch nach Wirkung und Erfolg. Er wollte vorankommen, Ansehen gewinnen, geschäftlich reussieren und auch beliebt sein. Diese innere Spannung zwischen Lebensanspruch und innerer Schwäche, zwischen Hoffnung und Angst, bildete für ihn eine erhebliche Wurzel innerer Beunruhigung.

Erschwerend war dabei, daß sich der Schreiber aus einem Mangel an gleichmäßiger Steuerung sozusagen nicht auf sich selbst verlassen konnte. Seine Unfähigkeit, an getroffenen Entschlüssen wirklich festzuhalten, der Mangel an ökonomischem Wechsel zwischen Anspannung und Entspannung, an Disziplin und Unbeirrbarkeit, sind in der Schrift so evident, daß wir nur annehmen können, daß das, was der Schreiber in dieser Beziehung von sich selbst glaubte, mit unbewußten Selbsttäuschungen zusammenhängt, da er bei seinem brüchigen Selbstgefühl eine diesbezügliche Selbsteinsicht gar nicht ertragen konnte. Gewiß hatte er den brennenden Wunsch — also ein Gefühl —, seine Schwierigkeiten loszuwerden, gewiß hat er sich in dieser Absicht emsig betätigt: Ein kraftvolles Wollen stand unseres Erachtens aber nicht dahinter. Er konnte als der irritierbare, zartorganisierte Mensch, der er unseres Erachtens ist, seinerzeit gar nicht „wollen", sondern nur hoffen, drängen, wagen, probieren, suchen, tasten, spekulieren, — dagegen etwas ruhig, sicher und konsequent anzugehen, lag außerhalb seiner Möglichkeit.

Dabei ist er seiner ganzen Natur nach fraglos überdurchschnittlich intelligent, ein wacher Kopf, der vielseitig aufgeschlossen, leicht auffaßt, unvoreingenommen und selbständig urteilt, höchst gewandt kombiniert, frei von jedem Klischee eigene Ideen hat, einen sehr ausgeprägten Spürsinn besitzt, sich raschestens umstellen kann und als Anwalt äußerst findig sein dürfte. Es fehlte ihm während seiner Depression nur eines: trockener Wirklichkeitssinn, der seiner spekulativen Begabung das Gleichgewicht halten konnte. Ruhige Konzentration, geduldiges Wählen des Inbetrachtkommenden, klare Koordinierung aller erforderlichen Maßnahmen, eine sachgerechte Planung — nach all dem sucht man in seiner Schrift vergeblich. — Daß der Schreiber sich so relativ lange behaupten konnte, ist allein seiner Initiative trotz aller Mißhelligkeiten zuzuschreiben. Seine Chancen mußten um so geringer werden, je mehr es auf die ihm fehlenden Wesenszüge ankam, ja es ergab sich unseres Erachtens geradezu ein Teufelskreis: Je hoffnungsloser seine Situation wurde, desto größer wurde die Versuchung, auf ein „Wunder" zu hoffen.

Seine Motive waren dabei uneigennützig. Ist doch der Schreiber gesinnungsmäßig anständig und frei von betrügerischen Absichten. Er sah einfach keinen Ausweg mehr. Und wir glauben, daß er ihn bei der geschilderten Veranlagung auch nicht sehen konnte. — Somit handelt es sich zusammenfassend nach den vorliegenden Schriftproben um eine hochgradig affektlabile und in ihrer Einsichtsfähigkeit trotz hoher Intelligenz dadurch so stark beeinträchtigte Persönlichkeit, daß eine aufreibende Selbststeuerungskraft nicht mehr zu erwarten war und der Schreiber insofern nicht als voll verantwortlich angesehen werden kann. Insbesondere lagen unseres Erachtens keine primär betrügerischen Absichten vor, sondern Flucht in die Spekulation aus dem Gefühl auswegloser, angstvoller Getriebenheit.“ — (Dieses graphologische Gutachten lag dem Gericht nicht vor, doch bestätigt es weitgehend den Eindruck, den auch ich von Herrn X. im Verlauf meiner psychiatrischen Explorationen gewonnen hatte.)

Zusammenfassung und Beurteilung

Aus der im obigen ausführlich wiedergegebenen Familien-, Lebens- und Krankengeschichte des Herrn X. ergeben sich abschließend die folgenden, für die Beurteilung seines seelischen Zustandsbildes zur Zeit seiner Tat wesentlichen Sachverhalte: Zum ersten stammt X. offenbar aus einer *erblich schwer belasteten Familie mit zahlreichen Fällen von Depressionen, Suiciden usw.*, so daß man folgern kann, daß *auch bei ihm anlagemäßig eine entsprechende Disposition vorhanden* war.

Darüber hinaus scheint X. von klein auf offenbar ein äußerst empfindsamer und erheblich kontaktgestörter Mensch gewesen zu sein. Als solcher erlebte er schon in jungen Jahren im Hause seiner Eltern was es heißt, wirtschaftlich eingeengt oder gar in Not zu sein, die er aus einem ebenfalls schon in der Kindheit geprägten übergroßen Pflichtgefühl seiner Familie gegenüber schon in seiner Studienzeit durch Nebenverdienste mit allen Kräften zu steuern sich bemühte.

Es kam dann für ihn die Zeit des Nationalsozialismus und das Erlebnis seiner menschlichen Ächtung, ja nicht nur dieser, sondern auch seiner beruflichen Beschränkung bis zu seinem Berufsverbot, damit sein Existenzverlust und seine direkte Lebensbedrohung als jüdischer Mischling. Die eigene Mutter und mehrere Angehörige aus ihrer Familie waren vorübergehend in Konzentrationslagern inhaftiert, soweit sie nicht dort selbst umgebracht wurden. Und um selbst einem solchen Schicksal zu entgehen, mußte er $1^1/_2$ Jahre in ständiger Lebensangst, gänzlich schutz- und mittellos ein Flüchtlingsdasein führen.

Daß alle diese Umstände sein an sich schon labiles Selbstwertgefühl nur noch zusätzlich und jetzt auf das nachhaltigste erschütterten, ist wohl nur zu naheliegend. Aus der daraus auch in der Folgezeit verbliebenen Angst um seine Existenz und seiner vertieften Selbstwertunsicherheit lebte X. nach

1945 völlig in sich eingekapselt und isoliert von aller Welt, selbst von seiner Familie, nur noch ganz seiner Arbeit, um möglicherweise doch noch so alles zu vergessen, was man ihm angetan hatte, wieder aufzuholen und aufzubauen.

Dadurch kam es 1960 zu einem völligen, fraglos mit durch Überarbeitung bedingten leib-seelischen Zusammenbruch, schwer depressivem Erschöpfungs- und Verzweiflungszustand. Die unerledigten Aktenberge türmten sich vor ihm, das Bild der hoffnungslosen Ausweglosigkeit seiner Zukunft nahm schließlich all sein Sinnen und Denken in Beschlag. Am Ende gänzlich von Sinnen beging er dann das ihm jetzt zur Last gelegte Delikt: Veruntreuung von Mandantengeldern als letztem, vielleicht doch noch Rettung bringendem Mittel.

Zusammengefaßt kann man mit gutem Grund nur sagen, daß es zu den strafbaren Handlungen des Herrn X. nur gekommen ist, weil er wegen der von ihm und oben von mir geschilderten krankhaften Störung der Geistestätigkeit zur Zeit der Tat gänzlich unfähig war, wenn auch nicht das Unerlaubte seiner Tat einzusehen, so doch zweifelsohne im Sinne des § 51, Abs. 1 StGB nach dieser Einsicht zu handeln, befand er sich doch in einem schwersten, fast psychotisch anmutenden depressiven Erschöpfungszustand, an dessen Zustandekommen neben seiner erblichen Belastung und neurotischen Struktur mit allergrößter Wahrscheinlichkeit auch sein Verfolgungsschicksal und die seelische Reaktion darauf beherrschend mitgewirkt haben dürfte. *Ohne die Summation all dieser Fakten wäre es mit an Sicherheit grenzender Wahrscheinlichkeit nicht zu dem Vergehen des Herrn X. gekommen.*

Zusätzlich zu meinem obigen Gutachten und unabhängig von diesem erbat Herr X. im April 1965 noch ein **neurologisch-psychiatrisches Gutachten des Oberarztes der psychiatrischen Universitätsklinik Göttingen, Herrn Professor Venzlaff.** Ich beschränke mich auf eine kurze Wiedergabe von dessen *Schlußbeurteilung.* Herr Professor VENZLAFF nahm zunächst aufgrund der von ihm vorgenommenen Untersuchung des Herrn X. und der auch ihm vorliegenden Unterlagen als feststehend an, daß Herr X. „etwa in den Jahren 1959/60 an einer sich mehr und mehr vertiefenden Depression erkrankt“ sei, die dann in den Jahren 1962 bis 1964 offenbar ihren Höhepunkt erreicht hätte. „Hinsichtlich der strafrechtlichen Verantwortlichkeit des X.“ stimme er in vollem Umfang mit den Schlußfolgerungen meines Gutachtens überein. Nur meinte Herr Professor Venzlaff im Unterschied zu mir, für *das Zustandekommen des Depressionszustandes „ursächlich überwiegend innere Faktoren“, das heißt einerseits die erblich gegebene Veranlagung des X. zum anderen „somatische Involutionserschei-*

nungen" verantwortlich machen zu sollen. „Für die Symptomenfärbung und -gestaltung seien dann *sicherlich noch persönlichkeitseigene (neurotische) Faktoren und die Verformung durch die rassischen Verfolgungsmaßnahmen" mitbestimmend* gewesen. Jedenfalls sei auch er der Überzeugung, daß Herr X. „zum Zeitpunkt, als er die strafbaren Handlungen (Veruntreuungen von Mandantengeldern zum Lottospiel) beging", während der obigen (auch von mir breit geschilderten) krankhaften Störung der Geistestätigkeit „vielleicht noch in der Lage war, das Unerlaubte seiner Handlungen einzusehen, jedoch nicht mehr nach dieser Einsicht zu handeln. Somit sei auch er der Ansicht, daß die Voraussetzung des § 51, Abs. 1 bei Herrn Rechtsanwalt X. gegeben wäre.

Auf Ersuchen des zuständigen Amtsgerichts wurde sodann Herr X. im November 1965 durch den Medizinalrat Dr. E. auf seine Prozeßfähigkeit hin untersucht. Er bot auch bei dieser Gelegenheit das Bild einer chronisch-reaktiven Depression, deren Ausmaß seine Prozeßfähigkeit aufhob. Daraufhin ordnete das Amtsgericht eine Gebrechlichkeitspflegschaft mit dem Wirkungskreis: Prozeßführung an.

Schließlich erstattete im Januar 1966 der *vom Gericht bestallte Obermedizinalrat Dr. F. ein psychiatrisches Gutachten* über die strafrechtliche Verantwortlichkeit des Herrn X. Intern und neurologisch erhob er keinen wesentlich krankhaften Befund. Psychisch schilderte er Herrn X. „in seiner äußeren Erscheinung älter als er wirklich ist". Er machte „einen betont hinfälligen Eindruck", Kleidung etwas abgerissen. Der Gesichtsausdruck war schlaff. „Während der ganzen Untersuchungszeit sprach X. nur mit leiser, oft fast kaum hörbarer Stimme, wiederholt tränenerstickt. Dabei zeigte er sich allseitig orientiert. Seine Antworten waren logisch folgerichtig, und weder waren die Merkfähigkeit noch das Gedächtnis gestört. In seiner Stimmungslage war er immer gedrückt. Niemals habe ich bei ihm auch nur den Anflug eines Lächelns gesehen. Dabei schien die *gedrückte Stimmungslage aus einer vitalen Traurigkeit entstanden* zu sein, während *seine Gehemmtheit* darauf schließen ließ, daß er *in seinem ganzen Lebenskreis durch seine Depressionen eingeengt* ist." Aus einem Bedürfnis heraus, sich freizusprechen, „kam immer die Rede darauf, daß seine Depressionen wohl ursächlich mit der schweren Erkrankung seiner Tochter und mit den täglich zunehmenden Schwierigkeiten, die sich aus seiner beruflichen Situation ergaben, in Zusammenhang gebracht werden müßten".

Der Gutachter fährt sodann weiter fort: *„Der Angeklagte gibt nun an, daß er seine Verfehlungen in einem Depressionszustand begangen* habe, aus dem heraus er nicht mehr ein noch aus wußte, daß also eine krankhafte Störung der Geistestätigkeit Anlaß zu diesen Verfehlungen gewesen sei ..."

In dieser seiner Überzeugung, so hob Herr Dr. F. hervor, sei X. durch mein Gutachten bestärkt worden (!).

Nach Kenntnis der Vorgeschichte, der biologischen Belastung und dem Verhalten des Angeklagten während des Interviews handele es sich gewiß bei ihm um *eine endo-reaktive Dysthymie mit derzeit starken Verstimmungszuständen, die jedoch aus den situativen Vorgängen und Ereignissen,* die zu seinem wirtschaftlichen Ruin geführt hätten, *zu erklären seien.* Dabei würde man durchaus die bereits anlagemäßig belastete und durch jahrelange Diskriminierung in ihrer Entwicklung eingeschränkte und benachteiligte Persönlichkeit mitberücksichtigen müssen.

Doch gäbe es *in der Lebensgeschichte des Angeklagten „keinen Anhaltspunkt für die Annahme" einer fortdauernden Depression.* Auch würden im Verlauf von etwaigen endogenen Depressionen kriminelle Verhaltensweisen in der Literatur für unerheblich erachtet. Im Widerspruch zu dieser Behauptung lesen wir dann allerdings in einem der nächsten Sätze: „Unterschlagungen, unzüchtige Handlungen an Kindern, Gewalttätigkeiten" während depressiver Phasen seien durchaus beobachtet worden. *Bei endogenen Psychosen sei aber „oftmals" der Tathintergrund und die Motivation uneinfühlbar oder normalpsychologisch unverständlich. Dabei hätte auch ich (Dr. March) keine endogene Depression angenommen, sondern das Verhalten des X. als Reaktion auf dessen schon lange zurückliegendes Verfolgungsschicksal interpretiert.*

Nur fänden sich bei X. vielerlei andere Fakten, aufgrund deren er reaktiv verstimmt gewesen sei. So träfe man — wie auch bei ihm — depressive Verstimmungen „besonders dann, wenn eine Straftat als Erstdelikt nach einem bis dahin untadelig geführten Leben erfolgte, als Reaktion auf die sozialen Konsequenzen daraus".

Aus diesen Erwägungen heraus vertrat dann auch dieser Gutachter die *Überzeugung,* daß einmal die Angaben des X. vor dem Psychiater der Untersuchungshaftanstalt, sodann sein Verhalten ein halbes Jahr vor der Entdeckung seiner strafbaren Handlung, als seine Schuldenlast schon übermächtig geworden war und sein wirtschaftlicher Ruin nur noch durch einen Hauptgewinn hätte aufgefangen werden können, dafür sprächen, daß es sich bei dem Zustand des X. um eine *reaktive Depression im Gefolge der seit dem Jahre 1962 immer stärker werdenden wirtschaftlichen Misere* gehandelt hätte, wenn dabei auch nicht verkannt werden dürfe, daß bei ihm eine erblich bedingte Disposition für endogene Depressionszustände vorliege. Desgleichen müsse man das Verfolgungsschicksal des X. und die damit verbundene Herabsetzung seines Selbstwertgefühles bei dem Zustandekommen des depressiven Verstimmungszustandes des Herrn X. mitberücksichtigen. Aber selbst unter diesen Gesichtspunkten könne nur angenommen werden, daß *seine Fähigkeit nach logischer Einsicht zu handeln, zur Zeit der Tat erheblich gemindert war,* so daß *allenfalls die Voraussetzungen des § 51, Abs. 2 StGB* in Vorschlag gebracht werden könnten, *zumal bei X. keine so erheblichen cerebralsklerotischen Alterationen* vorlägen, *die es gerechtfertigt erscheinen ließen, von einem Initialdelikt zu sprechen, das am Anfang einer beginnenden Verblödung stehen könne.*

Mitte des Jahres 1966 wurde Herr X. dann noch einmal im Auftrag des Gerichtes von dem Obermedizinalrat Dr. F. auf seine Verhandlungsfähigkeit untersucht. Eine solche wurde von Dr. F. bejaht.

Im März des Jahres 1967 kam es dann endlich zur **Hauptverhandlung.** Ich persönlich war krankheitshalber verhindert, in diesem Termin noch einmal ein mündliches Sachverständigen-Gutachten abzugeben. Jedoch war auch Herr *Professor Venzlaff* von der Verteidigung als Sachverständiger geladen. Wie dieser mir nachträglich berichtete, hätte er sich *sehr nachdrücklich für die Exkulpierung des X. eingesetzt. Leider wäre jedoch das Gericht nur dem Gutachten des Kollegen F. gefolgt,* der wie bereits erwähnt, lediglich den § 51 Abs. 2 „für nicht ganz sicher auszuschließen" hielt. So wurde Herr X. zu drei Jahren, drei Monaten Gefängnis verurteilt. Von der Verteidigung wurde gegen dieses Urteil Revision beim Bundesgericht eingelegt.

Für die ganze Haltung des gerichtlichen Sachverständigen Herrn Obermedizinalrat Dr. F. scheint mir folgende kleine Episode charakteristisch, deren Schilderung ich der Revisionsbegründung entnahm: In dem mündlichen Gutachten, das er in der Hauptverhandlung erstattete, trug er uneingeschränkt die Argumente seines schriftlichen Vorgutachtens vom Januar 1966 vor. Nachdem er sein mündliches Gutachten erstattet hatte, fragte ihn der Vorsitzende des Gerichtes, ob man nicht vielleicht doch sagen müsse, daß der Angeklagte schon in den letzten Monaten vor seinem Zusammenbruch im Jahre 1962 voll unzurechnungsfähig gewesen sei, worauf Dr. F. ohne Zögern geantwortet haben soll, daß das vielleicht in den letzten sechs Monaten der Fall gewesen sein könne, um sich sofort zu verbessern, vielleicht würde er als Stichtag den Tag im Sommer 1964 ansehen, an dem X. erstmalig mich in meiner Sprechstunde aufgesucht hätte, weil er sich offenbar erst damals sehr schlecht gefühlt haben müsse. Wie gesagt, geschah diese grundlegende Meinungsänderung des Dr. F. lediglich auf eine Frage des Gerichtsvorsitzenden, ohne daß erkennbar wurde, aus welchen Gründen nunmehr der Angeklagte entgegen der bisherigen Auffassung plötzlich von einem Tag zum andern voll unzurechnungsfähig gewesen sein sollte. Hätten doch keinerlei neue Gesichtspunkte für diese nunmehr entscheidend andere Beurteilung des X. vorgelegen. Daraus ließe sich folgern, so heißt es in der Revisionsbegründung, daß der Sachverständige Dr. F. aus dem gleichgelagerten Tatbestand sowohl den Schluß zu ziehen in der Lage war, Herrn X. den § 51 Abs. 1 wie auch den § 51 Abs. 2 StGB zuzubilligen. Bei dieser Sachlage sei seine Beurteilung der Zurechnungsfähigkeit des X. als Fundament für eine überzeugende und verläßliche Urteilsfindung hinfällig.

Schließlich erstattete Herr **Professor Venzlaff** am 16. V. 1967 auf Ersuchen des Anwaltes des Herrn X. **noch ein zweites gerichtspsychiatrisches** Gutachten, in dem er noch einige speziellere Fragen des Anwaltes zur Verwendung für das Revisionsverfahren beantwortete.

Die erste Frage des Anwaltes lautete: „Ist der Leitsatz richtig, daß bei jeder Beurteilung der Zurechnungsfähigkeit eines Menschen stets die Gesamtstruktur der handelnden Persönlichkeit und ihre Stellung in der Welt als Leitbild dienen muß?" (WÜRTEMBERGER)

Hierauf antwortete Professor Venzlaff: „Dieser Leitsatz hat auch vom gerichtspsychiatrischen Standpunkt aus nach wie vor uneingeschränkt Gültigkeit für die Beurteilung der strafrechtlichen Verantwortung eines Täters. *Ausschlaggebend für die Feststellung des Vorhandenseins oder Fehlens einer Einsicht in das Unerlaubte der Handlung oder der Fähigkeit, nach dieser Einsicht zu handeln, sind nicht die Analyse des Tatherganges als solchem und die Schlußfolgerungen, die sich aus dem Verhalten des Täters vor und nach der Tat unter Anlegung normalpsychologischer Maßstäbe und allgemeiner Lebenserfahrung ergeben, sondern die Gesamtwürdigung seiner Persönlichkeit mit den psychologischen und biologischen Grundlagen, die in ihrer Verflechtung für das Begehen einer strafbaren Handlung überhaupt verantwortlich zu machen sind.* Die Beweggründe und Triebfedern für rechtswidriges Verhalten sind nur selten aus dem strafbaren Bereich als solchem abzuleiten. Vielmehr erfordert ihre Aufdeckung und eine Urteilsbildung über den Umfang ihrer Bedeutung für das Handeln einer Person die Untersuchung der Frage, ob vorgegebene biologisch-psychologische Tatbestände (z. B. Hirnerkrankung, Psychose, krankheitswertige seelische Fehlhaltungen usw.) als übergeordnete Handlungsdeterminanten das Verhalten eines Täters bestimmen, das sich als solches nicht erkennbar als krankhaft zu qualifizieren braucht.

Die Prüfung dieser Umstände, und damit komme ich zur Beantwortung Ihrer Frage, hat das Landgericht in seinem Urteil gegen Herrn X. unterlassen. Dies geht meines Erachtens aus der folgenden wörtlich zitierten Urteilsbegründung hervor:

‚Zwar läßt planmäßig geschicktes Handeln und die Erinnerungsfähigkeit des Täters allein noch keinen hinreichenden Rückschluß auf ein fortbestehendes Hemmungsvermögen zur Tatzeit zu (vgl. B 64, LM Nr. 5 zu § 51 StGB). *Als wesentliches Beweisanzeichen für das Hemmungsvermögen* des Angeklagten auch noch während des Zeitraumes ab Frühjahr 1962 *sieht die Strafkammer aber an, daß X. sein Ziel, nunmehr das Glück durch Einsatz fremder Gelder schließlich doch noch zu erzwingen, in einer Weise verfolgte, bei der er der Höhe der seinem strafbaren Tun entgegenstehenden Hemmungsschwelle jeweils im Rahmen der gegebenen Möglichkeiten sorgsam Rechnung trug und dabei der Wahl der angegriffenen Fremdmittel — so lange ihm noch Auswahlmöglichkeiten blieben — den jeweils, was die Gefahr alsbaldiger Aufdeckung seiner Unregelmäßigkeiten anging, am wenigsten gefährlichen Weg ging. Er hat seinen strafbaren Entschluß jeweils nach Abwägung seines Triebes zum weiteren Glücksspiel gegenüber der Höhe der jeweiligen Hemmungsschwelle gebildet.'*

Diese zweifellos als Kernsatz der Erörterung über die strafrechtliche Verantwortbarkeit eines Mandanten anzusehende Passage untersucht nur scheinbar die Frage, in welchem Umfang zur Zeit der Begehung seiner strafbaren Handlungen noch ein Hemmungsvermögen bei ihm vorhanden war. In Wirklichkeit bestätigen diese Erörterungen wesentlich nur die auch von sämtlichen medizinischen Sachverständigen nicht bestrittene Annahme, daß die Einsicht in das Unerlaubte der Tat zu keinem Zeitpunkt erkennbar eingeschränkt war. Hierbei ist jedoch zunächst von der Tatsache her unberücksichtigt geblieben, daß bei den fortgesetzten Unterschlagungen, beispielsweise zur Finanzierung von Glücksspielen oder eines aufwendigen Lebenswandels, erfahrungsgemäß niemals die „Endsumme" auf einmal entnommen wird, sondern die rechtswidrige Bereicherung den jeweiligen Bedürfnissen angepaßt wird. Mit anderen Worten ist bei derartigen Handlungsweisen stets ein fließender Übergang vom anfänglichen Aufbrauchen eigener Mittel über das Angreifen weniger gehüteter und leichter zu erhaltender Beträge bis letztlich zum Abgleiten in Unterschlagungshandlungen zu beobachten, deren Aufdeckung nur noch eine Frage der Zeit und von Zufällen ist. Dies bedeutet ferner, daß im Beginn von Unterschlagungshandlungen, wie etwa der hier vorliegenden Art, die Verschleierung leichter ist und im Regelfalle auch noch Möglichkeiten bestehen, eine Aufdeckung durch Angreifen anderer, nicht ständig beaufsichtigter Mittel zu verhindern.

Wenn Herr X. also bei der Auswahl der angegriffenen Fremdmittel — so lange es ihm möglich war — jeweils diejenigen benutzte, bei denen die Aufdeckung ihres Fehlens den geringsten Grad von Wahrscheinlichkeit hatte, so beweist dies zwar, daß die Einsicht in das Unerlaubte des Handelns vorhanden war und er dementsprechend den Vollzug seiner strafbaren Handlungen nach dieser Einsicht ausrichtete. Hieraus lassen sich aber noch keine Rückschlüsse auf ein eventuell noch vorhandenes Hemmungsvermögen ziehen. Vielmehr läßt die rechtswidrige Entnahme von Fremdmitteln gerade durch einen Juristen bei unbestrittenem Vorhandensein eines vollen Einsichtvermögens keinen anderen Schluß zu als den, daß von Beginn der strafbaren Handlung ab allein ein Verlust des Hemmungsvermögens aus den äußeren Umständen unterstellt werden muß.

Dies besagt gerichtspsychiatrisch andererseits noch nicht, daß schon die Unterstellung eines Verlustes an Hemmungen automatisch eine Exkulpierung aus Gründen des § 51 StGB rechtfertigt. An diesem Punkte hätte aber eine Prüfung der Frage einsetzen müssen, ob die Ursache für den Hemmungsverlust des Herrn X. in einem der in § 51 StGB aufgezählten Gründe

(Bewußtseinsstörung, krankhafte Störung der Geistestätigkeit, Geistesschwäche) zu suchen ist. Diese Untersuchung hat das erkennende Gericht aber unterlassen und sich darauf beschränkt, lediglich aus dem ermittelten Sachverhalt des Tatherganges und der Tatausführung auf die psychologischen Handlungsdeterminanten zu schließen. Dies ist aber wissenschaftlich, und nach meiner Überzeugung auch rechtlich nicht haltbar, *da die entscheidende Frage ja die ist, welche Motive dem Gesamt der strafbaren Handlungen zugrunde lagen.*

Geordnete Handlungsabläufe, planvolles Vorgehen, Sicherungsmaßnahmen gegenüber einer Entdeckung und unter Umständen auch geschicktes Leugnen und Irreführen nach Tataufklärung trifft man bei sehr vielen geisteskranken Straftätern an. Ebenso entspricht es ja auch der *Erfahrung der psychiatrischen Wissenschaft, daß das Verhalten Geisteskranker in weiten Bereichen außerhalb ihrer pathologischen Gedanken oder Gefühlsinhalte absolut geordnet und auch für den Arzt nicht erkennbar abnorm zu sein braucht.* Ich erinnere hier beispielsweise aus der klinischen Psychiatrie an den häufig anzutreffenden Vorgang, daß Selbstmordhandlungen von Patienten, die an manisch-depressivem Irresein leiden, mit der größten Raffinesse planvoll und sorgsam vorbereitet werden und nicht nur der Plan als solcher vor der Umwelt kaschiert werden kann, sondern auch die Tatausführung alle Merkmale einer sorgsamen Überlegung erkennen läßt, damit die Selbstmordhandlung nicht vorzeitig entdeckt und damit verhindert werden kann. Genauso trifft man bei schweren organischen Bewußtseinsstörungen (epileptischer Dämmerzustand usw.) zahlreiche geordnete Handlungsreihen an. Desgleichen können Zustände von schweren Altersveränderungen des Gehirns mit hochgradigem intellektuellem Abbau völlig hinter einer Fassade von Angepaßtheit und eingeschliffenen Verhaltensschablonen einhergehen, so daß erst eine eingehendere psychopathologische Untersuchung den schwerwiegenden cerebralen Defekt erkennen läßt.

Maßgeblich für die Beurteilung eines fehlenden Hemmungsvermögens im Sinne von § 51 StGB ist also nicht die Analyse des Tatablaufes als solchem, sondern die Untersuchung der übergeordneten Handlungsdeterminanten, d. h. der Frage, ob die der strafbaren Handlung zugrunde liegenden Motive aus Gründen einer Bewußtseinsstörung oder krankhaften Störung der Geistestätigkeit oder Geistesschwäche abzuleiten sind.

Wie bereits gesagt, ist die Prüfung dieser Frage in der Urteilsbegründung unterlassen worden, obwohl von einem der medizinischen Sachverständigen die Ansicht vertreten wurde, daß Herr X. zur Zeit der Begehung der strafbaren Handlungen an einer endogen-depressiven Psychose im Rückbildungsalter litt, die zu tiefergreifenden Veränderungen seiner Gesamtpersönlichkeit geführt hatte.

Diese endogene Psychose wurde von dem betreffenden Sachverständigen als überwiegend erbbedingt angesehen, mitgeprägt durch biologische Umstände in Form eines Altersabbaues des zentralen Nervensystems und durch zusätzliche lebensgeschichtliche Faktoren.

Nach unbestrittener medizinisch-wissenschaftlicher Erkenntnis kann gerade eine endogene Psychose zu tiefgreifenden krankhaften Veränderungen der Persönlichkeit, der Gemütsverfassung sowie der Beziehung zur Umwelt führen, ohne daß hierbei die eigentlichen Verstandesfunktionen und die Fähigkeit zum geordnet situationsgerechten Verhalten angetastet zu sein brauchen. *Weder das Begehen einer strafbaren Handlung als solcher, noch die Art der Tatausführung oder das Verhalten des Täters reichen für sich aus, um festzustellen oder auszuschließen, ob der Tatentschluß von pathologischen Motiven auf dem Boden einer Psychose bestimmt war oder nur einer kriminellen Einstellung zuzuschreiben war.*

Versuche, mittels normal-psychologischer Überlegungen diese Frage zu klären, sind deshalb zum Scheitern verurteilt, weil sich die in einer Psychose vollziehenden innerseelischen Veränderungen einer psychologisch verstehenden Erklärung entziehen und die Handlungsmotive des psychotischen Täters uneinfühlbar, unverstehbar, mithin auch persönlichkeitsfremd sind. LANGE-LÜDDEKE sagt hierzu: „Handelt es sich um Psychosen, so sind wir nicht imstande, die innerseelische Situation nachzugestalten. Wir wissen nicht, was eigentlich in solchen Kranken vorgeht. Es gilt daher als abgemacht, daß die Psychose exkulpiert."

Ich zitiere weiter de BOOR: *„Der Grundsatz, Menschen mit endogenen Psychosen zu exkulpieren, gehört unlösbar zum Fundament jeder forensischen und juridischen Tätgikeit,* daß es hier nur weniger Ausführungen bedarf."

Diese beiden zitierten Literaturpassagen entsprechen der einhelligen Auffassung der gerichtspsychiatrischen Wissenschaft und gründen sich auf den oben erwähnten Umstand, daß sich die mit jeder Psychose einhergehenden tiefgreifenden Veränderungen der Gefühls- und Willenssphäre und damit der Gesamtpersönlichkeit, dem einfühlenden Verstehen und der erklärenden Rekonstruktion entziehen, so daß das Handeln solcher Personen nicht unter Anlegung normal-psychologischer Maßstäbe wertend klassifiziert werden kann.

Ich meine deshalb abschließend, daß die Überlegungen in der Urteilsbegründung im Falle des Herrn X., *so weit sie die Frage des Vorliegens oder Nichtvorliegens eines Hemmungsvermögens aus Gründen des § 51 StGB betreffen, die verbindlichen Forderungen einer gerichtspsychiatrischen Beurteilung des Handelns des Täters außer acht lassen und die Annahme des Vorliegens eines ausreichenden Hemmungsvermögens auf wissenschaft-*

lich nicht haltbaren Argumenten beruht, die die tieferen Gründe und Motive des wertwidrigen Handelns unberücksichtigt lassen."

Nachtrag

Der Revisionsantrag des Herrn X. wurde von einem Strafsenat des Bundesgerichts verworfen und damit das Urteil des Landgerichts: $3^1/_2$ Jahre Gefängnis unter Anrechnung der Untersuchungshaft rechtskräftig. — Darauf stellte Herr X. den Antrag, ihm unter Mitanrechnung der Zeit seines illegalen Lebens als bereits verbüßte Strafe den Haftantritt auf dem Gnadenwege zu erlassen. Dieser Antrag wurde ebenfalls abgelehnt.

*

Es sei zu dem obigen Fall eine kleine Anekdote angefügt, die ich vor kurzem in der Scherzecke irgendeines medizinischen Journals las. Beleuchtet sie doch ernsthaft die Problematik manch einer Urteilsfindung auch von der richterlichen Seite her gesehen. Ein Richter bemerkt einem Gesprächspartner gegenüber „ganz im Vertrauen": „Wenn ich beabsichtige, einen Delinquenten zu bestrafen, beauftrage ich einen Psychiater mit einem Gutachten. Will ich einen Freispruch erreichen, wähle ich an seiner statt einen Psychoanalytiker."

*

Erörterung zum Verfolgungsschaden (13. VI. 68)

zur Vorlage beim Entschädigungsamt

In der Zwischenzeit hatte ich wiederholt Gelegenheit, mit Herrn X. zu sprechen und mir bei diesen Gelegenheiten laufend ein Urteil über seine seelische Verfassung zu bilden. Zuletzt sah ich ihn am 7. Juni und 12. Juni 1968. Wenngleich er heute nach außen hin ein nicht mehr so zerschlagenes und gehemmtes Zustandsbild bietet wie im Jahre 1964/65, so ist doch seine Gesamthaltung nach wie vor ausgesprochen ängstlich, ratlos und unsicher und seine Grundgestimmtheit schwer depressiv.

Während er 1945 nach Beendigung der Nazizeit und nach den ihn in den voraufgegangenen 12 Jahren bedrängenden, diskriminierenden und verfolgenden NS-Maßnahmen mit einer wahren Arbeitswut bis an die

Grenze seiner physischen Kräfte sein verlorenes, von jeher labiles Selbstwertgefühl wieder aufzurichten suchte, was dann schließlich zu seinem leibseelischen Zusammenbruch führte, ist er die ganzen folgenden Jahre bis zum heutigen Tage offenbar gänzlich von dem Gedanken und Bemühen besessen gewesen, nun seine in Frage gestellte Ehrenhaftigkeit vor der Gesellschaft zu rehabilitieren. Nach wie vor lebt er vollkommen isoliert, in sich abgekapselt, ohne wesentlichen Kontakt zu anderen Menschen. Dabei beherrscht ihn immer noch der paranoide Verfolgungskomplex, daß er im Grunde auch heute noch wie ein Ausgestoßener einer ihm fremden, ihn ablehnenden, wenn nicht gar ihm feindlich gesinnten Umwelt gegenübersteht.

Und stellte ein Arzt in Berlin bereits im Dezember 1944 (siehe S. 316) bei Herrn X. eine Schilddrüsenfunktionsstörung fest — es handelte sich seinerzeit sicherlich um psychosomatisch bzw. vegetativ-neurotisch bedingte Erscheinungen, die sich in „rezidivierenden Darmstörungen äußerten" bei gleichzeitigen Kreislaufbeschwerden, „die für eine cardiale Insuffizienz sprachen" und „sich im Laufe der Zeit zu einer Kreislaufdekompensation mit anginösen Beschwerden gesteigert hatten" —, so bezeugen eine Anzahl von Bescheinigungen der Herrn X. noch in letzter Zeit behandelnden Ärzte (Neurologe und Internist), daß diese Symptomatik unverändert fortbesteht, ja sogar langsam progredient zu sein erscheint. Noch am 8. Juli 1967 kam es aus einer inneren Verzweiflung heraus zu einem neuerlichen völligen Nervenzusammenbruch, in dem Herr X. einen ernsthaften Suicidversucht mit einer Überdosis an Schlaftabletten machte.

Geht man zusammenfassend von der Voraussetzung aus, daß X. teils anlagebedingt, teils milieu- und erlebnisbedingt schon von Jugend auf eine sowohl depressiv als auch neurotisch hochgradig eingeengte und geprägte Persönlichkeit war, so hat ohne Zweifel die Nazizeit mit allen Bedrängnissen der Illegalität zum mindesten zu einer richtunggebenden Verschlimmerung dieses Zustandes beigetragen, die nahtlos in die leib-seelische Katastrophe des Herrn X. ab 1959 überging.

Wenn er in diesen Jahren bis zum 13. Juni 1964 (der ersten Konsultation von mir) keine ärztliche Behandlung suchte und dementsprechend bis dahin darüber auch kein ärztliches Attest beizubringen vermochte, so ist dies hinreichend aus der von mir breit geschilderten Krankheitsentstehungsgeschichte mit ihrer psychischen Symptomatik zu erklären.

Es handelt sich bei ihr nach allem um einen verfolgungsbedingten seelischen Gesundheitsschaden im Sinne einer richtunggebenden Verschlimmerung. Und ich schätze die da heraus sich ergebende MdE heutzutage immer noch auf mindestens 50 bis 60 %. Mit größter Wahrscheinlichkeit wird man dabei einen Dauerzustand annehmen müssen.

Nachwort

Zum Abschluß brauche ich wohl nicht noch einmal zu betonen, daß ich für mein Anliegen nur einige Gutachten zusammenstellte — ihre Zahl ließe sich ohne Schwierigkeiten beliebig vermehren —, von denen ich meinte, sie würden die hauptsächlichsten *Quellen gutachtlichen Fehlens* eindrucksvoll demonstrieren. Als solche fanden wir: *die Vernachlässigung der Anamnese; die Geringachtung oder gar Verleugnung seelischer Faktoren innerhalb eines jeden Krankheitsgeschehens; die* — wodurch auch immer bedingte — *diagnostische Blickeinengung* mit ihren Folgen, und schließlich — aus dem einen oder anderen der obigen Gründe erwachsen — den *Streit um die Frage nach dem ursächlichen Zusammenhang.* Daß endlich in dem allen zum mindesten untergründig *die verschiedensten subjektiven Befangenheiten des einzelnen Arztes* eine bedeutsame Rolle spielen, wie ich dies in meiner Einführung darzustellen suchte, wird man wohl kaum mehr nach der Lektüre der vorgelegten Gutachten wegdiskutieren können.

Damit treten in unserer Gutachtensammlung beispielhaft in den mannigfachen Formen bedenkliche Lücken und Mängel ärztlicher Schulung, ärztlicher Sorgfaltspflicht und — nicht zuletzt — ärztlicher Haltungsstile zutage. Und dies alles, obwohl manche neugewonnenen wissenschaftlichen Erkenntnisse seit der Abfassung der frühesten in meiner Sammlung erwähnten Gutachten (1949) zu einer Wandlung dieser oder jener medizinischen Lehrmeinungen geführt haben. Sofern es sich aus dem jeweiligen Zusammenhang ergab, wurden die entsprechenden Sachverhalte auch in verschiedenen Gutachten berücksichtigt. *Nur mußten wir beim Studium unseres Materials immer wieder sehen, daß sich durch sie bis zum heutigen Tage* (Mai 1968) *an der Grundhaltung nur weniger Gutachter Entscheidendes geändert hat.*

Es liegt natürlich nahe, daß einem speziell als Obergutachter derartige Fakten besonders häufig zu Gesicht kommen. Dadurch wird aber ihr Aussagewert nicht im geringsten gemindert. Vielmehr bin ich der Überzeugung, daß sie etwas Generelles offenbaren und von daher durchgehend jeden medizinischen Gutachter ernsthaft an das zeitlos gültige Wort von BREITNER gemahnen sollten, das ich bereits in meinem Vorwort zitierte. Als Grundmotto unseres ganzen Anliegens möge es demgemäß auch den Ausklang bilden: *„Kaum ein Beruf ist so sehr mit den Folgen seiner Entschlüsse belastet wie der Beruf des Arztes“*, trifft dies doch in besonderer Weise auf den medizinischen Gutachter zu.

Anhang

Einige wichtige gerichtliche Grundsatzentscheidungen

BSG, Urteil vom 11. 11. 1959 — 11/9 RV 290/57 § 1 BVG; § 162 Abs. 1 Nr. 3 SGG (Breithaupt 1960, S. 146)

Die Frage, ob eine Bedingung im Sinne der Kausalitäts-Norm des Rechts der KOV neben anderen Bedingungen die „wesentliche" Bedingung gewesen ist, kann nicht danach beurteilt werden, ob die Bedingung „erfahrungsgemäß", im allgemeinen, unter den gleichen Umständen bei anderen Personen den gleichen Erfolg herbeigeführt hätte, sondern nur nach den besonderen Umständen und der besonderen Einzelpersönlichkeit. Es kommt nicht darauf an, ob versorgungsrechtlich erhebliche Ereignisse sich im Rahmen „durchschnittlicher, gewöhnlicher" Anforderungen gehalten hatten, sondern auf die besondere individuelle Belastung und Belastbarkeit des Betroffenen.

Es kann also nicht darauf ankommen, ob ein Mensch nach einem von seiner Person unabhängigen generalisierenden Maßstab mit diesen Verhältnissen äußerlich oder innerlich hätte fertig werden können, ob diese Ereignisse sich im Rahmen „durchschnittlicher, gewöhnlicher" Anforderungen gehalten haben, mit denen im allgemeinen „generell" Menschen unter den gleichen Umständen fertig zu werden pflegen. Abgesehen davon, daß es einen „Durchschnittsmenschen" und damit auch einen Durchschnittsmaßstab in diesem Sinne nicht gibt, weil eine solche Bewertung nur auf einer Abstraktion aus der Fülle menschlicher individueller Beschaffenheiten beruht, kann auch in der Sozialversicherung und im Versorgungsrecht der Mensch immer nur so, wie er tatsächlich individuell beschaffen ist, rechtlich beurteilt werden, wie gerade dieser Mensch nach der Struktur seiner Persönlichkeit hat reagieren können und müssen.

BGH, Urteil vom 18. Mai 1960 — IV ZR 244/59 — OLG München BEG § 28; 2. DV-BEG vom 23. November 1956, BGBl I 870, § 4.

a) Auch für psychische Störungen, die durch Verfolgungsmaßnamen adäquat verursacht worden sind, kann der Verfolgte Entschädigung beanspruchen (im Anschluß am BGHZ 20, 137).

b) Besteht ein durch Verfolgungsmaßnahmen verursachtes Leiden nach Ablauf einer gewissen Zeit seit der Verfolgung nur deshalb noch fort, weil eine bei dem Geschädigten vorhandene abnorme seelische Veranlagung die Ausheilung seines Gesundheitsschadens verhindert, so ist der fortbestehende Leidenszustand nicht anlage-, sondern verfolgungsbedingt, wenn feststeht, daß die abnorme Anlage durch die Verfolgung wirksam (manifest) geworden ist und nicht feststeht, daß sie auch ohne die Verfolgung wirksam geworden wäre. Diese Voraussetzungen sind bereits als gegeben anzusehen, wenn sie wahrscheinlich sind.

c) Ist ein Gesundheitsschaden wesentlich durch unmittelbar gegen den Verfolgten gerichtete Gewaltmaßnahmen verursacht, so gilt er auch dann im Sinne der Entstehung als nur durch diese Maßnahmen verursacht, wenn daneben in verhältnismäßig unbedeutendem Ausmaß für seine Entstehung auch Verfolgungsmaßnahmen ursächlich waren, die sich nur mittelbar schädigend auf den Gesundheitszustand des Verfolgten ausgewirkt haben.

BGH vom 13. Juni 1962 — IV ZR 278/61, Berlin
BEG §§ 33, 9 Abs. 1; BGB § 254.

Läßt es ein an seiner Gesundheit geschädigter Verfolgter infolge einer Einstellung, die er zu vertreten hat, an einer ihm möglichen und zumutbaren Verwertung der ihm verbliebenen körperlichen und geistigen Kräfte fehlen, so ist dieses Verhalten nicht bei der Bemessung des Grades der Minderung der Erwerbsfähigkeit, sondern nach den Grundsätzen des bürgerlichen Rechtes über mitwirkendes Verschulden zu berücksichtigen.

BGH vom 6. Juli 1962 — IV ZB 105/62, Hamburg.
BEG § 34; 2. DV-BEG § 3.

Ist die verfolgungsbedingte Verschlimmerung psychischer Störungen die wesentliche Ursache dafür, daß eine bereits im Kindesalter in Gang gekommene psychische Fehlentwicklung des Verfolgten nicht zum Stillstand und Ausgleich gebracht und in eine normale Entwicklung geleitet werden konnte und sich darum noch jetzt auf seine Erwerbsfähigkeit nachteilig auswirkt, so muß deren Minderung in vollem Umfange als verfolgungsbedingt angesehen werden. In einem solchen Falle kann dem Verfolgten nicht der volle Beweis obliegen, daß es ihm ohne die Verfolgung gelungen wäre, seine psychischen Störungen, die im Kindesalter auftraten, zu überwinden oder zu kompensieren.

KG vom 14. Juli 1962 — 13 U Entsch. 597/62.
2 DV — BEG § 3.

Eine richtunggebende Verschlimmerung ist nur annehmbar, wenn ein schon vor der Verfolgung bestandenes Leiden sich in einem gewissen stationären Zustand befand und durch die Verfolgung dazu geführt wurde, sich progredient zu verschlimmern. Hat die Verfolgung jedoch nur zu einer Vergrößerung des ursprünglich vorhandenen Krankheitswertes geführt, ohne die Verfolgungsrichtung zu beeinflussen, so liegt nur eine abgrenzbare Verschlimmerung vor.

BGH, Urteil vom 22. Juni 1963 — IV ZR 12/63, KG Berlin.
§§ 28 ff. BEG, §§ 144, 402 ZPO.

Es ist zwar anerkannt, daß sich neurotische Erscheinungen nur bei entsprechend veranlagten Persönlichkeiten einstellen. Daraus, daß für die Entstehung jeder Neurose eine abartige Persönlichkeitsstruktur von erheblicher Bedeutung ist, kann jedoch nicht ohne weiteres und allgemein gefolgert werden, daß bei dem Kläger schon vor Beginn der Verfolgung neurotische Erscheinungen mit Krankheitswert zu Tage getreten sein *müssen*... Die Bedeutung der Anlage einer Krankheit kann in aller Regel nicht generell gewertet werden... Der ganz allgemeine Erfahrungsgrundsatz, daß nach dem Aufhören der Schreck- und Angstzustände, die durch sie hervorgerufenen Störungen abzuklingen pflegen, genügt in aller Regel nicht, um ohne jeden weiteren Anhaltspunkt das Ende des Entschädigungszeitraumes zu bestimmen. — Es bedarf stets einer sorgfältigen Analyse der Persönlichkeit und der Lebensgeschichte, um „zwischen einer zweckreaktiv gesteuerten oder von außen induzierten Verhaltensweise und einer elementaren Umstrukturierung der Persönlichkeit einen Unterschied" machen zu können.

BSG, Urteil vom 1. Juli 1964 — 11/I RA 158/61 (NJW 1964/47, S. 22/23)

Seelische Störungen (neurotische Hemmungen), die der Versicherte — auch bei zumutbarer Willensanspannung — aus eigener Kraft nicht überwinden kann, sind eine Krankheit im Sinne des Rentenversicherungsrechtes.

Literatur-Verzeichnis

Es werden hier nur Titel und Quellen von Autoren angegeben, die in den verschiedenen Beiträgen zitiert wurden.

ARNAU, F. Fehlurteile im Strafprozeß. Berliner Ärzteblatt 10 (1968).

BAEYER, W. v.: Die Freiheitsfrage in der forensischen Medizin mit besonderer Berücksichtigung der Entschädigungsneurosen. Der Nervenarzt 8 (1957).
Erlebnisreaktive Störungen und ihre Bedeutung für die Begutachtung. Dtsch. Med. Wschr. 52 (1958).

BAEYER, W. v. — HÄFNER, H. — KISKER, K. P.: Psychiatrie der Verfolgten. Berlin-Göttingen-Heidelberg (1964).

BANSI, H.-W.: Das Hungerödem. Stuttgart (1949).

BERNING, H.: Die Dystrophie. Stuttgart (1949).

BREITNER, B.: Primum nil nocere. Ärztl. Mittlg. *16* (1956).

BUDDENSIEG, H.: Mensch oder Homunculus. Köln (1957).

BÜCHNER, F.: Spezielle Pathologie. München-Berlin (1956).
Vom geistigen Standpunkt der modernen Medizin. Freiburg (1957).
Allgemeine Pathologie. München-Berlin (1959).

BÜRGER, M.: Die Ödemkrankheit. Erg. Inn. Med. *18*, 192 (1920).
Altern und Krankheit. Leipzig (1957).

CHRISTIAN, P.: Die Beurteilung der MdE bei vegetativer Dystonie, Med. Sachverst. (1959).

DE BOOR, W.: Über motivisch unklare Delikte. Berlin-Göttingen-Heidelberg (1959).

DEGLMANN, Th.: Bemerkungen zum Aufsatz von H. MARCH: „Der freie Gutachter." Die medizinische Welt 52, S. 2774 (1962).

DELIUS, L.: Vegetative Regulationsstörungen des Herzens und Kreislaufes. Zeitschrift f. Kreislaufforschung *47* (1958).
Die vegetative Dystonie. Intern. Praxis *1* (1961).
Probleme internistischer Begutachtung. Therapiewoche 11 (1961).
Die vegetativen Herz- und Kreislaufstörungen, in: Praxis der Herz- und Kreislauferkrankungen. Hrsg. P. Uhlenbruck. München (1964).

DELIUS, L. — FAHRENBERG, J.: Psychovegetative Syndrome. Stuttgart (1966).

DIETZE, A.: Zur Frage der Dauerschäden nach alimentärer Dystrophie auf dem Gebiete der Inneren Medizin, in: Die Dystrophie. Arbeit und Gesundheit. Stuttgart (1959).

DRIVER, H. in SCHENCK: Extreme Lebensverhältnisse und ihre Folgen, Bd. III, b.

EIFF, V.: Grundumsatz und Psyche. Berlin-Göttingen-Heidelberg (1957).

EISSLER, K. R.: Pervertierte Psychiatrie, Psyche 8 (1967).
Die Ermordung von wie vielen seiner Kinder muß ein Mensch symptomfrei ertragen können, um eine normale Konstitution zu haben?, Psyche 5 (1963).

Friedberg, G., Ch. H.: Erkrankungen des Herzens. Stuttgart (1959).

Glatzel, H.: Ernährungskrankheiten, in: Hdb. d. Inn. Med. VI, 2. Berlin-Göttingen-Heidelberg (1954).

Grafe, E.: Ernährungs- und Stoffwechselkrankheiten. Berlin-Göttingen-Heidelberg (1954).

Heilmeyer, L.: Lehrbuch der Inneren Medizin. Berlin-Göttingen-Heidelberg (1955).

Heuer, K. H.: Die Neurose im Blickwinkel der Sozialgerichtsbarkeit. Ärztl. Mittlg. *43* (1960).

Heyer, G. R.: Der Organismus der Seele. München (1959).

Hittmann, A.: Medizin und Wissenschaft. Innsbruck (1956).

Hochrein, M.: Der Myocard-Infarkt. Dresden (1945).

Hochrein, M. — Schleicher, I.: Herz- und Kreislaufkrankheiten. Darmstadt (1959).

Hollmann, W.: Der Arbeits- und Trainingseinfluß auf Kreislauf und Atmung. Darmstadt (1959).

Holzmann, M.: Rhythmusstörungen des Herzens, in: Hdb. der Inner. Med., Bd. IX, 2. Teil, 4. Aufl.

Hottinger — Uehlinger — Gsell — Salzmann — Labhart: Hungerkrankheiten, Hungerödem, Hungertuberkulose. Basel (1948).

Jacob, W.: Die Bedeutung des ärztlichen Gutachtens im Entschädigungsrecht. RzW. 7 (1963).

Janz, H. W.: Zum Ursachenproblem bei traumatischen Hirnschädigungen mit psysisch-reaktiver Manifestation. Arch. f. Psych. u. d. Zeitschr. Neur. Band *181* (1949).

Jores, A.: Naturwissenschaftliche und psychologische Krankheitssicht. Die Medizinische *14* (1956).
Der Mensch und seine Krankheit. Stuttgart (1959).
Vom kranken Menschen. Stuttgart (1960).
Die Medizin in der Krise unserer Zeit. Bern und Stuttgart (1961).

Jürgens, G.: Arzt und Wissenschaft. Hannover (1949).

Kalk, H.: Cirrhose und Narbenleber. Stuttgart (1954).
Die Leberkrankheit als Schädigungsfolge nach Wehrdienst. Die Med. *25*, 69 (1955).

Kierkegaard, S.: Religiöse Reden. München (1950).

Kleinsorge, H. — Klumbies, G.: Herz und Seele. Dtsch. Med. Wschr. *1* (1949).

Kleinsorge, H.: Prophylaxe der Arteriosklerose und Hypertonie. Med. Klin. *53*, S. 701 (1958).
Allergie — eine psychosomatische Erkrankung? Med. Klin. *30* (1964).

Kloos, G.: Grundriß der Psychiatrie und Neurologie mit besonderer Berücksichtigung der Untersuchungstechnik. München (1951).

Kneucker, A. W.: Richtlinien einer Philosophie der Medizin. Wien-Düsseldorf (1953).

Kolle, K.: Die endogenen Psychosen, das delphische Orakel der Psychiatrie. München (1955).
Die Opfer der nationalsozialistischen Verfolgung in psychiatrischer Sicht. Der Nervenarzt *4* (1958).

KRÄMER, R.: Die spezielle Diagnostik des Gutachters. Die medizinische Welt 5, S. 256 (1962).

KRETSCHMER, E.: Medizinische Psychologie. Stuttgart (1948).

LAIN ENTRALGO, P.: Heilkunde in geschichtlicher Entscheidung — Einführung in die psychosomatische Pathologie. Salzburg (1950).

LANGELÜDDEKE: Gerichtliche Psychiatrie. Berlin (1950).

LAUBENTHAL, F.: Leitfaden der Neurologie. Stuttgart (1948).

LEVINE, S. A.: Clinicle heart disease. Boston (1958).

LOOGEN — BAYER — WOLTER — SCHAUB zit. nach *Grosse-Brockhoff, F. K. Kaiser* und *F. Loogen,* in Handb. der Inn. Med. Bd. IX, 2. Teil, 4. Aufl.

MACKENZIE: Principle of Diagnosis of heart diseases. London 23.

MARCH, H.: Lebensschicksale im Psychiatrischen Gutachten. Stuttgart (1959).
Zum Problem der Neurosen-Begutachtung. Med. Welt 10 (1959).
Verfolgung und Angst in ihren leibseelischen Auswirkungen. Stuttgart (1960).
Der freie Gutachter. Med. Welt 11 (1962).
Die ärztliche Diagnose und ihre menschlichen Bestimmtheiten. Med. Welt. 11 (1963).

MATUSSEK, P. — HALBACH, A. — TROEGER, U.: Endogene Depression — Eine statistische Untersuchung unbehandelter Fälle. München-Berlin (1965).

MECHELKE — CHRISTIAN: In Handbuch der Inneren Medizin. Bd. IX, 4. Aufl. Berlin-Göttingen-Heidelberg (1960).

MENZEL, V.: Menschliche Tag- und Nacht-Rhythmik und Schichtarbeit. Basel-Stuttgart (1962).

MILLIEZ und Mitarbeiter: Der Spontanverlauf der malignen Hypertonie. In: Essentielle Hypertonie. Ein internationales Symposion. Berlin-Göttingen-Heidelberg (1960).

MITSCHERLICH, A.: Zur psychoanalytischen Auffassung psychosomatischer Krankheitsentstehung. Psyche *10* (1954).

MÜLLER — ECKARD, H.: Die Weltbewältigung. Stuttgart (1959).

NATHO, G. W.: Die Stellung des Gutachters in der Sozialgerichtsbarkeit. Der Med. Sachverständige Nr. 1, S. 1 (1967).

NIEDERLAND, W. G: Ein Blick in die Tiefen der „unbewältigten" Vergangenheit und Gegenwart. Psyche 6 (1966).

NEUROSE, Die: Schriftenreihe des Bundesversorgungsblattes. Bonn *1* (1960).

OETZMANN, H. J.: Ergebnisse der Nachuntersuchungen bei Eiweißmängelschäden bei Heimkehrern. Bericht aus dem Vers.Krankenhaus Pyrmont (Manuskript) (1957).

REINDELL, H. — DELIUS, L.: Klinische Beobachtungen über die Haemodynamik beim gesunden Menschen. Dtsch. Arch. Klin. Med. *193,* 639 (1948).

REINDELL, H. u. a.: Kreislaufregulation. Stuttgart (1955).

REINDELL, H. — KLEZIG — MUSSHOFF: Das Sportherz. In: Handbuch d. Inn. Med. IX., 4. Aufl., 1. Teil. Berlin-Göttingen-Heidelberg (1960).

REINDELL, H. und Mitarbeiter: Herz-Kreislaufkrankheiten und Sport. München (1960).

REIWALD, P.: Die Gesellschaft und ihre Verbrecher. Zürich (1952).

RÜD, H.: In: SCHENCK. Extreme Lebensverhältnisse und ihre Folgen. Bd. III.

SALLER, K.: Anlagebedingt. Der Praktische Arzt 5 (1958).

SARRE, H.: Nierenkrankheiten. Stuttgart (1958).

SCHELLWORTH, W.: Neurosenfrage — Ursachenbegriff und Rechtssprechung. Stuttgart (1953).
Zur Psychologie der Begutachtung. Der med. Sachverständige, S. 87 (1954).
Ermessen und Irrtum bei der Begutachtung. Der med. Sachverständige, S. 192 (1954).
Zur Frage des gutachtlichen Beweiswertes psychologischer und tiefenpsychologischer Interpretationen. Der med. Sachverständige, S. 256 (1954).

SCHENCK, E. G.: Kunstfehler und mangelndes Verständnis bei der Aufnahme der Anamnese. Die Med. Welt *50* (1960).
Lebens- und Krankheitsschicksale ehemaliger Kriegsgefangener. Grenzgebiete ärztlicher Beurteilung. Bad Godesberg (1962).

SCHENCK, E. G. und Mitarbeiter: Extreme Lebensverhältnisse und ihre Folgen, Bd. 1—8. Bad Godesberg (1958—1964).

SCHENCK, E. G. — NATHUSIUS, U. v.: Extreme Lebensverhältnisse und ihre Folgen. II.

SCHETTLER, G.: In: A. W. FISCHER, R. HERGET, G. MOLINEUS. Das ärztliche liche Gutachten im Versicherungswesen. München (1955).

SCHILLER, F. v.: Medizinische Schriften, Hoffmann-La Roche (1959).

SCHITTENHELM, A. — SCHLECHT, H.: Die Ödemkrankheit. Berlin (1929).

SCHOENEBERG, G.: Die ärztliche Begutachtung Beschädigter. Darmstadt (1960).

SCHÖLMERICH, P.: Erkrankungen des Endokard. In: Handbuch d. Inn. Med. Bd. IX, 4. Aufl., 2. Teil.

SCHULTE, W.: Hirnorganische Dauerschäden nach schwerer Dystrophie. München-Berlin (1953).

SIEBECK, R.: Medizin in Bewegung. Stuttgart (1958).

SPANG: Rhythmusstörungen des Herzens. Stuttgart (1957).

STOLLERMANN, G. E.: Die Behandlung und Überwachung des Rheumafiebers. Documenta Geigy. Acta rheumatologica Nr. 17.

STRAUSS, H.: Besonderheiten der nicht psychotischen seelischen Störungen bei Opfern der nationalsozialistischen Verfolgung und ihre Bedeutung bei der Begutachtung. Der Nervenarzt (1957/58).

STURSBERG, H.: Anlagebedingt. (Kritische Bemerkungen.) Münch. Med. Wschr. *21* (1953).

SUCHENWIRTH, R. G.: Objektive Krankenbetrachtungen und ihre Grenzen. Medizinische, Nr. *13*, S. 471/75 (1956).

THIELE: Vegetatives Nervensystem und Affektivität. Münch. Med. Wschr. *18* (1962).

TRÜB, C. G. P.: Versicherungs- und Begutachtungsfragen. In: COBET, K. — GUTZEIT, K. — BOCK, H. F.: Klinik der Gegenwart, Bd. 5, 63. Berlin-München (1957).

UEHLINGER: siehe HOTTINGER.

VENZLAFF, U.: Die psychoreaktiven Störungen nach entschädigungspflichtigen Ereignissen. Berlin-Göttingen-Heidelberg (1958).

VENZLAFF, U.: Grundsätzliche Betrachtungen über die Begutachtung erlebnisbedingter seelischer Störungen nach rassischer und politischer Verfolgung. RzW 7 (1959).

VENZLAFF, U.: Akute und chronische psychiatrische Syndrome nach Extrembelastungen. Medizinische Klinik 18 (Mai 1967).

VERHANDLUNGEN des Sachverständigenrates für Fragen der Kriegsopferversorgung. Hrsg.: Bundesministerium f. Arbeit (Manuskript).

VOLHARDT, F.: Nierenerkrankungen und Hochdruck. Leipzig (1942).

WEDLER: Stammhirn und innere Erkrankungen. Berlin-Göttingen-Heidelberg (1953).

WEIZSÄCKER, V. v.: Fälle und Probleme. Stuttgart (1947).

WOLLHEIM — MÖLLER: Handbuch der Inneren Medizin (1960).

WÜRTENBERGER, Th.: Zur Problematik der strafrechtlichen Zurechnungsfähigkeit. Juristenzeitung *7/8*, S. 209 (1954).

WURM, K. — WALTER, A. M.: Infektionskrankheiten. In: Lehrbuch der Inn. Med. s. HEILMEYER.

ZUR GESCHICHTE der deutschen Kriegsgefangenen im Osten, Bd. 2. Hrsg. DRK (Manuskript). Bielefeld (1958).

Sachregister

I

K

L

Q

R

S

St

T

FSC
www.fsc.org
MIX
Papier | Fördert
gute Waldnutzung
FSC® C083411

Kolibri 360 GmbH
Ferdinand-Jühlke-Straße 7
99095 Erfurt, Deutschland
produktsicherheit@kolibri360.de